新编中草药
全图鉴 ❸

主编　林余霖　李葆莉

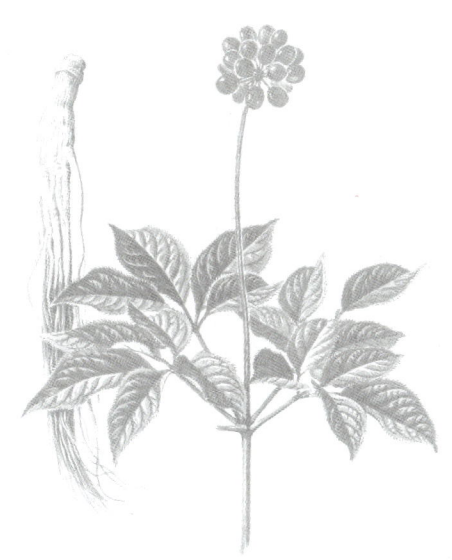

海峡出版发行集团 ｜ 福建科学技术出版社

图书在版编目（CIP）数据

新编中草药全图鉴.3/林余霖，李葆莉主编.—福州：福建科学技术出版社，2020.3
ISBN 978-7-5335-6080-5

Ⅰ.①新… Ⅱ.①林…②李… Ⅲ.①中草药—图谱 Ⅳ.①R282-64

中国版本图书馆CIP数据核字（2020）第013793号

书　　名	新编中草药全图鉴3
主　　编	林余霖　李葆莉
出版发行	福建科学技术出版社
社　　址	福州市东水路76号（邮编350001）
网　　址	www.fjstp.com
经　　销	福建新华发行（集团）有限责任公司
印　　刷	福建彩色印刷有限公司
开　　本	700毫米×1000毫米　1/16
印　　张	30
图　　文	480码
版　　次	2020年3月第1版
印　　次	2020年3月第1次印刷
书　　号	ISBN 978-7-5335-6080-5
定　　价	118.00元

书中如有印装质量问题，可直接向本社调换

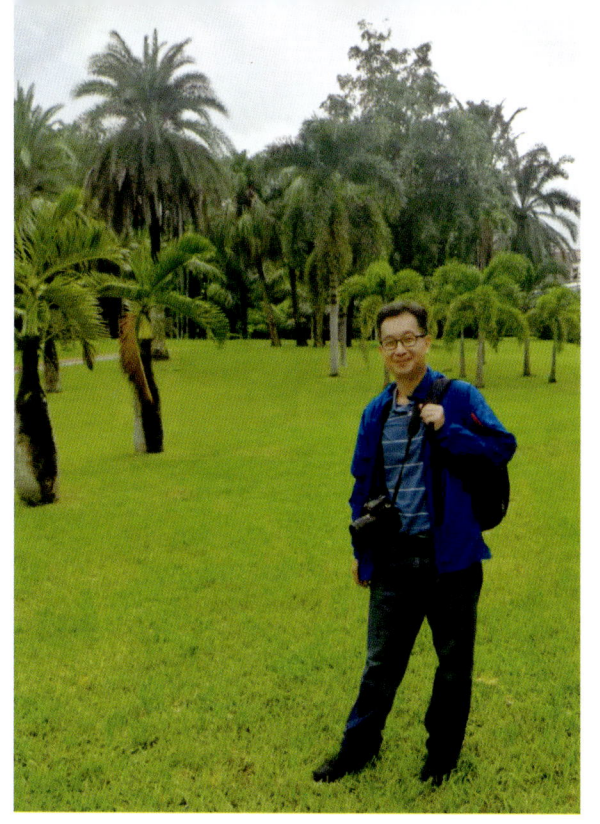

主编介绍

林余霖 中国医学科学院药用植物研究所研究员。专注于药用植物资源研究，围绕常用中药材及民间草药的基原、资源分布、性状鉴别等内容进行实地调查，足迹遍布全国。近年来，承担国家科技支撑计划课题"中药标本资源保存及网络化共享关键技术研究"、第四次全国中药资源普查"北京市中药资源普查"等多个项目。发表论文 30 余篇，主编专著 20 余部，代表著作有《中华人民共和国药典中药材及原植物彩色图鉴》、《中药饮片标准图鉴》（国家科学技术学术著作出版基金项目）、《中国药用植物原色图鉴》（国家出版基金项目）、*Chinese Medicinal Plants, Herbal Drugs and Substitutes*〔获得美国植物理事会（American Botanical Council）颁发"2017 ABC James A. Duke Excellence in Botanical Literature Award in the Scientific/Reference Category"，以及美国植物与园艺图书馆理事会（The Council on Botanical and Horticultural Libraries）颁发 2018 Award of Excellence in Plant Identification & Field-Guides〕等。1998 年开始，协助英国皇家植物园中药鉴定中心建设，鉴于对中药文化在英国传播中的贡献，获得 The British Empire Collection 表彰，受赠"皇家定制纪念金勺"。

编委会

主　编：林余霖　李葆莉

副主编：陈菁瑛　胡灏禹　梁克玮　魏建和

编　委：胡炳义　蔡大勇　克里斯丁·里昂　李晓瑾
　　　　贾晓光　凯撒·苏来曼　张本刚　黄冠中
　　　　黄世勋　王　鹏　吴耀辉　周康友　余淑筠
　　　　石志恒　王　瑀　曹庆伟　赵　欣　卢　伟
　　　　黄颖桢　刘保财　赵云青　由金文　林国华
　　　　卢　忠　黄以钟　吕惠珍　刘庆海　齐耀东
　　　　李海涛　王果平　朱　军　樊丛照　黄林芳
　　　　彭朝忠

中 草 药 功 效 速 查

解表药·发散风寒药

麻黄 /23

辛夷 /32

西河柳 /94

藁本 /224

广防风 /268

地椒 /272

羊耳菊 /314

鹅不食草 /324

解表药·发散风热药

升麻 /38

淡豆豉 /138

大豆黄卷 /138

柴胡 /222

薄荷 /274

清热药·清热泻火药

天花粉 /100

决明子 /130

密蒙花 /232

鸭跖草 /348

淡竹叶 /358

清热药·清热燥湿药

黄连 /42

三颗针 /48

龙胆 /236

秦皮 /278

清热药·清热解毒药

马勃 /4

紫萁贯众 /8

绵马贯众 /12

虎掌草 /44

八角莲 /52

黄藤 /58

火炭母 /74

杠板归 /78

山芝麻 /86

茅莓根 /115

委陵菜 /118

山豆根 /132

葫芦茶 /134

绿豆 /142

甜地丁 /148

毛诃子 /162

西青果 /164
铁苋菜 /172
飞扬草 /180
三叶青 /186
青果 /192
苦木 /198
鸦胆子 /200
白英 /246
龙葵 /250
韩信草 /264
冬凌草 /276
水蔓青 /286
半边莲 /298
山银花 /310
千里光 /328
禹州漏芦 /330
水飞蓟 /336
蒲公英 /338
金丝草 /356
土茯苓 /392
石蒜 /396
马蔺子 /400
川射干 /402
山慈菇 /414

清热药·清热凉血药

木槿花 /90
紫草 /256

生地黄 /282
台湾金线莲 /410

清热药·清虚热药

青蒿 /320

泻下药·攻下药

大黄 /82
芦荟 /376

泻下药·润下药

郁李仁 /122

泻下药·峻下逐水药

芫花 /154
瑞香狼毒 /158
巴豆 /174
巴豆霜 /174
狼毒 /178
牵牛子 /254
红大戟 /304

祛风湿药·祛风寒湿药

地枫皮 /34
金铁锁 /72
浙桐皮 /205
独活 /226
丁公藤 /252
臭梧桐叶 /262

珍珠露水草 /350

祛风湿药·祛风湿热药
防己 /54
岩陀 /110
海桐皮 /136
雷公藤 /170
老鹳草 /212
秦艽 /234
茄根 /248

祛风湿药·祛风湿强筋骨药
狗脊 /10
石南藤 /30
千斤拔 /144
天山雪莲 /332

化湿药
草果 /372
砂仁 /374

利水渗湿药·利水消肿药
玫瑰茄 /88
冬瓜皮 /96
枳椇子 /182

利水渗湿药·利尿通淋药
石韦 /14
川木通 /46

瞿麦 /70
小通草 /92
黑豆 /138
连钱草 /266
粉萆薢 /406
绵萆薢 /408

利水渗湿药·利湿退黄药
金钱草 /106
当药 /238

温里药
荜茇 /26
胡椒 /28
八角茴香 /36
高良姜 /370

理气药
白屈菜 /60
玫瑰花 /120
川楝子 /202
枳实 /207
枳壳 /207
佛手 /210
土木香 /318
川木香 /334
大腹皮 /340
香附 /352
薤白 /386

消食药

山楂 /112

鸡矢藤 /306

麦芽 /360

驱虫药

苦楝皮 /202

槟榔 /340

止血药·凉血止血药

苎麻根 /64

羊蹄 /80

止血药·化瘀止血药

大叶紫珠 /260

仙桃草 /288

茜草 /308

蒲黄 /364

止血药·收敛止血药

松花粉 /20

支柱蓼 /76

紫珠叶 /258

断血流 /270

止血药·温经止血药

艾叶 /322

活血化瘀药·活血止痛药

亚乎奴 /56

夏天无 /62

山楂叶 /112

茅莓 /115

扶芳藤 /168

没药 /194

山柰 /244

郁金 /366

活血化瘀药·活血调经药

卷柏 /6

牛膝 /66

王不留行 /68

桃仁 /124

凌霄花 /294

西红花 /398

活血化瘀药·活血疗伤药

骨碎补 /16

活血化瘀药·破血消癥药

急性子 /214

三棱 /362

莪术 /366

化痰止咳平喘药·温化寒痰药

关白附 /40

白前 /240

旋覆花 /316

白附子 /344

天南星 /346

化痰止咳平喘药·清化热痰药

昆布 /2

胖大海 /84

甜瓜子 /98

瓜蒌 /100

瓜蒌子 /100

瓜蒌皮 /100

前胡 /228

桔梗 /296

竹茹 /354

湖北贝母 /378

川贝母 /380

平贝母 /382

化痰止咳平喘药·止咳平喘药

苦杏仁 /126

瓜子金 /188

款冬花 /326

百部 /404

安神药·养心安神药

合欢皮 /128

远志 /190

平肝息风药·平抑肝阳药

甜叶菊 /312

平肝息风药·息风止痉药

钩藤 /300，302

开窍药

安息香 /104

补虚药·补气药

甘草 /150

红芪 /152

大枣 /184

刺五加 /216

西洋参 /220

地梢瓜 /242

手参 /412

补虚药·补血药

熟地黄 /282

补虚药·补阳药

淫羊藿 /50

补骨脂 /146

肉苁蓉 /290

仙茅 /394

补虚药·补阴药

梦花 /156

珠子参 /218
女贞子 /280
黑芝麻 /292
百合 /384
玉竹 /388
山麦冬 /390
石斛 /416
铁皮石斛 /418

收涩药·固表止汗药
麻黄根 /23

收涩药·敛肺涩肠药
石榴皮 /160

诃子 /164

收涩药·固精缩尿止带药
椿皮 /196

涌吐药
常山 /108

攻毒杀虫止痒药
土荆皮 /18
南鹤虱 /230

常见植物形态术语图解

叶序种类

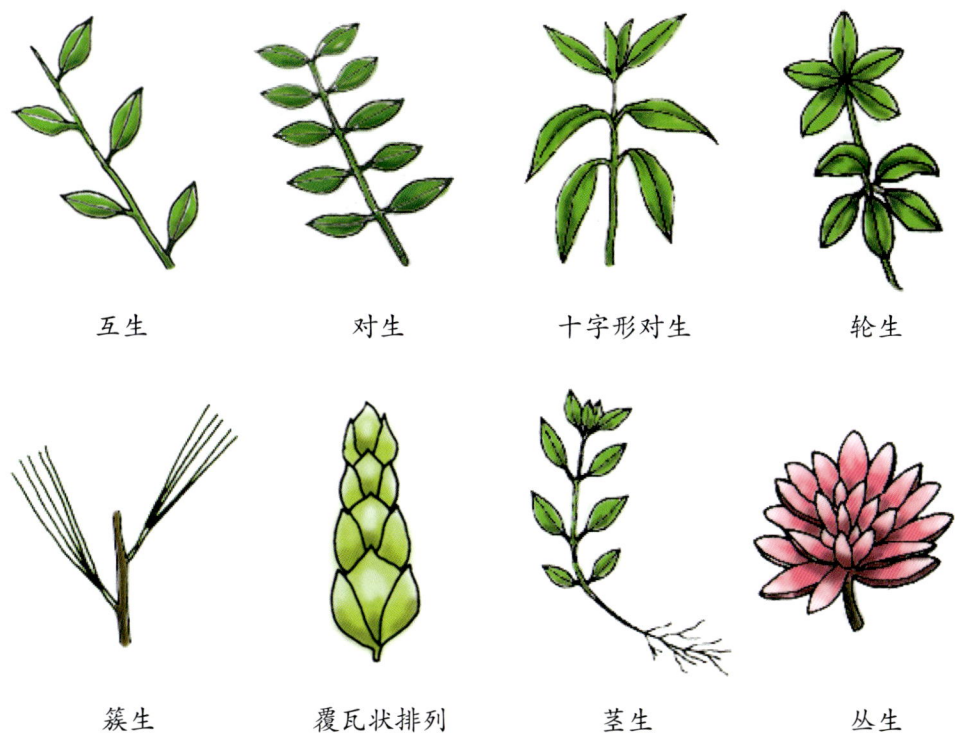

互生　　　对生　　　十字形对生　　　轮生

簇生　　　覆瓦状排列　　　茎生　　　丛生

叶缘种类

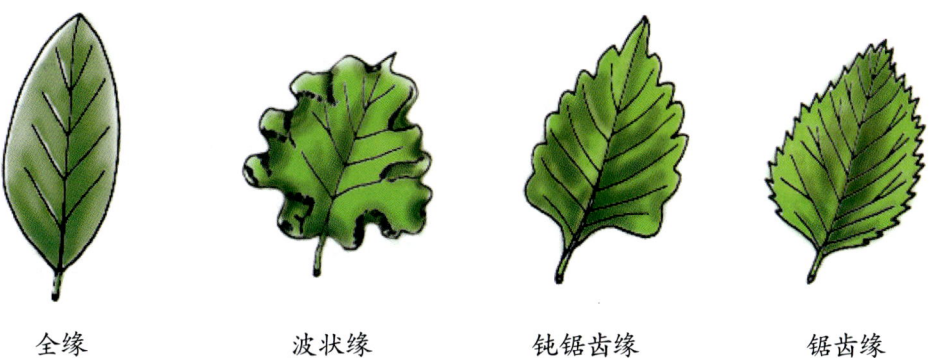

全缘　　　波状缘　　　钝锯齿缘　　　锯齿缘

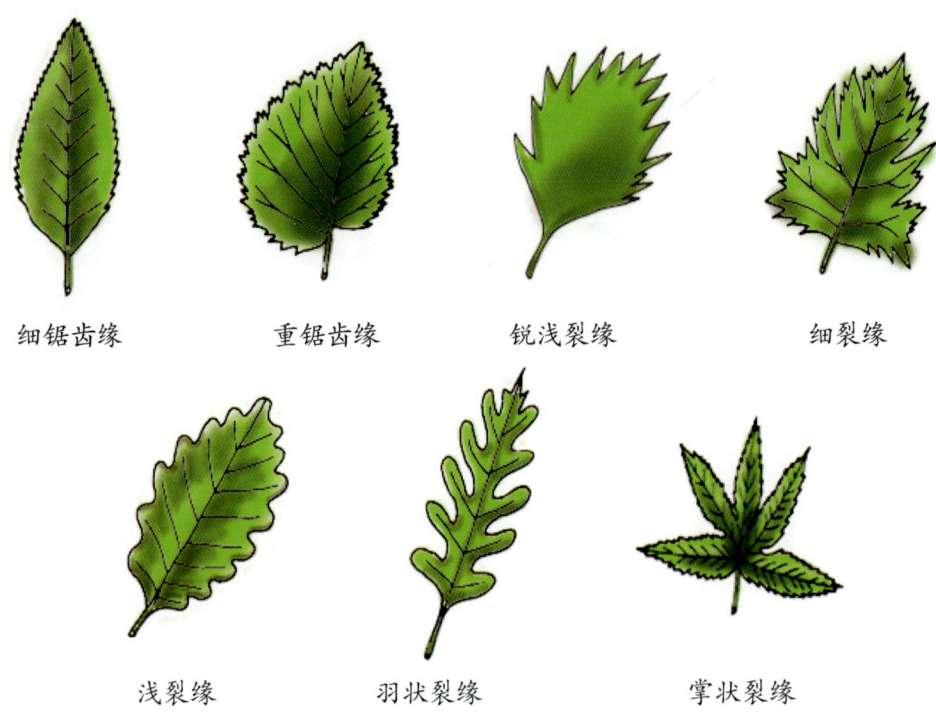

| 细锯齿缘 | 重锯齿缘 | 锐浅裂缘 | 细裂缘 |

| 浅裂缘 | 羽状裂缘 | 掌状裂缘 |

花序种类

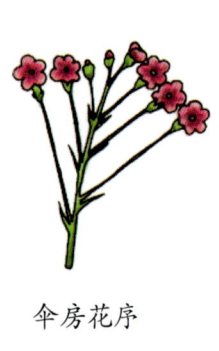 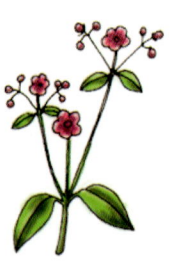 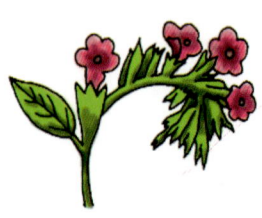

| 伞房花序 | 聚伞花序 | 卷伞花序（镰刀形花序） |

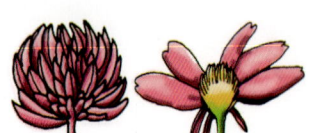  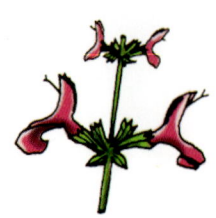

| 头状花序 | 伞形花序 | 密伞花序 |

常见植物形态术语图解

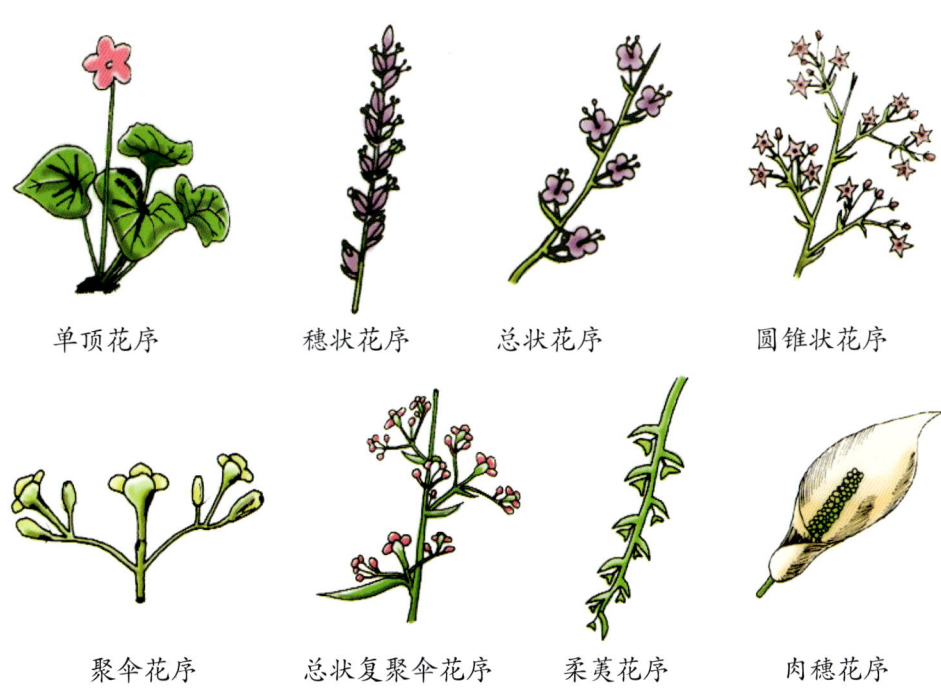

| 单顶花序 | 穗状花序 | 总状花序 | 圆锥状花序 |

| 聚伞花序 | 总状复聚伞花序 | 柔荑花序 | 肉穗花序 |

花形种类

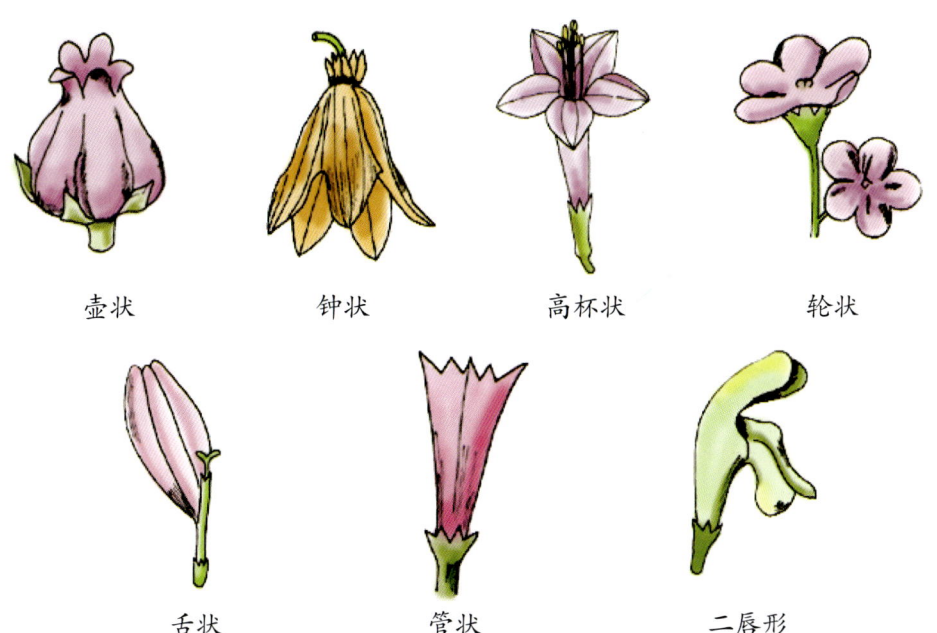

| 壶状 | 钟状 | 高杯状 | 轮状 |

| 舌状 | 管状 | 二唇形 |

3

果实种类

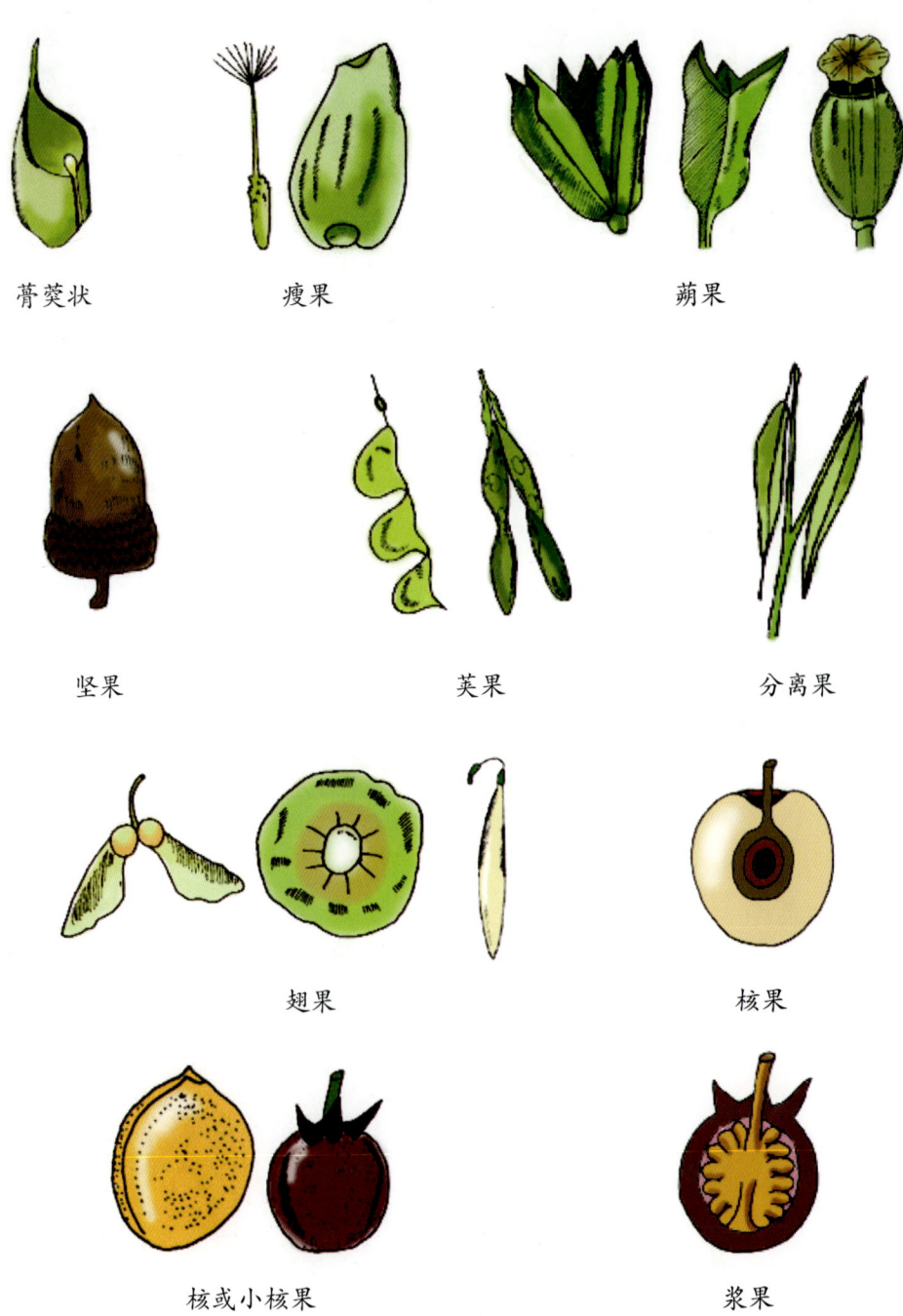

前 言

我国幅员辽阔，蕴藏着极其丰富的中草药资源。中草药具有疗效确切、副作用小、收集方便、使用便捷等特点，方便老百姓在日常生活中使用，且可以达到防治疾病、保健美容的功效。千百年来，中草药早已深深扎根在华夏广袤的土地上，在人类与疾病斗争中发挥了极其重要的作用，为我国人民的健康与中华民族的繁衍昌盛做出了巨大的贡献。

本书编写旨在传承弘扬祖国中草药文化，帮助热爱与研究中草药的读者正确、全面识别中草药，了解和掌握中草药的基本知识，科学利用中草药防病、治病。本书作者学验俱丰，三十余载醉心于中药资源调查研究，拥有极其丰富的中草药鉴定经验，收集了许多珍贵的中草药一手资料。本书即以《中华人民共和国药典》（2015年版，以下简称《中国药典》）为基础，综合历版药典收载品种，结合民间、地方常用中草药，精选其中约200种，按照植物科属分类，详细介绍其中文名、药典收录情况、拉丁学名、别名、药材名、植物形态、生境分布、药材性状、性味、功效、主治、用法用量等内容，并配有多角度拍摄的1000余幅高清药用植物、药材实图，囊括花、果、叶、根、植株、原药材、饮片等的鉴别特征，全图写真，突出中草药科学识别，便于读者按图索骥。同时，文前附有"中草药功效速查"，便于读者通过药物功效进行品种快速检索；附录载有"常见病验方速查"，收录1000余首精选验方以供选用，便于读者快速地获取中草药应用要点，获得更充实、更实用、更有价值的阅读体验。但需要注意的是，读者在应用验方时，仍需咨询专业医生，以免造成不必要的伤害。

本书的出版得到中国医学科学院医学与健康科技创新工程（编号2016-12M-2-003）、学科建设专项建设项目"国家药用植物园体系中医药文化传承建设"（清华211-201920100902）以及国家科技基础资源调查专项（编号2018FY100700）的支持，在此表示感谢。

阅读指南

植物中文名、拉丁学名。

介绍药材通用名，同时括注入药部位。

《中国药典》(2015 年版) 收载品种以"★"进行标示。

记录常用的植物别名 1~2 个。

记述植物的形态鉴别特征与花、果期。

介绍该植物的生境分布。

原植物全图写真，多角度呈现原植物（植株、根、茎、叶、花、果实、种子）鉴别要点。

★掌叶大黄 *Rheum palmatum* L.

别名： 北大黄。 | **药材名：** 大黄（根和根茎）。

植物形态

多年生高大草本。根及根茎肥大。基生叶有肉质粗壮的长柄；叶片宽卵形或圆形，掌状半裂，裂片 3~5 (~7) 枚，每 1 枚裂片有时再羽状裂或有粗齿，上表面无毛或疏生乳头状小突起，下表面有柔毛。茎生叶较小。托叶鞘状，膜质，密生短柔毛。圆锥花序大型，顶生；花小，数朵成簇，紫红色或带红紫色；花梗纤细；花被片 6 枚，排成 2 轮，内轮稍大，椭圆形；雄蕊 9 枚；柱头头状。果枝多聚拢。瘦果有 3 条棱，棱上生翅，两端微凹。花期 6~7 月，果期 7~8 月。

生境分布： 生于海拔 1500~4400m 的山地林缘或草地，亦有栽培。分布于陕西、甘肃、青海、四川、云南、西藏等地。

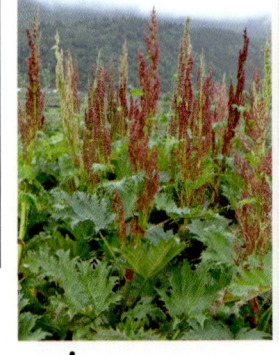
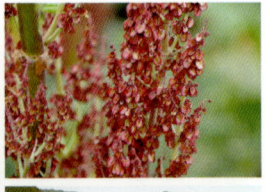
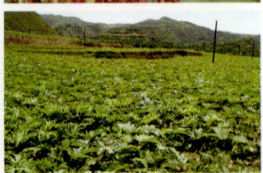

药材通用名。

介绍药材性状,突出认药特点。

药材高清大图,有的品种附有饮片图或是细部特征图。每张图均附有标尺及药材名,便于读者识别。

药材性状

大黄

类圆柱形、圆锥形、卵圆形或不规则块状,长3~17cm,直径3~10cm。除尽外皮者表面黄棕色至红棕色,有的可见类白色网状纹理及星点(异型维管束)散在,残留的外皮棕褐色,多具绳孔及粗皱纹。质坚实,有的中心稍松软,断面淡红棕色或黄棕色,显颗粒性。根茎髓部宽广,有星点环列或散在;根木部发达,具放射状纹理,形成层环明显,无星点。气清香,味苦而微涩,嚼之粘牙,有沙粒感。

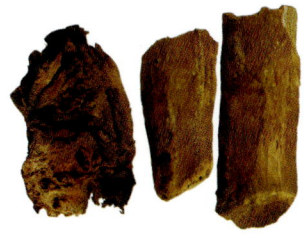
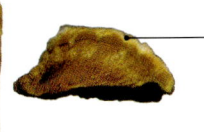

1cm　大黄

记述药材的性味、功效、主治、用量用法。使用剂量与方法除另有规定外,用量系指成人一日常用剂量,必要时可根据需要酌情增减;用法系指水煎内服。

性味	苦,寒。
功效	泻下攻积,清热泻火,凉血解毒,逐瘀通经,利湿退黄。
主治	实热积滞便秘,血热吐衄,目赤咽肿,痈肿疔疮,肠痈腹痛,瘀血经闭,产后瘀阻,跌打损伤,湿热痢疾,黄疸尿赤,淋证,水肿,烧烫伤。
用量用法	3~15g;用于泻下不宜久煎。外用适量,研末敷于患处。孕妇及月经期、哺乳期慎用。

附　注:《中国药典》2015年版记载同属植物药用大黄、唐古特大黄与掌叶大黄的干燥根和根茎同等入药。

介绍多来源药用物种同等入药的情况,或是混淆品的情况。

目 录

海带科 / 2
 海带 / 2

灰包科 / 4
 大马勃 / 4

卷柏科 / 6
 垫状卷柏 / 6

紫萁科 / 8
 紫萁 / 8

蚌壳蕨科 / 10
 金毛狗脊 / 10

鳞毛蕨科 / 12
 粗茎鳞毛蕨 / 12

水龙骨科 / 14
 有柄石韦 / 14
 中华槲蕨 / 16

松科 / 18
 金钱松 / 18

 马尾松 / 20

麻黄科 / 23
 中麻黄 / 23

胡椒科 / 26
 荜茇 / 26
 胡椒 / 28
 石南藤 / 30

木兰科 / 32
 武当玉兰 / 32
 地枫皮 / 34
 八角茴香 / 36

毛茛科 / 38
 大三叶升麻 / 38
 黄花乌头 / 40
 云连 / 42
 草玉梅 / 44
 绣球藤 / 46

小檗科 / 48
 小黄连刺 / 48

 柔毛淫羊藿 / 50
 八角莲 / 52

防己科 / 54
 粉防己 / 54
 锡生藤 / 56
 黄藤 / 58

罂粟科 / 60
 白屈菜 / 60
 伏生紫堇 / 62

荨麻科 / 64
 苎麻 / 64

苋科 / 66
 牛膝 / 66

石竹科 / 68
 麦蓝菜 / 68
 瞿麦 / 70
 金铁锁 / 72

蓼科 / 74
粗毛火炭母 / 74
支柱蓼 / 76
杠板归 / 78
羊蹄 / 80
掌叶大黄 / 82

梧桐科 / 84
胖大海 / 84
山芝麻 / 86

锦葵科 / 88
玫瑰茄 / 88
木槿 / 90

旌节花科 / 92
中国旌节花 / 92

柽柳科 / 94
柽柳 / 94

葫芦科 / 96
冬瓜 / 96
甜瓜 / 98
双边栝楼 / 100

安息香科 / 104
白花树 / 104

报春花科 / 106
过路黄 / 106

虎耳草科 / 108
常山 / 108
西南鬼灯檠 / 110

蔷薇科 / 112
山里红 / 112
茅莓 / 115
委陵菜 / 118
玫瑰 / 120
郁李 / 122
桃 / 124
西伯利亚杏 / 126

豆科 / 128
山合欢 / 128
小决明 / 130
越南槐 / 132
葫芦茶 / 134
刺桐 / 136
大豆 / 138
绿豆 / 142
大叶千斤拔 / 144
补骨脂 / 146
米口袋 / 148
甘草 / 150

多序岩黄芪 / 152

瑞香科 / 154
芫花 / 154
结香 / 156
狼毒 / 158

石榴科 / 160
石榴 / 160

使君子科 / 162
毗黎勒 / 162
诃子 / 164

卫矛科 / 168
冬青卫矛 / 168
雷公藤 / 170

大戟科 / 172
铁苋菜 / 172
巴豆 / 174
狼毒大戟 / 178
飞扬草 / 180

鼠李科 / 182
北枳椇 / 182
枣 / 184

目录

葡萄科 / 186
三叶崖爬藤 / 186

远志科 / 188
瓜子金 / 188
远志 / 190

橄榄科 / 192
橄榄 / 192
地丁树 / 194

苦木科 / 196
臭椿 / 196
苦木 / 198
鸦胆子 / 200

楝科 / 202
川楝 / 202

芸香科 / 205
朵椒 / 205
酸橙 / 207
佛手 / 210

牻牛儿苗科 / 212
老鹳草 / 212

凤仙花科 / 214
凤仙花 / 214

五加科 / 216
刺五加 / 216
羽叶三七 / 218
西洋参 / 220

伞形科 / 222
狭叶柴胡 / 222
藁本 / 224
重齿毛当归 / 226
白花前胡 / 228
野胡萝卜 / 230

马钱科 / 232
密蒙花 / 232

龙胆科 / 234
秦艽 / 234
三花龙胆 / 236
瘤毛獐牙菜 / 238

萝藦科 / 240
芫花叶白前 / 240
地梢瓜 / 242

茄科 / 244
山莨菪 / 244
白英 / 246
茄 / 248
龙葵 / 250

旋花科 / 252
光叶丁公藤 / 252
圆叶牵牛 / 254

紫草科 / 256
内蒙紫草 / 256

马鞭草科 / 258
杜虹花 / 258
大叶紫珠 / 260
海州常山 / 262

唇形科 / 264
韩信草 / 264
活血丹 / 266
广防风 / 268
风轮菜 / 270
百里香 / 272
薄荷 / 274
碎米桠 / 276

木犀科 / 278
宿柱白蜡树 / 278
女贞 / 280

玄参科 / 282
地黄 / 282
水蔓青 / 286
蚊母草 / 288

列当科 / 290
　管花肉苁蓉 / 290

胡麻科 / 292
　脂麻 / 292

紫葳科 / 294
　美洲凌霄 / 294

桔梗科 / 296
　桔梗 / 296
　半边莲 / 298

茜草科 / 300
　钩藤 / 300
　无柄果钩藤 / 302
　红大戟 / 304
　鸡矢藤 / 306
　茜草 / 308

忍冬科 / 310
　灰毡毛忍冬 / 310

菊科 / 312
　甜叶菊 / 312
　羊耳菊 / 314
　欧亚旋覆花 / 316
　总状土木香 / 318

黄花蒿 / 320
艾 / 322
鹅不食草 / 324
款冬 / 326
千里光 / 328
华东蓝刺头 / 330
天山雪莲 / 332
川木香 / 334
水飞蓟 / 336
碱地蒲公英 / 338

棕榈科 / 340
　槟榔 / 340

天南星科 / 344
　独角莲 / 344
　天南星 / 346

鸭跖草科 / 348
　鸭跖草 / 348
　蛛丝毛蓝耳草 / 350

莎草科 / 352
　莎草 / 352

禾本科 / 354
　淡竹 / 354
　金丝草 / 356

淡竹叶 / 358
大麦 / 360

黑三棱科 / 362
　黑三棱 / 362

香蒲科 / 364
　水烛香蒲 / 364

姜科 / 366
　蓬莪术 / 366
　高良姜 / 370
　草果 / 372
　绿壳砂 / 374

百合科 / 376
　好望角芦荟 / 376
　湖北贝母 / 378
　太白贝母 / 380
　平贝母 / 382
　细叶百合 / 384
　小根蒜 / 386
　玉竹 / 388
　短葶山麦冬 / 390
　光叶菝葜 / 392

石蒜科 / 394
　仙茅 / 394

目录

石蒜 / 396

鸢尾科 / 398
番红花 / 398
白花马蔺 / 400
鸢尾 / 402

百部科 / 404
直立百部 / 404

薯蓣科 / 406
粉背薯蓣 / 406
绵萆薢 / 408

兰科 / 410
台湾银线兰 / 410
手参 / 412
独蒜兰 / 414
鼓槌石斛 / 416

铁皮石斛 / 418

附录　常见病验方速查 / 420

植物中文名正名、别名笔画索引 / 447

药材名笔画索引 / 454

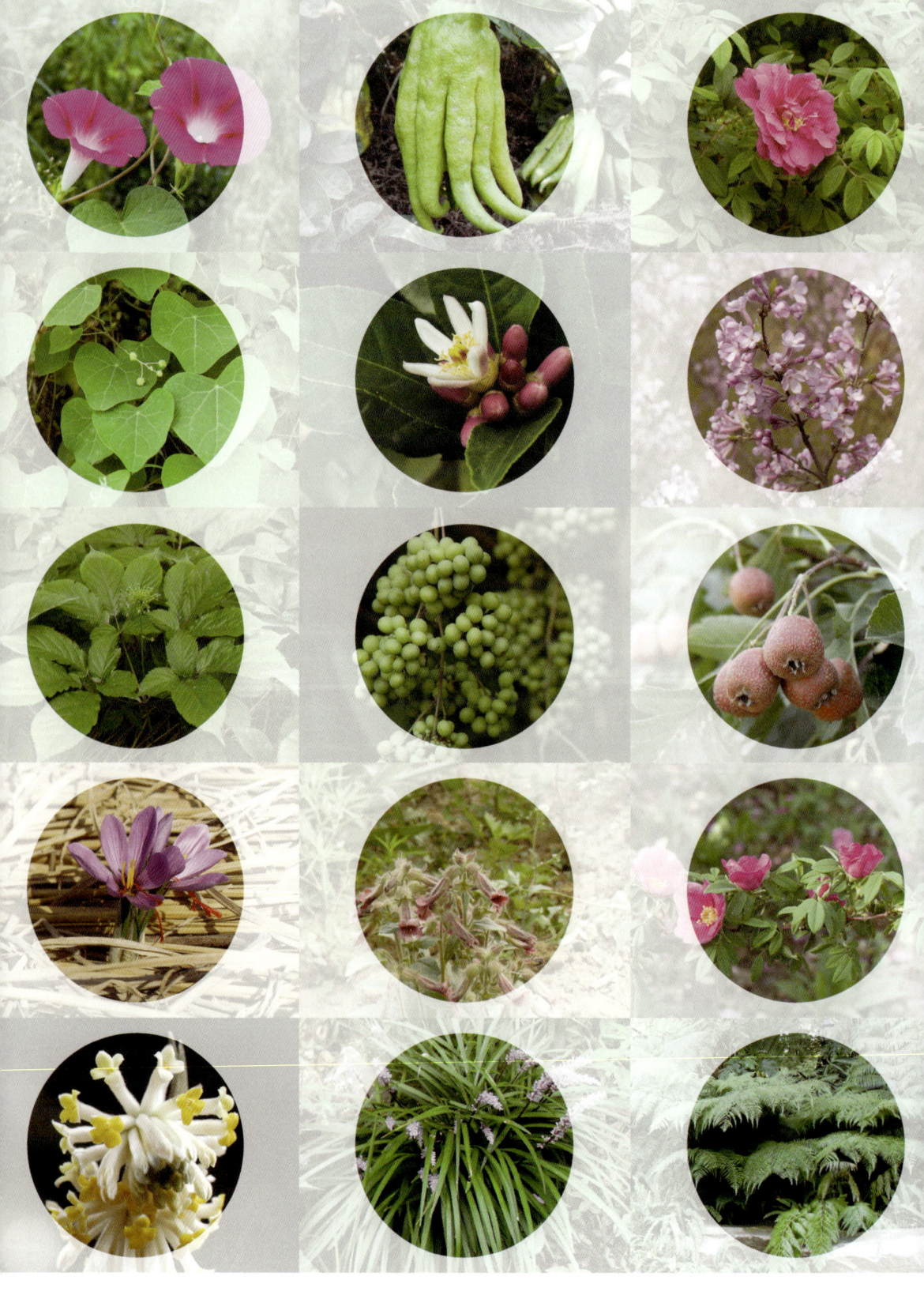

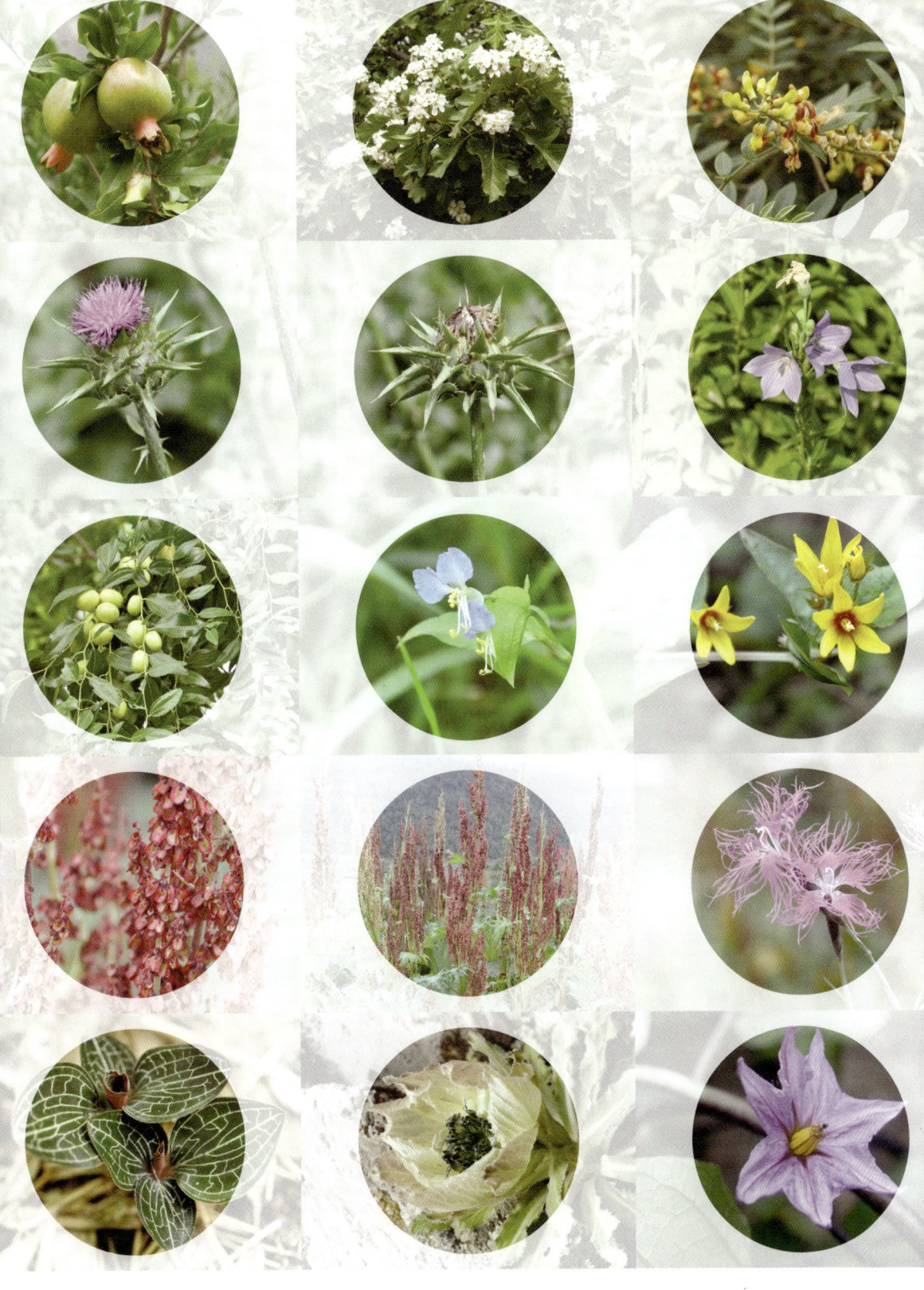

海带科

★ 海带 *Laminaria japonica* Aresch.

别名：海白菜。| 药材名：昆布（叶状体）。

植物形态 大型褐藻。全体呈扁平带状，长 2~6m，宽 20~50cm，厚 2~5mm。鲜时橄榄绿色，黏滑柔韧，干后黑褐色，厚革质。固着器由若干叉状分枝的假根所组成。柄椭圆柱状，长 3~5cm。叶片扁长，中带部较厚，占叶宽的 1/3~1/2，向两侧渐薄，先端钝尖，基部楔形，全缘而多波状褶皱，沿中带部两侧各有一纵沟。孢子囊位于叶片下部，呈圆形疤状，秋季成熟。

生境分布： 生于肥沃海区大干潮线下 2~3m 深的岩礁、木桩上。野生者分布于辽宁海域，养殖者从辽宁至广东均有大量生产。

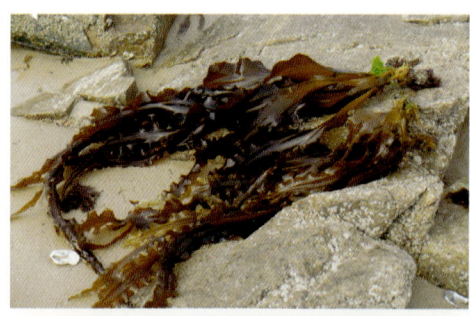
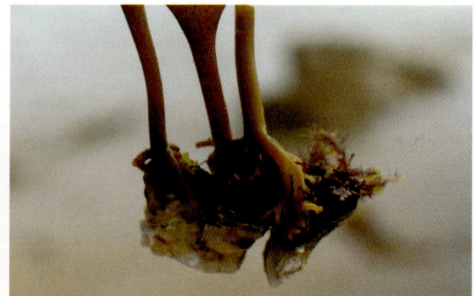
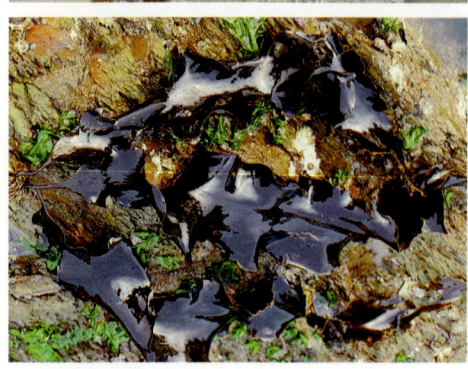
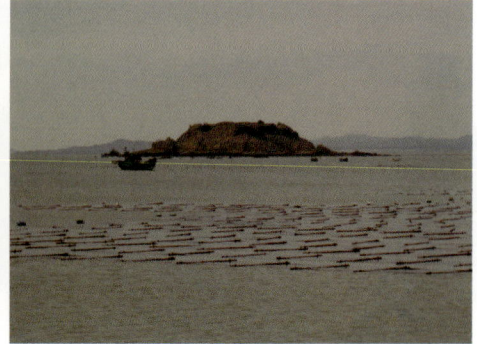

药材性状

昆布

卷曲折叠成团状，或缠结成把。全体呈黑褐色或绿褐色，表面附有白霜。用水浸软则膨胀成扁平长带状，长50~150cm，宽10~40cm，中部较厚，边缘较薄而呈波状。类革质，残存柄部扁圆柱状。气腥，味咸。

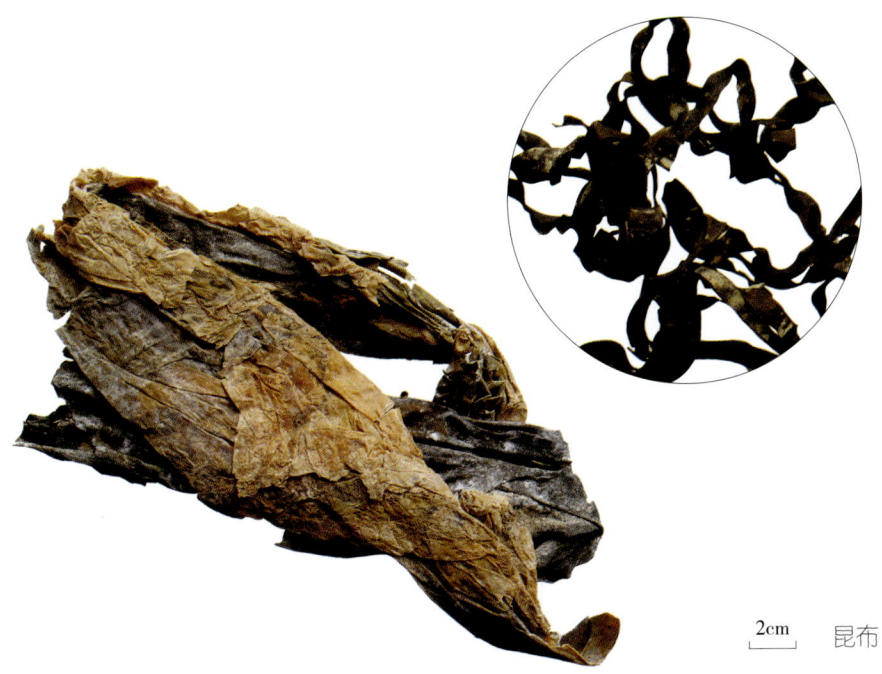

2cm　昆布

性味	咸，寒。
功效	消痰软坚散结，利水消肿。
主治	瘿瘤，瘰疬，睾丸肿痛，痰饮水肿。
用量用法	6~12g。

附注：《中国药典》2015年版记载翅藻科植物昆布与海带的干燥叶状体同等入药。

灰包科

★ 大马勃 *Calvatia gigantean* (Batsch ex Pers.) Lloyd

别名： 大秃马勃、巨马勃。| **药材名：** 马勃（子实体）。

植物形态

子实体近球形至球形，直径 15~25cm 或更大，无不孕基部或不孕基部很小。包被白色，渐变成淡黄色或淡青黄色，2 层，由膜质的外包被和较厚的内包被组成，早期表面稍被 1 层绒毛，后变平滑，成熟后裂成碎片而脱落，露出淡青褐色的孢体。孢体由孢丝及孢子组成。

生境分布： 生于草地上。分布于辽宁、河北、山西、内蒙古、江苏、甘肃、青海、新疆等地。

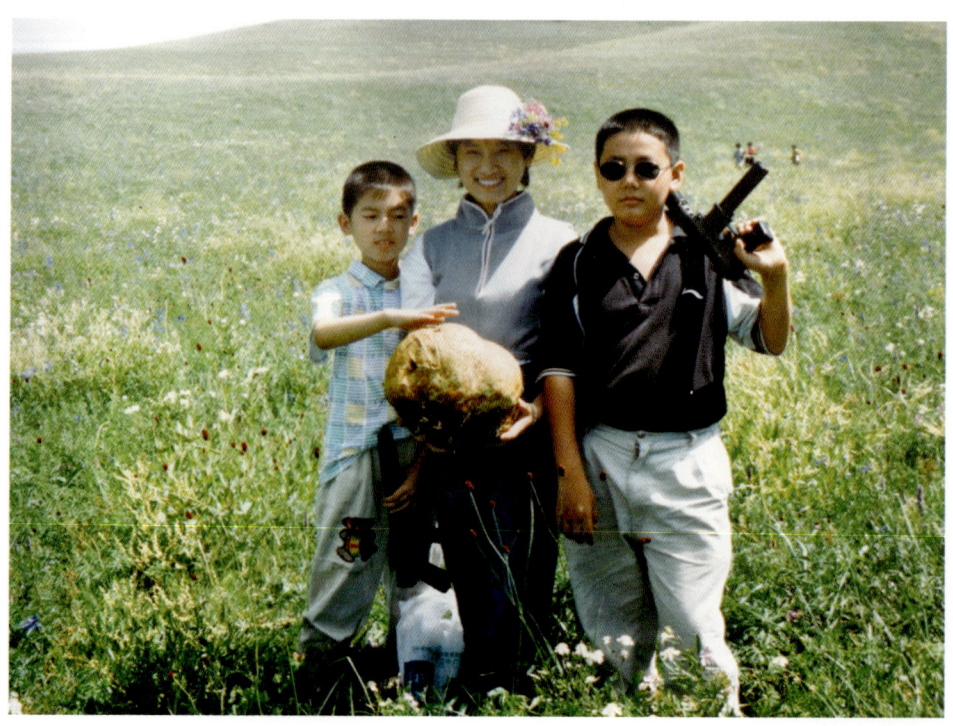

药材性状

马勃

不孕基部小或无。残留的包被由黄棕色的膜状外包被和较厚的灰黄色的内包被所组成，光滑，质硬而脆，成块脱落。孢体浅青褐色，手捻有润滑感。

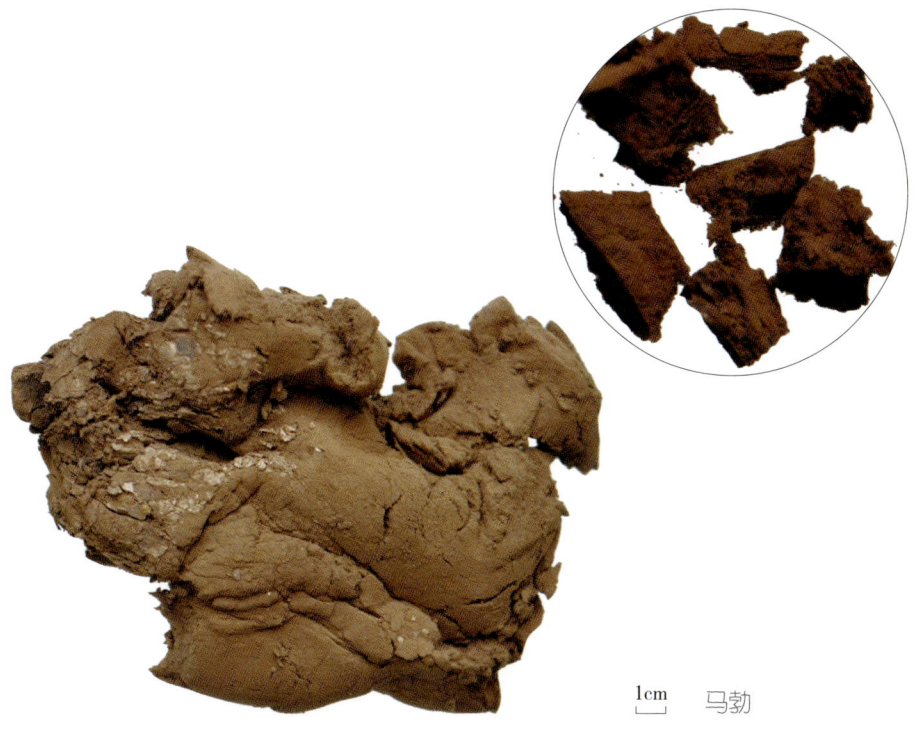

马勃

性味	辛，平。
功效	清肺利咽，止血。
主治	风热郁肺咽痛，音哑，咳嗽，鼻衄，创伤出血。
用量用法	2~6g。外用适量，敷患处。

附 注：《中国药典》2015年版记载灰包科真菌大马勃、紫色马勃与脱皮马勃的干燥子实体同等入药。

卷柏科

★ 垫状卷柏 *Selaginella pulvinata* (Hook. et Grev.) Maxim.

别名： 回生草。 | **药材名：** 卷柏（全草）。

植物形态　全株呈莲座状，干后内卷如拳。主茎自近基部羽状分枝，不呈"之"字形。侧枝 4~7 对，2~3 回羽状分枝。叶交互排列，二型；分枝上的腋叶对称，卵圆形或三角形，边缘撕裂状并具睫毛；小枝上的叶斜卵形或三角形，覆瓦状排列，先端具芒，基部平截（具簇毛），边缘撕裂状，并外卷；侧叶不对称，长圆形，略斜升，先端具芒，基部上侧边缘撕裂状，下侧边缘内卷。孢子叶穗紧密，四棱柱形。孢子叶一形，边缘撕裂状，具睫毛。

生境分布： 多生于向阳的干旱岩石缝中。我国大部分地区有分布。

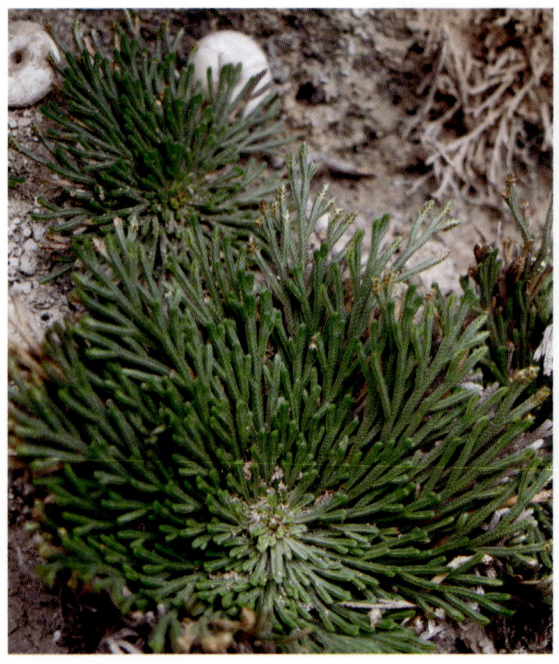
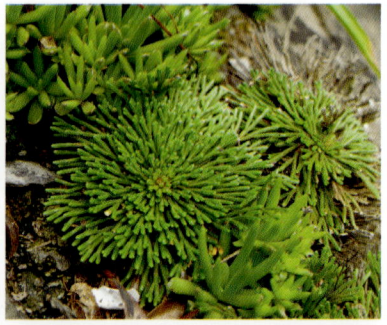
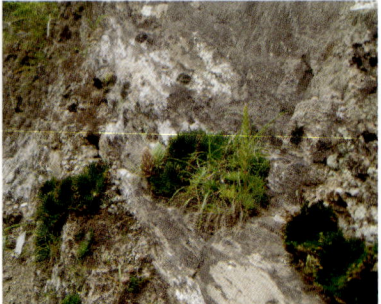

药材性状

卷柏

卷缩似拳状，长3~10cm。枝丛生，扁而有分枝，绿色或棕黄色，向内卷曲，枝上密生鳞片状小叶，叶先端具长芒。中叶（腹叶）两行，卵状披针形，直向上排列。叶片左右两侧不等，内缘较平直，外缘常因内折而加厚，呈全缘状。基部残留棕色至棕褐色须根，散生。质脆，易折断。气微，味淡。

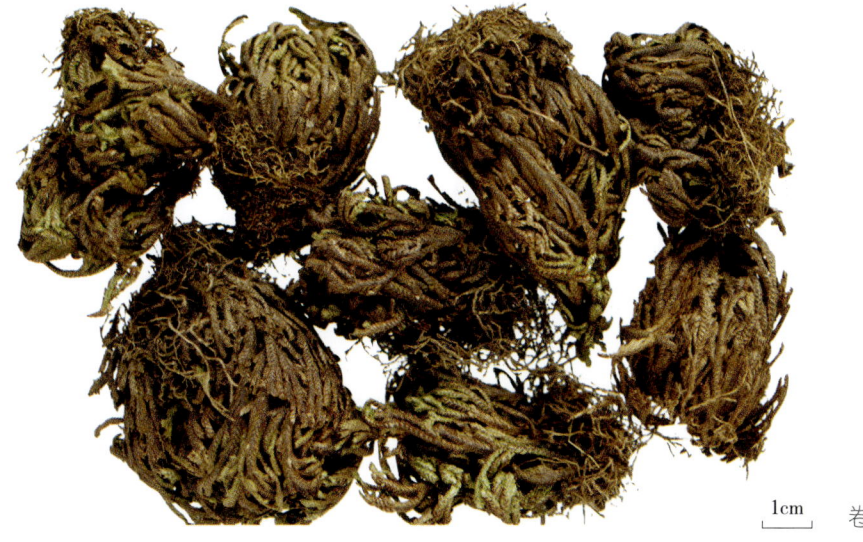

1cm　卷柏

性味	辛，平。
功效	活血通经。
主治	经闭痛经，癥瘕痞块，跌扑损伤。
用量用法	5~10g。孕妇慎用。

附　注：《中国药典》2015年版记载同属植物卷柏与垫状卷柏的干燥全草同等入药。

紫萁科

★ 紫萁 *Osmunda japonica* Thunb.

别名：紫萁蕨。| **药材名**：紫萁贯众（根茎和叶柄残基）。

植物形态　多年生草本，株高 30~100cm。根茎粗壮，横生或斜生，无鳞片。叶二型，幼时密被绒毛，营养叶有长柄；叶片三角状阔卵形，长 30~50cm，宽 25~40cm，顶部以下 2 回羽状；小羽片长圆形或长圆状披针形，先端钝或尖，基部圆形或宽楔形，边缘有匀密的细钝锯齿。孢子叶与营养叶异型，着生孢子囊的小羽片卷缩成条形，在孢子叶先端形成长大的深棕色孢子囊穗，成熟后枯萎。

生境分布：生于林下、山脚或溪边的酸性土壤中。分布于山东、江苏、浙江、江西、福建、湖北、湖南、广东、广西、四川、贵州等地。

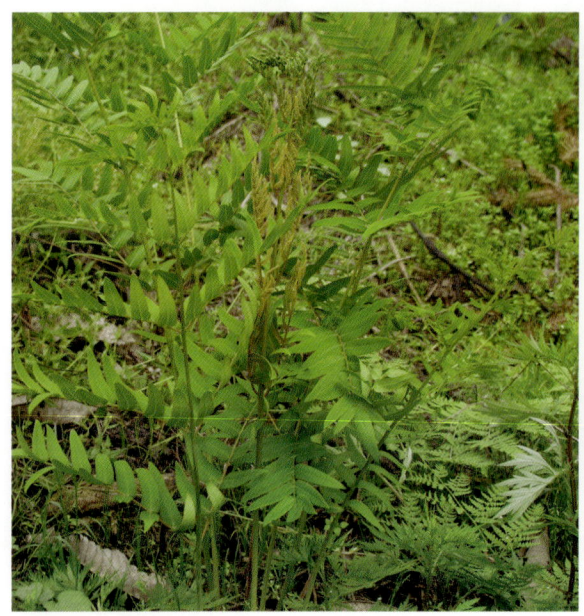
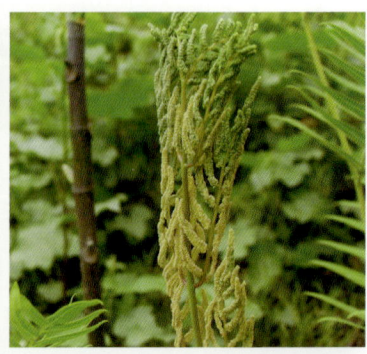
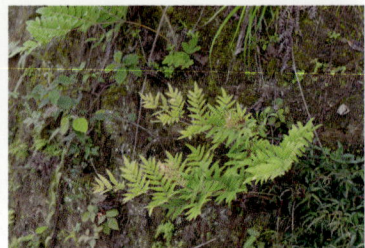

药材性状

紫萁贯众

略呈圆锥形或圆柱形,稍弯曲,长10~20cm,直径3~6cm。根茎横生或斜生,下侧着生黑色而硬的细根;上侧密生叶柄残基,叶柄基部呈扁圆形,斜向上,长4~6cm,直径0.2~0.5cm,表皮棕色或棕黑色,切断面有"U"字形筋脉纹(维管束),常与皮部分开。质硬,不易折断。气微,味甘、微涩。

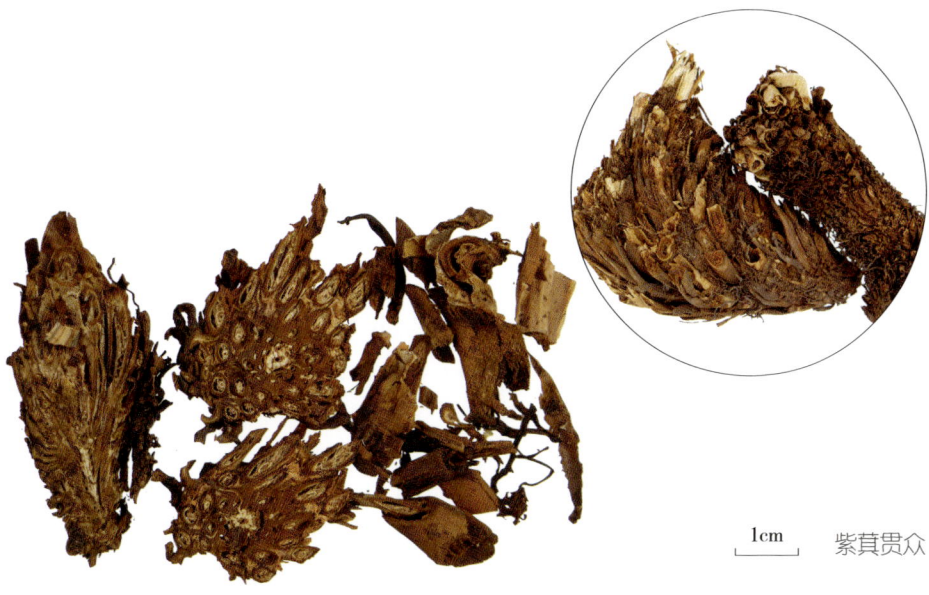

紫萁贯众

性味	苦,微寒;有小毒。
功效	清热解毒,止血,杀虫。
主治	疫毒感冒,热毒泻痢,痈疮肿毒,吐血,衄血,便血,崩漏,虫积腹痛。
用量用法	5~9g。

附 注:紫萁的干燥根茎和叶柄残基入药,称"紫萁贯众",容易与药材"绵马贯众"混淆。

蚌壳蕨科

★ 金毛狗脊 *Cibotium barometz* (L.) J. Sm.

别名：金毛狗、金毛狮子、猴毛头。| **药材名**：狗脊（根茎）。

植物形态　多年生大型蕨类植物，高达3m。根茎粗壮，顶端连同叶柄基部密生金黄色长柔毛。叶簇生；叶柄长而粗壮，基部扁三角状，凹面密生鳞片毛；叶片近草质，阔卵状三角形，3回羽裂，羽片互生，卵状披针形，小羽片线状披针形，渐尖，羽状深裂至全裂，末回裂片镰状披针形，边缘有浅锯齿，侧脉单一，或不育裂片上为二叉。孢子囊群生于裂片侧脉顶端；囊群盖2瓣，成熟时裂开如蚌壳。

生境分布：生于海拔200~600m的山脚、沟边及林下酸性土壤中。分布于浙江、江西、福建、台湾、湖北、湖南、广东、广西、四川、贵州及云南等地。

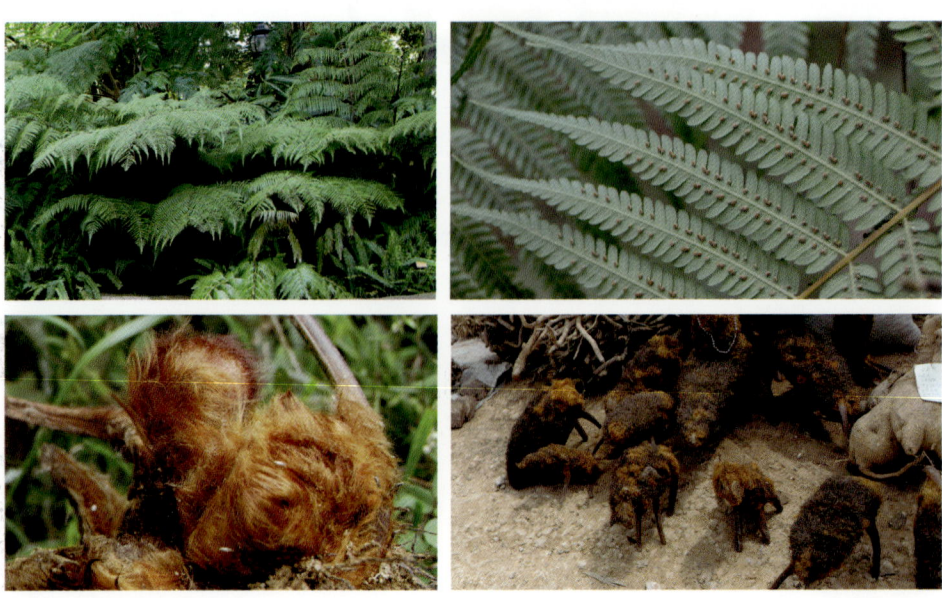

药材性状

狗脊

不规则的长块状，长 10~30cm，直径 2~10cm。表面深棕色，残留金黄色绒毛；上面有数个红棕色的木质叶柄，下面残存黑色细根。质坚硬，不易折断。无臭，味淡、微涩。

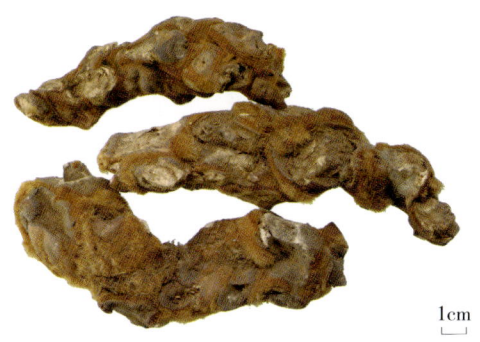

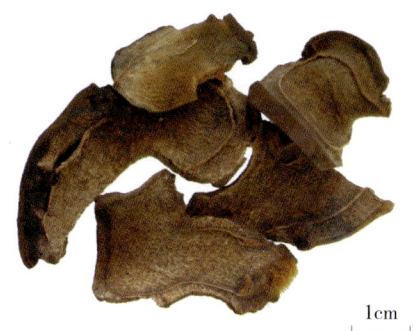

狗脊 | 生狗脊片
　　 | 熟狗脊片

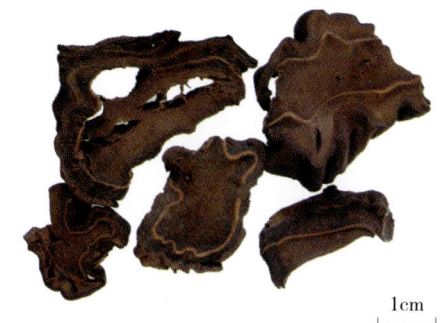

性味	苦、甘，温。
功效	祛风湿，补肝肾，强腰膝。
主治	风寒湿痹，腰膝酸软，下肢无力。
用量用法	6~12g。

鳞毛蕨科

★ 粗茎鳞毛蕨 *Dryopteris crassirhizoma* Nakai

别名：贯众、野鸡膀子。 | **药材名**：绵马贯众（根茎和叶柄残基）。

植物形态

多年生草本。根状茎直立，连同叶柄基部密生褐棕色卵状披针形大鳞片。叶簇生；叶柄长 10~25cm，基部以上直达叶轴密生棕色条形至钻形狭鳞片；叶片倒披针形，草质，羽片两面有纤维状鳞毛，2 回深羽裂，裂片密接，近长方形，圆头或圆截头，近全缘或顶部有浅缺刻，侧脉羽状分叉。孢子囊群仅分布于叶片中部以上的羽片上，每裂片 2~4 对；囊群盖圆肾形。

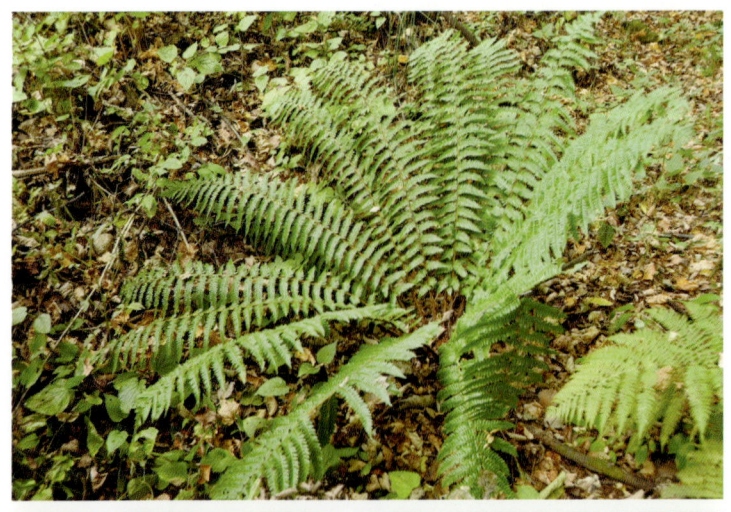

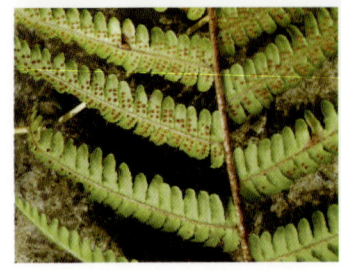

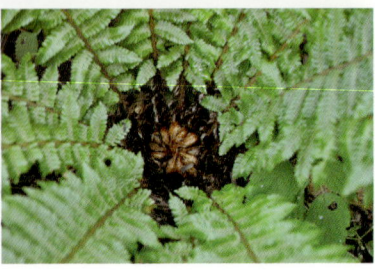

生境分布：生于林下湿地。分布于东北、河北及内蒙古等地。

绵马贯众

药材性状

长倒卵形，略弯曲，上端钝圆或截形，下端较尖，有的纵剖为两半，长7~20cm，直径4~8cm。表面黄棕色至黑褐色，密被排列整齐的叶柄残基及鳞片，并有弯曲的须根。叶柄残基呈扁圆形，长3~5cm，直径0.5~1.0cm；表面有纵棱线，质硬而脆，断面略平坦，棕色，有黄白色维管束5~13个，环列。质坚硬，断面略平坦，深绿色至棕色，有黄白色维管束5~13个，环列，其外散有较多的叶迹维管束。气特异，味初淡而微涩，后渐苦、辛。

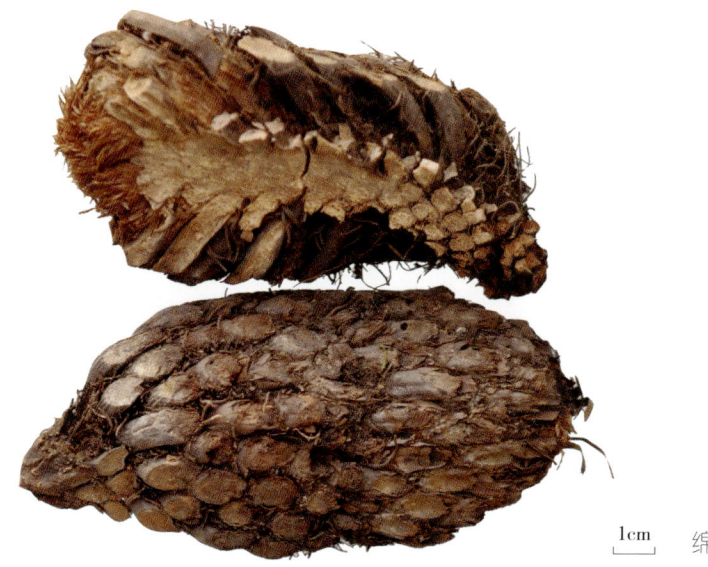

绵马贯众

性味	苦，微寒；有小毒。
功效	清热解毒，止血，杀虫。
主治	时疫感冒，风热头痛，温毒发斑，疮疡肿毒，崩漏下血，虫积腹痛。
用量用法	5~10g。

水龙骨科

★ 有柄石韦 *Pyrrosia petiolosa* (Christ) Ching

别名：石茶、独叶菜。| 药材名：石韦（叶）。

植物形态 植株高 5~10（~20）cm。根状茎长而横走，密生鳞片。鳞片卵状披针形，边缘有锯齿。叶远生，二型，厚革质，上表面无毛，有排列整齐的小凹点，下表面密覆灰棕色星状毛，干后通常向上内卷几成筒状。不育叶长为能育叶的 1/2~2/3，同形，具短柄（和叶片等长）；能育叶叶柄远长于叶片，叶片矩圆形或卵状矩圆形，顶部锐尖或钝头。孢子囊群成熟时布满叶片下表面。

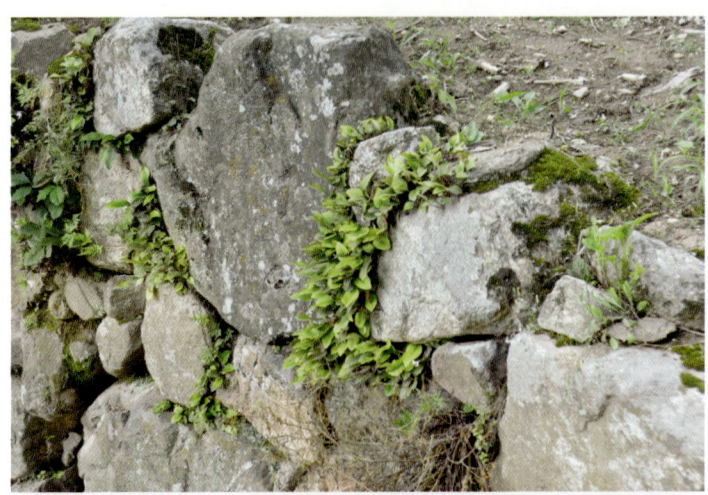

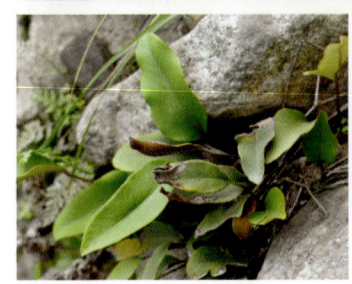

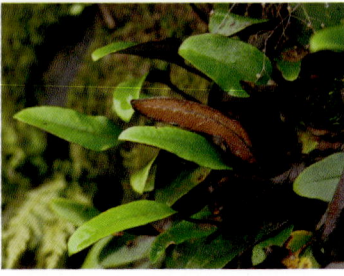

生境分布：生于海拔 250~2200m 的裸露干旱岩石上。分布于东北、华北、西南和长江中、下游各地。

石韦

药材性状

叶片多卷曲，呈筒状，展平后呈长圆形或卵状长圆形，长3~8cm，宽1~2.5cm。先端钝头，偶为锐尖，基部楔形，对称，全缘，边缘常向内卷曲；上表面黄绿色或灰绿色，散布有黑色圆形小凹点；下表面侧脉不明显，布满孢子囊群。叶柄长3~12cm，直径约1mm，略扭曲。叶片革质。气微，味微涩、苦。

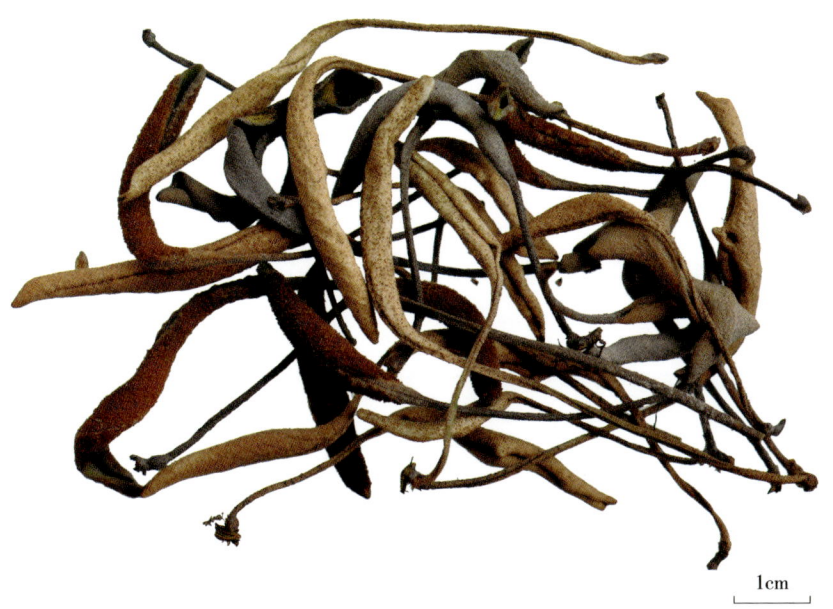

石韦

性味	甘、苦，微寒。
功效	利尿通淋，清肺止咳，凉血止血。
主治	热淋，血淋，石淋，小便不通，淋沥涩痛，肺热喘咳，吐血，衄血，尿血，崩漏。
用量用法	6~12g。

附注：《中国药典》2015年版记载同属植物庐山石韦、石韦与有柄石韦的干燥叶同等入药。

中华槲蕨 *Drynaria baronii* Diels

别名： 秦岭槲蕨、毛姜、骨碎补。| **药材名：** 骨碎补（根茎）。

植物形态

多年生附生草本。根状茎粗壮，肉质，长而横走，被棕黄色鳞片。鳞片钻状披针形，具睫毛。叶二型；营养叶稀少，矩圆状披针形，羽状深裂，裂片三角状披针形，宽 0.5~1.2cm，下部裂片圆头，极缩短，上表面被毛，上部的往往急尖头；孢子叶有窄翅，叶片羽状深裂几达中轴，裂片为广条状披针形，边缘锯齿状，两表面多被疏短毛。孢子囊群在中脉两侧各排列 1 行。

生境分布： 生于岩壁或树上。分布于陕西、甘肃、青海、宁夏、四川、云南及西藏等地。

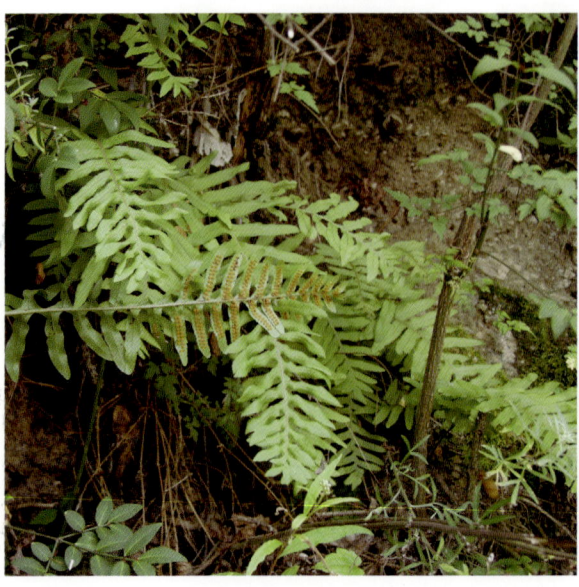
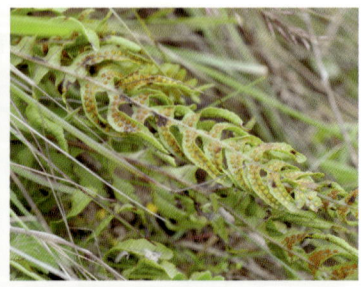
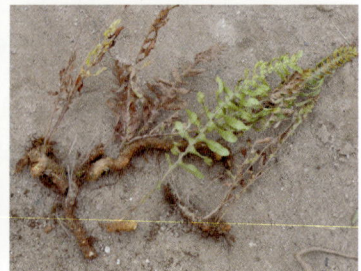

药材性状

骨碎补

较直而细长，长 5~17cm，宽 0.6~1cm，淡棕色，鳞片黄棕色，脱落后呈黄色或淡棕色。片较硬，断面黄色。气微，味淡、微涩。

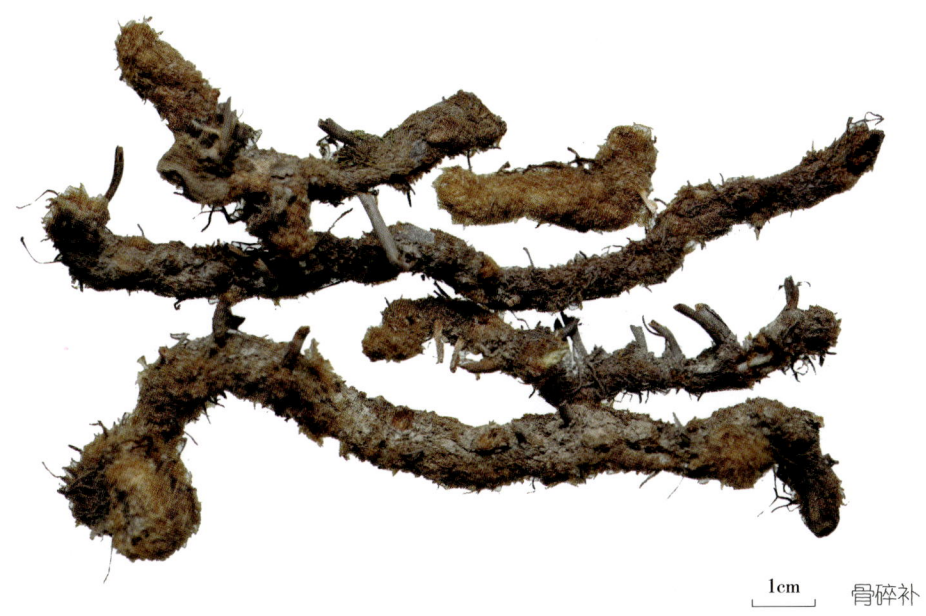

骨碎补

性味	苦，温。
功效	疗伤止痛，补肾强骨；外用消风祛斑。
主治	跌扑闪挫，筋骨折伤，肾虚腰痛，筋骨痿软，耳鸣耳聋，牙齿松动，斑秃，白癜风。
用量用法	3~9g。

松科

★ 金钱松 *Pseudolarix amabilis* (Nelson) Rehd.

别名: 金松。| **药材名:** 土荆皮（根皮或近根树皮）。

植物形态　落叶乔木。茎干直立,枝轮生,平展。叶在长枝上螺旋状散生,在短枝上 15~30 枚簇生,呈辐射状;叶线形,下表面沿中脉有 2 条气孔带,秋后呈金黄色。花单性,雌雄同株;雄花柔荑状,下垂、黄色;雌球花苞鳞大于珠鳞,珠鳞的腹面基部有胚珠 2 枚。球果卵圆形,直立,有短柄。种鳞木质,广卵形至卵状披针形,成熟后脱落;苞鳞短小;种翅稍厚。花期 4~5 月,果期 10~11 月。

生境分布: 喜生于向阳处。分布于江苏、浙江、福建、安徽、江西、湖南、湖北、广东等地。

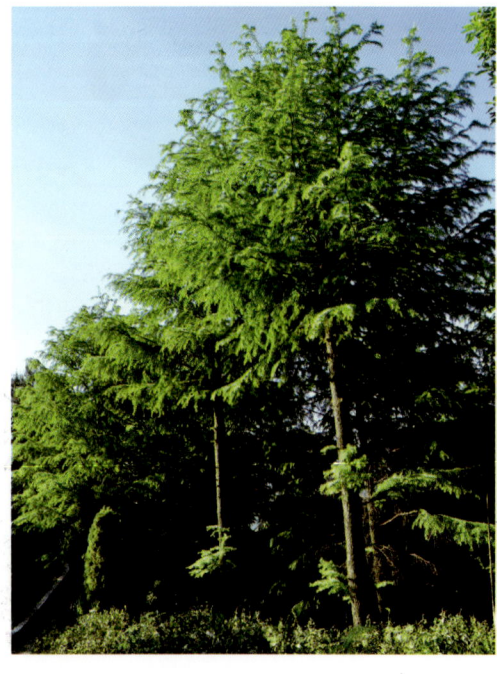
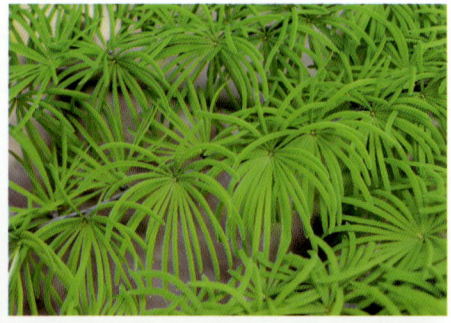
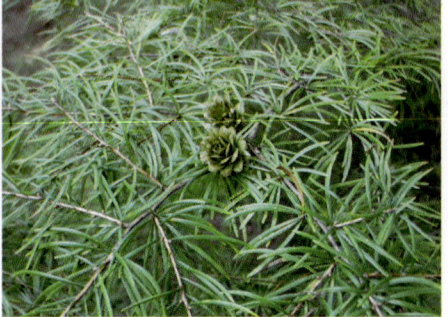

药材性状

土荆皮

根皮呈不规则的长条状，扭曲而稍卷，大小不一，厚2~5mm。外表面灰黄色，粗糙，有皱纹和灰白色横向皮孔样突起，粗皮常呈鳞片状剥落，剥落处红棕色；内表面黄棕色至红棕色，平坦，有细致的纵向纹理。质韧，折断面呈裂片状，可层层剥离。树皮呈板片状，厚约至8mm，粗皮较厚。外表面龟裂状，内表面较粗糙。气微，味苦而涩。

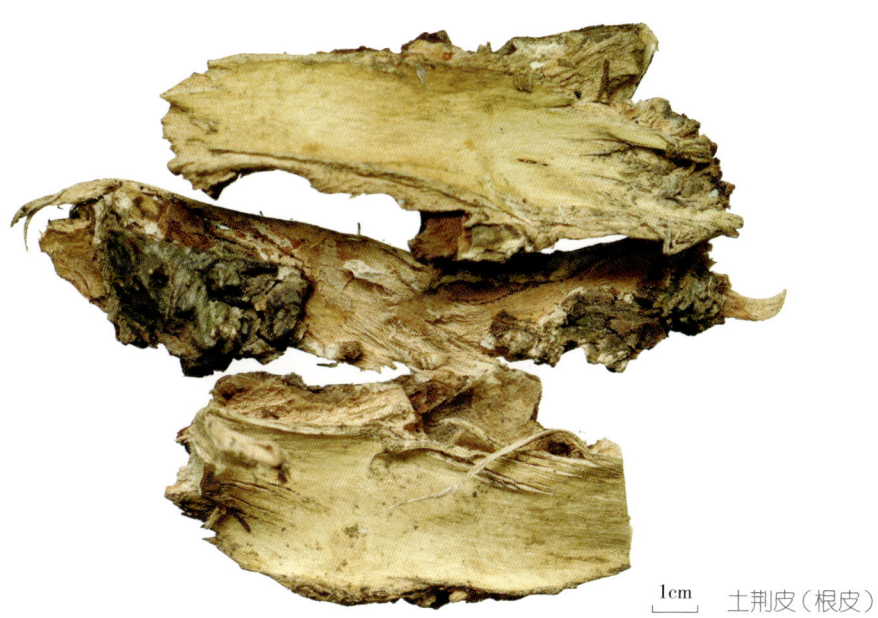

1cm　土荆皮（根皮）

性味	辛、温；有毒。
功效	杀虫，疗癣，止痒。
主治	疥癣瘙痒。
用量用法	外用适量，醋或酒浸涂擦，或研末调涂患处。

★ 马尾松 *Pinus massoniana* Lamb.

别名：青松、山松。| **药材名**：松花粉（花粉）、油松节（瘤状节或分枝节）。

植物形态　常绿乔木，高达45m。树冠宽塔形或伞形。针叶2针一束，稀3针一束，长12~20cm，直径约1mm，细柔；叶鞘初呈棕色，后渐变成灰黑色，宿存。雄球花淡红棕色，圆柱形，弯垂，聚生于新枝下部苞腋；雌球花单生或2~4个聚生于新枝近顶端。球果卵圆形或圆锥状卵圆形，下垂，绿色，成熟时变棕色；中部珠鳞近长圆状倒卵形或近长方形；鳞脐微凹。花期4~5月，球果第二年10~12月成熟。

生境分布：生于海拔2000m以下的山地。分布于淮河流域、长江流域各地，以及福建、广东、广西、云南等地。

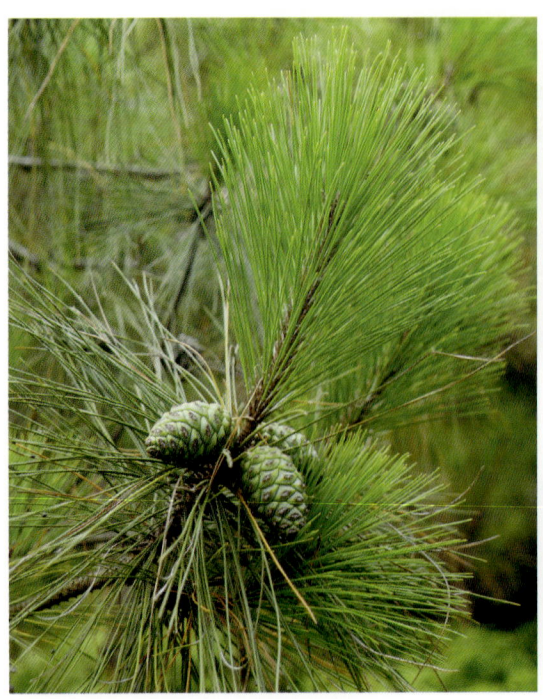
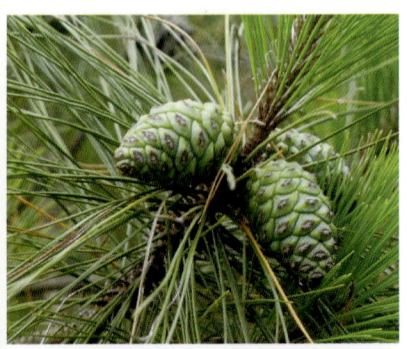
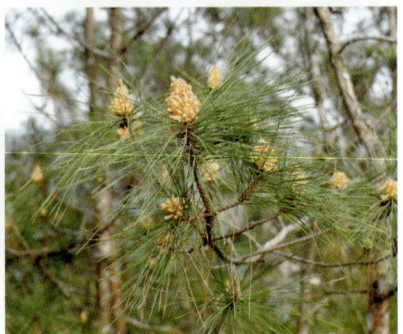

松花粉

药材性状

淡黄色的细粉。体轻,易飞扬,手捻有滑润感。气微,味淡。

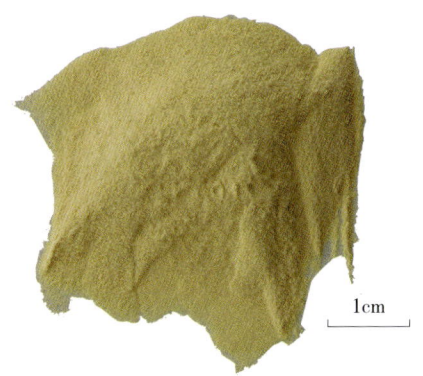

松花粉

性味	甘,温。
功效	收敛止血,燥湿敛疮。
主治	外伤出血,湿疹,黄水疮,皮肤糜烂,脓水淋漓。
用量用法	外用适量,撒敷患处。

油松节

药材性状

扁圆节段状或不规则的块状,长短粗细不一。外表面黄棕色、灰棕色或红棕色,有时带有棕色至黑棕色油斑,或有残存的栓皮。质坚硬。横截面木部淡棕色,心材色稍深,可见明显的年轮环纹,显油性;髓部小,淡黄棕色。纵断面具纵直或扭曲纹理。有松节油香气,味微苦辛。

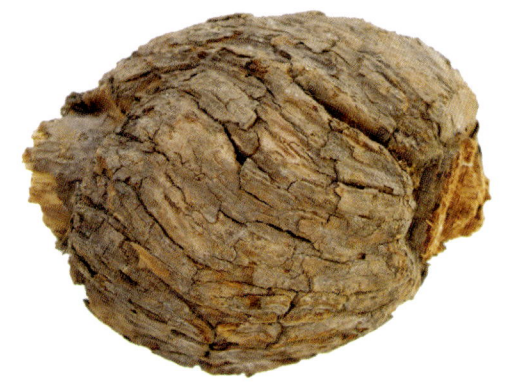

油松节

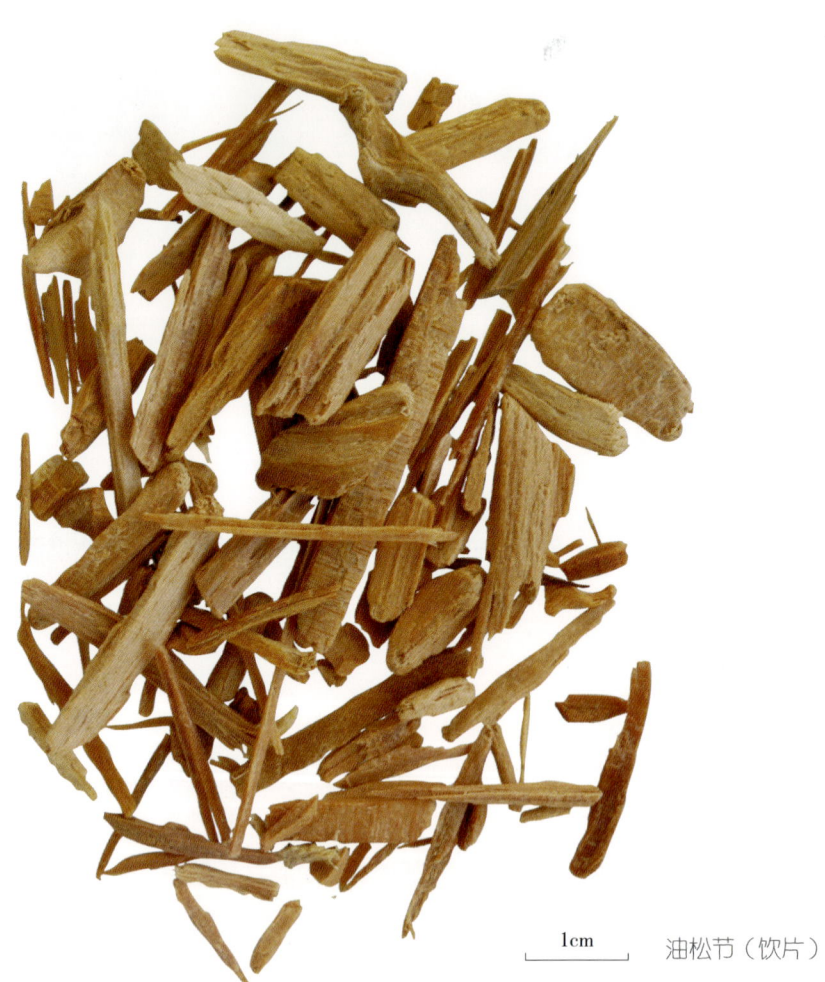

1cm 油松节（饮片）

性味	苦、辛，温。
功效	祛风除湿，通络止痛。
主治	风寒湿痹，历节风痛，转筋挛急，跌打伤痛。
用量用法	9~15g。阴虚血燥者慎用。

附　注：《中国药典》2015年版记载马尾松、油松及同属数种植物的干燥花粉（松花粉）同等入药。

麻黄科

★ 中麻黄 *Ephedra intermedia* Schrenk et C. A. Mey.

药材名：麻黄（草质茎）、麻黄根（根和根茎）。

植物形态 灌木。茎直立，粗壮。小枝对生或轮生，圆筒形，灰绿色，有节。叶退化成膜质鞘状，上部约1/3分裂，裂片通常3枚，稀2枚，钝三角形或三角形。雄球花常数个，稀2~3个，密集于节上呈团状；雄花有雄蕊5~8枚。雌球花2~3个生于节上，由3~5轮轮生或交互对生的苞片所组成，仅先端1轮或1对苞片生有2~3朵雌花；雌球花熟时苞片肉质，红色。种子通常3（2）粒，包藏于肉质苞片内，不外露。花期5~6月，种子7~8月成熟。

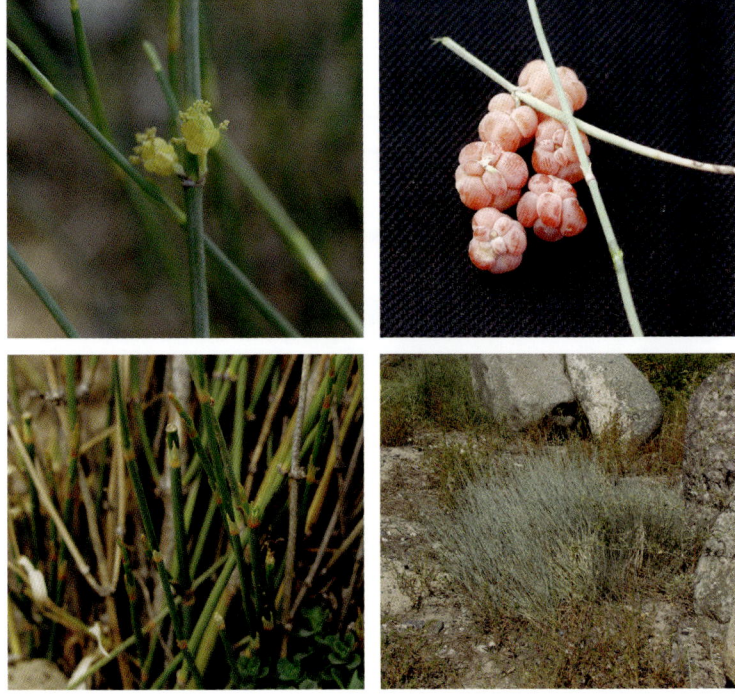

生境分布：生于海拔（100~）800~4600m 的干旱荒漠及干旱多沙石的山地或草地。分布于辽宁、河北、内蒙古、山西、陕西、宁夏、甘肃、青海、新疆、山东、西藏等地。

麻黄

药材性状

细长圆柱形,多分枝,直径1.5~3mm。有的带少量棕色木质茎。表面淡绿色至黄绿色,有细纵脊线,触之有粗糙感。节明显,节间长2~6cm。节上有膜质鳞叶,长2~3mm;裂片3枚,稀2枚,先端锐尖,反曲,基部联合成筒状,红棕色。体轻,质脆,易折断,断面略呈纤维性,周边绿黄色,髓部红棕色,呈三角状圆形。气微香,味涩、微苦。

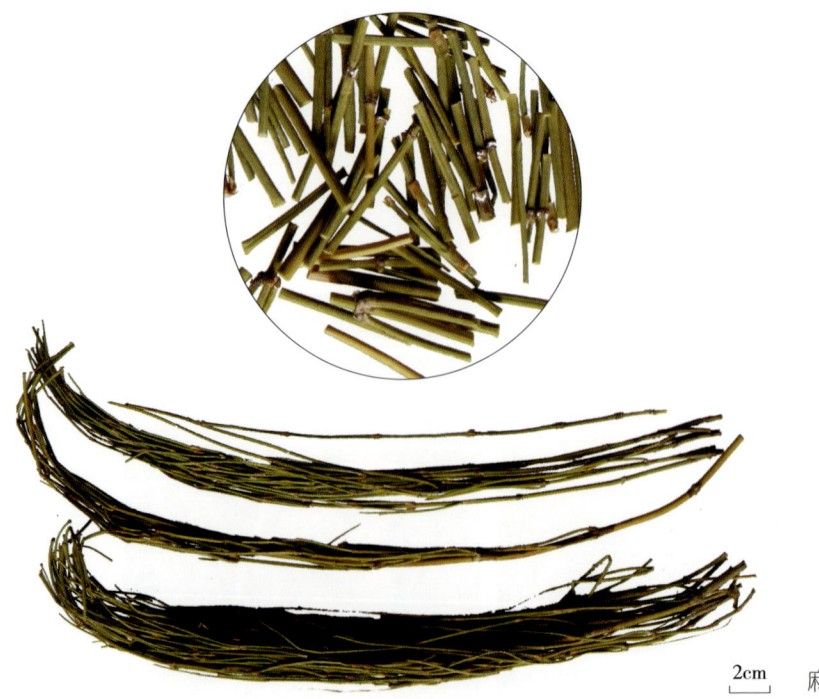

麻黄

性味	辛、微苦,温。
功效	发汗散寒,宣肺平喘,利水消肿。
主治	风寒感冒,胸闷喘咳,风水浮肿。
用量用法	2~10g。

药材性状

麻黄根

圆柱形，略弯曲，长 8~25cm，直径 0.5~1.5cm。表面红棕色或灰棕色，有纵皱纹及支根痕。外皮粗糙，易成片状剥落。根茎具节，节间长 0.7~2cm，表面有横长突起的皮孔。体轻，质硬而脆，断面皮部黄白色，木部淡黄色或黄色，射线放射状，中心有髓。气微，味微苦。

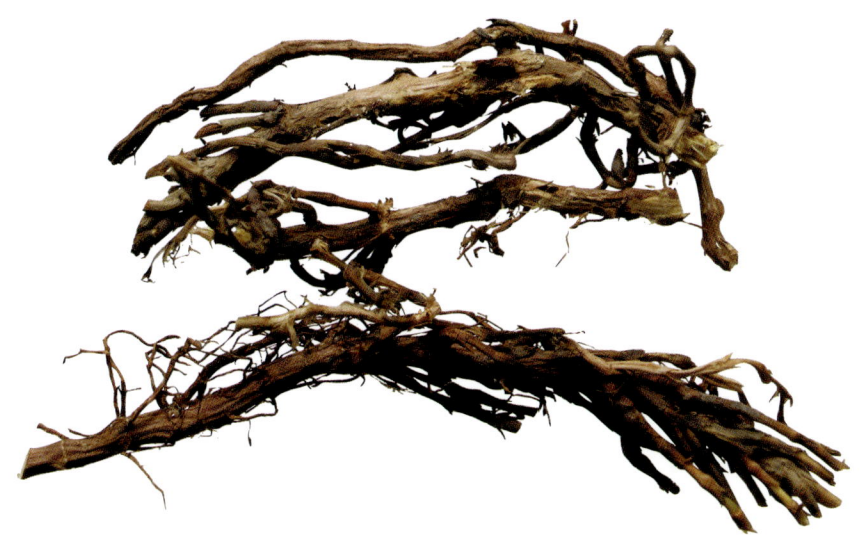

1cm　麻黄根

性味	甘、涩，平。
功效	固表止汗。
主治	自汗，盗汗。
用量用法	3~9g。外用适量，研粉撒扑。

附　注：《中国药典》2015 年版记载同属植物木贼麻黄、草麻黄与中麻黄的干燥草质茎同等入药，草麻黄和中麻黄的干燥根和根茎同等入药。

胡椒科

★ 荜茇 *Piper longum* L.

别名：鼠尾。| **药材名**：荜茇（果穗）。

植物形态

多年生攀缘藤本，长达数米。茎下部匍匐。叶互生，纸质；叶片卵圆形、卵形或卵状长圆形，两面沿脉上被极细的粉状短柔毛，下表面密而显著，基出脉通常5~7条；下部叶叶柄长达9cm，中部的长1~2cm，顶端的近无柄，密被柔毛。花单性，雌雄异株，排成与叶对生的穗状花序，无花被。雄花序长4~5cm；花小，直径约1.5mm。雌花序长1.5~2.5cm；花的直径不及1mm。浆果卵形。花期7~9月，果期10月至翌年春季。

生境分布：生于林中。分布于云南，福建、广西、广东、海南等地有栽培。

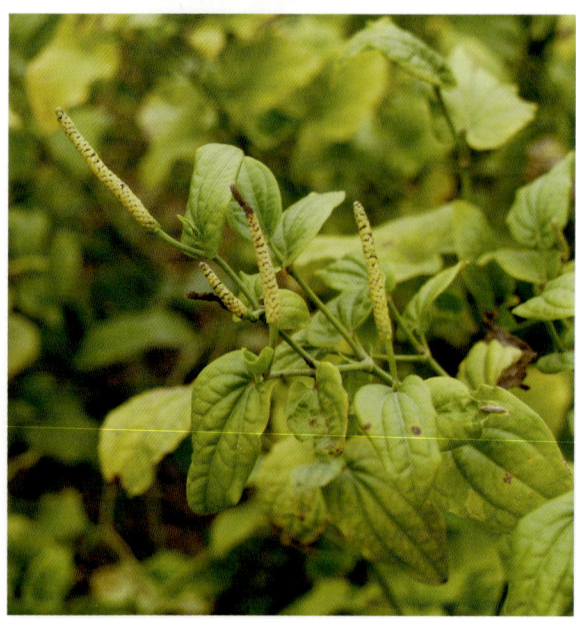
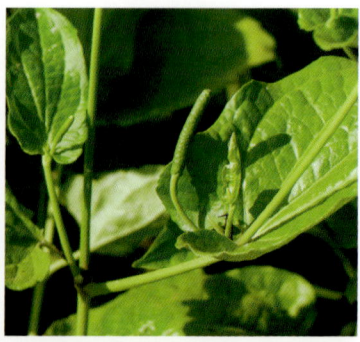
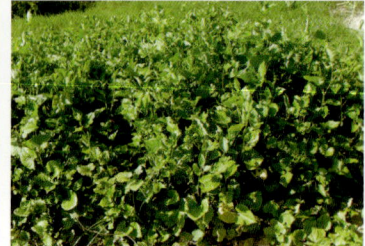

药材性状

荜茇

圆柱形,稍弯曲,由多数小浆果集合而成,长1.5~3.5cm,直径0.3~0.5cm。表面黑褐色或棕色,有斜向排列整齐的小突起,基部有果穗梗残存或脱落。质硬而脆,易折断,断面不整齐,颗粒状。小浆果球形,直径约0.1cm。有特异香气,味辛辣。

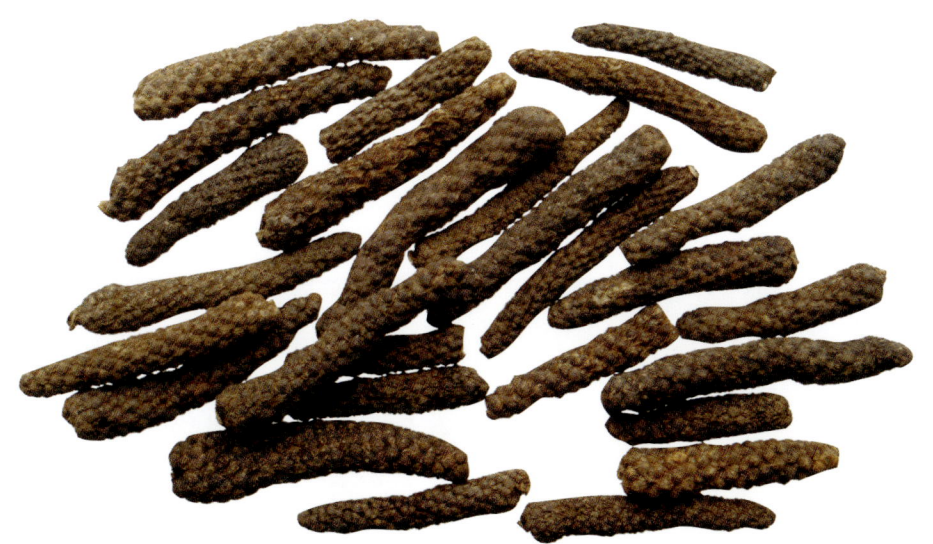

1cm　荜茇

性味	辛,热。
功效	温中散寒,下气止痛。
主治	脘腹冷痛,呕吐,泄泻,寒凝气滞,胸痹心痛,头痛,牙痛。
用量用法	1~3g。外用适量,研末塞龋齿孔中。

★ 胡椒 *Piper nigrum* L.

药材名： 胡椒（近成熟或成熟果实）。

植物形态

攀缘状木质藤本。茎长数十米，节明显膨大，常生不定根。叶互生；叶柄长1.5~3.5cm；叶鞘延长；叶片阔卵形、卵状长圆形或椭圆形，叶脉于下表面隆起。花无花被，杂性，通常雌雄同株，排成与叶对生的穗状花序；苞片匙状长圆形，顶端阔而圆，呈浅杯状；雄蕊2枚，花药肾形，花丝粗短；子房近球形。浆果球形，无柄，成熟时红色。花期4~10月，果期10月至翌年4月。

生境分布： 生于热带及亚热带林下，我国海南、广西、福建、台湾、云南均有栽培。

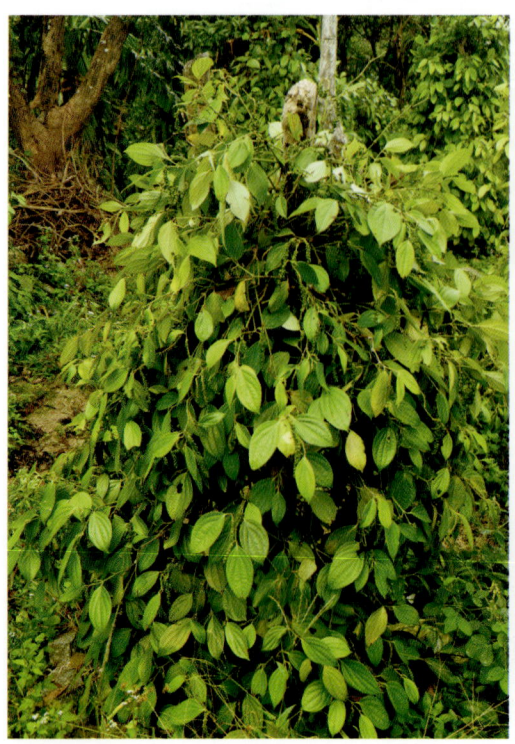
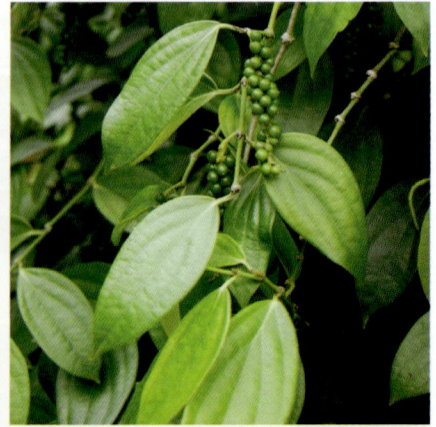
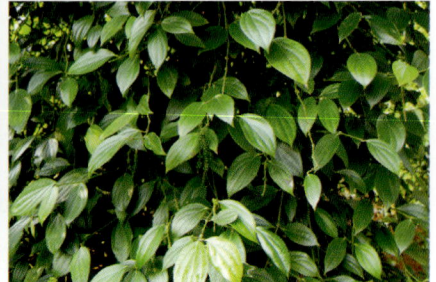

药材性状

胡椒

黑胡椒呈球形，直径3.5~5mm。表面黑褐色，具隆起网状皱纹，顶端有细小花柱残迹，基部有白果轴脱落的疤痕。质硬，外果皮可剥离，内果皮灰白色或淡黄色。断面黄白色，粉性，中有小空隙。气芳香，味辛辣。白胡椒表面灰白色或淡黄白色，平滑，顶端与基部间有多数浅色线状条纹。

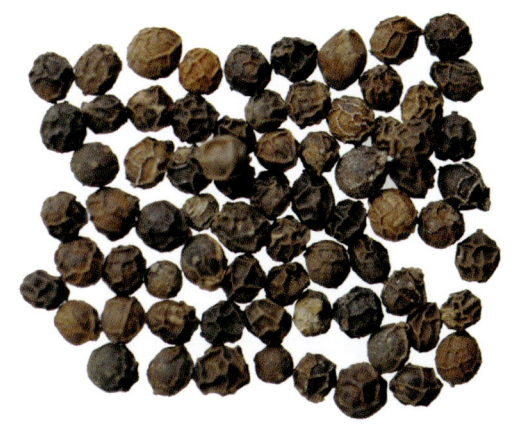

1cm

黑胡椒
白胡椒

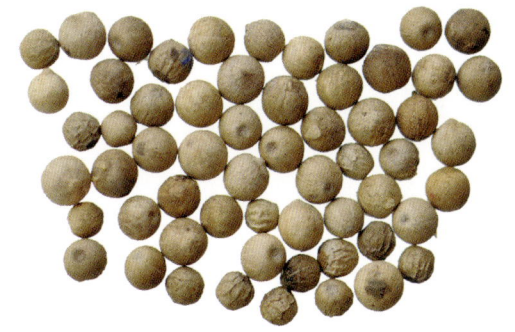

1cm

性味	辛，热。
功效	温中散寒，下气，消痰。
主治	胃寒呕吐，腹痛泄泻，食欲不振，癫痫痰多。
用量用法	0.6~1.5g，研粉吞服。外用适量。

★ 石南藤 *Piper wallichii* Hand. -Mazz.

别名：毛山蒟、瓦氏胡椒。| **药材名**：石南藤（茎叶或全株）。

植物形态

攀缘藤本。叶硬纸质，椭圆形，或向下渐次为狭卵形至卵形，有时下部的叶呈微心形，上表面无毛，下表面被长短不一的疏粗毛，叶脉 5~7 条。花单性，雌雄异株。雄花序于花期几乎与叶片等长，花序轴被毛；苞片圆形，稀倒卵状圆形，边缘不整齐，盾状。雌花序比叶片短；总花梗远长于叶柄；子房离生，柱头披针形。浆果球形，直径 3~3.5mm。花期 5~6 月。

生境分布：生于山谷林中阴处或湿润处，攀缘于树上或岩石上。分布于甘肃、湖北、湖南、广东、广西、四川、贵州、云南等地。

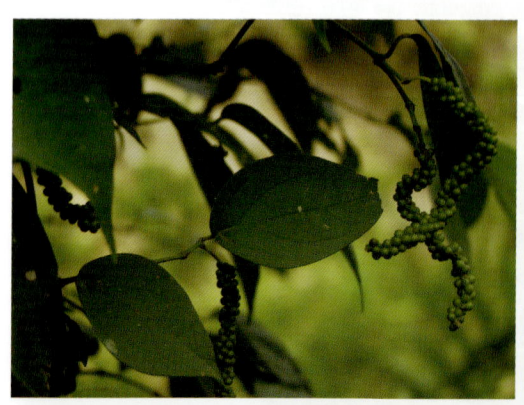
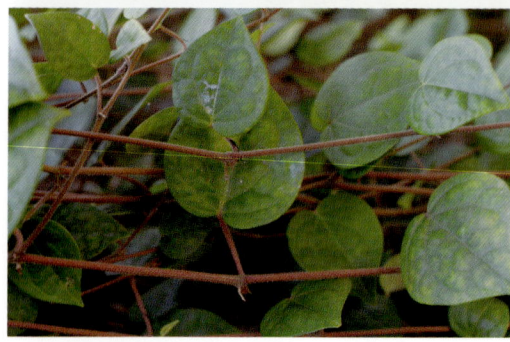
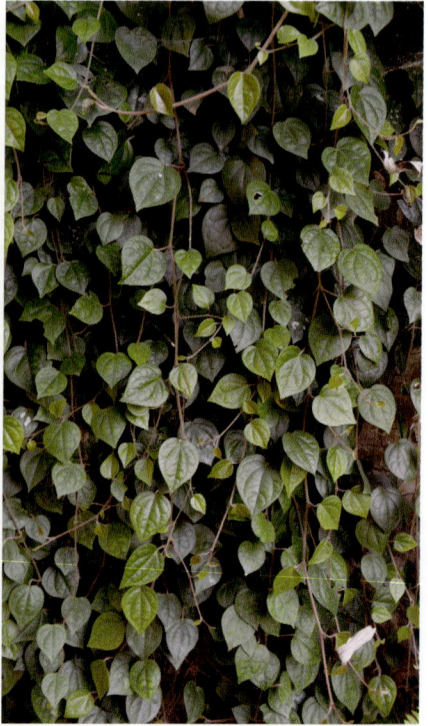

药材性状

石南藤

茎呈扁圆柱形，表面灰褐色或灰棕色，有细纹，节膨大，具不定根，节间长7~9cm；质轻而脆，横断面呈放射状排列，中心有灰褐色。叶下表面灰白色，有5条明显突起的叶脉。气清香，味辛辣。

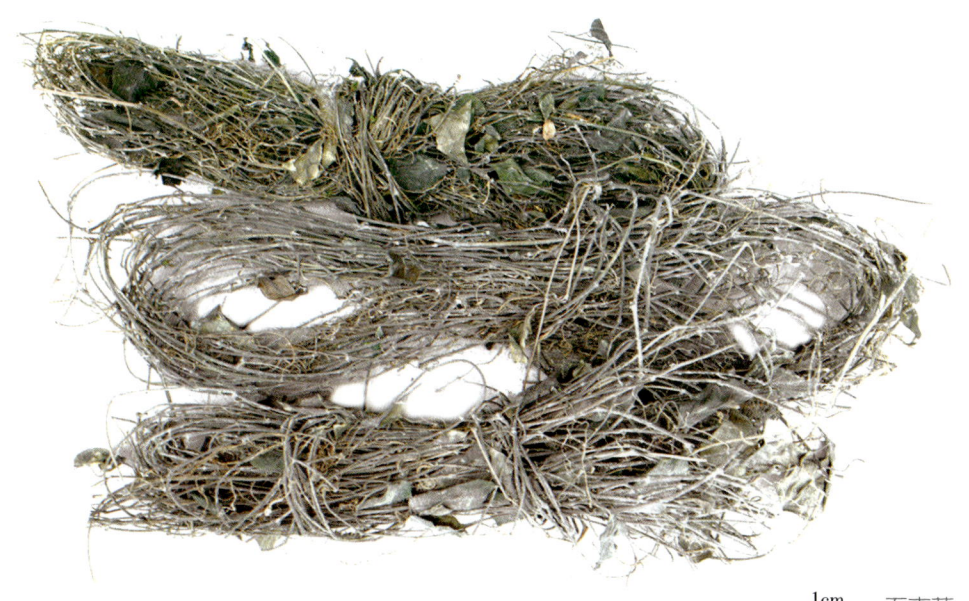

1cm　石南藤

性味	辛，温。
功效	祛风湿，强腰膝，补肾壮阳，止咳平喘，活血止痛。
主治	风寒湿痹，腰膝酸痛，阳痿，咳嗽气喘，痛经，跌打肿痛。
用量用法	6~15g。外用适量，捣烂炒热敷，浸酒外搽。

木兰科

★ 武当玉兰 *Magnolia sprengeri* Pamp.

别名：湖北木兰、迎春树。| **药材名**：辛夷（花蕾）。

植物形态

落叶乔木。小枝淡黄褐色，后变灰色。叶倒卵形，上表面仅沿中脉及侧脉疏被平伏柔毛，下表面初被平伏细柔毛。花蕾直立，被淡灰黄色绢毛，花先叶开放，杯状，有芳香；花被片10~12（15）片，近相似，外面玫瑰红色，有深紫色纵纹，倒卵状匙形或匙形；雄蕊长10~15mm，花丝紫红色，宽扁；雌蕊群圆柱形，淡绿色，花柱玫瑰红色。聚合果圆柱形。花期3~4月，果期8~9月。

生境分布：生于海拔1300~2000m 的山地灌丛或林中。分布于陕西、甘肃、河南、湖北、湖南、四川等地。

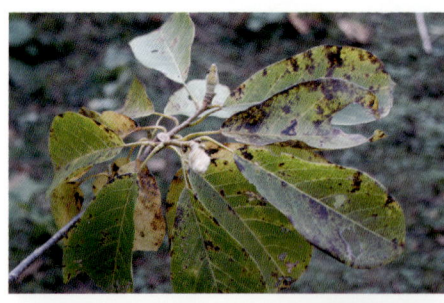
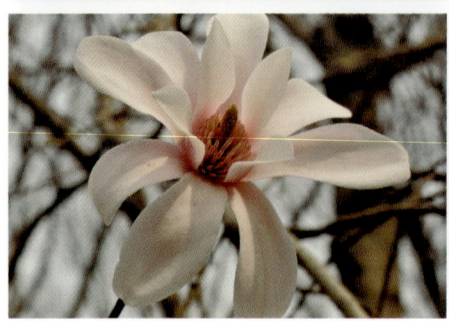
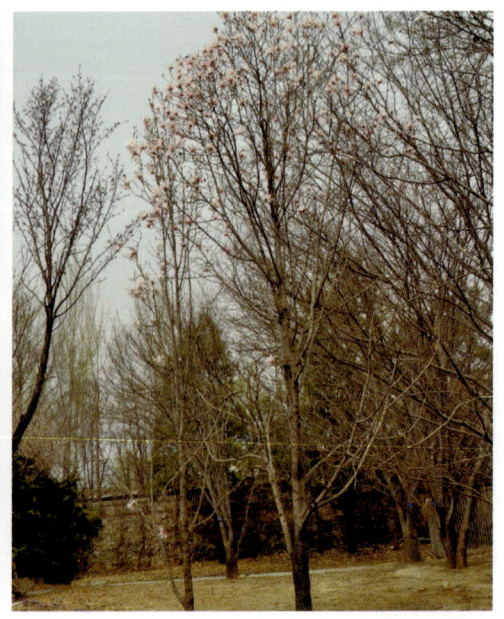

药材性状

辛夷

长卵形，似毛笔头，长 2~4cm，直径 1~2cm。基部常具短梗，长约 5mm，梗上有红棕色点状皮孔。苞片 2~3 层，每层 2 片，两层苞片间有小鳞芽，苞片外表面密被淡黄色或淡黄绿色茸毛，有的最外层苞片茸毛已脱落而呈黑褐色，内表面类棕色，无毛。花被片 10~12（15）片，棕色，呈萼片状，内外轮无显著差异。雄蕊和雌蕊多数，螺旋状排列。体轻，质脆。气芳香，味辛凉而稍苦。

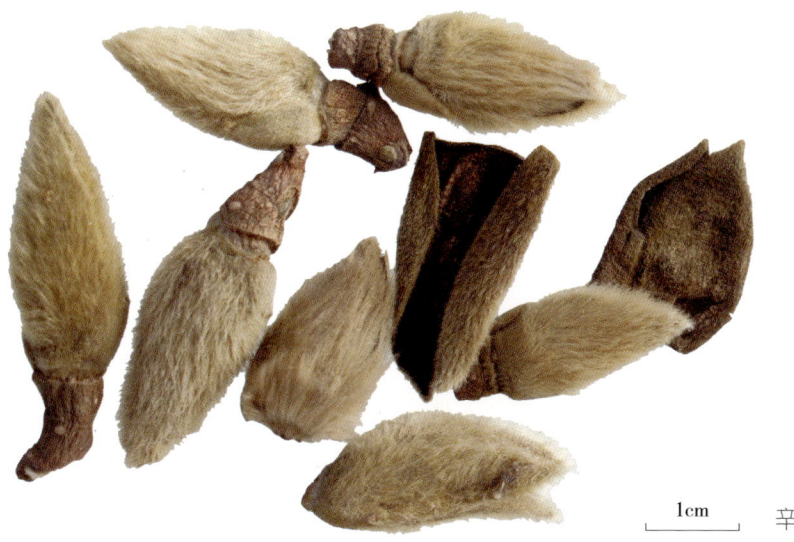

辛夷

性味	辛，温。
功效	散风寒，通鼻窍。
主治	风寒头痛，鼻塞流涕，鼻鼽，鼻渊。
用量用法	3~10g，包煎。外用适量。

附 注：《中国药典》2015 年版记载望春花、玉兰和武当玉兰的干燥花蕾同等入药。

★ 地枫皮 *Illicium difengpi* K. I. B. et K. I. M.

别名：枫榔。| 药材名：地枫皮（树皮）。

植物形态 灌木，高 1~3m。叶厚革质，倒披针形至长椭圆形，先端短渐尖或近圆钝，叶片干时上表面淡褐绿色，下表面栗色或红褐色，密布褐色细小油点。花蕾圆球状；花红色或紫红色；花梗长 12~15mm；花被片（11~）15~17（~20）片，圆形或宽卵形，下凹，肉质；雄蕊（14~）20~23 枚，1~2 轮，药隔顶端截形或微凹；心皮 12~13 个。果梗长 10~40mm；果直径 2.5~3.5cm，蓇葖 11~13 枚。种子棕黄色。花期 4~5 月，果期 8~10 月。

生境分布： 生于海拔 120~1700m 的石灰岩山地常绿阔叶林中。分布于广西、云南等地。

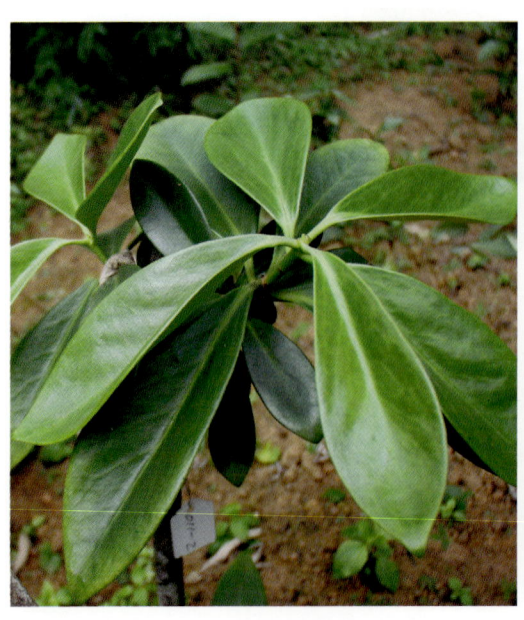
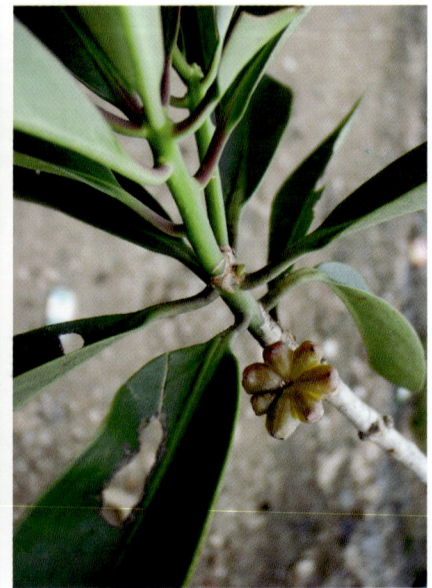

地枫皮

药材性状

卷筒状或槽状，长 5~15cm，直径 1~4cm，厚 0.2~0.3cm。外表面灰棕色至深棕色，有的可见灰白色地衣斑，粗皮易剥离或脱落，脱落处棕红色；内表面棕色或棕红色，具明显的细纵皱纹。质松脆，易折断，断面颗粒状。气微香，味微涩。

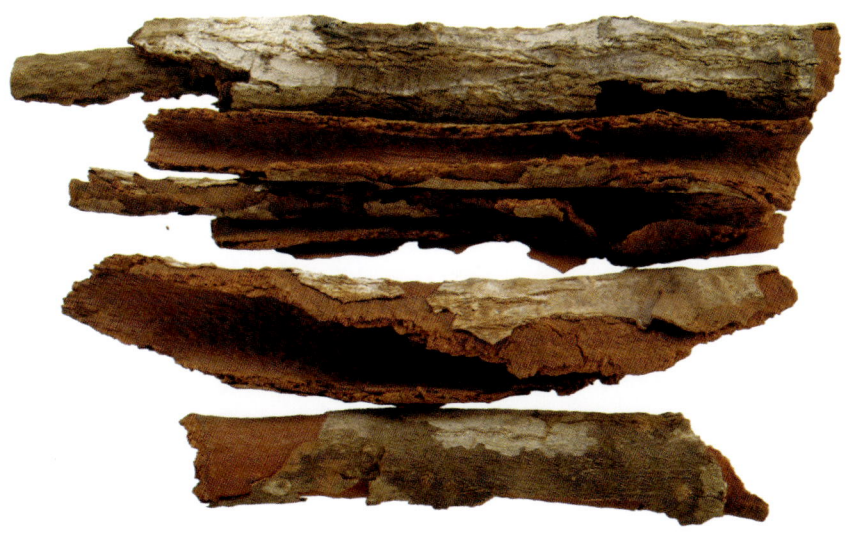

地枫皮

性味	微辛、涩，温；有小毒。
功效	祛风除湿，行气止痛。
主治	风湿痹痛，劳伤腰痛。
用量用法	6~9g。

★ 八角茴香 *Illicium verum* Hook. f.

别名：大料、大茴香、八角。| **药材名**：八角茴香（果实）。

植物形态：乔木，高达 15m。叶不整齐互生，在顶端 3~6 片近轮生或松散簇生，革质或厚革质。花单生叶腋或近顶生；花被片 7~12 片，粉红色至深红色，最大的花被片宽椭圆形到宽卵圆形，长 9~12mm，宽 8~12mm；雄蕊 11~20 枚，药隔截形；心皮通常 8 个，在花期长 2.5~4.5mm，子房长 1.2~2mm。果梗长 20~55mm；蓇葖多为 8 枚，长 14~20mm，宽 7~12mm，厚 3~6mm。花期 3~5 月或 8~10 月，果熟期 9~10 月或翌年 3~4 月。

生境分布：生于海拔 1200~1600m 的林中，分布于广西的南部及西部，作为香料及药材作物栽培于福建、广东、广西、江西、云南等地。

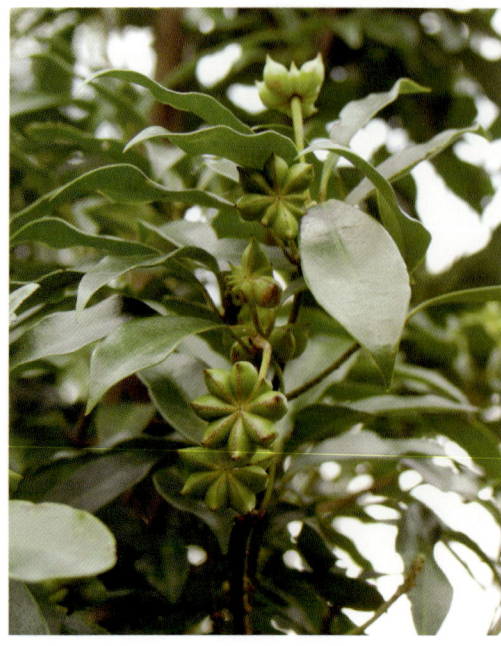
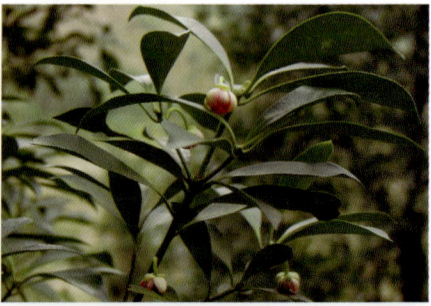
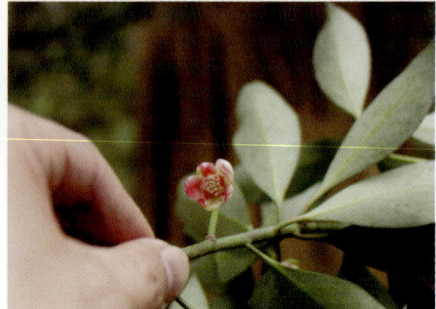

八角茴香

药材性状

聚合果，多由8个蓇葖果组成，呈放射状排列于中轴上。蓇葖果长1~2cm，宽0.3~0.5cm，高0.6~1cm；外表面红棕色，顶端呈鸟喙状，上侧多开裂；内表面淡棕色，平滑，有光泽；质硬而脆。果梗弯曲，常脱落。每个蓇葖果含种子1粒，扁卵圆形，长约6mm，红棕色或黄棕色，光亮，尖端有种脐。气芳香，味辛、甜。

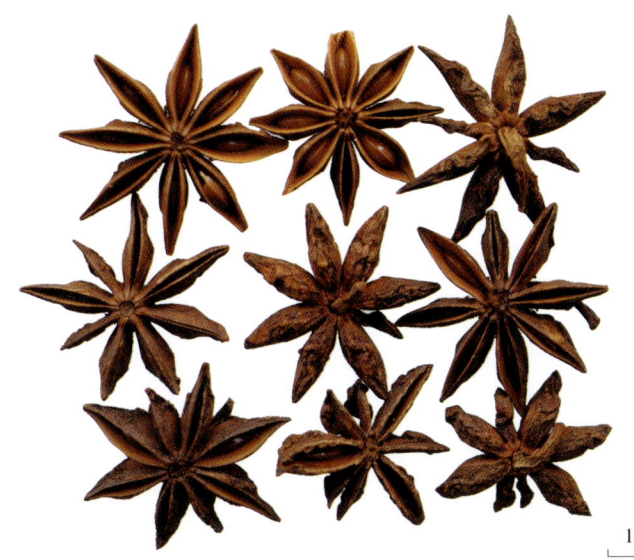

八角茴香

性味	辛，温。
功效	温阳散寒，理气止痛。
主治	寒疝腹痛，肾虚腰痛，胃寒呕吐，脘腹冷痛。
用量用法	3~6g。

附 注：木兰科（八角科）多种植物的果实与八角茴香形态相似，容易混淆。伞形科植物茴香的果实入药，药材名为小茴香，由于名称相近，易与之混淆。

毛茛科

★ 大三叶升麻 *Cimicifuga heracleifolia* Kom.

别名：窟窿牙根。| 药材名：升麻（根茎）。

植物形态 根状茎粗壮。茎高 1m 或更高。下部茎生叶为 2 回三出复叶；叶柄长达 20cm，无毛；顶生 1 片小叶片呈倒卵形至倒卵状椭圆形，长 6~12cm，宽 4~9cm，先端三浅裂；侧生小叶斜卵形。圆锥花序，具 2~9 条分枝；花两性；萼片 5 枚；退化的雄蕊椭圆形，顶部不分裂，白色，无空花药，近膜质，通常全缘。蓇葖果长圆形，长 5~6mm，无毛或近无毛。种子 2 粒，四周生膜质鳞翅。花期 8~9 月，果期 9~10 月。

生境分布：生于海拔 1000m 以下的山坡草丛中或林缘灌丛中。分布于东北三省及内蒙古等地。

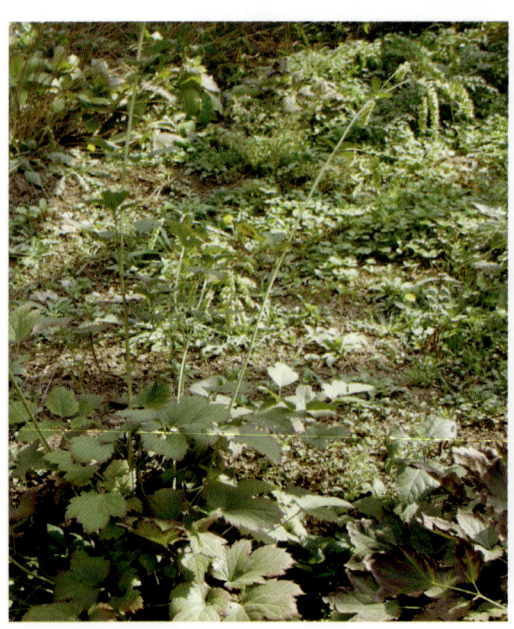
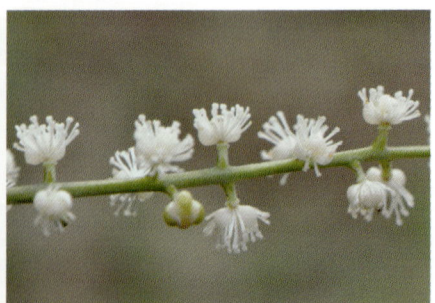
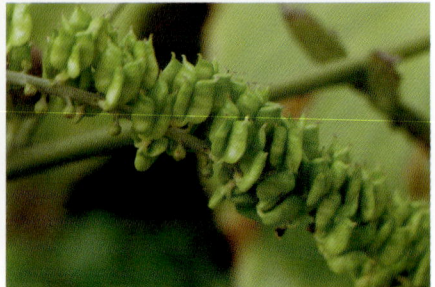

药材性状

升麻

不规则的长形块状，多分枝，呈结节状，长 10~20cm，直径 2~4cm。表面黑褐色或棕褐色，粗糙不平，有坚硬的细须根残留，上面有数个圆形空洞的茎基痕，洞内壁显网状沟纹，下面凹凸不平，具须根痕。体轻，质坚硬，不易折断，断面不平坦，有裂隙，纤维性，黄绿色或淡黄白色。气微，味微苦而涩。

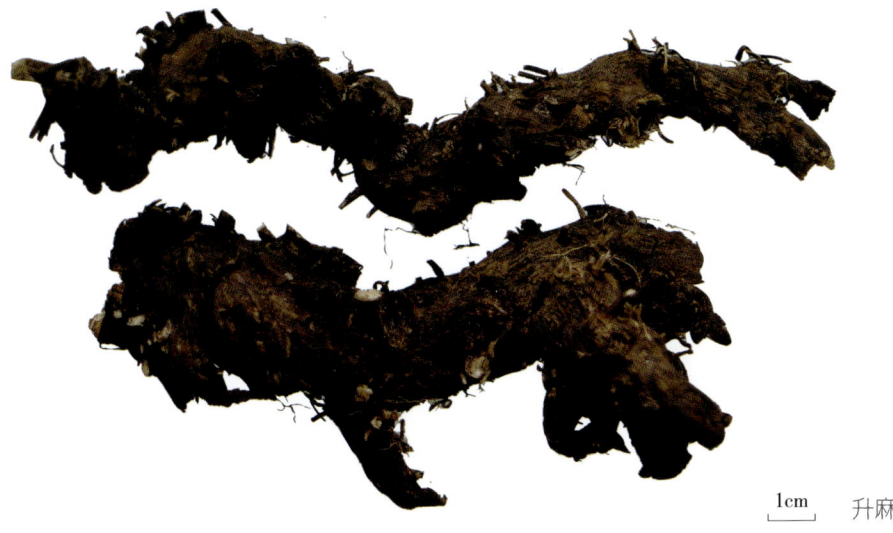

1cm　升麻

性味	辛、微甘，微寒。
功效	发表透疹，清热解毒，升举阳气。
主治	风热头痛，齿痛，口疮，咽喉肿痛，麻疹不透，阳毒发斑，脱肛，子宫脱垂。
用量用法	3~10g。

附　注：《中国药典》2015年版记载同属植物升麻、兴安升麻与大三叶升麻的干燥根茎同等入药。

黄花乌头 *Aconitum coreanum* (H. Lévl.) Rapaics

别名：关白附、白附子。| **药材名**：关白附（块根）。

植物形态

多年生草本。块根倒卵形或纺锤形，常2个连生。叶互生，有柄；叶片三至五出掌状全裂，裂片再2回羽状分裂，最终裂片线形。总状花序顶生，小花梗长0.5~4cm；萼片5枚，花瓣状，淡黄色，外面密被微柔毛，上萼片船状盔形，长1~2cm，侧萼片圆形；花瓣2片，紧贴盔瓣下；雄蕊多数；心皮3个，扁卵形，密被白茸毛。蓇葖果3~5个，疏被白毛。种子有棱，棱处具翅。花期8~9月，果期10月。

生境分布：生于荒山坡的灌木丛或高草丛边。分布于东北及河北、河南、山东等地。

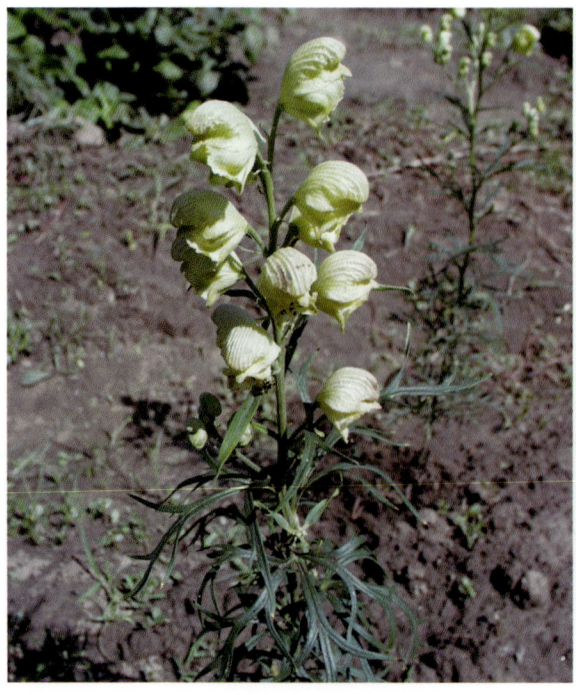
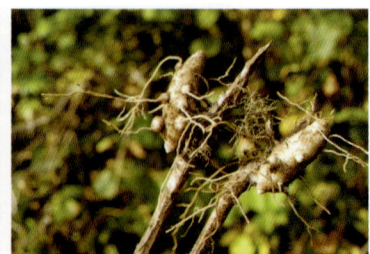
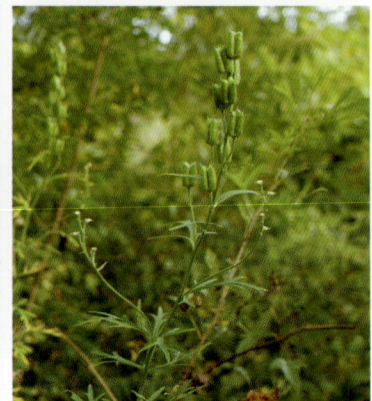

关白附

药材性状

子根长卵形、卵形或长圆锥形，长3~5cm，直径0.7~2cm；表面淡棕色，有细皱纹及侧根痕，有的有瘤状突起的侧根，顶端有芽痕；质较硬，不易折断，断面类白色，较平坦，富粉性。母根倒长圆锥形，略弯曲，长4~5cm，直径1~2cm；顶端有地上茎残基，表面暗棕色，有纵纹及突起的横长根痕或横列似节状；体轻，质松，断面有裂隙，粉性小。气极弱，味辛辣而麻舌。

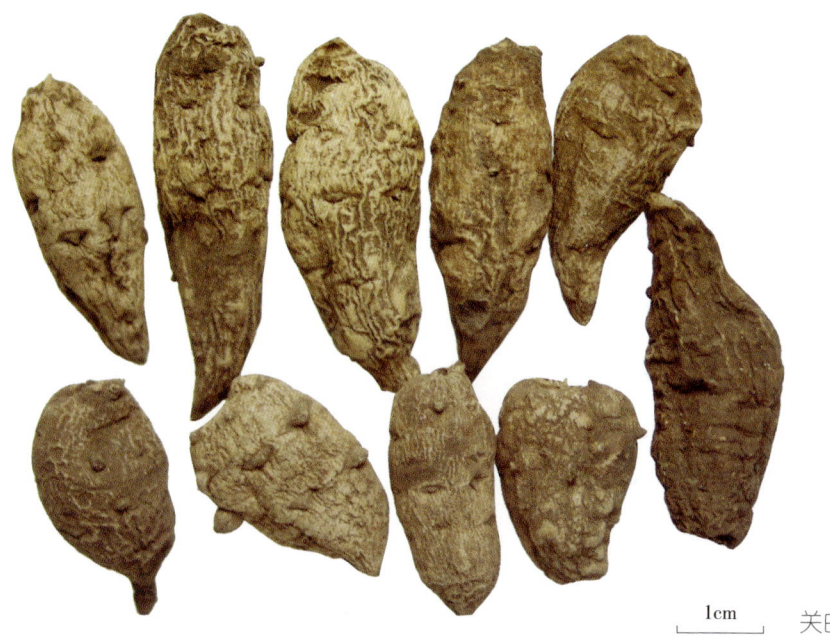

1cm　关白附

性味	辛，大温；有小毒。
功效	祛风痰，逐寒湿，镇痉。
主治	中风痰壅，口眼歪斜，偏头痛，破伤风，淋巴结结核，痈肿。
用量用法	3~6g，毒性大，一般炮制后使用。外用生品适量捣烂，熬膏或研末以酒调敷患处。

★ 云连 *Coptis teeta* Wall.

别名: 云南黄连。| **药材名:** 黄连（根茎）。

植物形态　根状茎较少分枝，节间密。叶有长柄。叶片卵状三角形，三全裂；中央全裂片卵状菱形，先端长渐尖，3~6 对羽状深裂，深裂片斜长椭圆状卵形，彼此的距离稀疏，边缘具带细刺尖的锐锯齿；侧全裂片斜卵形，比中央全裂片短。花葶 1~2 条；多歧聚伞花序具 3~4（~5）朵花；苞片椭圆形，3 深裂或羽状深裂；萼片黄绿色；花瓣匙形；心皮 11~14 个，花柱外弯。蓇葖果。

生境分布: 生于海拔 1500~2300m 的常绿阔叶林下。分布于云南、西藏等地。

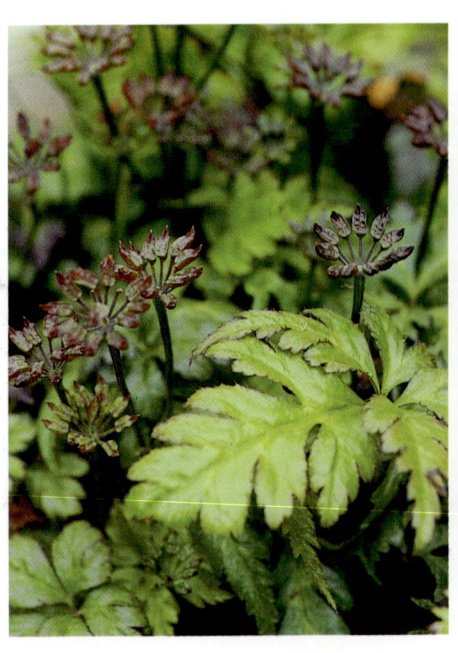
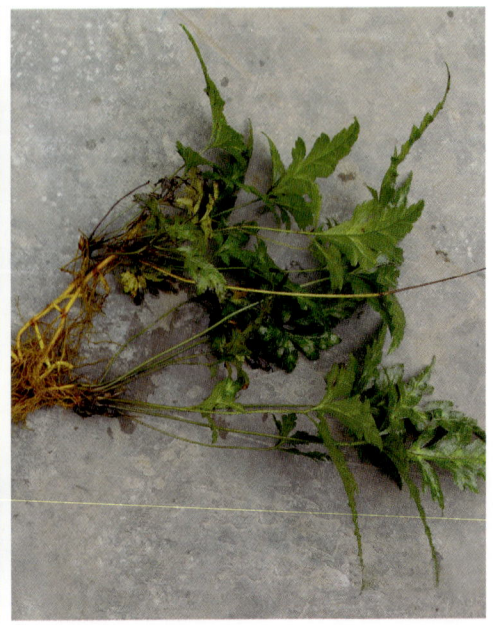

药材性状

黄连

多为单枝，弯曲，呈钩状，细小。表面灰黄色或黄褐色，粗糙，有不规则结节状隆起、须根及须根残基，有的节间表面平滑如茎秆，习称"过桥"。上部多残留褐色鳞叶，顶端常留有残余的茎或叶柄。质硬，断面不整齐，皮部橙红色或暗棕色，木部鲜黄色或橙黄色，呈放射状排列，髓部有的中空。气微，味极苦。

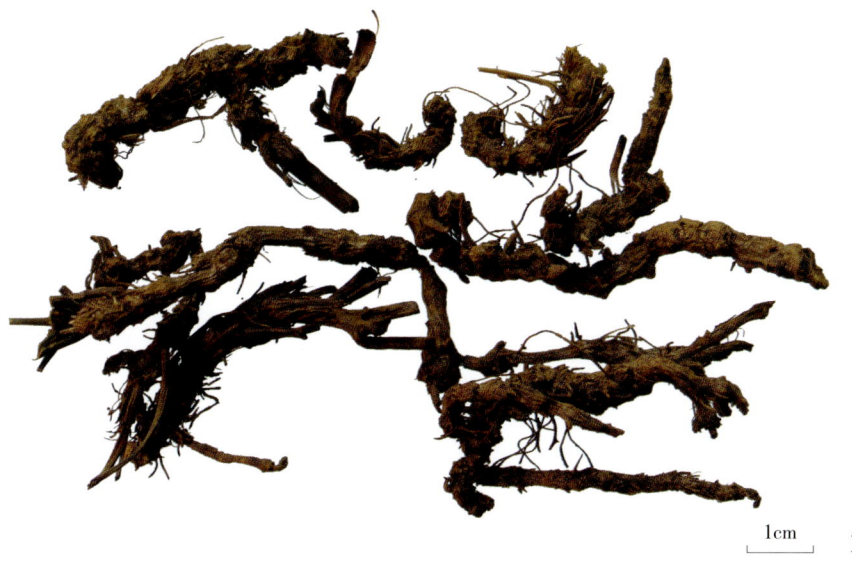

1cm　黄连

性味	苦，寒。
功效	清热燥湿，泻火解毒。
主治	湿热痞满，呕吐吞酸，泻痢，黄疸，高热神昏，心火亢盛，心烦不寐，心悸不宁，血热吐衄，目赤，牙痛，消渴，痈肿疔疮，湿疹，湿疮，耳道流脓。
用量用法	2~5g。外用适量。

附　注：《中国药典》2015年版记载同属植物三角叶黄连、黄连与云连的干燥根茎同等入药。

草玉梅 *Anemone rivularis* Buch.-Ham. ex DC.

别名： 溪畔银莲花、虎掌草。| **药材名：** 虎掌草（根）。

植物形态 多年生草本。基生叶3~6片；叶片轮廓肾状五角形，3全裂；叶柄长5~22cm。花葶1~3条，高7~65cm；聚伞花序1~2回分枝，长10~30cm；总苞苞片3（~4）枚，具鞘状柄，宽菱形，3裂；萼片6~8（~10）枚，白色，狭倒卵形或狭椭圆形，顶端有髯毛；无花瓣；雄蕊多数，花丝丝形；心皮30~60个。瘦果狭卵形，长7~8mm，无毛，宿存花柱钩状弯曲。5~8月开花。

生境分布： 生于山坡草地、林边或溪边。分布于西藏、云南、贵州、四川和广西西部、甘肃南部等地。

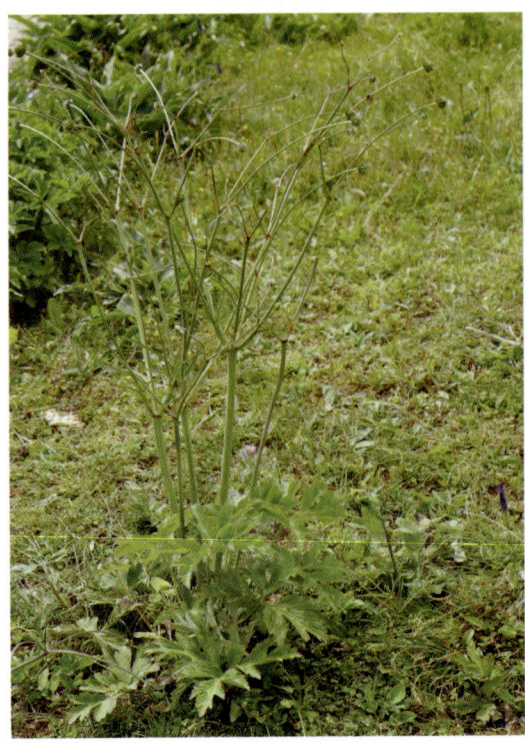
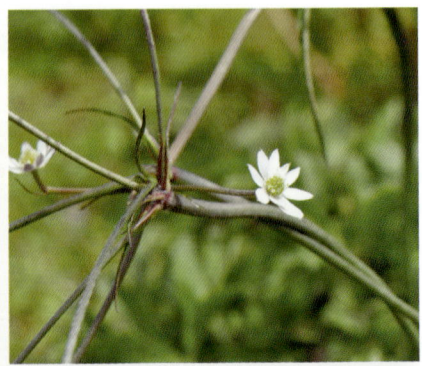
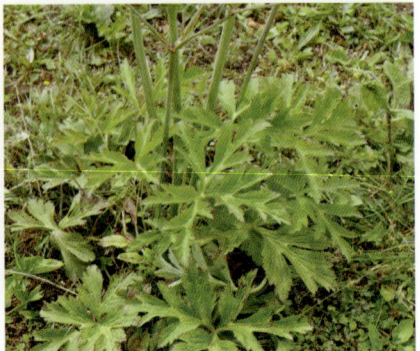

虎掌草

长圆柱形或类长圆锥形,稍弯曲,有的扭曲或分枝,长5~12cm,直径2~3cm。表面黑褐色或棕褐色,粗糙,具不规则的裂纹及皱纹。根头部略膨大,有残留的叶基、茎痕及灰白色绒毛,并有许多呈纤维状的叶迹维管束及纤维束。质硬而脆,易折断,断面不整齐,黄绿色。气微,味微苦。

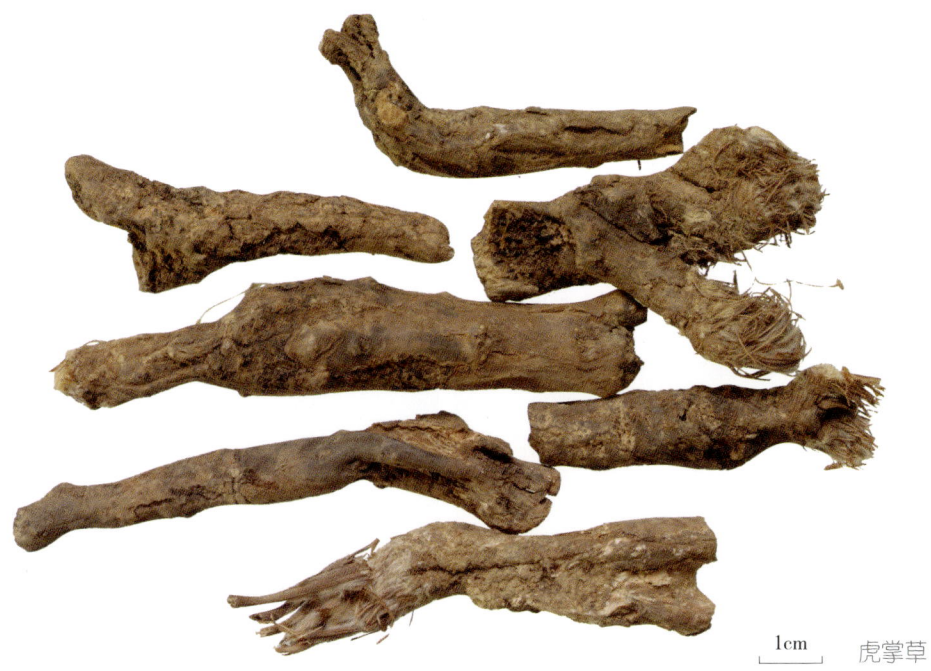

虎掌草

性味	苦、辛,平;有毒。
功效	清热解毒,活血舒筋。
主治	咽喉痛,瘰疬,腮腺炎,风湿痛,胃痛,跌打损伤,疟疾,慢性肝炎,肝硬化。
用量用法	9~15g。外用适量,研末调敷、鲜品捣敷或煎汤含漱。

★ 绣球藤 *Clematis montana* Buch. -Ham.

别名： 淮木通、山铁线莲、山木通。| **药材名：** 川木通（藤茎）。

植物形态

木质藤本。茎圆柱形，有纵条纹；小枝有短柔毛，后变无毛。三出复叶；小叶片卵形、宽卵形至椭圆形，边缘有缺刻状锯齿或偶尔全缘，先端3裂或不明显裂，两面疏生短柔毛，有时下表面较密。花（1~）2~4（~6）朵与数片叶簇生于老枝上；萼片4枚，白色或外表面带淡红色，长圆状倒卵形至倒卵形，外表面疏生短柔毛。瘦果扁，卵形或卵圆形。花期4~6月，果期7~9月。

生境分布： 生于海拔1800~2400m的山坡林中。分布于宁夏、青海、甘肃、陕西、河南、湖北、湖南、江西、浙江、安徽、福建、台湾、广西、贵州、四川、西藏、云南等地。

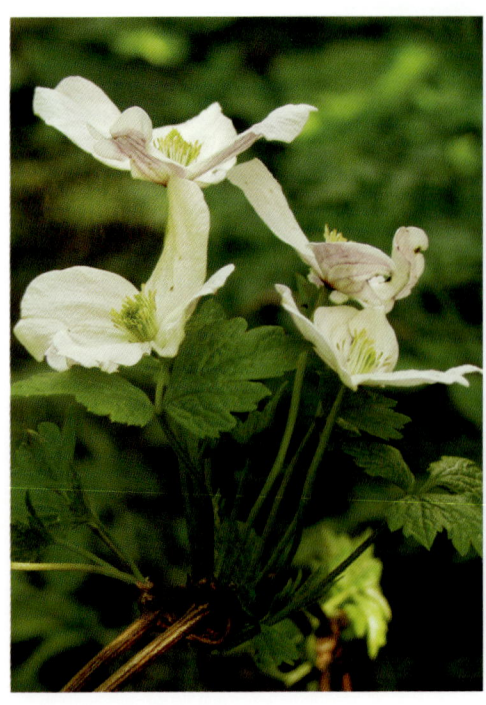
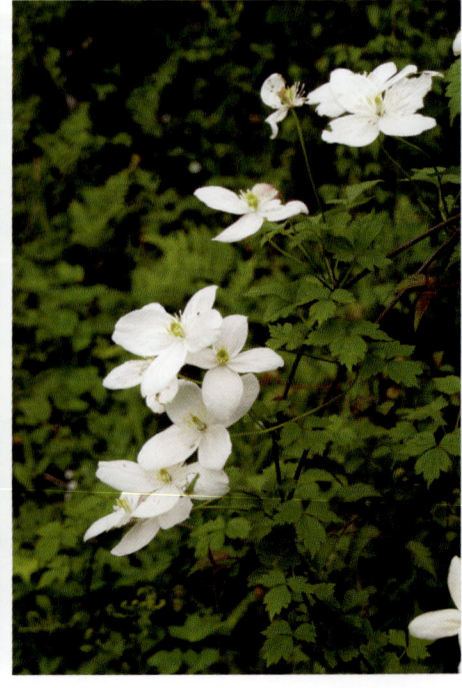

药材性状

川木通

长圆柱形，略扭曲，长50~100cm，直径2~3.5cm。表面黄棕色或黄褐色，有纵向凹沟及棱线；节处多膨大，有叶痕及侧枝痕；残存皮部易撕裂。质坚硬，不易折断。切片厚0.2~0.4cm，边缘不整齐；残存皮部黄棕色，木部浅黄棕色或浅黄色，有黄白色放射状纹理及裂隙，其间布满导管孔；髓部较小，类白色或黄棕色，偶有空腔。气微，味淡。

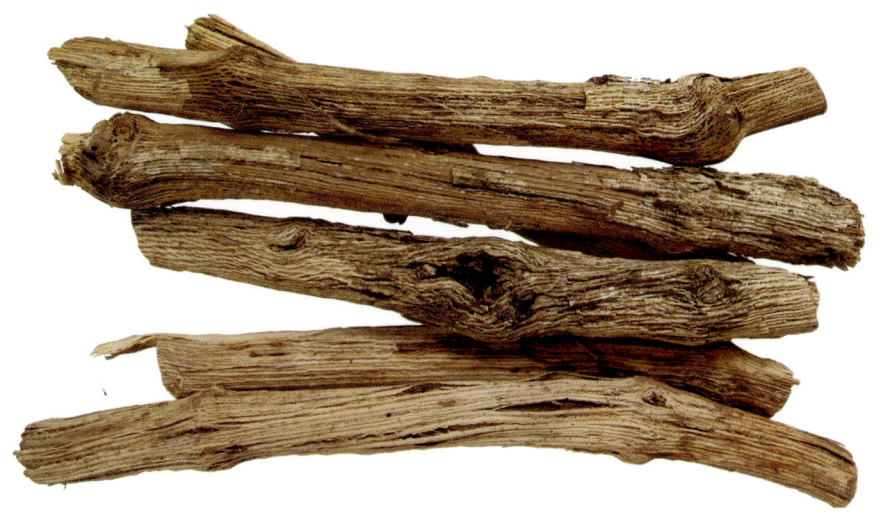

川木通

性味	苦，寒。
功效	利尿通淋，清心除烦，通经下乳。
主治	淋证，水肿，心烦尿赤，口舌生疮，经闭乳少，湿热痹痛。
用量用法	3~6g。

附 注：《中国药典》2015年版记载同属植物小木通与绣球藤的干燥藤茎同等入药。

小檗科

★ 小黄连刺 *Berberis wilsonae* Hemsl.

别名： 小叶小檗。| **药材名：** 三颗针（根）。

植物形态

半常绿灌木。小枝暗红色，具条棱；刺3叉，较细瘦，长1~1.5cm。叶革质，倒卵状匙形，长1~2.5cm，宽2.5~6cm，先端钝并有一短尖头，全缘或有时具极少数的刺状齿，上表面淡绿色，下表面常被白粉，两表面的网脉均较明显。花2~7朵簇生，呈伞房花序状；胚珠3~5枚。浆果椭圆状或近球形，长约6mm，熟时红色，顶端有长0.5mm的宿存花柱。花期6月，果期8~9月。

生境分布： 生于山地的石山或山沟中。分布于甘肃南部及湖北、四川、贵州、云南、西藏等地。

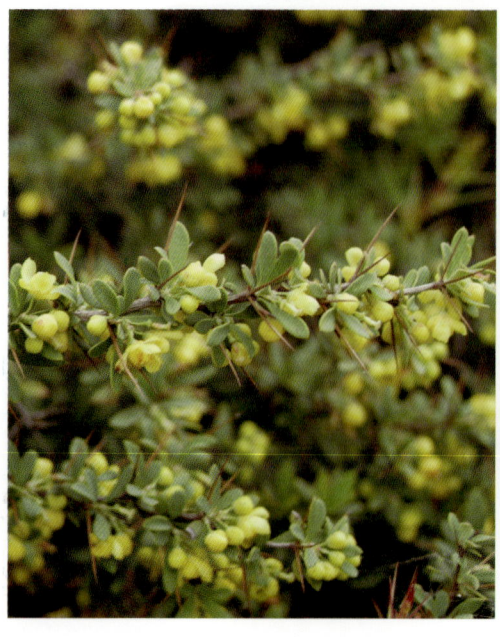
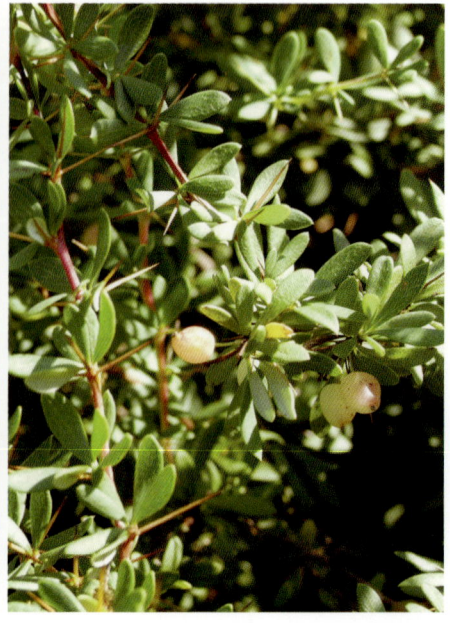

药材性状

三颗针

类圆柱形，稍扭曲，有少数分枝，长10~15cm，直径1~3cm。根头粗大，向下渐细。外皮灰棕色，有细皱纹，易剥落。质坚硬，不易折断，切面不平坦，鲜黄色。切片近圆形或长圆形，稍显放射状纹理，髓部棕黄色。气微，味苦。

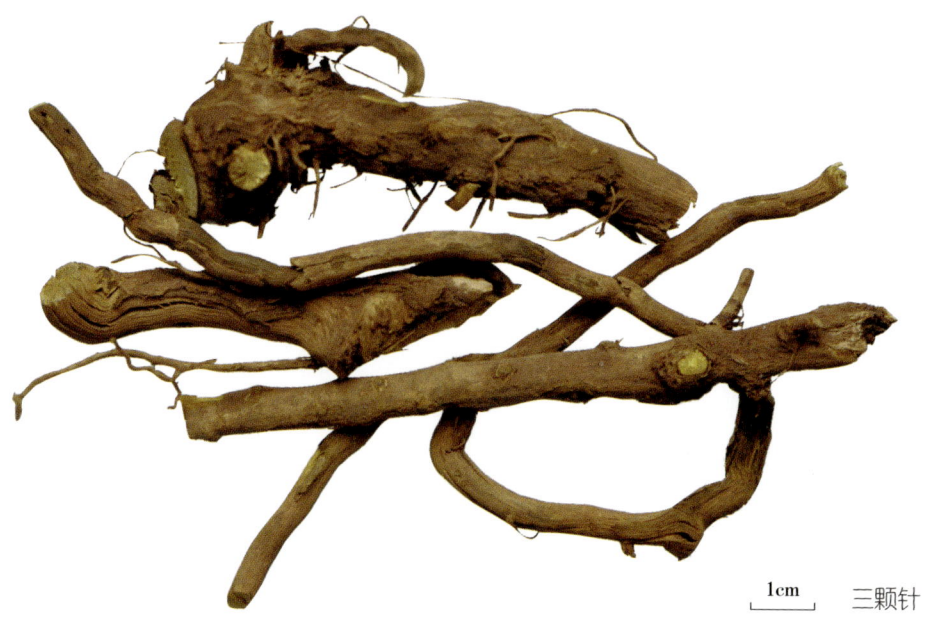

三颗针

性味	苦，寒；有毒。
功效	清热燥湿，泻火解毒。
主治	湿热泻痢，黄疸，湿疹，咽痛目赤，聤耳流脓，痈肿疮毒。
用量用法	9~15g。

附 注：《中国药典》2015年版记载同属植物拟獴猪刺、匙叶小檗、细叶小檗与小黄连刺的干燥根同等入药。

★ 柔毛淫羊藿 *Epimedium pubescens* Maxim.

别名：毛叶淫羊藿。| **药材名**：淫羊藿（叶）。

植物形态　多年生草本。根状茎粗短。1回三出复叶，基生或茎生。小叶3枚，小叶片草质，卵形、狭卵形或披针形，顶生小叶基部裂片圆形，侧生小叶基部裂片极不等大，下表面密被绒毛、短柔毛和灰色柔毛，边缘具细密刺齿。花茎具2枚对生叶；圆锥花序具花30~100余朵，通常序轴及花梗被腺毛；花直径约1cm；萼片2轮，外轮萼片阔卵形，带紫色，内轮萼片白色；花瓣远比内轮萼片短，囊状，淡黄色。蒴果长圆形。花期4~5月，果期5~7月。

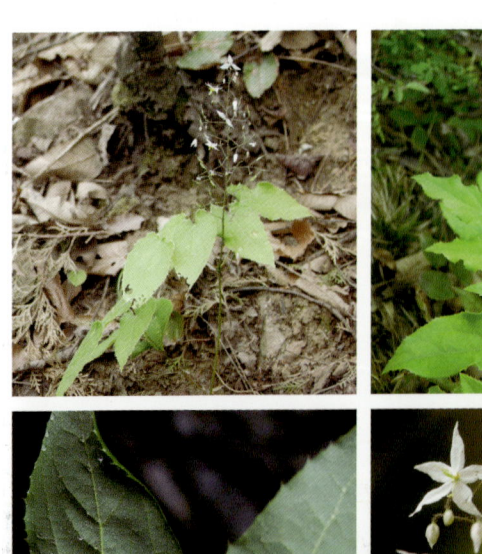

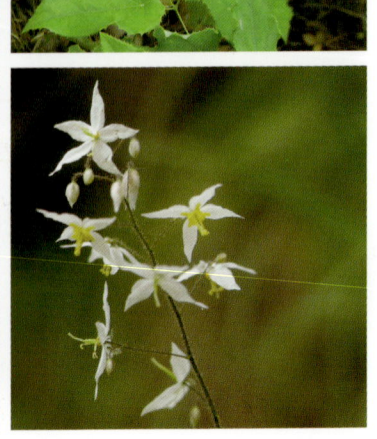

生境分布：生于海拔300~2000m的林下、灌丛中、山坡地边或山沟阴湿处。分布于陕西、甘肃、湖北、四川、河南、贵州、安徽等地。

淫羊藿

药材性状

一回三出复叶；小叶片狭卵形或披针形，长 3~15cm，宽 2~8cm；先端微尖。顶生小叶基部心形，侧生小叶基部裂片极不等大，边缘具细密刺齿；上表面黄绿色，下表面灰绿色，密被绒毛状柔毛，细脉两面突起，网脉明显；小叶柄密被绒毛状柔毛。叶片近革质。气微，味微苦。

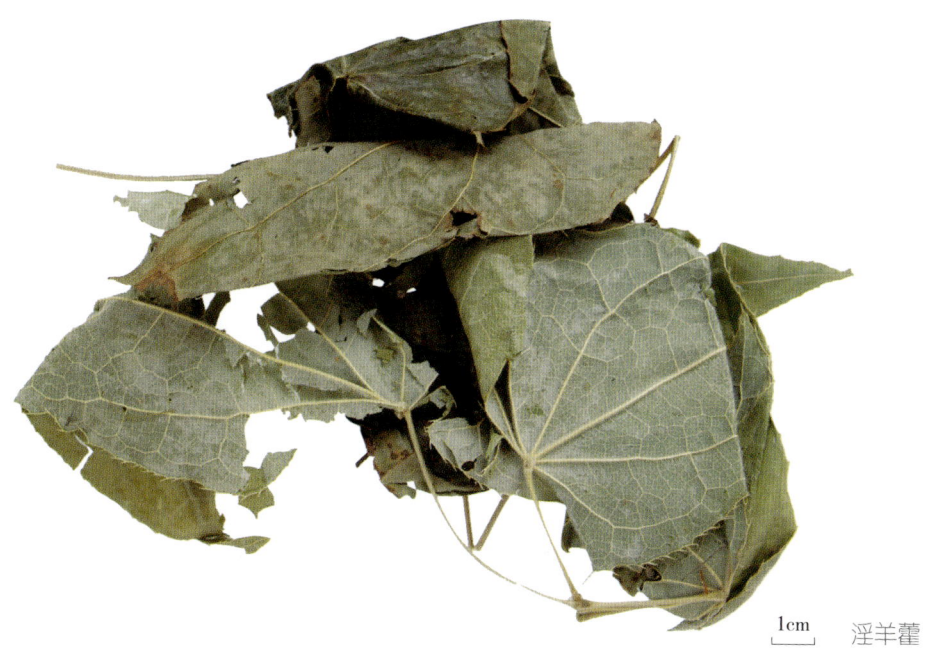

淫羊藿

性味	辛、甘，温。
功效	补肾阳，强筋骨，祛风湿。
主治	肾阳虚衰，阳痿遗精，筋骨痿软，风湿痹痛，麻木拘挛。
用量用法	3~10g。

附 注：《中国药典》2015年版记载同属植物淫羊藿、箭叶淫羊藿、朝鲜淫羊藿与柔毛淫羊藿的干燥叶同等入药。

八角莲 *Dysosma versipellis* (Hance) M. Cheng ex T. S. Ying

别名：鬼臼、八角金盘。| **药材名**：八角莲（根和根茎）。

植物形态　多年生草本。根状茎粗壮，横走，呈结节状。茎生叶2枚，互生；叶柄长10~15cm，盾状着生；叶片长圆形或近圆形，5~9浅裂，裂片宽三角状卵形，边缘有针状细齿。花5~8朵，簇生于2枚茎生叶叶柄交叉处，下垂；萼片6枚，卵状或椭圆状长圆形；花瓣6片，紫红色，2轮排列，外轮3片椭圆形，内轮3片倒卵形，顶端有皱波状纹；雄蕊6枚；雌蕊瓶状，柱头盾形。浆果近球形，黑色。花期5~6月，果期9~10月。

生境分布：生于山谷或山坡杂木林下阴湿处。分布于陕西、安徽、浙江、江西、福建、台湾、湖北、湖南、广西、广东、四川、云南、贵州、西藏等地。

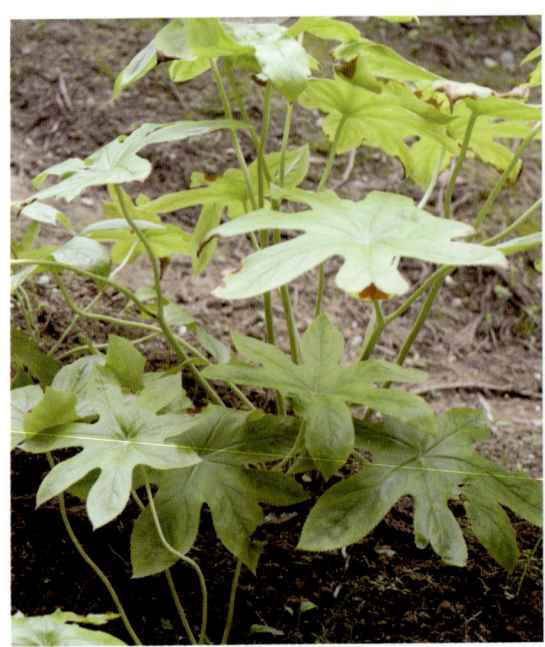
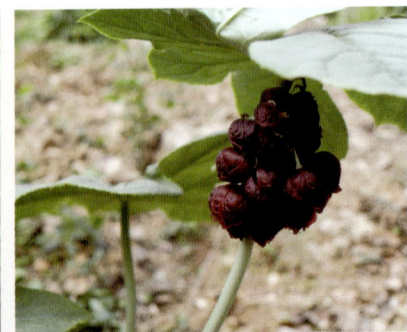
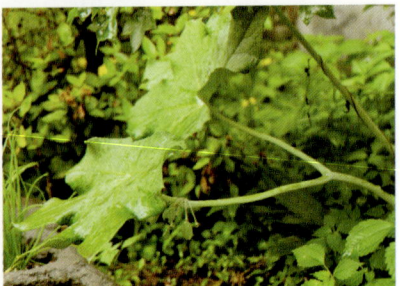

药材性状

八角莲

根茎由数个扁圆形盘状结节连接而成，呈扁平长条形，稍弯曲，鲜时黄棕色，干后棕褐色；每节上有凹陷的茎基痕，下面有环纹，须根多数。质硬而脆，易折断，断面黄绿色，角质。根的断面黄色，中央有圆点状中柱。气微，味苦。

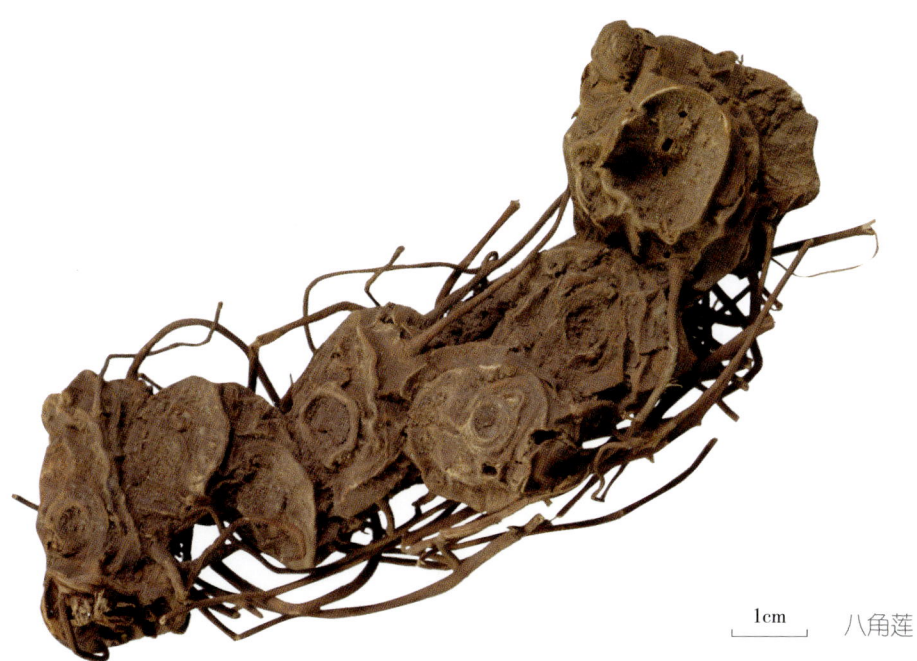

1cm 八角莲

性味	甘、苦，凉；有小毒。
功效	清热解毒，活血化瘀。
主治	跌打损伤，虫蛇咬伤，痈疮疖肿，淋巴结炎，腮腺炎，乳腺癌。
用量用法	3~12g。外用适量，研末调敷，浸酒涂敷或外敷。

防己科

★ 粉防己 *Stephania tetrandra* S. Moore

别名： 石蟾蜍、汉防己。| **药材名：** 防己（根）。

植物形态　多年生落叶缠绕藤本。茎柔弱，纤细，圆柱形，有扭曲的细长纵条纹。叶互生；叶柄盾状着生；叶片薄纸质，三角状宽卵形，两面均被短柔毛，下表面较密，全缘，掌状脉5条。花小，雌雄异株。雄花绿色，聚集成头状聚伞花序，呈总状排列；花萼4枚，匙形；花瓣4片，倒卵形，肉质，边缘略向内弯，有时具短爪；雄蕊4枚。雌花排成缩短的聚伞花序，萼片、花瓣与雄花同数。核果球形，熟时红色。种子环形。花期5~6月，果期7~9月。

生境分布： 生于山坡、丘陵地带的草丛及灌木林的边缘。分布于江苏、安徽、浙江、江西、福建、台湾、湖北、湖南、广东和广西等地。

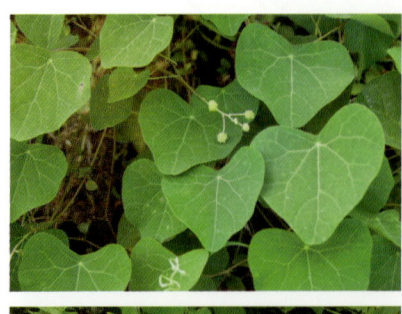
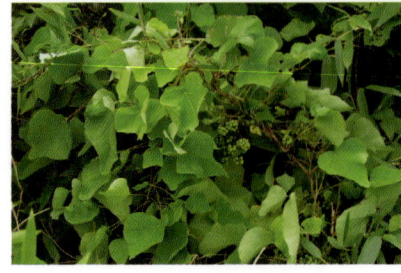
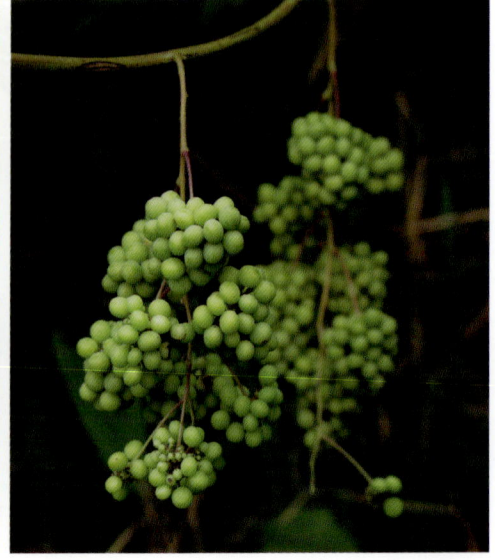

药材性状

防己

不规则圆柱形、半圆柱形或块状,多弯曲,长5~10cm,直径1~5cm。表面淡灰黄色,在弯曲处常有深陷横沟而成结节状的瘤块样。体重,质坚实,断面平坦,灰白色,富粉性,有排列较稀疏的放射状纹理。气微,味苦。

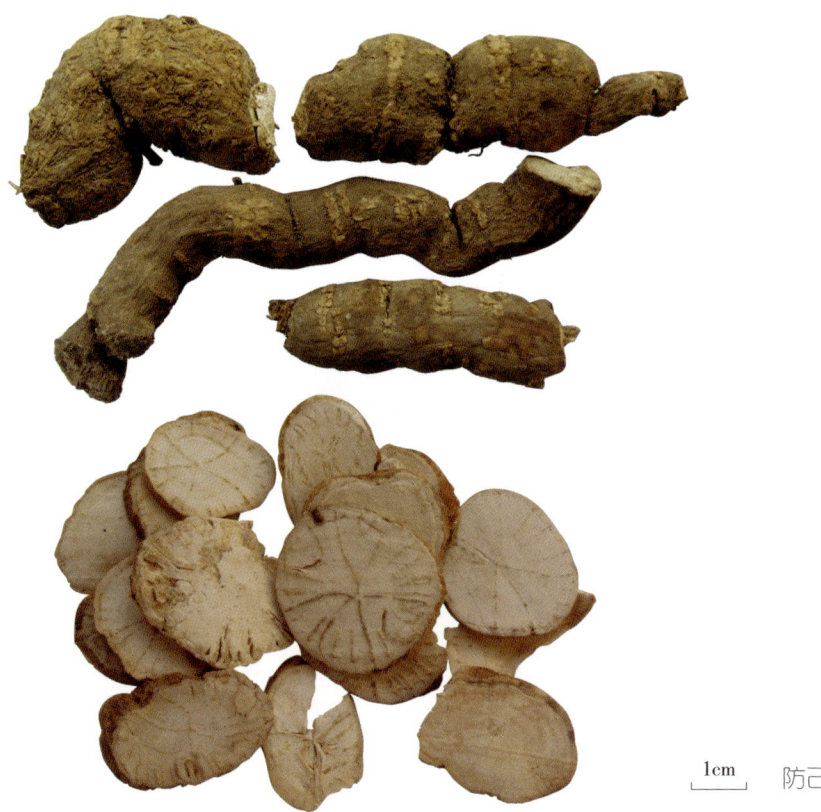

防己

性味	苦,寒。
功效	祛风止痛,利水消肿。
主治	风湿痹痛,水肿脚气,小便不利,湿疹疮毒。
用量用法	5~10g。

★ 锡生藤 *Cissampelos pareira* L. var. *hirsuta* (Buch. ex DC.) Forman

别名： 亚呼鲁。| **药材名：** 亚乎奴（全株）。

植物形态

木质藤本。叶具柄，密被柔毛；叶片纸质，心状圆形或近圆形，叶先端常微凹，具刺状尖，叶基心形，上表面毛较稀疏，下表面较密，掌状脉 5~7 条。雄性伞房状聚伞花序单生或簇生，被柔毛；雄花花萼外面被毛；花瓣合生成杯状。雌花序为延长的聚伞圆锥花序；苞片通常增大为叶状。核果被毛，内果皮倒卵形，背部中脊两侧有小横肋状雕纹。种子马蹄形。

生境分布： 生于林中。分布于广西、贵州、云南等地。

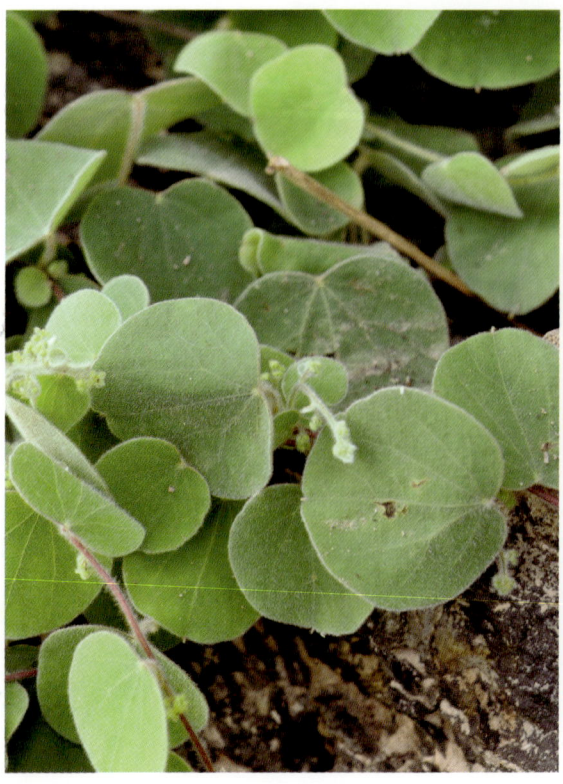
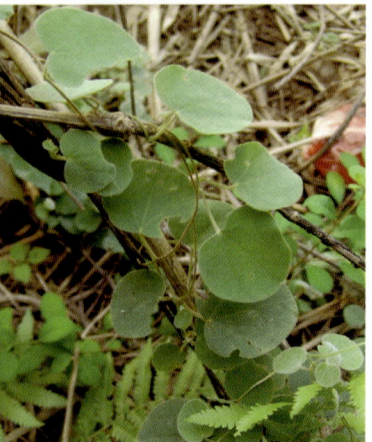
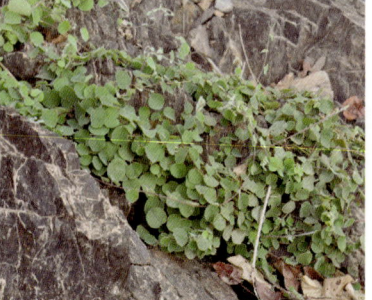

药材性状

亚乎奴

根呈扁圆柱形，多弯曲，长短不一，直径约1cm；表面棕褐色或暗褐色，有皱纹及支根痕；断面枯木状。匍匐茎圆柱形，节略膨大，常有根痕或细根；表面棕褐色，节间有扭旋的纵沟纹；易折断，折断时有粉尘飞扬，断面具放射状纹理。缠绕茎纤细，有分枝，表面被黄棕色绒毛。叶互生，有柄，微盾状着生；叶片多皱缩，展平后呈心状扁圆形，先端微凹，具小突尖，上表面疏被白色柔毛，下表面密被褐黄色绒毛。气微，味苦、微甜。

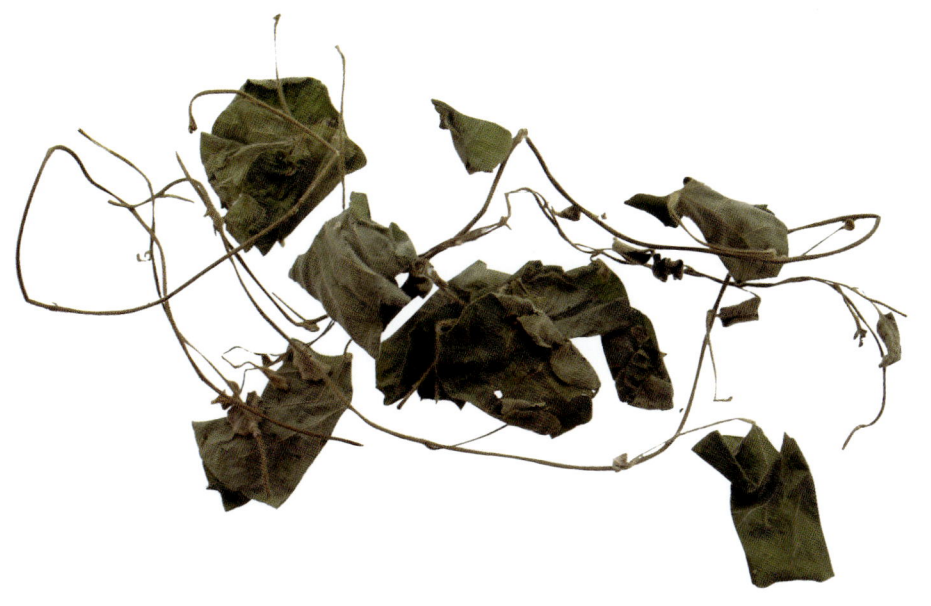

1cm 亚乎奴

性味	甘、苦，温。
功效	消肿止痛，止血，生肌。
主治	外伤肿痛，创伤出血。
用量用法	外伤肿痛，干粉适量加酒或蛋清调敷患处；创伤出血，干粉适量外敷，每日1次。

★ 黄藤 *Fibraurea recisa* Pierre.

别名：天仙藤。| **药材名**：黄藤（藤茎）。

植物形态　木质大藤本，长达10余米。叶革质，长圆状卵形、宽卵形或宽卵圆形，基出掌状脉3~5条，侧脉3对；叶柄具纵纹，稍盾状着生。圆锥花序生于无叶老枝或老茎上。雄花序长达30cm；外轮花被片长约0.3mm，内轮花被片长0.6~1mm，最内轮花被片椭圆形，内凹；雄蕊3枚，花丝宽厚。雌花的花被和雄花相似；花柱极短。核果长圆状椭圆形，稀倒卵形，黄色。花期春、夏二季，果期秋季。

生境分布：生于林中。分布于云南及广西南部、广东西部等地。

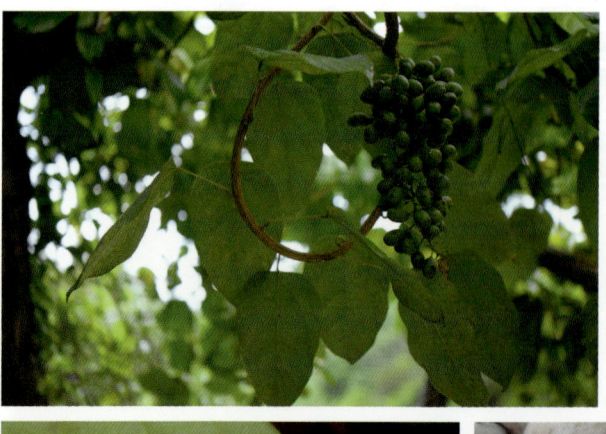
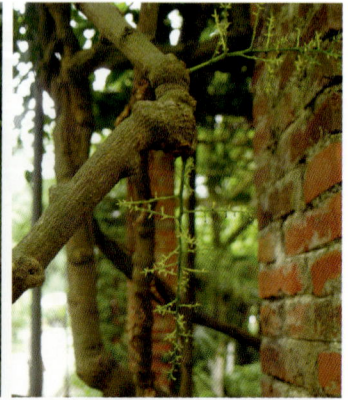
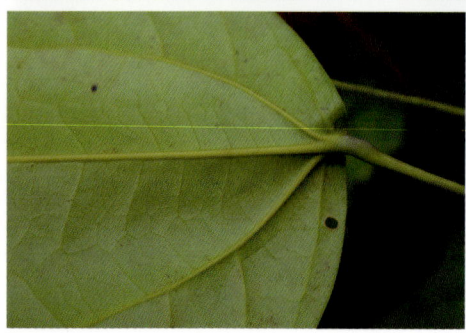
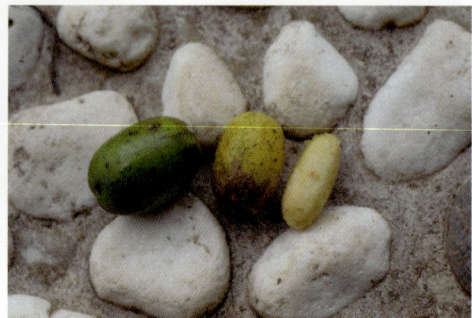

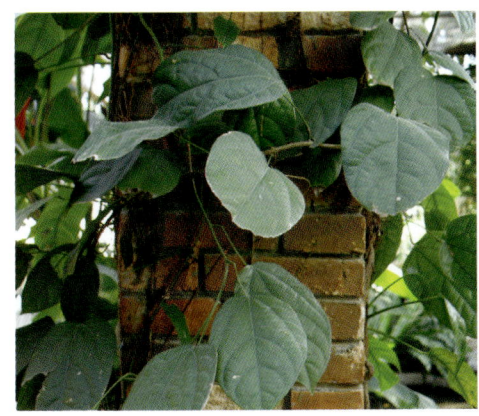
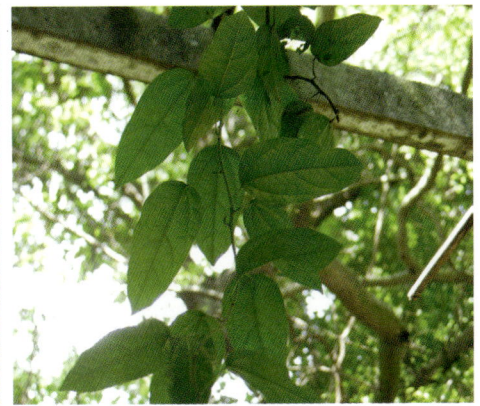

药材性状

黄藤

长圆柱形，稍扭曲，直径 0.6~3cm。表面灰褐色至黄棕色，粗糙，有纵沟及横裂纹，老茎外皮较易剥落。质硬，不易折断，折断时可见大量粉尘飞扬，断面不整齐，黄色，具纤维性，有棕黄色与黄棕色相间排列的放射状纹理，导管呈细孔状，木质部有时具裂隙，中心多为枯黄棕色或空腔。气微，味苦。

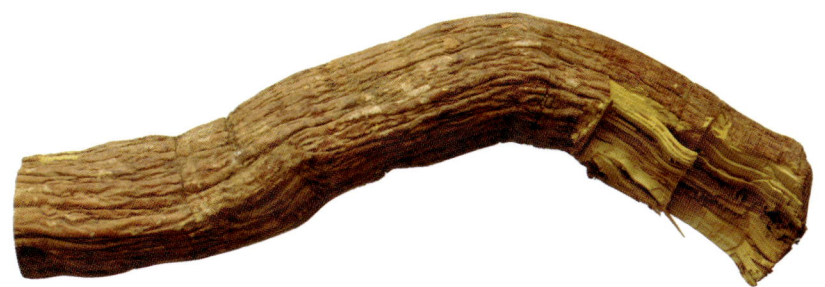

1cm　黄藤

性味	苦，寒。
功效	清热解毒，泻火通便。
主治	热毒内盛，便秘，泻痢，咽喉肿痛，目赤红肿，痈肿疮毒。
用量用法	30~60g。外用适量。

罂粟科

★ 白屈菜 *Chelidonium majus* L.

别名：土黄连、水黄连。| **药材名**：白屈菜（全草）。

植物形态　多年生草本。主根粗壮，圆锥形，土黄色或暗褐色。茎直立，多分枝，具白色细长柔毛，全草含黄色液汁。叶互生，有长柄，1~2回羽状全裂，全裂片5~7枚，卵形至长圆形，顶裂片常3裂，叶下表面有白粉，伏生细毛。花数朵排成伞形聚伞花序；萼片2枚，椭圆形；花瓣4片，亮黄色，卵圆形；雄蕊多数；心皮2个，子房细圆柱形。蒴果细圆柱形，直立，光滑。种子小，卵形，暗褐色，有光泽。花、果期5~7月。

生境分布：生于山坡、水沟旁、林缘草地或草丛中。分布于东北、华北、西北及山东、江苏、浙江、江西、四川等地。

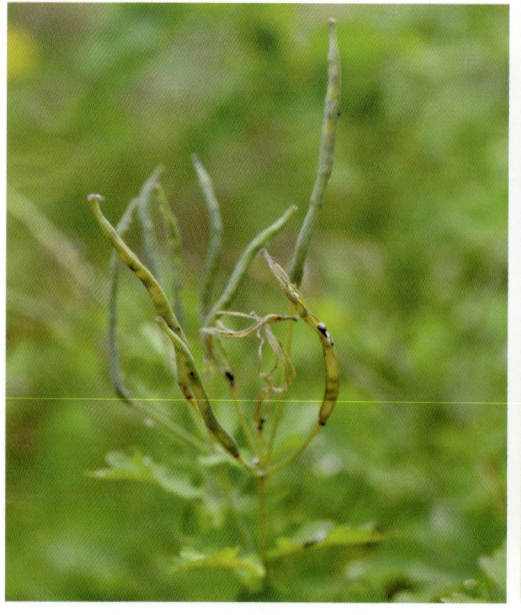
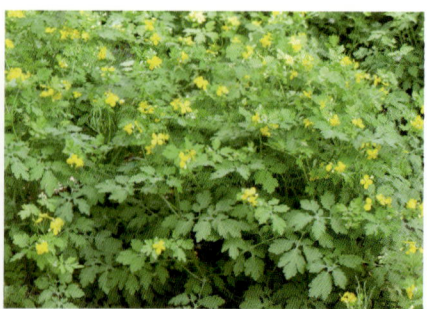
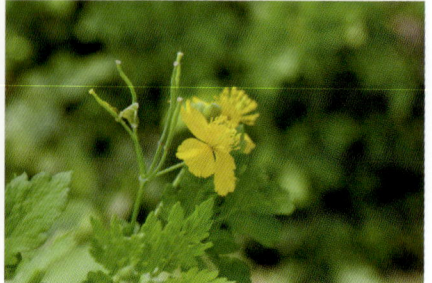

白屈菜

药材性状

根呈圆锥状，多有分枝，密生须根。茎干瘪中空，表面黄绿色或绿褐色，有的可见白粉。叶互生，多皱缩，破碎，完整者为1~2回羽状分裂，裂片近对生，先端钝，边缘具不整齐的缺刻，上表面黄绿色，下表面绿灰色，具白色柔毛，脉上尤多。花瓣4片，卵圆形，黄色；雄蕊多数；雌蕊1枚。蒴果细圆柱形。种子多数，卵形，细小，黑色。气微，味微苦。

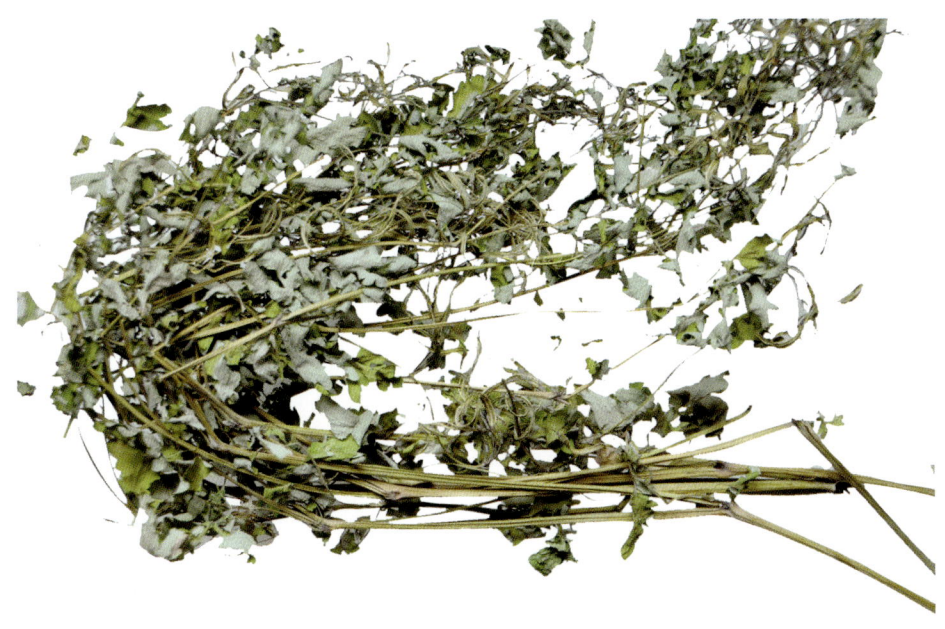

白屈菜

性味	苦，凉；有毒。
功效	解痉止痛，止咳平喘。
主治	胃脘挛痛，咳嗽气喘，百日咳。
用量用法	9~18g。

★ 伏生紫堇 *Corydalis decumbens* (Thunb.) Pers.

别名：土元胡、无柄紫堇。| **药材名**：夏天无（块茎）。

植物形态

块茎球形，当年块茎叠生于老块茎之上。茎通常为多茎丛生，细弱。茎生叶 2 或 3 枚，无鳞片，常 2~3 回三出全裂，或深浅不等的分裂，小裂片全缘或深裂。总状花序，3~10 朵花排列疏松；苞片卵形；花近白色或淡紫红色，有时具淡蓝色斑点；花萼早落；上花瓣长 14~18mm，距圆筒状，直或稍向上弯曲，长约与瓣片等长或稍短，下花瓣宽匙形。蒴果线形。种子 6~14 粒。花、果期 2~5 月。

生境分布：生于海拔 100~300m 的丘陵地、低山坡、路旁、荒地。分布于陕西、湖北、湖南、江西、江苏、浙江、安徽、福建、台湾等地。

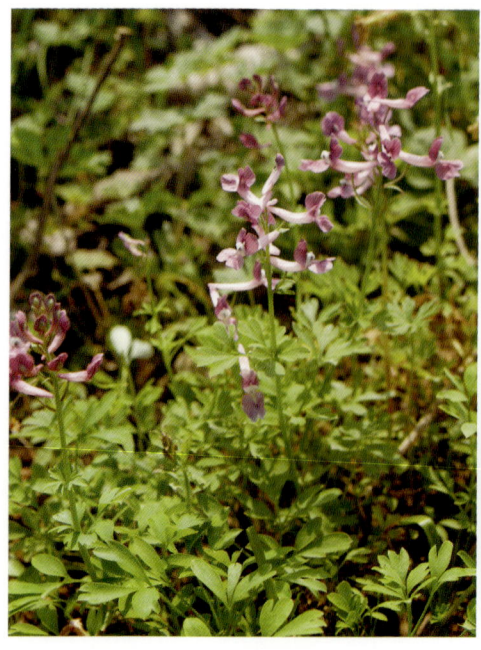
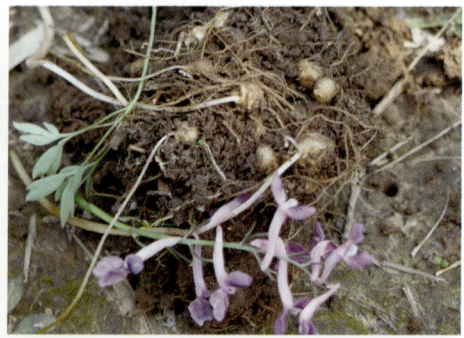
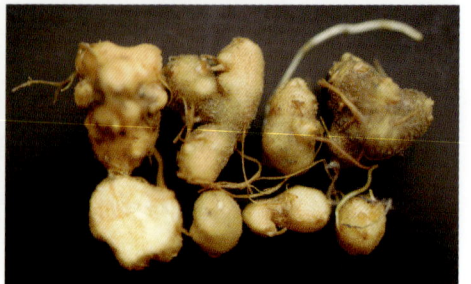

药材性状

夏天无

类球形、长圆形或不规则块状,长0.5~3cm,直径0.5~2.5cm。表面灰黄色、暗绿色或黑褐色,有瘤状突起和不明显的细皱纹,顶端钝圆,可见茎痕,四周有淡黄色点状叶痕及须根痕。质硬,断面黄白色或黄色,颗粒状或角质样,有的略带粉性。气微,味苦。

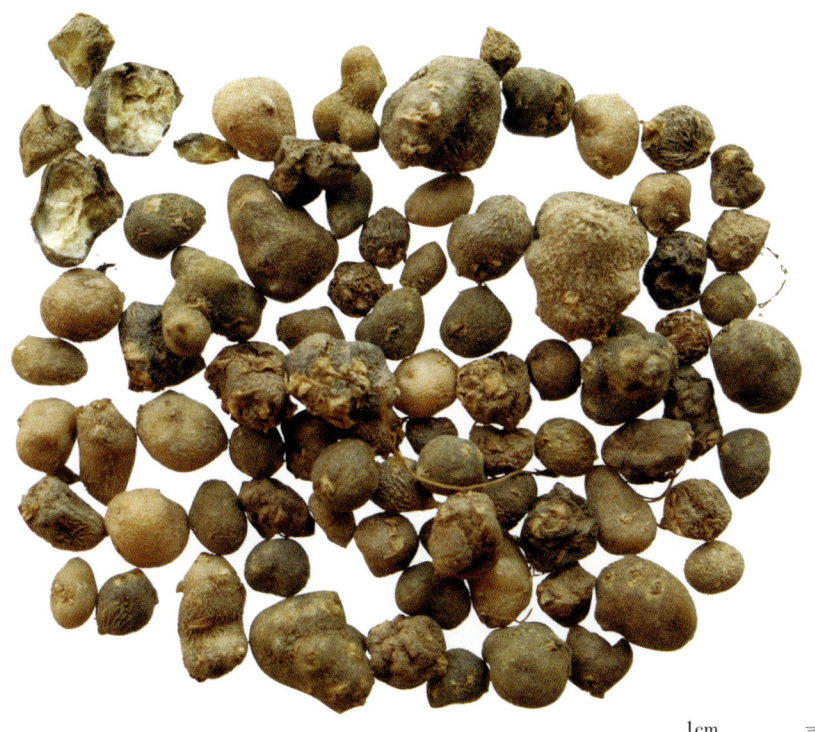

夏天无

性味	苦、微辛,温。
功效	活血止痛,舒筋活络,祛风除湿。
主治	中风偏瘫,头痛,跌扑损伤,风湿痹痛,腰腿疼痛。
用量用法	6~12g,研末,分3次服。

荨麻科

苎麻 *Boehmeria nivea* (L.) Gaud.

别名： 野麻、野苎麻、天青地白。| **药材名：** 苎麻根（根和根茎）。

植物形态

多年生草本，全体密被长柔毛。叶互生；托叶锥形，早落；叶柄长 2~14cm，有毛；叶片阔卵形或近圆形，先端呈短尾状，上表面粗糙，散生粗疏毛，下表面密被交织的白色绵毛，边缘有粗锯齿，基出 3 条脉。花单性，雌雄同株。雄花黄白色；花被片 4 片；雄蕊 4 枚，有退化雌蕊。雌花淡绿色，簇生成球形；花被管状，4 齿裂。瘦果集成小球状，椭圆形，压扁状，密生短毛。花期 5~8 月，果期 8~10 月。

生境分布： 生于荒地或山坡上，多栽培。分布于山东、江苏、安徽、浙江、江西、福建、台湾、湖北、湖南、广东、广西、陕西、四川、贵州、云南等地。

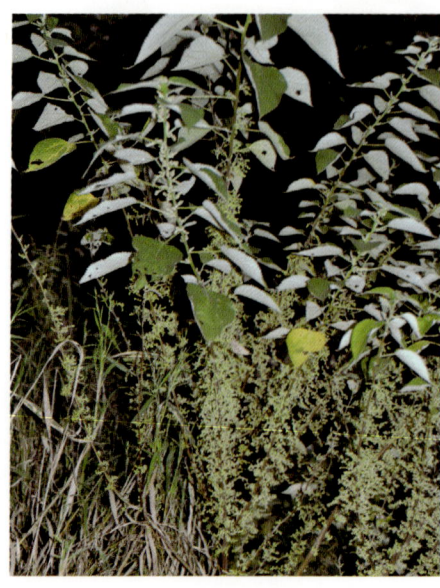
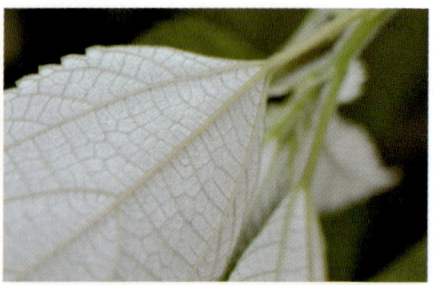
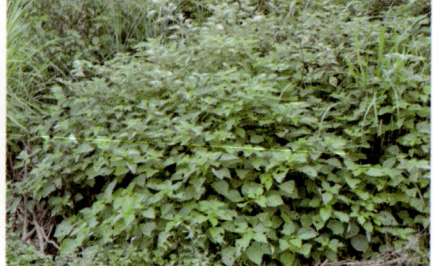

苎麻根

药材性状

不规则圆柱形，略弯曲，长4~30cm，直径0.4~5cm；表面灰棕色，有纵皱纹及多数皮孔，并有疣状突起及残留须根；质坚硬，不易折断，断面纤维性，皮部棕色，易剥落，木部淡棕色或淡黄白色，有时可见同心环纹，中央有髓或中空。根略呈纺锤形，稍膨大，长约10cm，直径1~1.3cm；表面灰棕色，有纵皱纹及横长皮孔，有时皮孔横向连接；断面粉性，无髓。气微，味淡，有黏性。

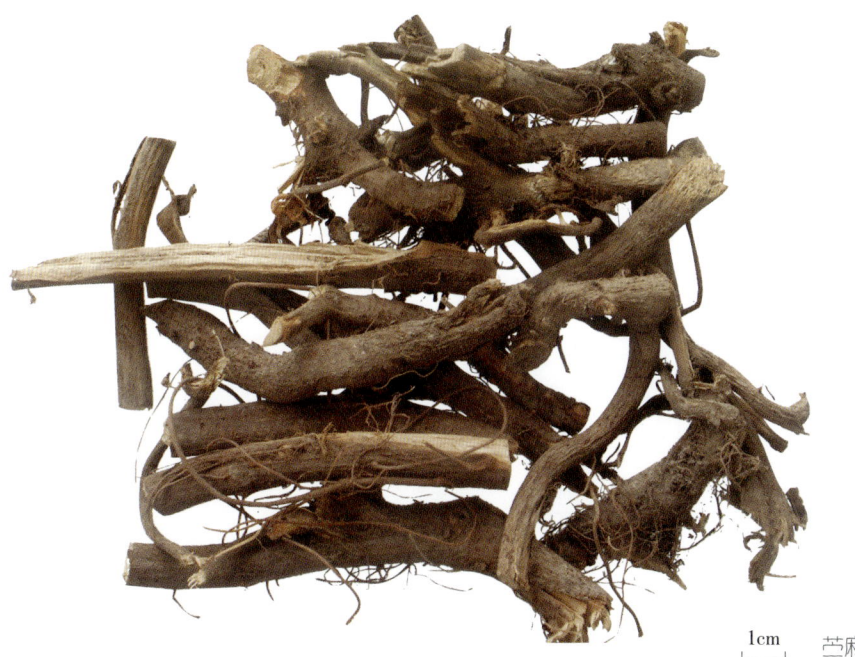

苎麻根

性味	甘，寒。
功效	清热，止血，安胎，解毒。
主治	胎动不安，先兆流产，尿血，痈肿初起。
用量用法	9~30g。外用适量，捣烂敷患处。

苋科

★ 牛膝 *Achyranthes bidentata* Bl.

别名：怀牛膝。| 药材名：牛膝（根）。

植物形态　多年生草本。根圆柱形，土黄色。茎四棱，近无毛，具对生的分枝。叶椭圆形或椭圆状披针形，少为倒披针形，先端尾尖，基部楔形，两面有毛，具短柄。穗状花序腋生或顶生，花期后反折；苞片宽卵形，小苞片刺状，顶端弯曲；花被片5枚，披针形，顶端急尖，具1条中脉；雄蕊5枚；退化雄蕊顶端平圆，稍成波状。胞果椭圆形。种子长圆形，黄褐色。花期7~9月，果期9~10月。

生境分布：生于山野路旁，亦栽培于疏松肥沃的土壤中，主产于河南。分布于山西、陕西、山东、安徽、江苏、江西、四川、贵州、浙江、湖南、湖北等地。

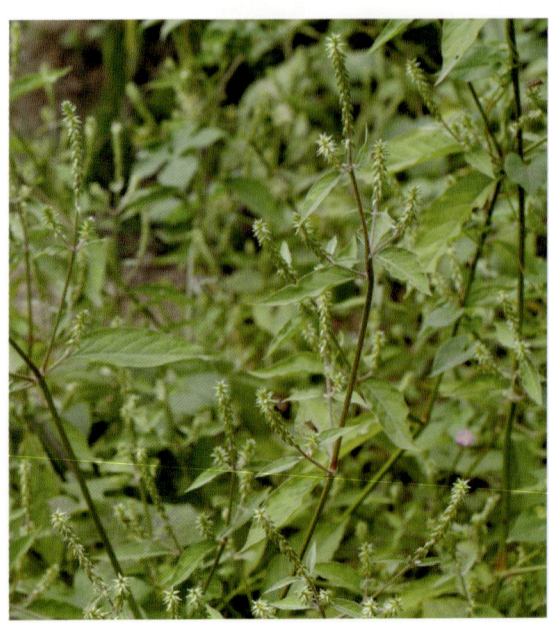
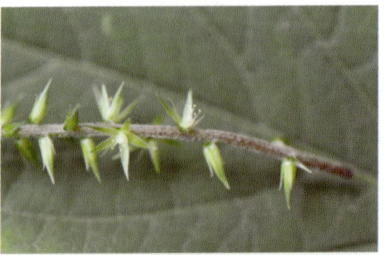
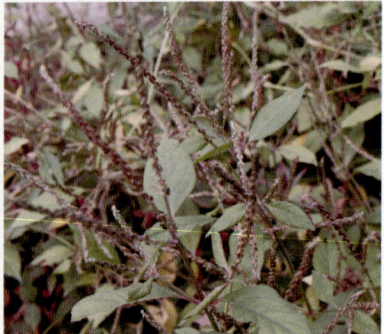

药材性状

牛膝

　　细长圆柱形，挺直或稍弯曲，长15~70cm，直径0.4~1cm。表面灰黄色或淡棕色，有微扭曲的细纵皱纹、排列稀疏的侧根痕和横长皮孔样的突起。质硬脆，易折断，受潮后变软，断面平坦，淡棕色，略呈角质样而油润，中心维管束木质部较大，黄白色，其外周散有多数黄白色点状维管束，断续排列成2~4轮。气微，味微甜而稍苦涩。

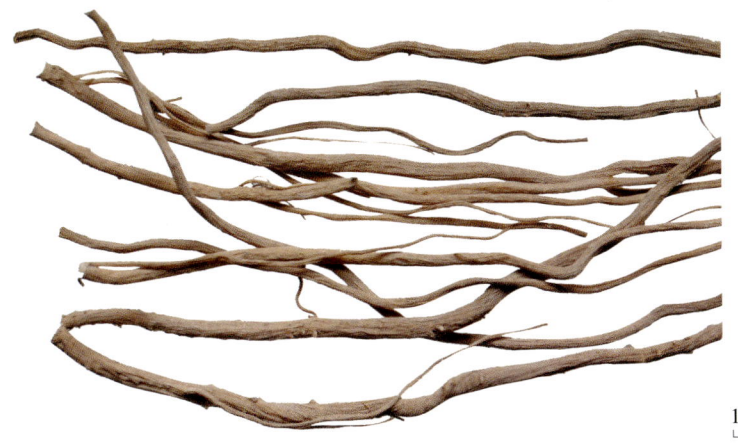

1cm　牛膝

性味	苦、甘、酸，平。
功效	逐瘀通经，补肝肾，强筋骨，利尿通淋，引血下行。
主治	经闭，痛经，腰膝酸痛，筋骨无力，淋证，水肿，头痛，眩晕，牙痛，口疮，吐血，衄血。
用量用法	5~12g。孕妇慎用。

　　附　注：我国苋科牛膝属植物共有3种，6变种，民间常采挖使用的，除牛膝外，还有土牛膝和柳叶牛膝。名称中含有"牛膝"的中草药也容易与牛膝混淆，如苋科植物川牛膝的根称川牛膝，石竹科植物狗筋蔓的根称白牛膝。

石竹科

★ 麦蓝菜 *Vaccaria segetalis* (Neck.) Garcke

别名：不留子。| 药材名：王不留行（种子）。

植物形态 一年生草本。全株无毛，淡绿色或灰绿色。茎直立，圆筒状，中空，节部膨大，上部有二叉状分枝。叶对生，卵状披针形或披针形，下表面主脉隆起。二歧聚伞花序成伞房状；花梗细长，近中部有2枚小苞片；萼筒卵状圆筒形，具5条棱，先端5齿裂；花瓣5片，粉红色，倒卵形，下部具长爪，顶端常具有整齐的小牙齿；雄蕊10枚；子房长卵形。蒴果卵形，包于宿萼内。种子多数，暗黑色，球形。花期5~6月，果期6~8月。

生境分布：生于山地、路旁、荒地上。分布于全国大部分地区。

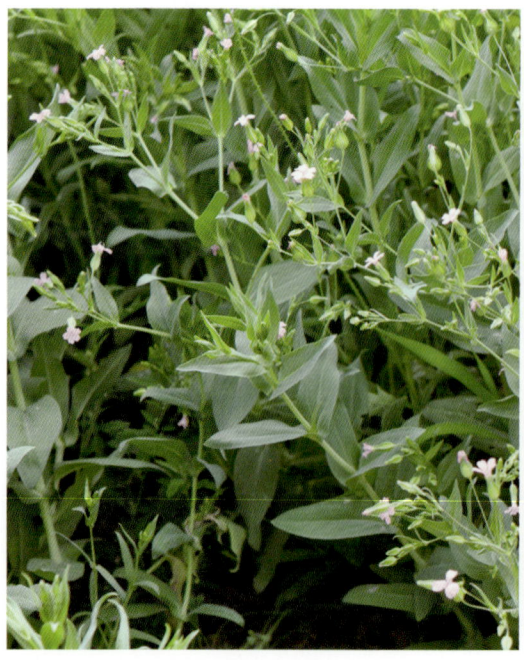
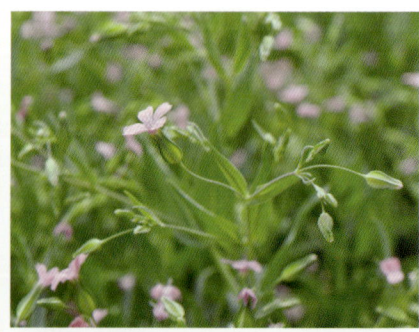
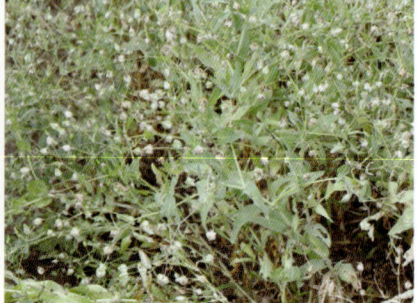

药材性状

王不留行

球形，直径约 2mm。表面黑色，少数红棕色，略有光泽，有细密颗粒状突起，一侧有 1 条凹陷的纵沟。质硬。胚乳白色，胚弯曲成环，子叶 2 枚。气微，味微涩、苦。

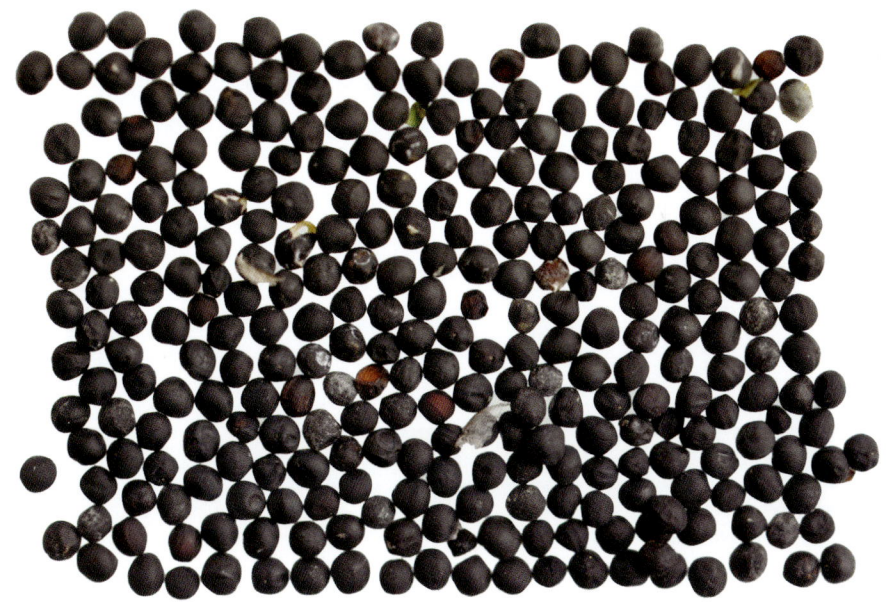

1cm　　王不留行

性味	苦，平。
功效	活血通经，下乳消肿，利尿通淋。
主治	经闭，痛经，乳汁不下，乳痈肿痛，淋证涩痛。
用量用法	5~10g。孕妇慎用。

★ 瞿麦 *Dianthus superbus* L.

别名：十样景天。| **药材名**：瞿麦（地上部分）。

植物形态　多年生草本，株高 30~50cm。茎丛生，直立。叶线状披针形，基部下延成短鞘，围抱茎节。花单生或数朵集成疏聚伞状；萼下苞片 2~3 对，宽倒卵形，具突尖，边缘宽膜质；萼圆筒形，粉绿色或带紫色，具多条纵脉，萼齿 5 枚，直立，披针形；花瓣 5 片，淡红色，瓣片边缘细裂成流苏状，喉部有须毛，基部具长爪；雄蕊 10 枚，微伸出花冠外。蒴果狭圆筒形，包于宿存萼内。种子广椭圆状倒卵形。花期 7~8 月，果期 8~10 月。

生境分布：生于山坡、林下。分布于黑龙江、吉林、河北、河南、山西、山东、江苏、浙江、江西、福建、湖南、湖北、陕西、四川、青海、新疆等地。

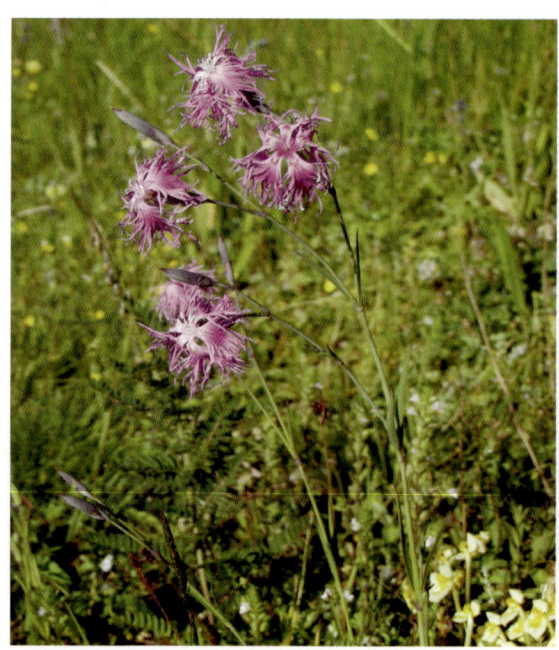
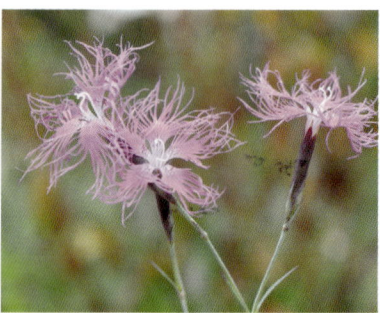
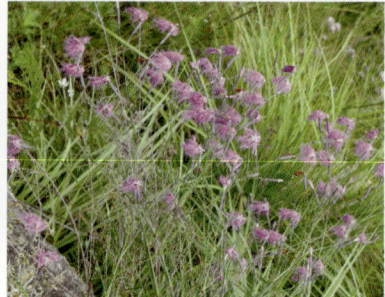

药材性状

瞿麦

茎圆柱形，上部有分枝，长30~60cm；表面淡绿色或黄绿色，光滑无毛，节明显，略膨大，断面中空。叶对生，多皱缩，完整叶片展平后呈条形至条状披针形。枝端具花及果实，花萼筒状，长2.7~3.7cm；苞片4~6枚，宽卵形，长约为萼筒的1/4；花瓣棕紫色或棕黄色，卷曲，先端深裂成丝状。蒴果长筒形，与宿萼等长。种子细小，多数。气微，味淡。

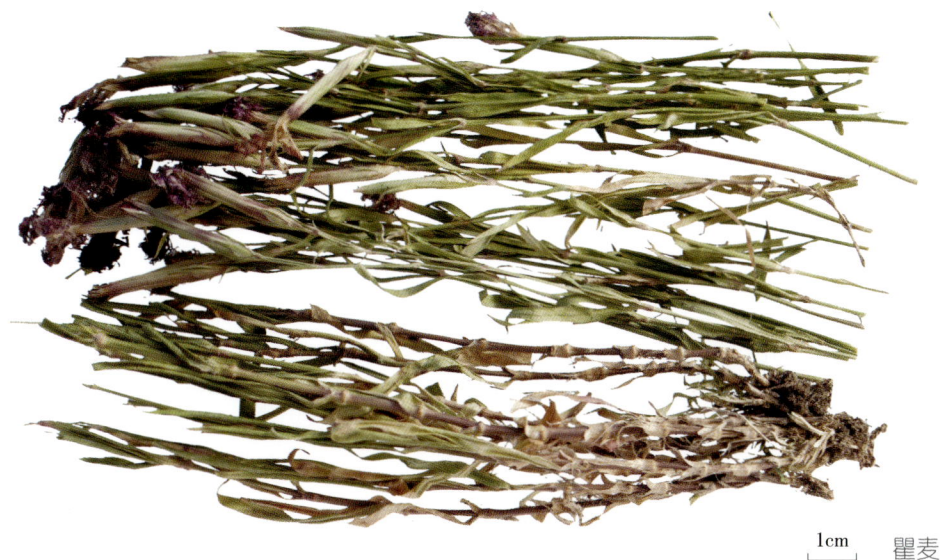

瞿麦

性味	苦，寒。
功效	利尿通淋，活血通经。
主治	热淋，血淋，石淋，小便不通，淋沥涩痛，经闭瘀阻。
用量用法	9~15g。孕妇慎用。

附 注：《中国药典》2015年版记载同属植物石竹与瞿麦的干燥地上部分同等入药。

★ 金铁锁 *Psammosilene tunicoides* W. C. Wu et C. Y. Wu

别名：昆明沙参、土人参。| **药材名**：金铁锁（根）。

植物形态

多年生草本。根倒圆锥形，肉质。茎铺散，多回二叉状分枝。叶卵形，长 1.5~2.5cm，上表面疏被柔毛，近无柄。花两性，直径 3~5mm，密被腺毛；花梗短或无梗；花萼筒状钟形，纵脉绿色，密被腺毛，萼齿 5 枚，三角状卵形；花瓣 5 片；雄蕊 5 枚，伸出花萼外；子房狭倒卵形，长约 7mm。种子棕色，长约 3mm。花期 6~9 月，果期 7~10 月。

生境分布：生于海拔 900~3800m 的金沙江及雅鲁藏布江沿岸砾石山坡、石灰质岩缝中或林下。分布于四川、云南、贵州、西藏等地。

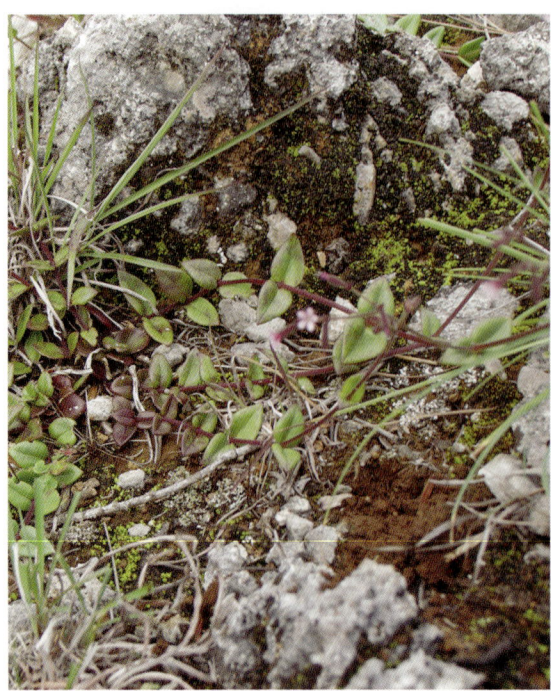
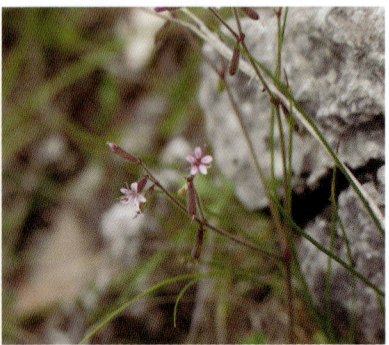
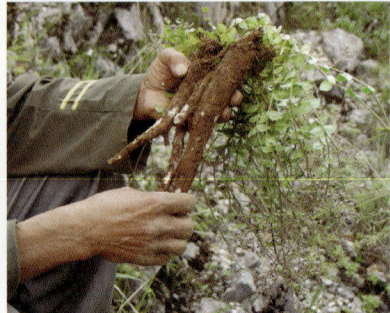

药材性状

金铁锁

长圆锥形，有的略扭曲，长 8~25cm，直径 0.6~2cm。表面黄白色，有多数纵皱纹和褐色横孔纹。质坚硬，易折断，断面不平坦，粉性，皮部白色，木部黄色，有放射状纹理。气微，味辛、麻，有刺喉感。

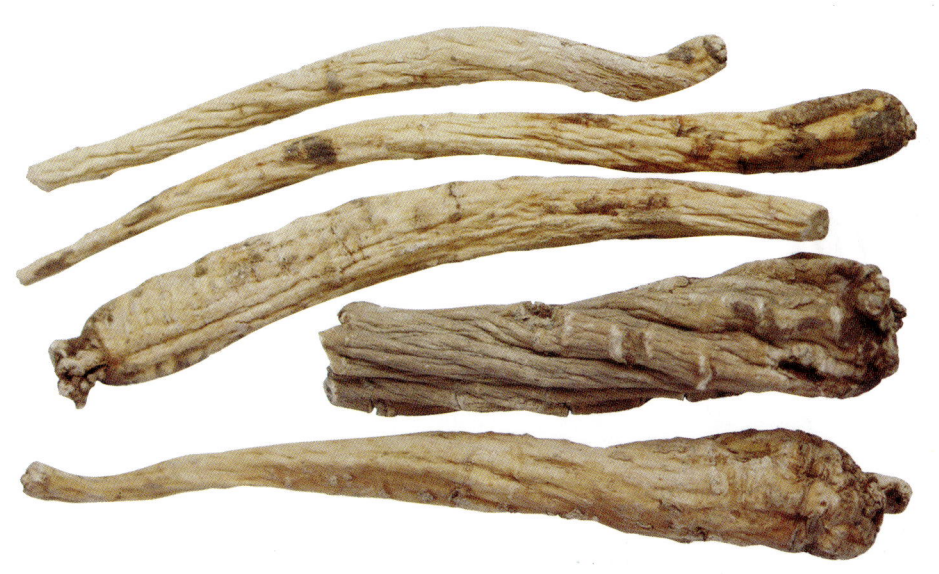

金铁锁

性味	苦、辛，温；有小毒。
功效	祛风除湿，散瘀止痛，解毒消肿。
主治	风湿痹痛，胃脘冷痛，跌打损伤，外伤出血，疮疖，蛇虫咬伤。
用量用法	0.1~0.3g，多入丸、散。外用适量。孕妇慎用。

蓼科

粗毛火炭母 *Polygonum chinense* L. var. *hispidum* Hook. f.

别名：硬毛火炭母。| **药材名：**火炭母（全草）。

植物形态　多年生草本。茎直立，具倒生糙硬毛。叶卵形或长卵形，先端短渐尖，基部截形或宽心形，全缘，两面被糙硬毛；下部叶具叶柄，通常基部具叶耳；上部叶近无柄或抱茎。托叶鞘膜质，具脉纹，先端偏斜。花序头状，通常数个排成圆锥状；苞片宽卵形；花被5深裂，白色或淡红色，裂片卵形，呈肉质，蓝黑色；雄蕊8枚。瘦果宽卵形，具3条棱，黑色，包于宿存的花被内。花期7~9月，果期8~10月。

生境分布：生于海拔600~2800m的山坡草地、山谷灌丛。分布于湖南、四川、贵州、广西、云南等地。

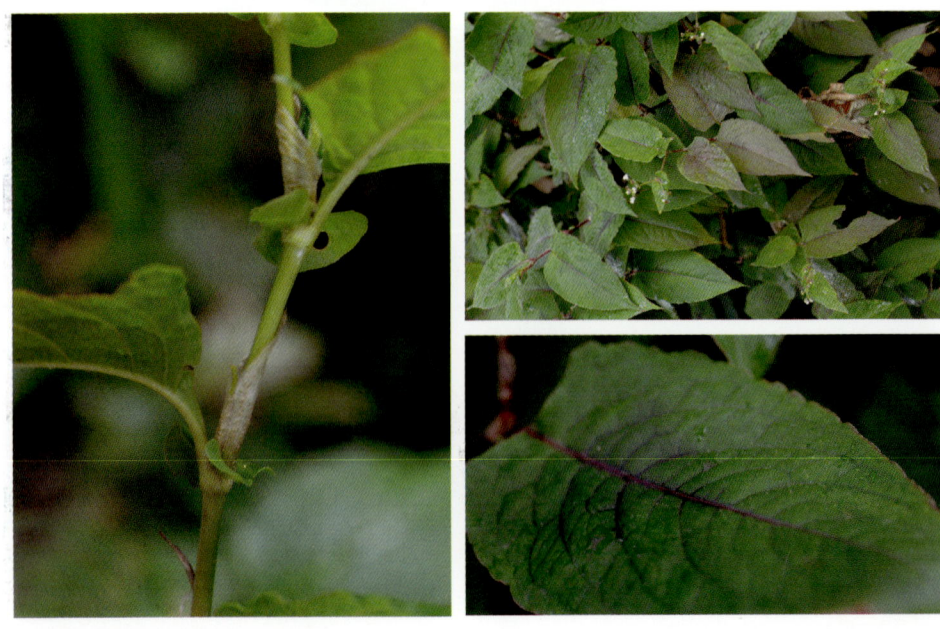

火炭母

药材性状

根呈须状。茎细长,扁圆柱形,有分枝,长30~100cm;表面淡绿色或棕褐色,节处稍膨大,节间5~10cm,下部节上有须根。叶多皱缩,黄绿色或暗绿色,完整叶片展平后呈卵形或长卵形,两面被糙硬毛;托叶鞘筒状,膜质。气无,味酸、微涩。

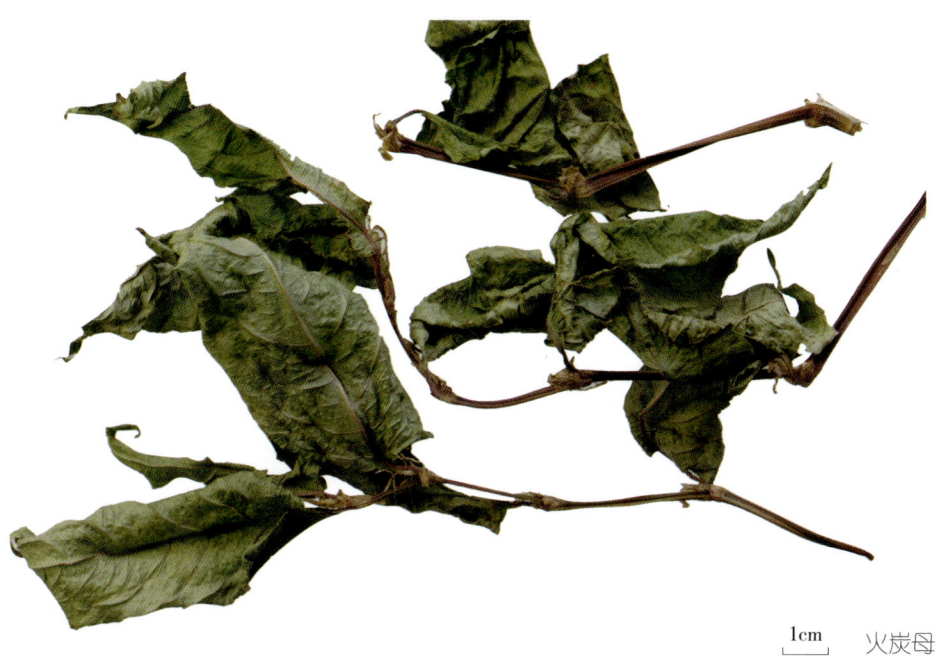

火炭母

性味	甘,凉。
功效	清热解毒,利湿消滞。
主治	痢疾,肠炎,消化不良,肝炎,感冒,扁桃体炎,咽喉炎,白喉,百日咳等。
用量用法	15~30g。

支柱蓼 *Polygonum suffultum* Maxim.

别名: 蜈蚣七、红三七、螺丝七。| **药材名:** 支柱蓼(根茎)。

植物形态

多年生草本。根状茎肥厚,紫褐色。茎直立或斜上,不分枝,细弱,通常3~4根,簇生于根状茎上。基生叶有长柄,叶卵形,先端渐尖或急尖,基部心形;茎生叶较小,有短柄或抱茎;托叶鞘膜质,黄褐色。花序穗状;苞片膜质;花白色;花被5深裂,裂片椭圆形;雄蕊8枚,与花被近等长;花柱3枚,柱头头状。瘦果卵形,有3条锐棱,黄褐色,有光泽。花期6~7月,果期7~10月。

生境分布: 生于山谷阴湿处。分布于河北、山西、河南、陕西、湖北、四川、江西等地。

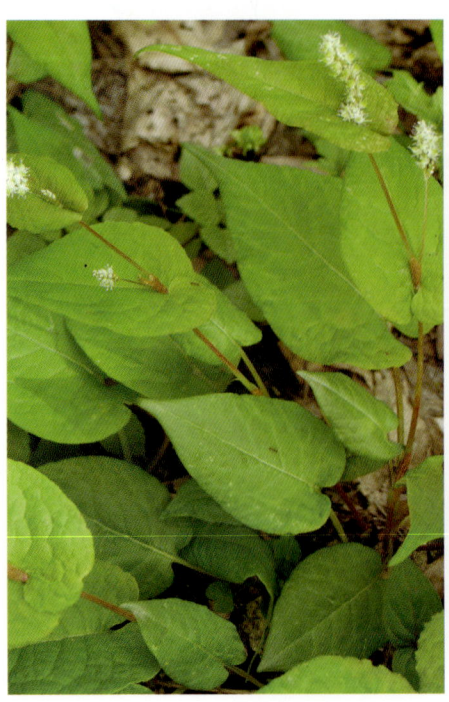
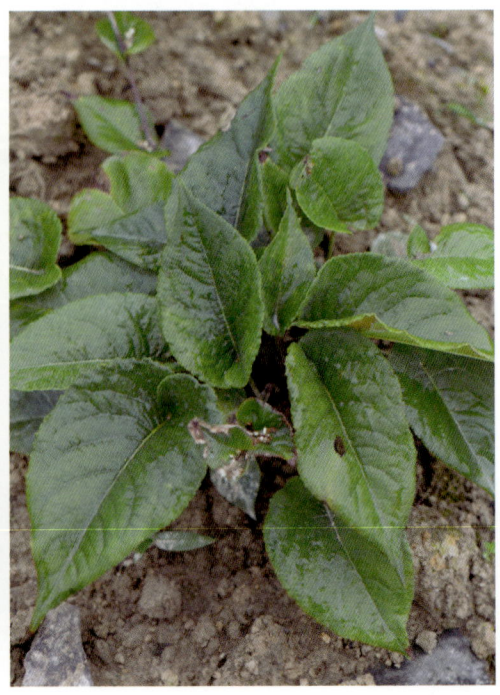

支柱蓼

药材性状

结节状，平直或稍弯曲，长2~9cm，直径0.5~2cm。表面紫褐色或棕褐色，有6~10节，每节呈扁球形，外被残存叶基，并有残留细根及点状根痕，有时两节之间明显变细延长，习称"过江枝"。质硬，易折断，折断面近圆形，浅粉红色或灰黄色，近边缘处有12~30个黄白色维管束，排成断续的环状。气微，味涩。

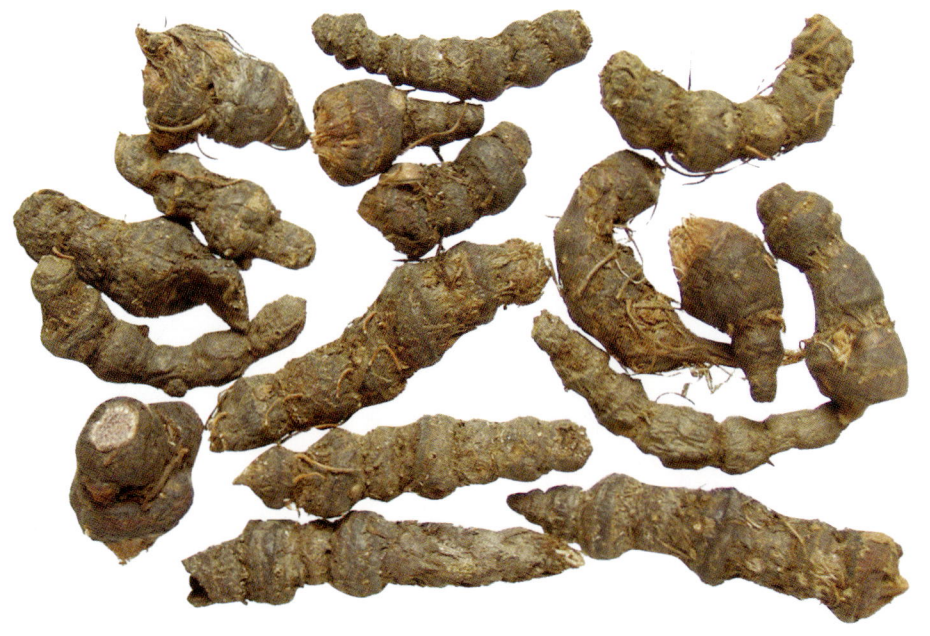

支柱蓼

性味	苦、涩，凉。
功效	收敛止血，止痛生肌。
主治	跌打损伤，外伤出血，便血，崩漏，痢疾，脱肛。
用量用法	9~15g。

★ 杠板归 *Polygonum perfoliatum* L.

别名：蛇不过、蛇倒退。| **药材名**：杠板归（地上部分）。

植物形态　多年生蔓生草本。茎有棱角，红褐色，有倒生钩刺。叶互生，盾状着生；叶柄长 3~8cm，有疏生的倒钩刺；叶片三角形，下表面沿叶脉疏生钩刺；托叶鞘近圆形，膜质，抱茎。花序穗状，顶生或腋生；苞片圆形；花白色或淡红色；花被 5 深裂，裂片在果时增大，肉质，变为深蓝色；雄蕊 8 枚。瘦果球形，熟时完全包在蓝色多汁的花被内。花期 6~8 月，果期 9~10 月。

生境分布：生于阴湿草地及路边、河岸的草丛或灌丛中。分布于全国各地。

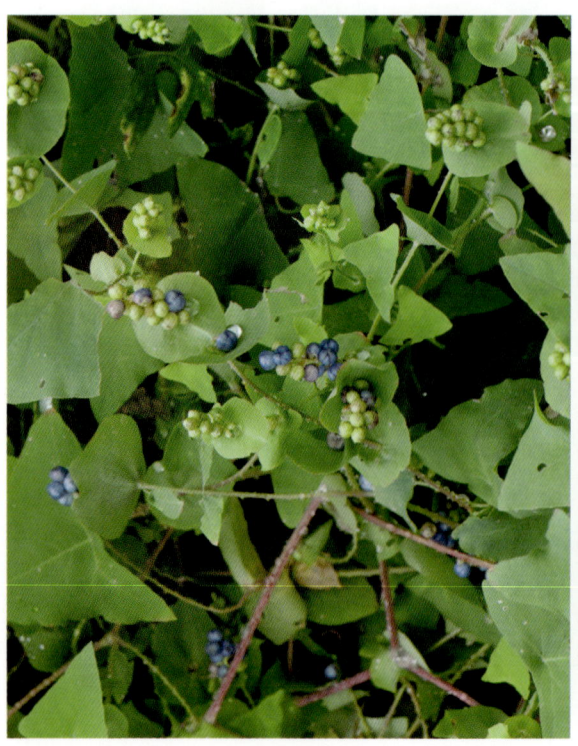
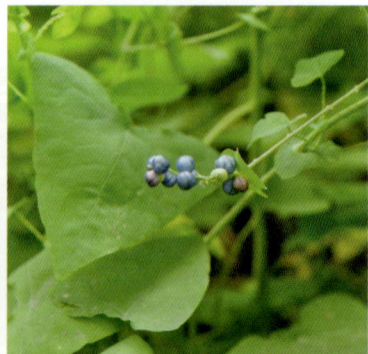
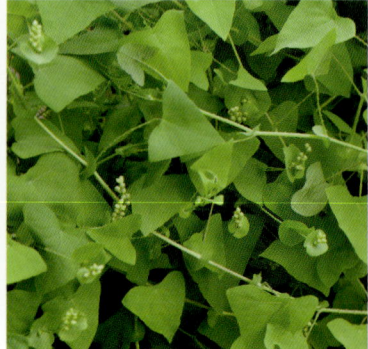

药材性状

杠板归

茎略呈方柱形,有棱角,多分枝,直径可达0.2cm;表面紫红色或紫棕色,棱角上有倒生钩刺,节略膨大,节间长2~6cm;断面纤维性,黄白色,有髓或中空。叶互生,有长柄,盾状着生;叶片多皱缩,完整者展平后呈近等边三角形,灰绿色至红棕色,下表面叶脉和叶柄均有倒生钩刺;托叶鞘包于茎节上或脱落。短穗状花序顶生或生于上部叶腋;苞片圆形;花小,多萎缩或脱落。气微,茎味淡,叶味酸。

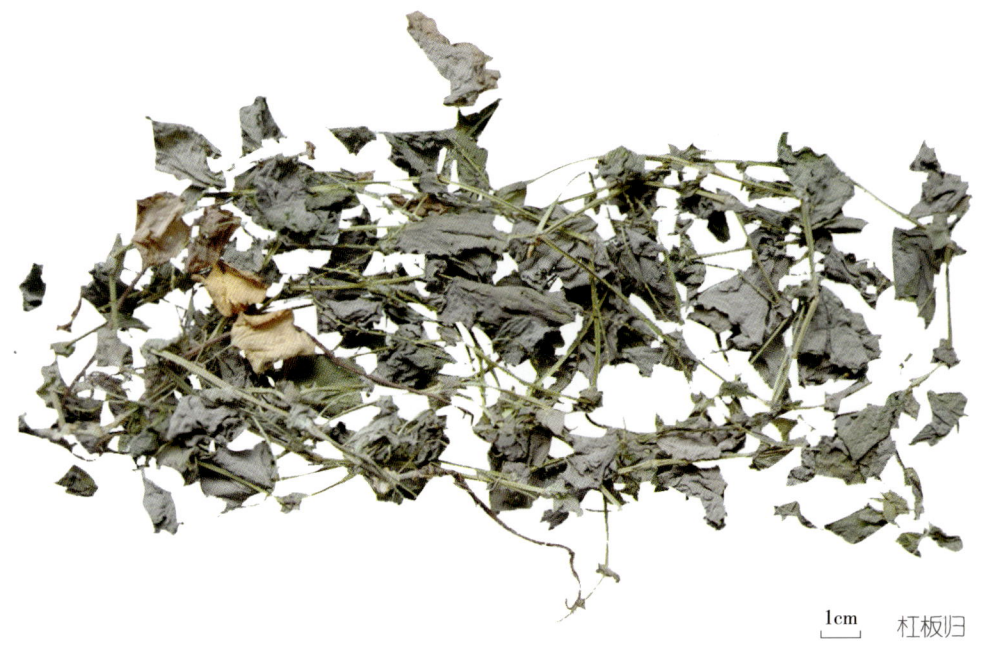

1cm 杠板归

性味	酸,微寒。
功效	清热解毒,利水消肿,止咳。
主治	咽喉肿痛,肺热咳嗽,小儿顿咳,水肿尿少,湿热泻痢,湿疹,疖肿,蛇虫咬伤。
用量用法	15~30g。外用适量,煎汤熏洗。

羊蹄 *Rumex japonicus* Houtt.

别名：土大黄。| **药材名**：羊蹄（根）。

植物形态

多年生草本，高 50~100cm。茎直立。基生叶有长柄，叶片长椭圆形或卵状矩圆形，边缘有波状皱折；茎生叶较小，有短柄，基部楔形，两面都无毛；托叶鞘筒状，膜质。花序为狭长的圆锥状；花两性；花被片 6 枚，排成 2 轮，在果时内轮花被片增大，卵状心形，边缘有不整齐的牙齿，全部生瘤状突起；雄蕊 6 枚；柱头 3 个。瘦果宽卵形，有 3 条棱，黑褐色，有光泽。花期 5~6 月，果期 6~7 月。

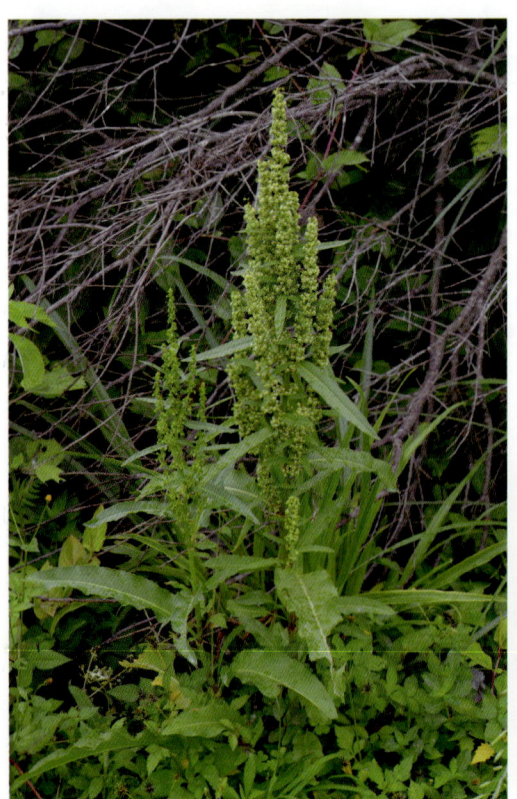

生境分布：生于山野、路旁湿地。分布于江苏、浙江、福建、台湾、安徽、江西、湖北、湖南、四川、广东、广西等地。

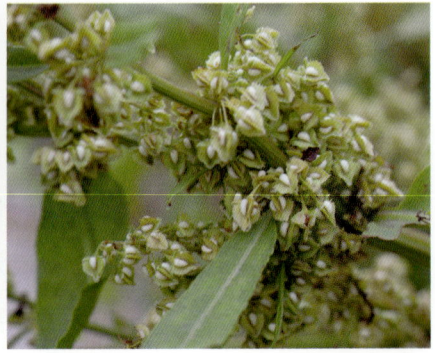

羊蹄

药材性状

类圆锥形,长 6~18cm,直径 0.8~1.8cm。根头部有残留茎基及支根痕,表面棕灰色,具纵皱纹及横向突起的皮孔样疤痕。质硬,易折断,断面具灰黄色颗粒状。气特殊,味微苦、涩。

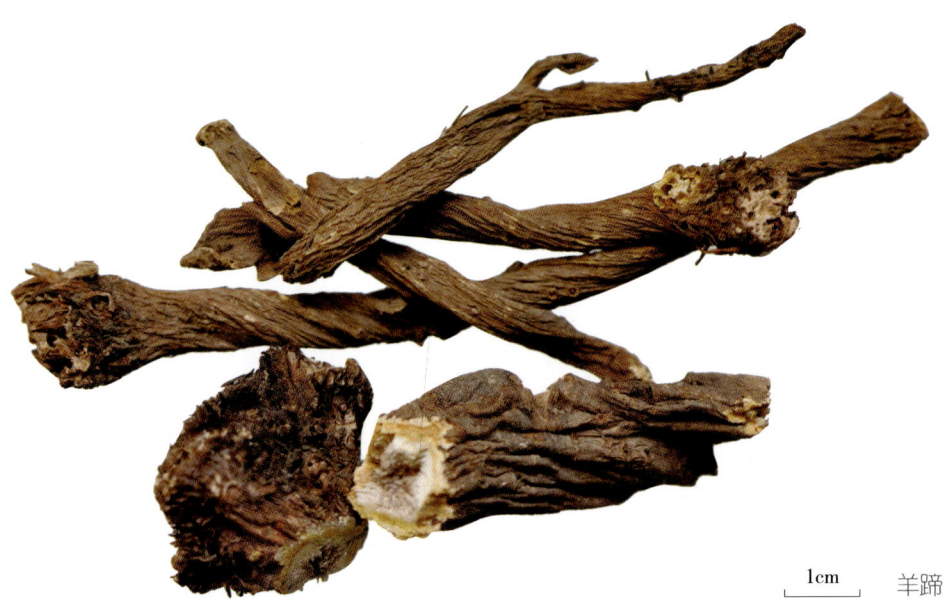

羊蹄

性味	苦,寒。
功效	清热通便,凉血止血,杀虫止痒。
主治	大便秘结,吐血,衄血,肠风便血,痔血,崩漏,疥癣,白秃,痈疮肿毒,跌打损伤。
用量用法	9~15g。外用适量,捣敷或煎水洗。

★ 掌叶大黄 *Rheum palmatum* L.

别名： 北大黄。| **药材名：** 大黄（根和根茎）。

植物形态

多年生高大草本。根及根茎肥大。基生叶有肉质粗壮的长柄；叶片宽卵形或圆形，掌状半裂，裂片3~5（~7）枚，每1枚裂片有时再羽状裂或有粗齿，上表面无毛或疏生乳头状小突起，下表面有柔毛。茎生叶较小。托叶鞘状，膜质，密生短柔毛。圆锥花序大型，顶生；花小，数朵成簇，紫红色或带红紫色；花梗纤细；花被片6枚，排成2轮，内轮稍大，椭圆形；雄蕊9枚；柱头头状。果枝多聚拢，瘦果有3条棱，棱上生翅，两端微凹。花期6~7月，果期7~8月。

生境分布： 生于海拔1500~4400m的山地林缘或草地，亦有栽培。分布于陕西、甘肃、青海、四川、云南、西藏等地。

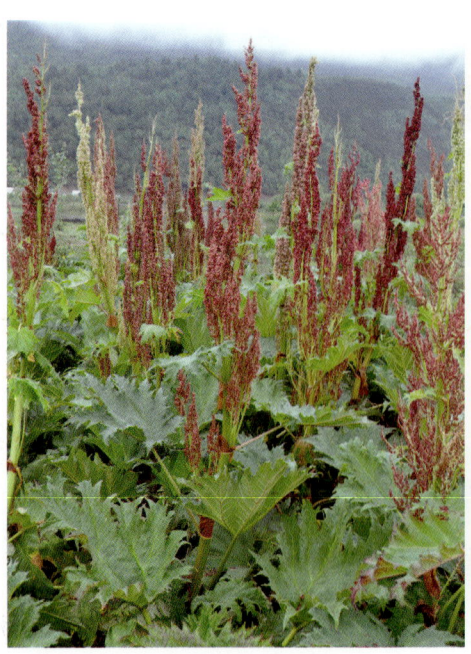
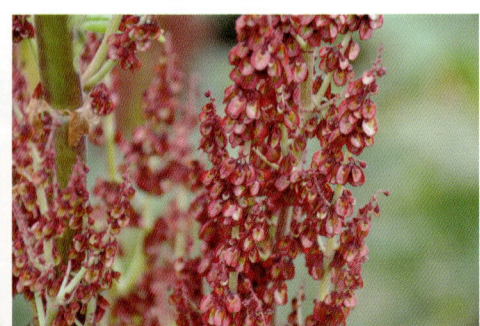
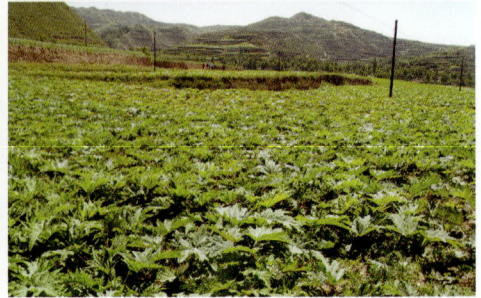

> **药材性状**

大黄

类圆柱形、圆锥形、卵圆形或不规则块状，长3~17cm，直径3~10cm。除尽外皮者表面黄棕色至红棕色，有的可见类白色网状纹理及星点（异型维管束）散在，残留的外皮棕褐色，多具绳孔及粗皱纹。质坚实，有的中心稍松软，断面淡红棕色或黄棕色，显颗粒性。根茎髓部宽广，有星点环列或散在；根木部发达，具放射状纹理，形成层环明显，无星点。气清香，味苦而微涩，嚼之粘牙，有沙粒感。

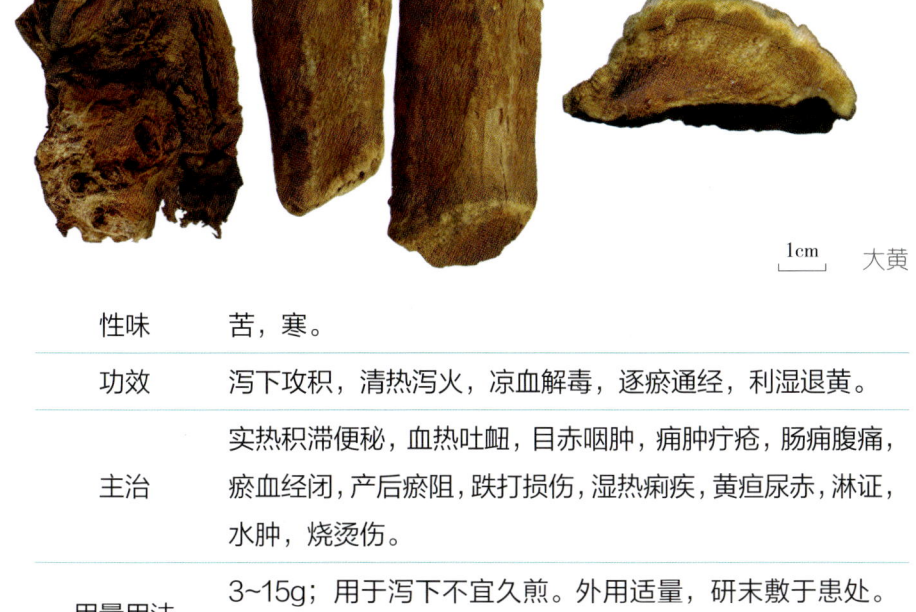

大黄

性味	苦，寒。
功效	泻下攻积，清热泻火，凉血解毒，逐瘀通经，利湿退黄。
主治	实热积滞便秘，血热吐衄，目赤咽肿，痈肿疔疮，肠痈腹痛，瘀血经闭，产后瘀阻，跌打损伤，湿热痢疾，黄疸尿赤，淋证，水肿，烧烫伤。
用量用法	3~15g；用于泻下不宜久煎。外用适量，研末敷于患处。孕妇及月经期、哺乳期慎用。

附　注：《中国药典》2015年版记载同属植物药用大黄、唐古特大黄与掌叶大黄的干燥根和根茎同等入药。

梧桐科

★ 胖大海 *Sterculia lychnophora* Hance

别名：大海、大发。| **药材名**：胖大海（果实）。

植物形态　落叶乔木，高可达40m。单叶互生；叶片革质，卵形或椭圆状披针形，通常3裂，全缘，光滑无毛。圆锥花序顶生或腋生，花杂性同株；花萼钟状，深裂，裂片披针形，宿存，外面被星状柔毛；雄花具10~15枚雄蕊，花药及花丝均被疏柔毛，不育心皮被短柔毛；雌花具1枚雌蕊。蓇葖果1~5个，呈船形，在成熟前开裂。种子深黑褐色，表面具皱纹，光滑无毛。

生境分布：生于热带地区，海南、广西等地有少量引种栽培。

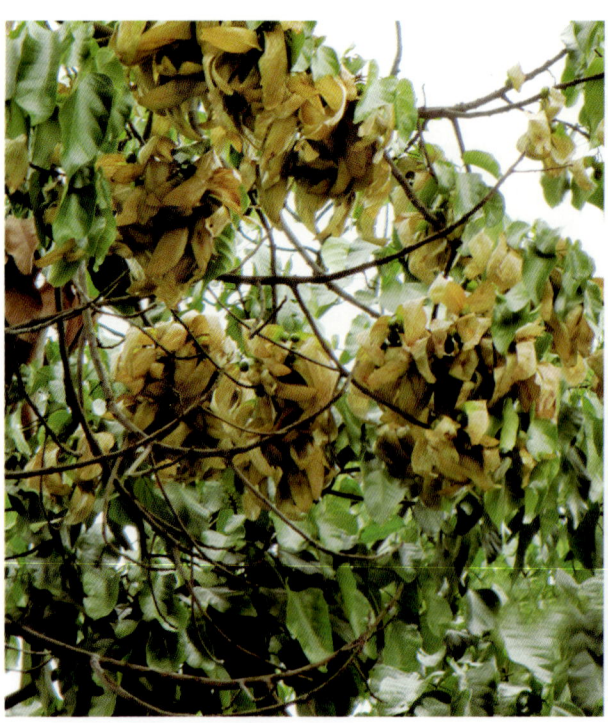
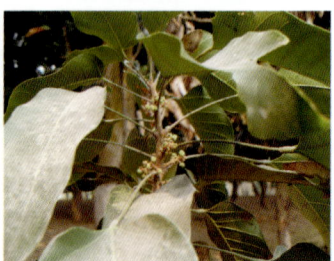
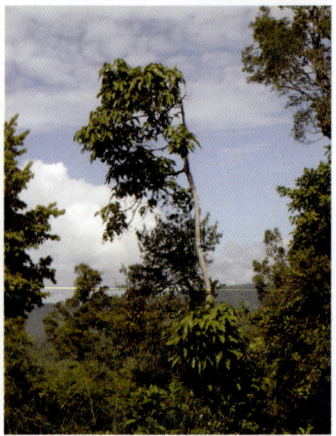

药材性状

胖大海

纺锤形或椭圆形,长 2~3cm,直径 1~1.5cm。先端钝圆,基部略尖而歪,具浅色的圆形种脐。表面棕色或暗棕色,微有光泽,具不规则的干缩皱纹。外层种皮极薄,质脆,易脱落。中层种皮较厚,黑褐色,质松易碎,遇水膨胀成海绵状。断面可见散在的树脂状小点。内层种皮可与中层种皮剥离,稍革质,内有 2 片肥厚胚乳,广卵形;子叶 2 枚,菲薄,紧贴于胚乳内侧,与胚乳等大。气微,味淡,嚼之有黏性。

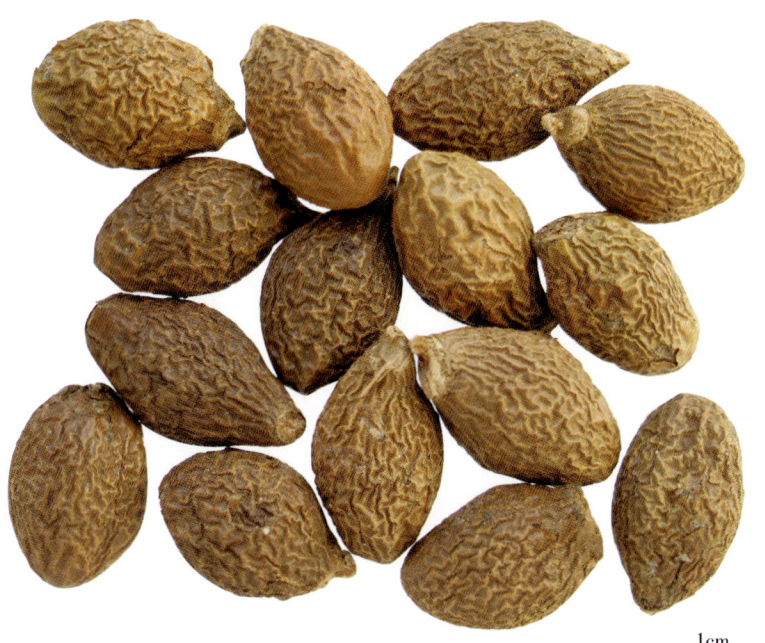

胖大海

性味	甘,寒。
功效	清热润肺,利咽开音,润肠通便。
主治	肺热声哑,干咳无痰,咽喉干痛,热结便闭,头痛目赤。
用量用法	2~3 枚,沸水泡服或煎服。

山芝麻 *Helicteres angustifolia* L.

别名： 大山麻、山油麻。| **药材名：** 山芝麻（根）。

植物形态

小灌木，高达 1m。叶互生；叶柄被星状短柔毛；叶片线状披针形、长圆形，有时窄椭圆形，上表面无毛或疏生星状柔毛，下表面被灰白色或淡灰黄色星状柔毛，或混生刚毛，全缘。聚伞花序腋生，有 2 至数朵花；花萼 5 裂，被星状短柔毛；花瓣 5 片，红色或淡紫色；雄蕊 10 枚，外轮退化；子房被毛，胚珠多数。蒴果长圆形或卵状长圆形，密被星状毛及混生长柔毛，5 裂。花期几全年。

生境分布： 生于荒坡、路旁及丘陵地。分布于江西、湖南、福建、台湾、广东、广西、四川、贵州、云南等地。

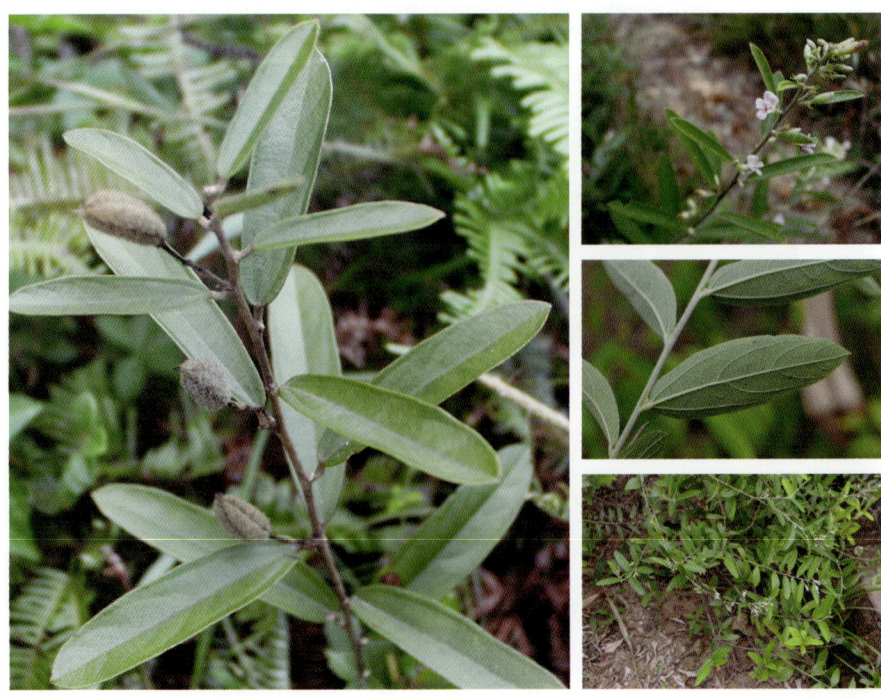

药材性状

山芝麻

　　圆柱形，略扭曲，头部常带有结节状的茎枝残基，长15~25cm（商品多已切成长约2cm的段块），直径0.5~1.5cm。表面灰黄色至灰褐色，有坚韧的侧根或侧根痕，栓皮粗糙，有纵斜裂纹，老根栓皮易片状剥落。质坚硬，断面皮部较厚，暗棕色或灰黄色，强纤维性，易与木部剥离并撕裂，木部黄白色，具微密放射状纹理。气微香，味苦、微涩。

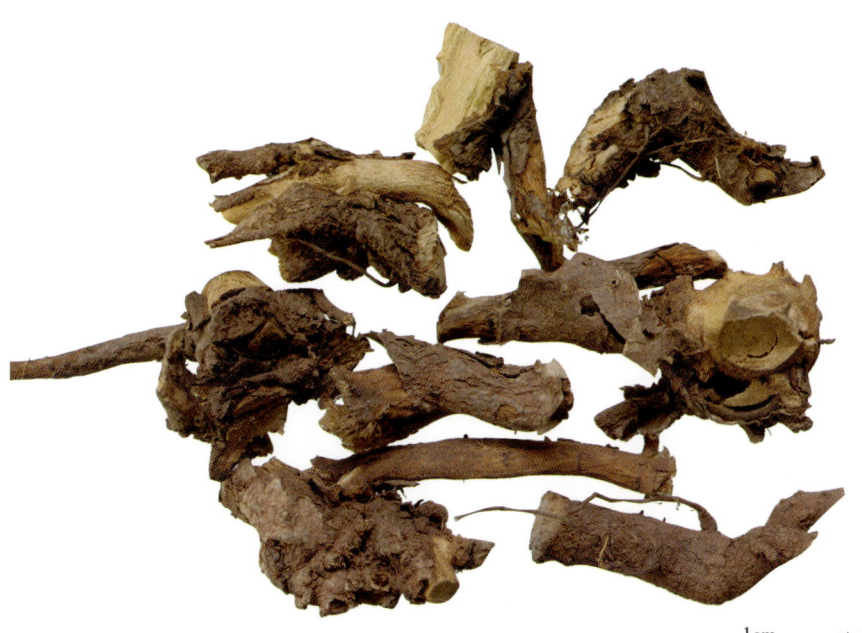

1cm　山芝麻

性味	苦、微甘，寒；有小毒。
功效	清热解毒，止咳。
主治	感冒高热，扁桃体炎，咽喉炎，腮腺炎，麻疹，咳嗽，疟疾，毒蛇咬伤，外伤出血，痔疮，痈肿疔疮。
用量用法	9~15g。外用适量，干根研粉外敷或米酒调敷患处。孕妇及体弱者忌服。

锦葵科

玫瑰茄 *Hibiscus sabdariffa* L.

别名：苏丹红、山茄。| **药材名**：玫瑰茄（花萼）。

植物形态 　一年生直立草本，高 1~2m。茎淡紫色。叶异型，下部叶卵形，不分裂，上部叶掌状 3 深裂，裂片披针形，两面无毛，主脉 3~5 条，下表面中肋具腺体；叶柄长 2~8cm。花单生于叶腋，近无梗；小苞片 8~12 枚，披针形，近端具刺状附属物；萼杯形，淡紫色，疏生粗毛及刺，裂片 5 枚；花冠黄色，内面基部深红色。蒴果卵球形，果瓣 5 枚。种子多数，肾形。花期夏秋季。

生境分布：全球热带地区均有栽培，我国台湾、福建、广东，以及云南南部有引入栽培。

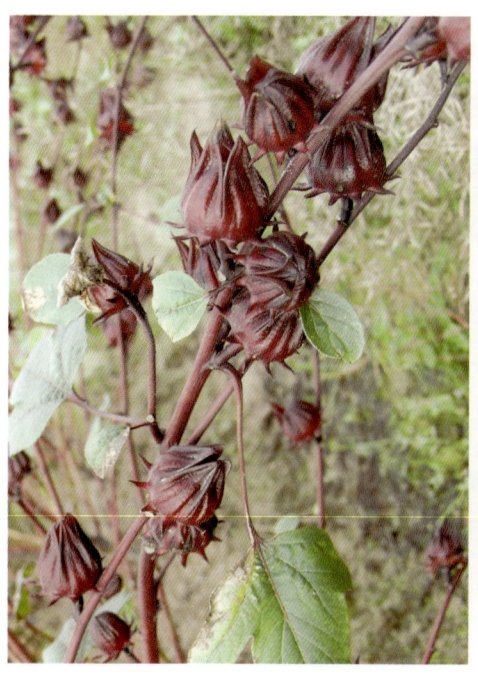
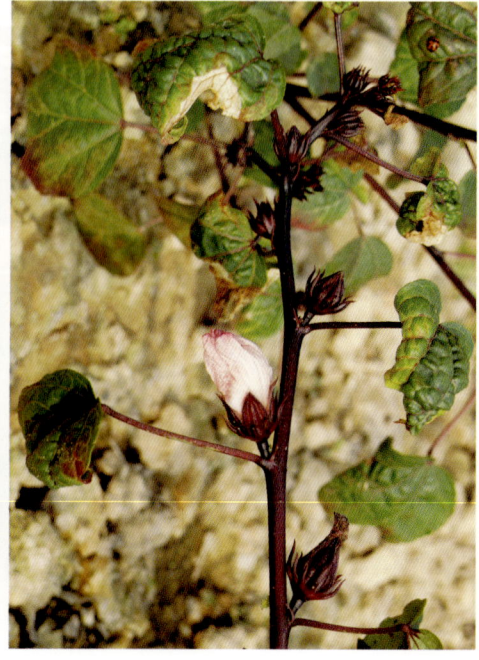

药材性状

玫瑰茄

略呈圆锥状或不规则形，长 2.5~4cm，直径约 2cm。花萼紫红色至紫黑色，5 裂，裂片披针形，下部可见与花萼愈合的小苞片，约 10 裂，披针形，基部具有去除果实后留下的空洞。体轻，质脆。气微清香，味酸。

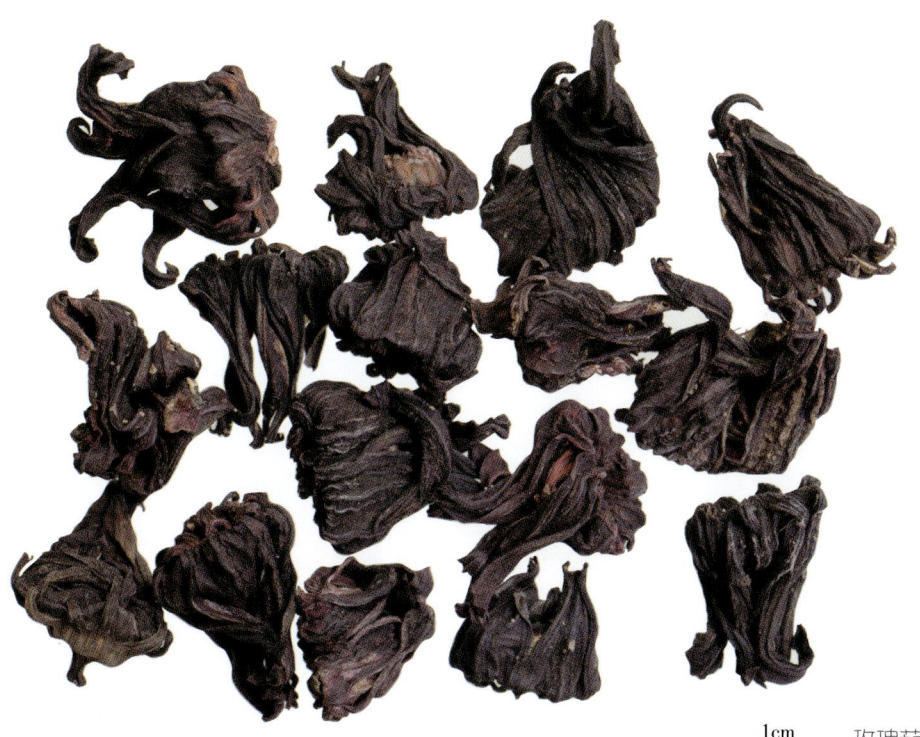

1cm　玫瑰茄

性味	酸，凉。
功效	敛肺止咳，降血压，解酒。
主治	肺虚咳嗽，高血压，醉酒。
用量用法	9~15g。

木槿 *Hibiscus syriacus* L.

别名： 朝开暮落花、槿树、喇叭花。| **药材名：** 木槿花（花）。

植物形态

落叶灌木，高 3~5m。叶互生；叶片菱状卵形，上部常有 3 裂，边缘有不规则粗锯齿，三出脉，两面疏被星状毛。花单生于叶腋；小苞片 6~7 枚，线形，被星状毛；花萼钟形，萼片 5 枚，外被星状毛；花冠钟形，花瓣 5 片或为重瓣，淡紫色、白色或红色，密被长柔毛；雄蕊多数，花丝连合成筒状，包围花柱；子房 5 室。蒴果长圆形或长卵形，密被星状绒毛，顶端有短喙。花期 7~10 月，果期 9~12 月。

生境分布： 全国各地普遍栽培，南方地区有野生。

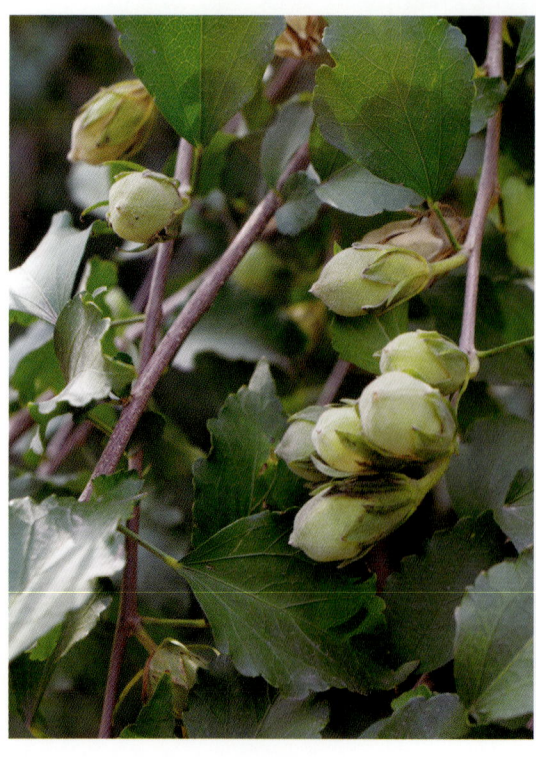
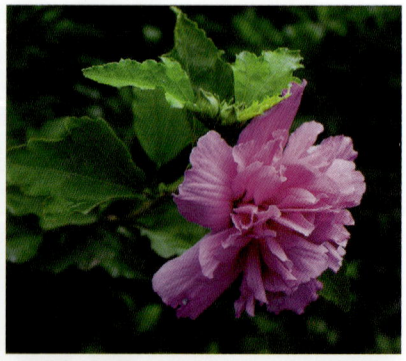
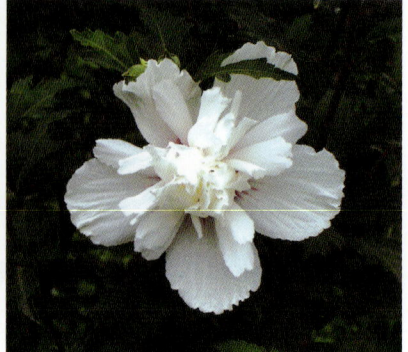

木槿花

药材性状

多皱缩成团或不规则,长 2~4cm,宽 1~2cm;花萼钟形,黄绿色或黄色,萼片 5 枚,三角形;萼筒下有苞片 6~7 枚,线形;花梗长 3~7mm;花萼、苞片、花梗表面均被细毛及星状毛;花瓣 5 片或为重瓣,黄白色或黄棕红色,基部与雄蕊合生,密被白色长柔毛;雄蕊多数,花丝连合成筒状,包围花柱;花柱 5 枚,伸出花丝筒外。质轻、脆。气微香,味淡。

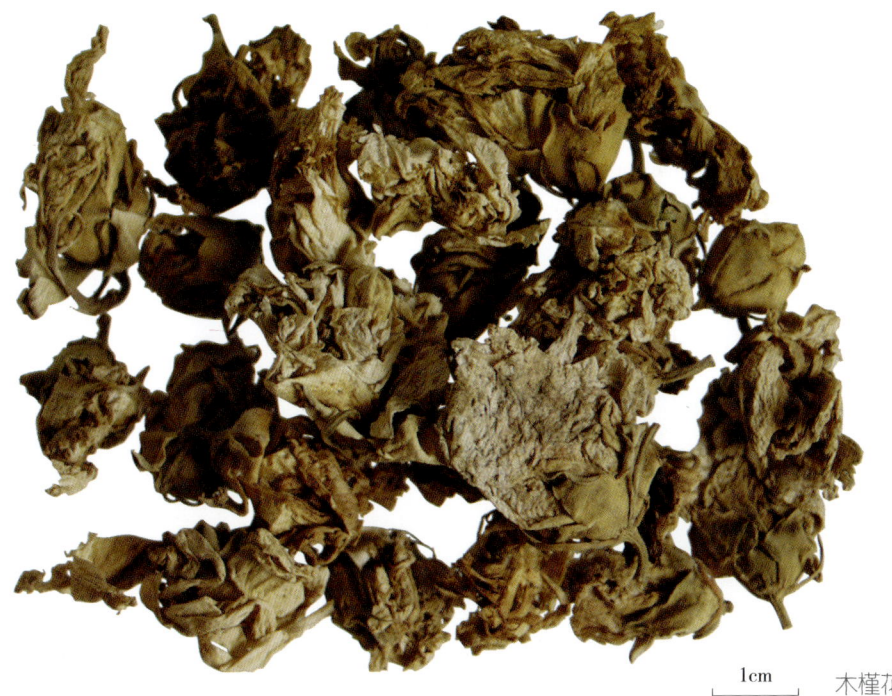

木槿花

性味	甘,平。
功效	清热凉血,解毒消肿。
主治	痢疾,痔疮出血,白带异常,疮疖痈肿,烫伤。
用量用法	6~12g。外用适量,研粉麻油调搽患处。

旌节花科

★ 中国旌节花 *Stachyurus chinensis* Franch.

别名： 旌节花。| **药材名：** 小通草（茎髓）。

植物形态　灌木，高 1.5~5m。树皮暗褐色。叶互生，纸质，卵形至卵状矩圆形，少有矩圆状披针形，长 5~12cm，宽 3~7cm，先端尾状渐尖，基部圆形或近心形，边缘有疏锯齿，无毛，或下表面沿中脉被疏毛。穗状花序腋生，下垂；萼片 4 枚，三角形；花瓣 4 片，倒卵形，长约 7mm，黄色；雄蕊与花瓣几等长。浆果球形，有短柄，直径约 6mm。花期 3~4 月，果期 5~7 月。

生境分布： 生于山谷、沟边、林缘或林中。分布于陕西、甘肃、安徽、浙江、江西、福建、湖北、湖南、广东、广西、贵州、四川、云南等地。

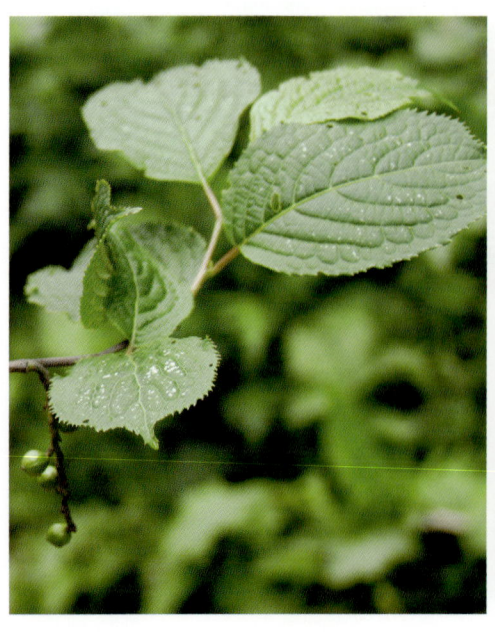
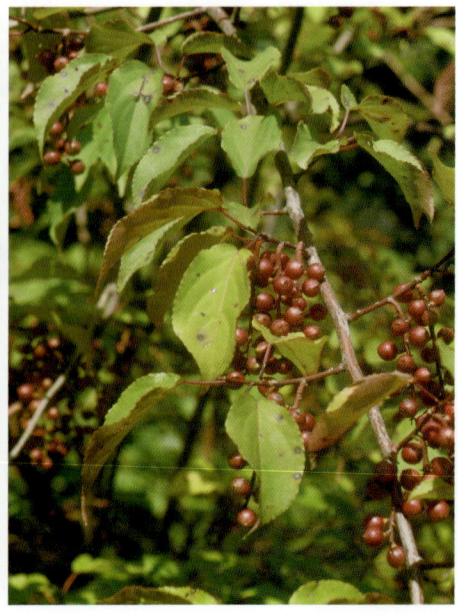

药材性状

小通草

圆柱形，长 30~50cm，直径 0.5~1cm。表面白色或淡黄色，无纹理。体轻，质松软，捏之能变形，有弹性，易折断，断面平坦，无空心，显银白色光泽。水浸后有黏滑感。气微，无味。

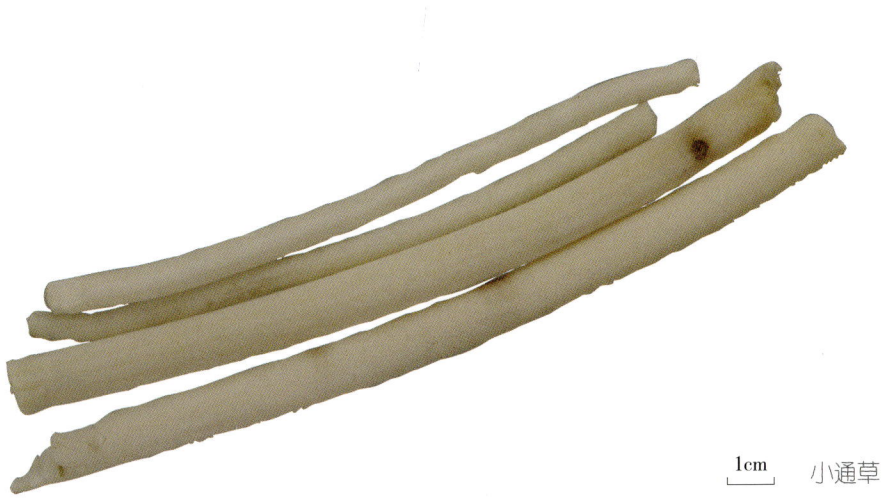

小通草

性味	甘、淡，寒。
功效	清热，利尿，下乳。
主治	小便不利，淋证，乳汁不下。
用量用法	3~6g。

附 注：《中国药典》2015年版记载旌节花科植物喜马山旌节花、中国旌节花或山茱萸科植物青荚叶的干燥茎髓同等入药。

柽柳科

★ 柽柳 *Tamarix chinensis* Lour.

别名：山川柳。| **药材名**：西河柳（细嫩枝叶）。

植物形态　灌木或小乔木，植株高 2~5m。叶淡蓝绿色，披针形或披针状卵形，鳞片状，先端渐尖，基部呈鞘状抱茎。总状花序长 2~5cm，常松散下垂；苞片狭披针形或钻形；花小，粉红色；萼片 5 枚，卵状三角形；花瓣 5 片，倒卵状长圆形或长圆形，开张，宿存；雄蕊 5 枚，较花瓣长，生于花盘裂片之间。蒴果圆锥形，熟时通常 3 瓣裂。花、果期 5~9 月。

生境分布：生于沙质盐碱地或栽培于庭园。分布于全国各地。

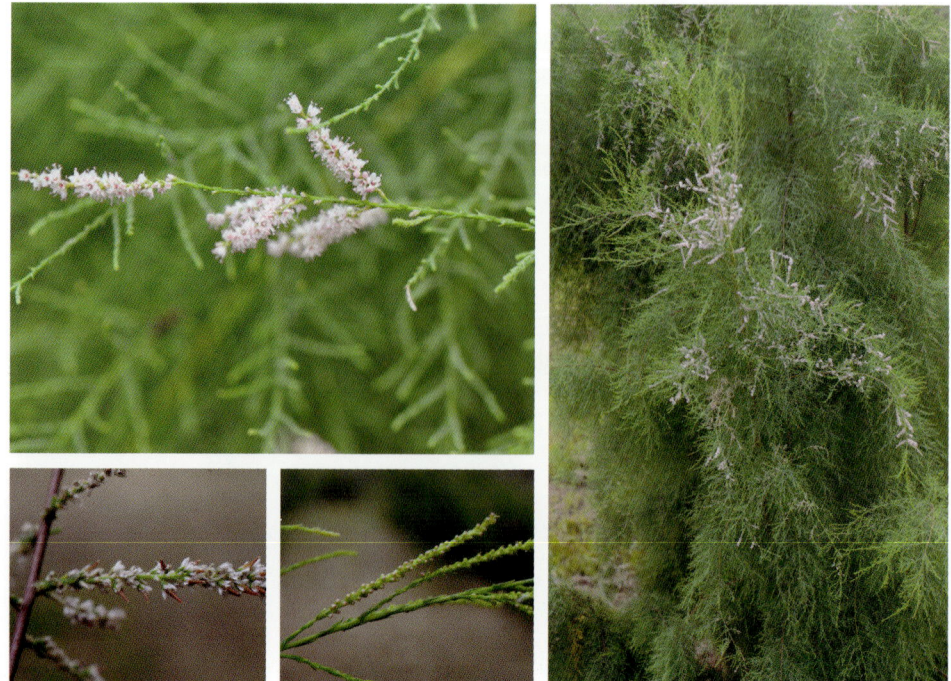

药材性状

西河柳

茎枝呈细圆柱形，直径0.5~1.5mm。表面灰绿色，有多数互生的鳞片状小叶。质脆，易折断。稍粗的枝表面红褐色，叶片常脱落而残留突起的叶基，断面黄白色，中心有髓。气微，味淡。

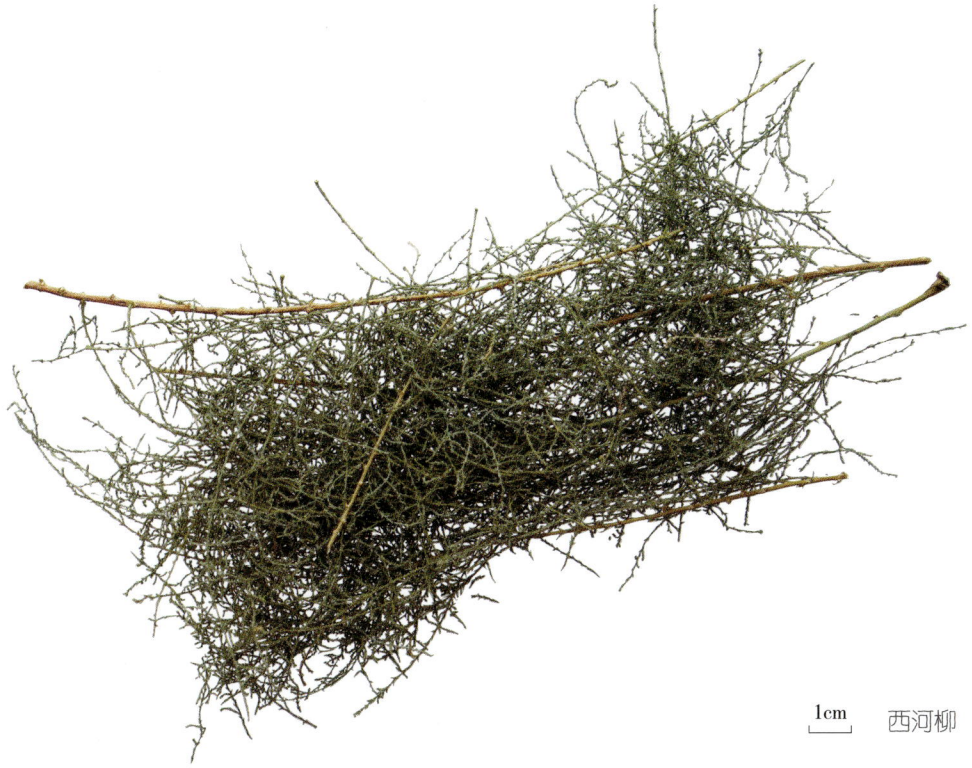

1cm 西河柳

性味	甘、辛，平。
功效	发表透疹，祛风除湿。
主治	麻疹不透，风湿痹痛。
用量用法	3~6g。外用适量，煎汤擦洗。

葫芦科

★ 冬瓜 *Benincasa hispida* (Thunb.) Cogn.

别名：白瓜。| 药材名：冬瓜皮（外层果皮）。

植物形态　一年生蔓生草本。叶片肾状圆形，5~7浅裂至中裂，边缘有小锯齿，两面生有硬毛；叶柄粗壮。花单生，雌雄同株；花萼裂片有锯齿，反折；花冠黄色，辐射状；雄蕊3枚，分离，药室多回折曲；子房卵形或圆筒形，密生黄褐色硬毛。瓠果长圆柱状、长圆形或扁球形，长25~60cm。花期6~8月，果期7~10月。

生境分布：全国各地均有栽培。

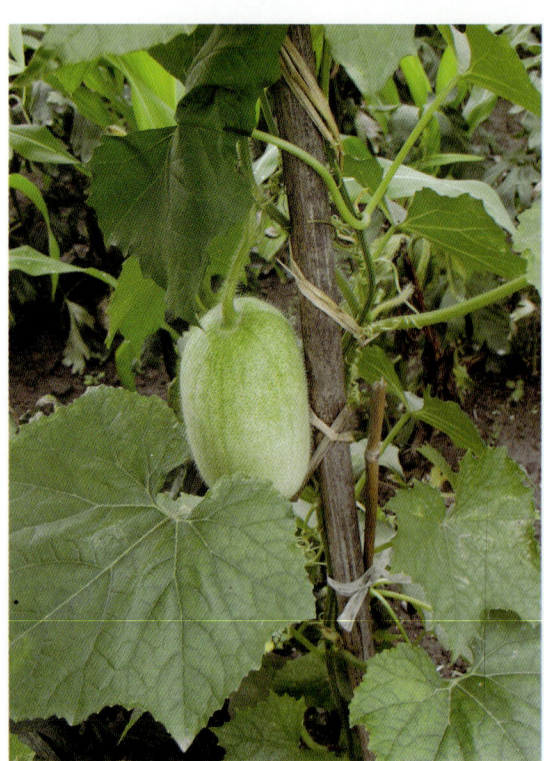

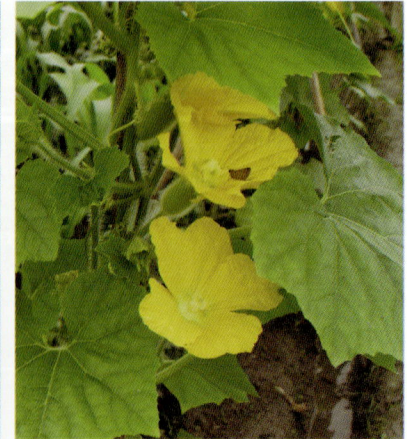

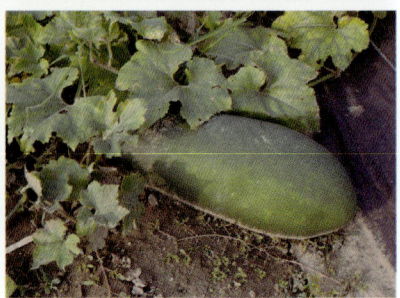

药材性状

冬瓜皮

不规则的碎片，常向内卷曲，大小不一。外表面灰绿色或黄白色，被有白霜，有的较光滑不被白霜；内表面较粗糙，有的可见筋脉状维管束。体轻，质脆。气微，味淡。

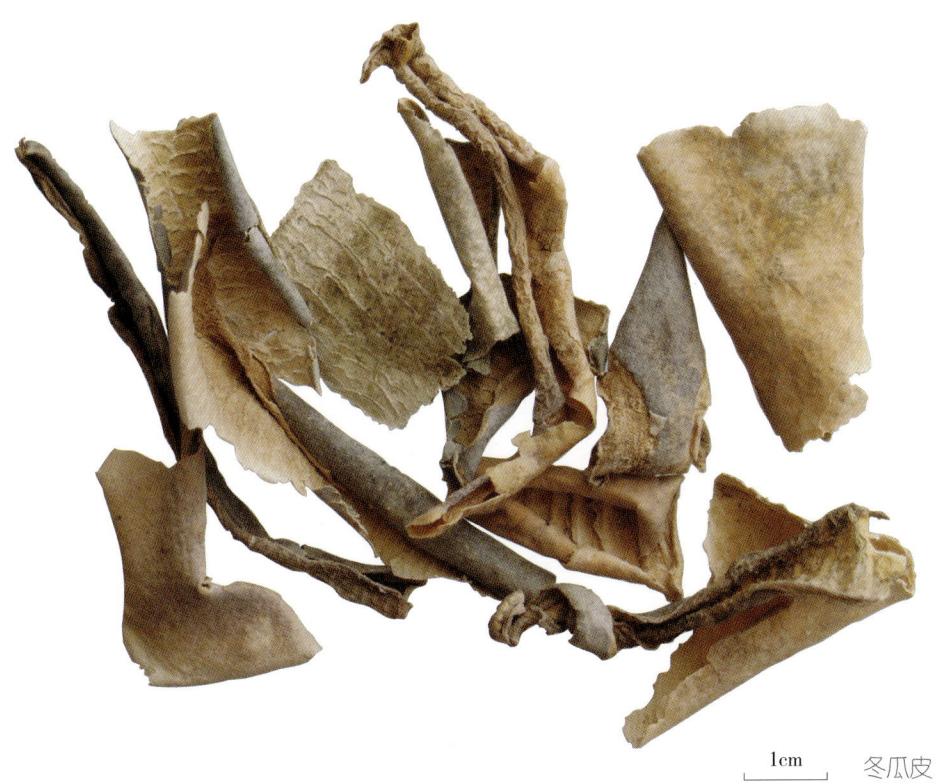

1cm　　冬瓜皮

性味	甘，凉。
功效	利尿消肿。
主治	水肿胀满，小便不利，暑热口渴，小便短赤。
用量用法	9~30g。

★ 甜瓜 *Cucumis melo* L.

别名：香瓜。| **药材名**：甜瓜子（种子）。

植物形态　一年生攀缘蔓生草本。茎圆形，具纵行凹槽，被众多短刚毛，卷须先端不分叉，具刺毛。单叶互生；叶片近圆形或肾形，掌状3~7浅裂，下表面脉上具短刚毛，边缘有不整齐锯齿。花单性，雌雄同株；花萼筒状，密被白色柔毛；花冠黄色，5裂，裂片卵状长圆形，有小尖头。雄花具长梗，雄蕊5枚，连生成3枚。雌花梗较短；子房长椭圆形。种子多数，扁长圆形。花期6~7月，果期7~8月。

生境分布：全国各地均有栽培。

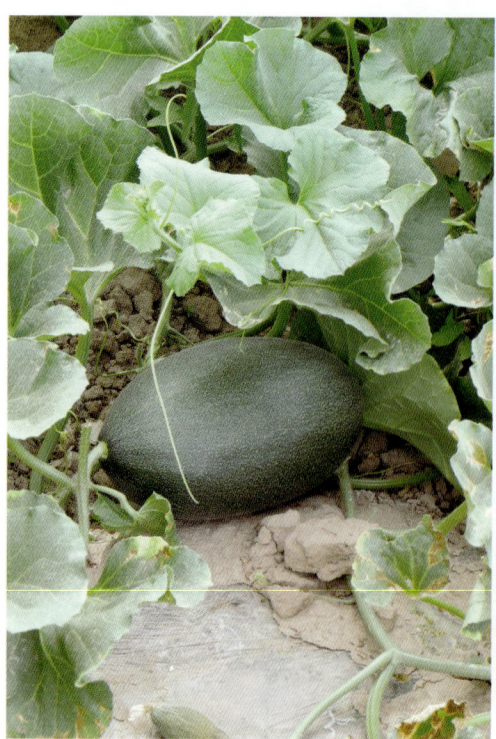

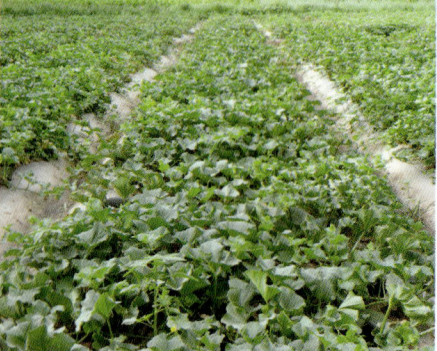

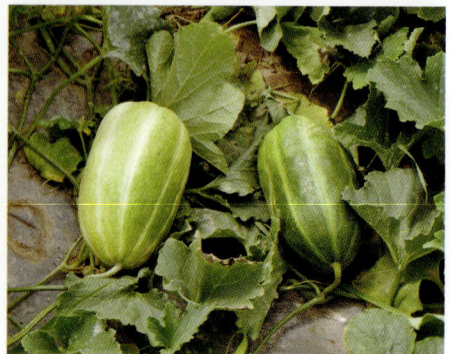

甜瓜子

药材性状

扁平长卵形，长 3~9mm，宽 2~4mm。表面黄白色、浅棕红色或棕黄色，平滑，微有光泽。一端稍尖，另端钝圆。种皮较硬而脆，内有膜质胚乳和子叶 2 枚。气微，味淡。

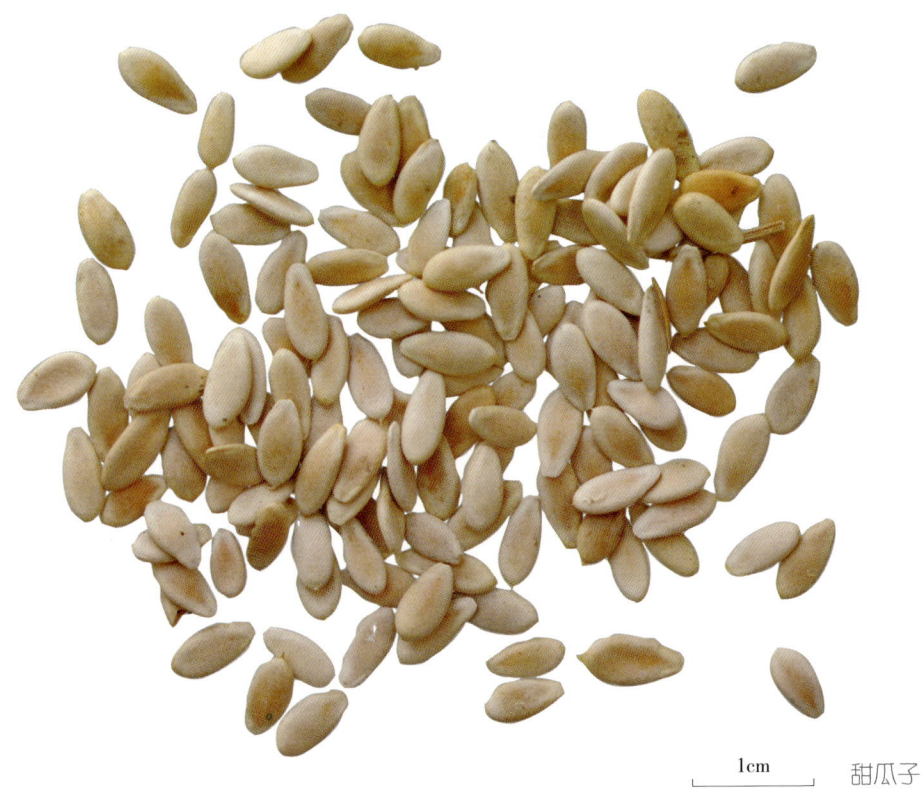

1cm 甜瓜子

性味	甘，寒。
功效	清肺，润肠，化瘀，排脓，疗伤止痛。
主治	肺热咳嗽，便秘，肺痈，肠痈，跌打损伤，筋骨折伤。
用量用法	9~30g。

★ 双边栝楼 *Trichosanthes rosthornii* Harms

别名：中华栝楼。| **药材名**：瓜蒌（果实）、瓜蒌子（种子）、瓜蒌皮（果皮）、天花粉（根）。

植物形态

茎具纵棱槽，疏被短柔毛。叶片轮廓阔卵形至近圆形，3~7深裂，通常5深裂，几达基部，裂片线状披针形、披针形至倒披针形，边缘具短尖状细齿，上表面疏被短硬毛，下表面无毛。花雌雄异株。雄花单生或为总状花序，或两者并生；苞片菱状倒卵形，不内凹；花萼筒狭喇叭形。雌花单生；花萼筒圆筒形；子房椭圆形。果实球形或椭圆形。种子卵状椭圆形，扁平，具明显的棱线。花期6~8月，果期8~10月。

生境分布：生于海拔400~1850m的山坡疏林或路边灌丛中。分布于甘肃、陕西、湖北、江西、云南、贵州、四川、安徽、广东、广西等地。

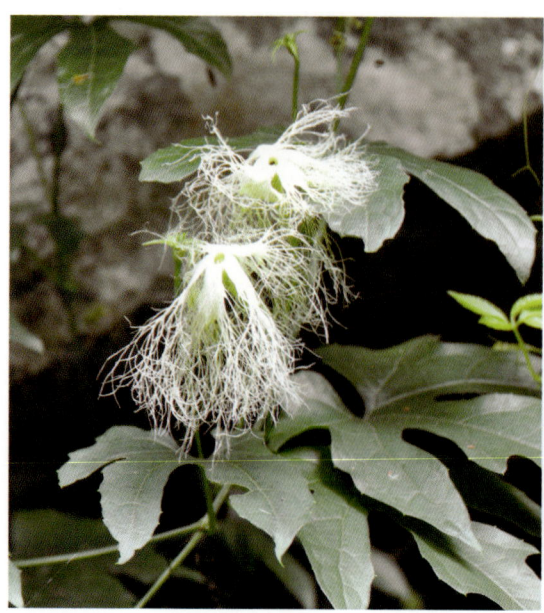
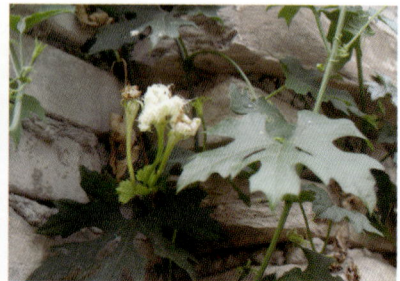
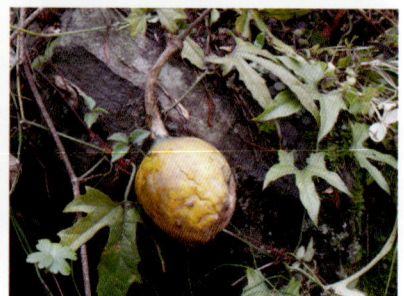

药材性状

瓜蒌

类球形或宽椭圆形，长7~15cm，直径6~10cm。表面橙红色或橙黄色，皱缩或较光滑，顶端有圆形的花柱残基，基部略尖，具残存的果梗。轻重不一。质脆，易破开，内表面黄白色，有红黄色丝络，果瓤橙黄色，黏稠，与多数种子黏结成团。具焦糖气，味微酸、甜。

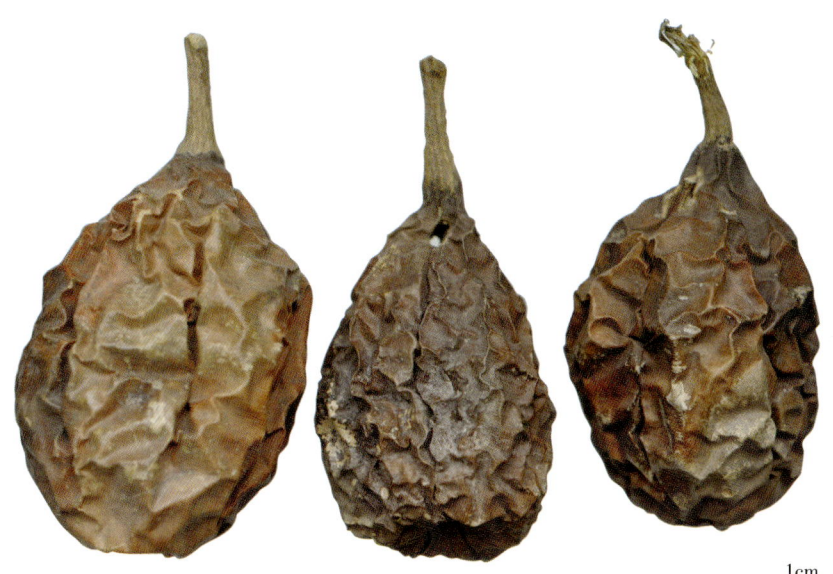

瓜蒌

性味	甘、微苦，寒。
功效	清热涤痰，宽胸散结，润燥滑肠。
主治	肺热咳嗽，痰浊黄稠，胸痹心痛，结胸痞满，乳痈，肺痈，肠痈，大便秘结。
用量用法	9~15g。不宜与川乌、制川乌、草乌、制草乌、附子同用。

瓜蒌子

药材性状

较大而扁，长15~19mm，宽8~10mm，厚约2.5mm。表面棕褐色，沟纹明显而环边较宽。顶端平截。

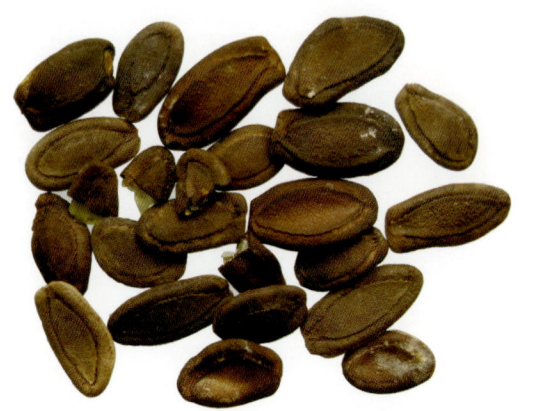

1cm 瓜蒌子

性味	甘，寒。
功效	润肺化痰，滑肠通便。
主治	燥咳痰黏，肠燥便秘。
用量用法	9~15g。不宜与川乌、制川乌、草乌、制草乌、附子同用。

瓜蒌皮

药材性状

常切成2至数瓣，边缘向内卷曲，长6~12cm。外表面橙红色或橙黄色，皱缩，有的有残存果梗；内表面黄白色。质较脆，易折断。具焦糖气，味淡、微酸。

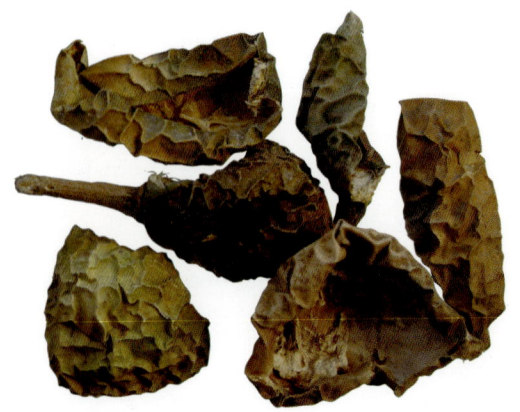

1cm 瓜蒌皮

性味	甘，寒。
功效	清热化痰，利气宽胸。
主治	痰热咳嗽，胸闷胁痛。
用量用法	6~10g。不宜与川乌、制川乌、草乌、制草乌、附子同用。

药材性状

天花粉

不规则圆柱形、纺锤形或瓣块状，长8~16cm，直径1.5~5.5cm。表面黄白色或淡棕黄色，有纵皱纹、细根痕及略凹陷的横长皮孔，有的有黄棕色外皮残留。质坚实，断面白色或淡黄色，富粉性，横切面可见黄色木质部，略呈放射状排列，纵切面可见黄色条纹状木质部。气微，味微苦。

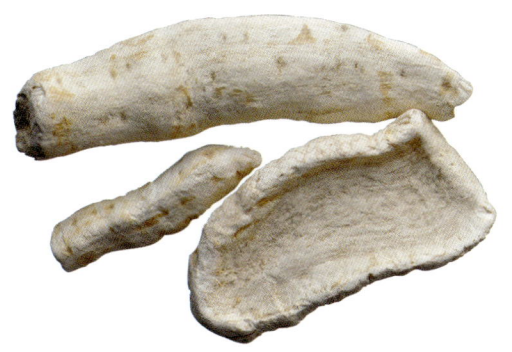

天花粉

性味	甘、微苦，微寒。
功效	清热泻火，生津止渴，消肿排脓。
主治	热病烦渴，肺热燥咳，内热消渴，疮疡肿毒。
用量用法	10~15g。孕妇慎用；不宜与川乌、制川乌、草乌、制草乌、附子同用。

附　注：《中国药典》2015年版记载同属植物栝楼与双边栝楼的干燥成熟果实、种子、果皮均同等入药。

安息香科

★ 白花树 *Styrax tonkinensis* (Pierre) Craib ex Hart.

别名：越南安息香。 | **药材名**：安息香（树脂）。

植物形态 乔木。叶互生；叶柄密被褐色星状毛；叶片椭圆形、椭圆状卵形、长椭圆形或卵形，上表面无毛或嫩叶脉上被星状毛，下表面密被灰色至粉绿色星状绒毛。圆锥花序或总状花序顶生；花单生或两朵并生叶腋，白色；萼杯状，5齿裂，密被黄褐色或灰色星状绒毛；花冠裂片卵状披针形或椭圆形，花蕾期呈覆瓦状排列。果近球形，密被灰色星状绒毛。种子卵圆形，密被小瘤点和星状毛。花期4~6月，果熟期8~10月。

生境分布：生于海拔100~2000m的山坡或疏林中。分布于广东、广西、云南、贵州、湖南等地。

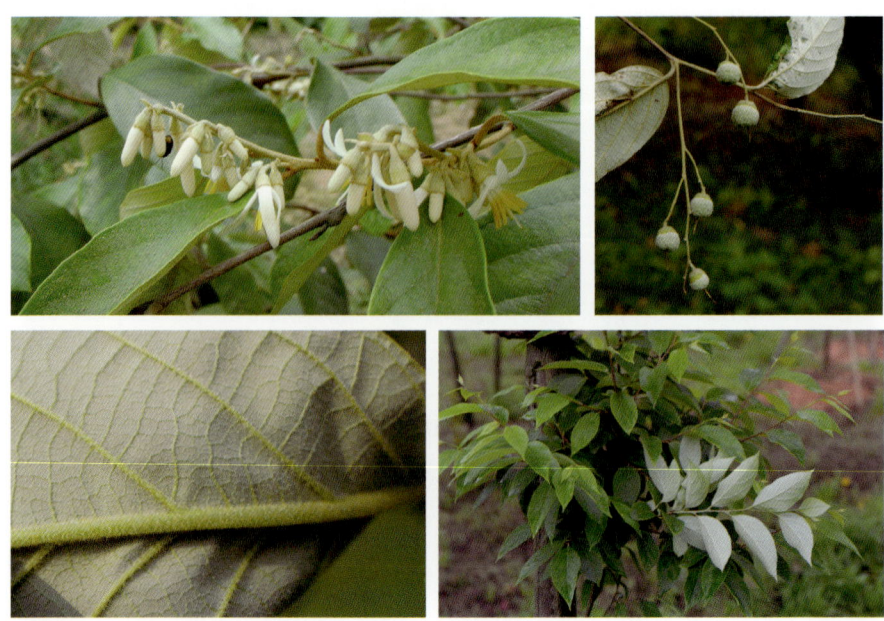

药材性状

安息香

不规则的小块,稍扁平,常黏结成团块。表面橙黄色,具蜡样光泽(自然出脂);或为不规则的圆柱状、扁平块状。表面灰白色至淡黄白色(人工割脂)。质脆,易碎,断面平坦,白色,放置后逐渐变为淡黄棕色至红棕色。加热则软化熔融。气芳香,味微辛,嚼之有沙粒感。

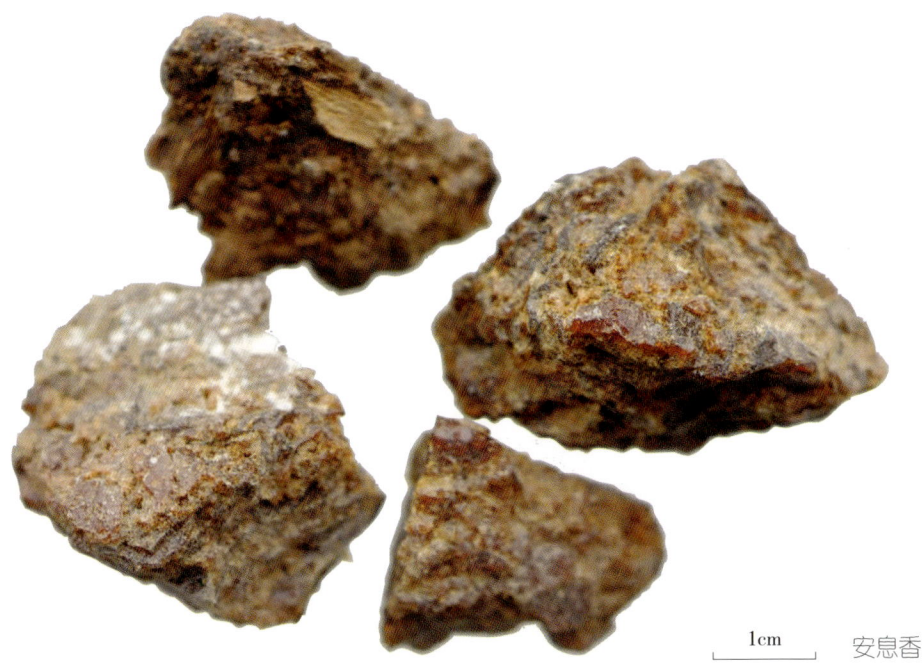

安息香

性味	辛、苦,平。
功效	开窍醒神,行气活血,止痛。
主治	中风痰厥,气郁暴厥,中恶昏迷,心腹疼痛,产后血晕,小儿惊风。
用量用法	0.6~1.5g,多入丸、散。

报春花科

★ 过路黄 *Lysimachia christinae* Hance

别名：对座草、路边黄。| **药材名**：金钱草（全草）。

植物形态 多年生草本。茎柔弱，匍匐于地面，淡绿色带红色，无毛或微具短柔毛。叶对生；叶片心形或宽卵形，两面均有黑色腺条，无毛或微具短柔毛。花成对腋生；花萼5深裂，裂片披针形，外面有黑色腺条；花冠5裂，黄色，裂片椭圆形，顶端尖，有明显的黑色腺条；雄蕊5枚，花丝基部连合成筒状；花柱单一，圆柱状；子房卵圆形，1室，胚珠多数。蒴果球形，有黑色短腺条。花期5~7月，果期6~8月。

生境分布：生于路边、沟边、山坡、疏林、草丛阴湿处。分布于河南、山西、江苏、安徽、浙江、江西、福建、台湾、湖北、湖南、广东、广西、陕西、云南、贵州、四川等地。

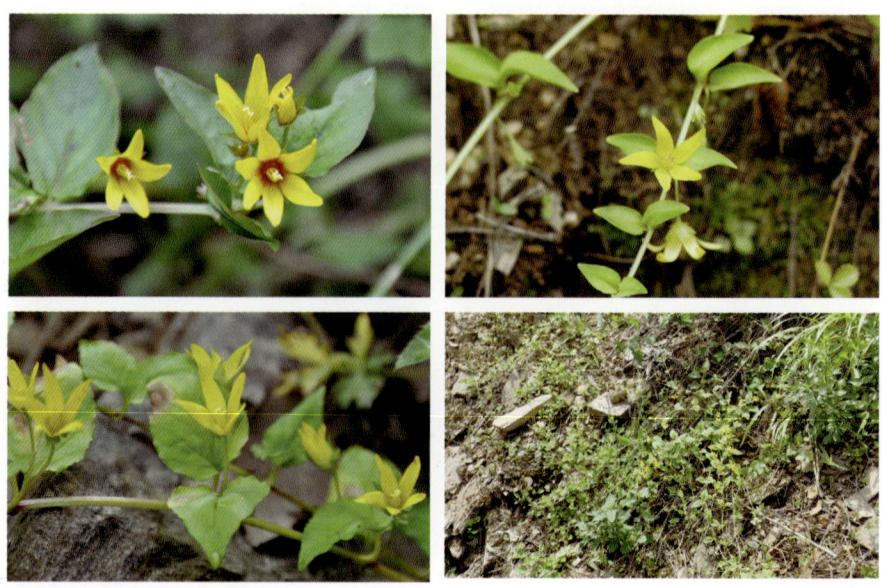

金钱草

药材性状

常缠结成团，无毛或被疏柔毛。茎扭曲，表面棕色或暗棕红色，有纵纹，下部茎节上有时具须根，断面实心。叶对生，多皱缩，完整者展平后呈宽卵形或心形，长1~4cm，宽1~5cm，基部微凹，全缘；上表面灰绿色或棕褐色，下表面色较浅，主脉明显突起，用水浸后，对光透视可见黑色或褐色条纹；叶柄长1~4cm。有的带花，花黄色，单生叶腋，具长梗。蒴果球形。气微，味淡。

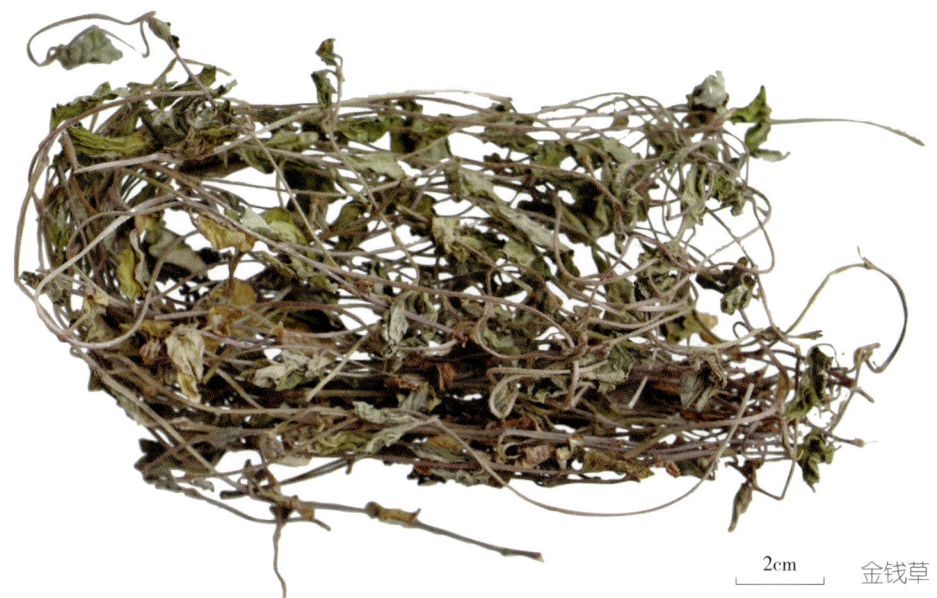

金钱草

性味	甘、咸，微寒。
功效	利湿退黄，利尿通淋，解毒消肿。
主治	湿热黄疸，胆胀胁痛，石淋，热淋，小便涩痛，痈肿疔疮，蛇虫咬伤。
用量用法	15~60g。

虎耳草科

★ 常山 *Dichroa febrifuga* Lour.

别名：黄常山。| **药材名**：常山（根）。

植物形态 落叶灌木。茎枝圆柱形，有明显的节。叶对生；叶片椭圆形、阔披针形或长圆状倒卵形，幼时两面均疏被棕黄色短毛。圆锥聚伞花序伞房状，花淡蓝色；花序梗密被棕黄色短毛；苞片线状披针形，早落；花萼管状，淡蓝色，管外密被棕色短毛；花瓣 5~6 片，蓝色，长圆状披针形或卵形；雄蕊 10~12 枚，花药蓝色；子房蓝色，长圆形，1 室。浆果圆形，蓝色。花期 6~7 月，果期 8~9 月。

生境分布：生于林荫湿润山地、路旁、溪边。分布于江西、福建、湖北、湖南、广东、海南、广州、四川、贵州、云南等地。

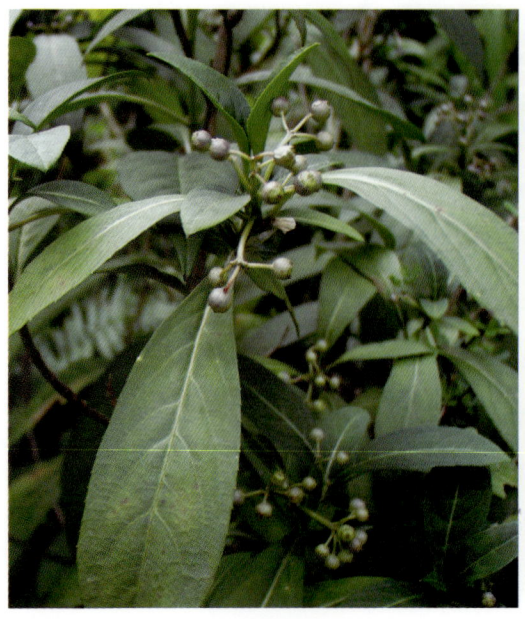
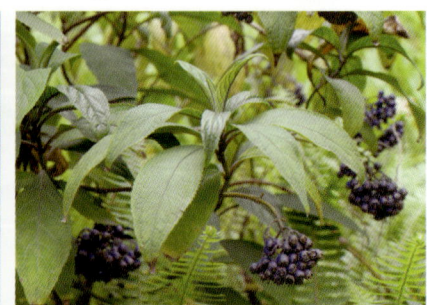
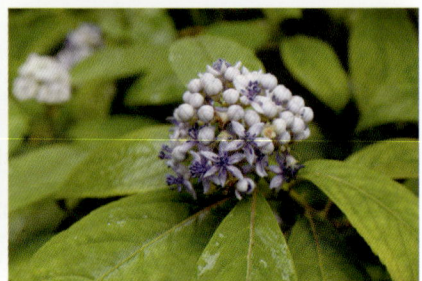

药材性状

常山

圆柱形，常弯曲扭转，或有分枝，长9~15cm，直径0.5~2cm。表面棕黄色，具细纵纹，外皮易剥落，剥落处露出淡黄色木部。质坚硬，不易折断，折断时有粉尘飞扬；横切面黄白色，射线类白色，呈放射状。气微，味苦。

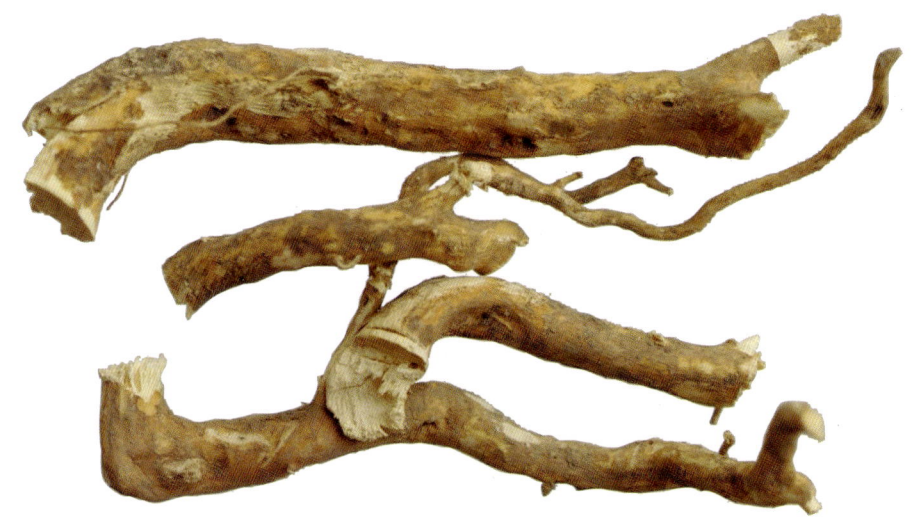

常山

性味	苦、辛，寒；有毒。
功效	涌吐痰涎，截疟。
主治	痰饮停聚，胸膈痞塞，疟疾。
用量用法	5~9g。有催吐副作用，用量不宜过大；孕妇禁用。

西南鬼灯檠 *Rodgersia sambucifolia* Hemsl.

别名：岩陀。| **药材名**：岩陀（根茎）。

植物形态　多年生草本。根茎粗大，呈块状，折断面白色。茎略带紫红色。奇数羽状复叶，互生；叶柄基部扩大呈三角状，被黄色长毛。基生叶较大，1~4枚；小叶5~9枚，小叶倒卵形或倒披针形，边缘有不整齐的锯齿，两面脉上有疏粗毛。圆锥花序大型，顶生；花小，无花瓣；花萼5枚，卵状三角形，白色，花开后变紫红色；雄蕊10枚，心皮2个，子房2室。蒴果。种子多数。花期6~8月，果期9~10月。

生境分布：生于海拔2100~3200m的阴坡草丛处、灌木林下阴湿处或杂木林下岩石沟和溪谷边。分布于湖北、四川、贵州、云南等地。

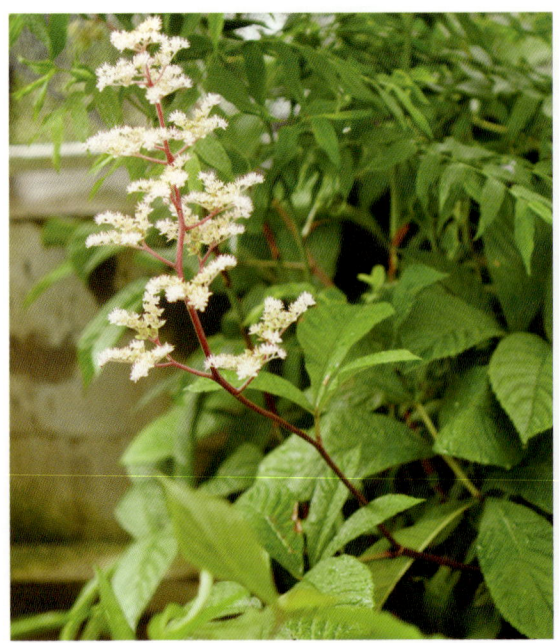
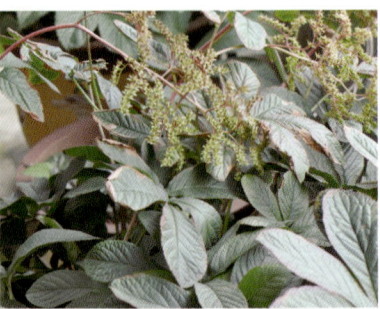
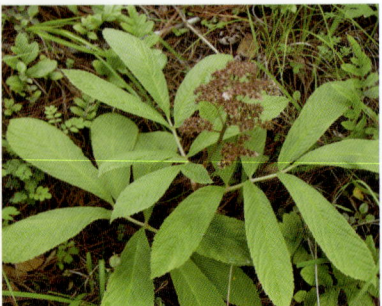

岩陀

药材性状

圆柱形或扁圆柱形，长8~20cm，直径1.5~6cm。表面褐色，常有纵皱纹，上侧有数个黄褐色茎痕，一端有残留叶基和黑褐色苞片及棕色长绒毛，下侧有残存须根及根痕。质硬，不易折断，断面黄白色或粉红色，有纤维状突起及多数白色闪亮小点。气微，味涩、苦。

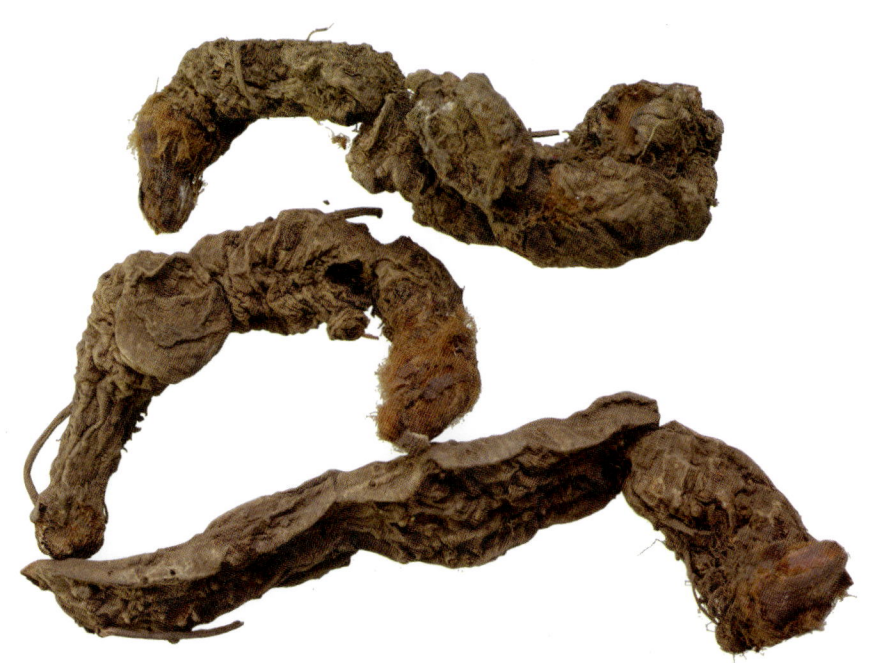

岩陀

性味	苦、微涩，凉。
功效	解热，祛风，收敛。
主治	感冒头痛，风湿骨痛，肠炎，细菌性痢疾及外伤出血。
用量用法	9~15g。外用适量，研末敷患处。

蔷薇科

★ 山里红 *Crataegus pinnatifida* Bge. var. *major* N. E. Br.

别名：红果、大山楂、北山楂。 | **药材名**：山楂（果实）、山楂叶（叶）。

植物形态 落叶乔木，高达 6m。叶片宽卵形或三角状卵形，稀菱状卵形，上表面暗绿色有光泽，下表面沿叶脉有疏生短柔毛或在脉腋有髯毛，通常两侧各有 2~6 枚羽状深裂片，边缘有尖锐稀疏不规则重锯齿。伞房花序具多花；萼片三角状卵形至披针形；花瓣倒卵形或近圆形，白色；雄蕊 20 枚；子房 5 室，花柱 3~5 枚。果实深红色，近球形或梨形。花期 5~6 月，果期 8~9 月。

生境分布：栽培于东北、华北及西北等地。

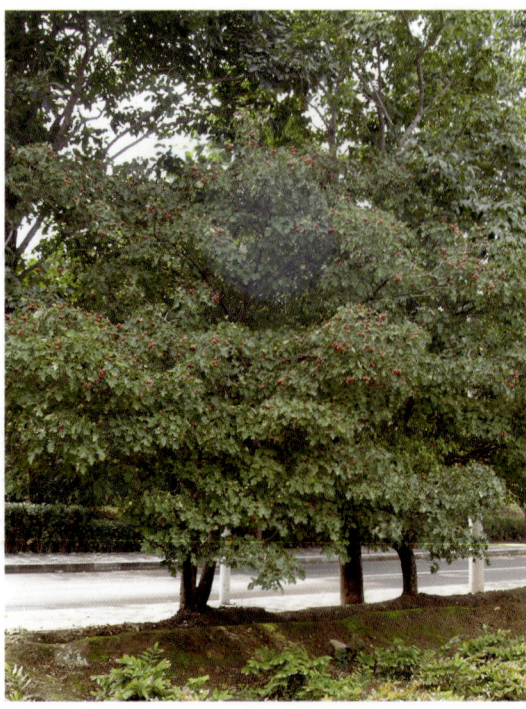
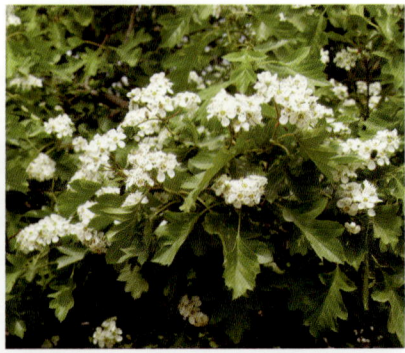
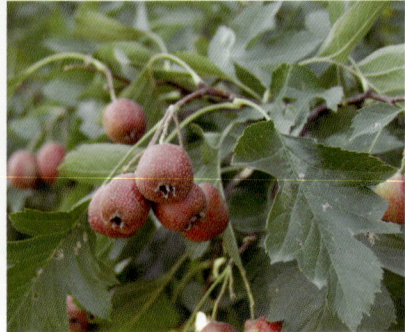

药材性状

山楂

圆形片，皱缩不平，直径 1~2.5cm，厚 0.2~0.4cm。外皮红色，具皱纹，有灰白色小斑点。果肉深黄色至浅棕色。中部横切片具5粒浅黄色果核，但核多脱落而中空。有的片上可见短而细的果梗或花萼残迹。气微清香，味酸、微甜。

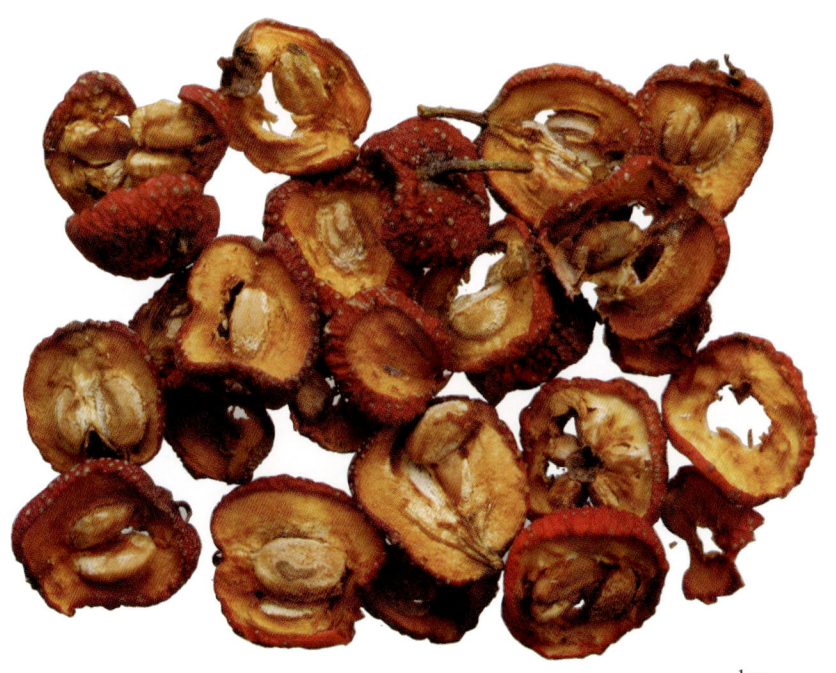

山楂

性味	酸、甘，微温。
功效	消食健胃，行气散瘀，化浊降脂。
主治	肉食积滞，胃脘胀满，泻痢腹痛，瘀血经闭，产后瘀阻，心腹刺痛，胸痹心痛，疝气疼痛，高脂血症。
用量用法	9~12g。

山楂叶

药材性状

多已破碎，完整者展开后呈宽卵形，长 5~10cm，宽 4~7.5cm，绿色至棕黄色，先端渐尖，基部宽楔形，具 2~6 枚羽状裂片，边缘具尖锐重锯齿；叶柄长 2~6cm；托叶卵圆形至卵状披针形。气微，味涩、微苦。

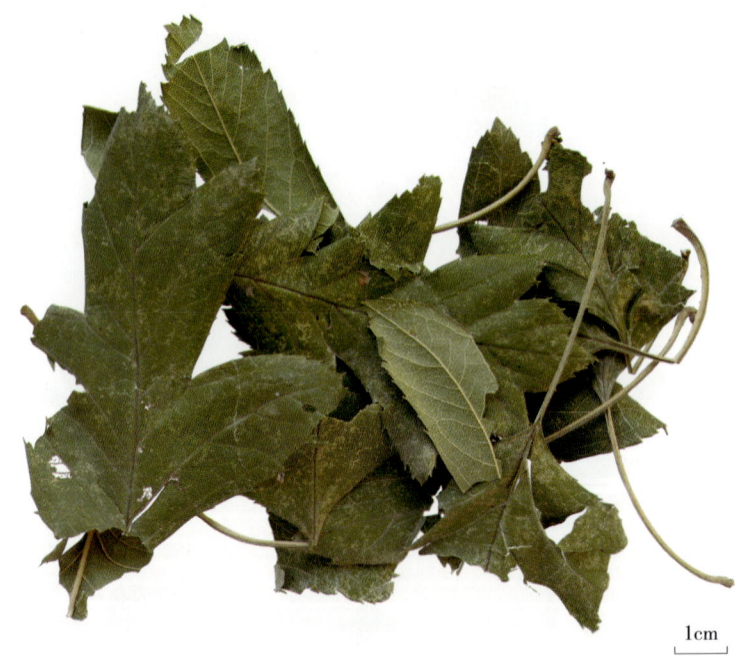

山楂叶

性味	酸，平。
功效	活血化瘀，理气通脉，化浊降脂。
主治	气滞血瘀，胸痹心痛，胸闷憋气，心悸健忘，眩晕耳鸣，高脂血症。
用量用法	3~10g；或泡茶饮。

附 注：《中国药典》2015年版记载同属植物山楂与山里红的干燥成熟果实同等入药。

茅莓 *Rubus parvifolius* L.

别名：红梅消。| **药材名**：茅莓根（根）、茅莓（全草）。

植物形态

落叶小灌木。枝条有短毛和倒生皮刺。叶互生，复叶，小叶通常3枚，偶见5枚，上表面贴生稀疏白色硬毛，下表面密生白色短绒毛；顶生小叶宽菱形至宽倒卵形，边缘具不整齐锯齿；侧生小叶有极短小叶柄。聚伞花序合成伞房状；总轴和花梗密生灰色柔毛和细刺，基部具线形小苞片；花小，直径6~9mm；花萼5裂，宿存，裂片有绒毛，向外反卷；花瓣宽倒卵形，紫红色或粉红色；雄蕊多数；心皮多数，离生。聚合果球形，成熟时红色。花期5~6月，果期7~8月。

生境分布：生于山坡、路旁、荒地灌丛和草丛中。分布于河北、山西、陕西、四川以及中南和华东各地。

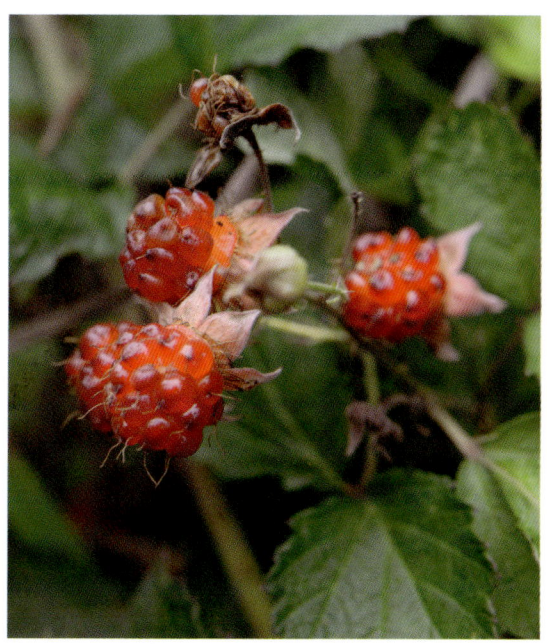

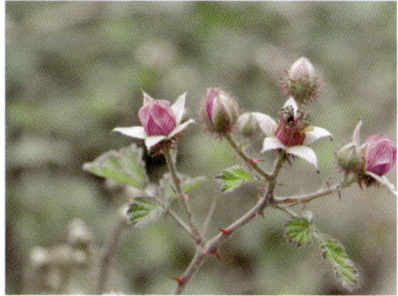

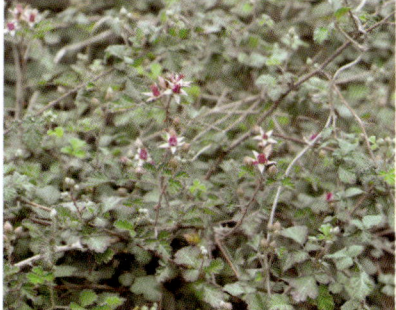

茅莓根

药材性状

圆柱形，多扭曲，长 10~30cm，直径 0.3~1.2cm。根头呈不规则块状。表面灰棕色至棕褐色，具纵皱纹，有时栓皮片状剥落，显露出红棕色内皮。质坚硬，断面略平坦，淡黄色，可见放射状纹理。气微，味微涩。

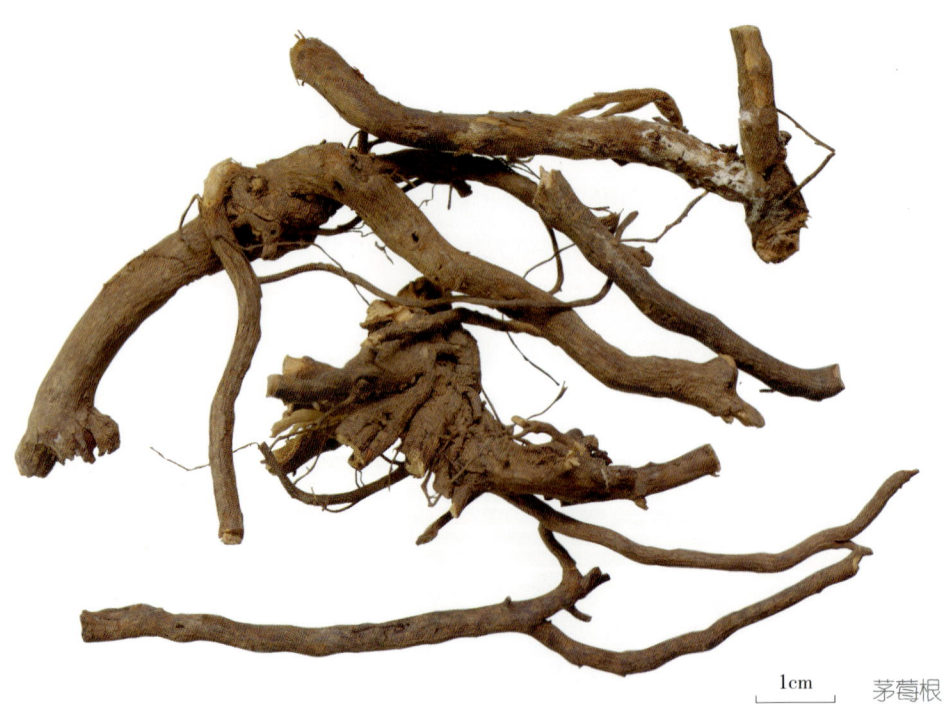

茅莓根

性味	甘、苦，平。
功效	清热解毒，祛风利湿，活血消肿。
主治	感冒发热，咽喉肿痛，风湿麻木，肝炎，泻痢，肾炎水肿，尿路感染，咯血，崩漏，跌打损伤等。
用量用法	30~60g。

药材性状

茅莓

枝条有短毛和倒生皮刺。叶互生，复叶，小叶通常3枚，偶见5枚，上表面深绿色，贴生稀疏白色硬毛，下表面密生白色短绒毛；顶生小叶宽菱形至宽倒卵形；侧生小叶较小，椭圆形、宽倒卵形至楔状圆形，先端圆钝，基部宽楔形。叶柄、叶轴有柔毛及小皮刺。托叶针状。聚伞花序合成伞房状，顶生枝端和叶腋。

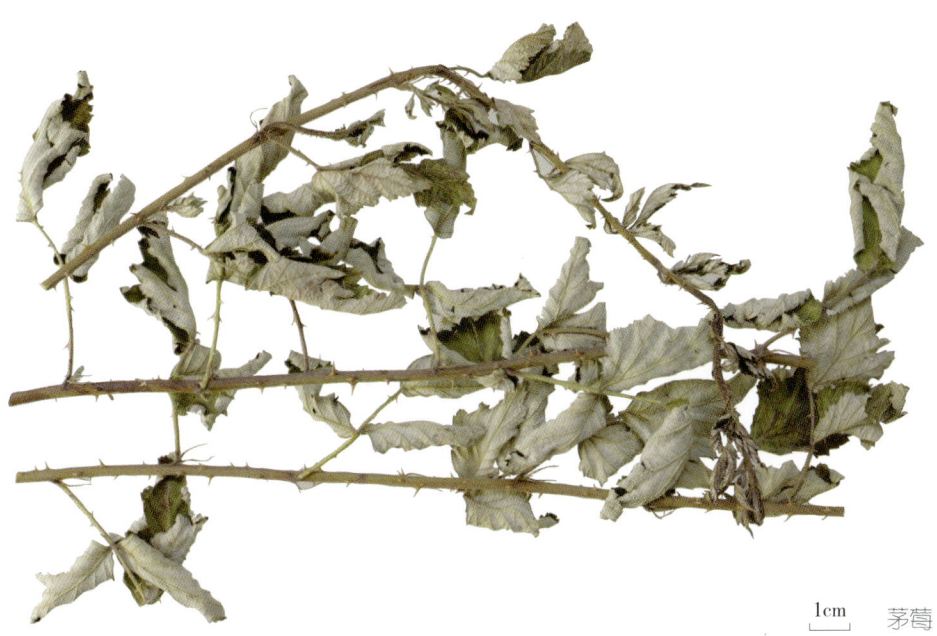

1cm 茅莓

性味	甘、酸，平。
功效	散瘀，止痛，杀虫，解毒。
主治	吐血，跌打损伤，产后瘀滞腹痛，痢疾，痔疮，疥疮等。
用量用法	25~50g。

★ 委陵菜 *Potentilla chinensis* Ser.

别名： 一白草、天青地白。 | **药材名：** 委陵菜（全草）。

植物形态

多年生草本。根茎粗壮，木质化。羽状复叶。基生叶丛生，小叶15~31枚，长圆状倒卵形或长圆形，羽状深裂，小裂片三角状披针形，边缘稍外卷，上表面有短柔毛或无毛，下表面密生白色绵毛；托叶披针形或椭圆状披针形。茎生叶与基生叶相似，但较小，小叶7~15枚。伞房状聚伞花序，多花；副萼片条状披针形或线形，稍短于萼片；萼片三角状卵形，外被柔毛；花瓣黄色。瘦果肾状卵形。花期5~9月，果期6~10月。

生境分布： 生于海拔400~3200m的向阳山坡或荒地。分布于东北及河北、河南、山东、山西、江苏、安徽、福建、湖北、湖南、陕西、甘肃、青海、四川、贵州、云南等地。

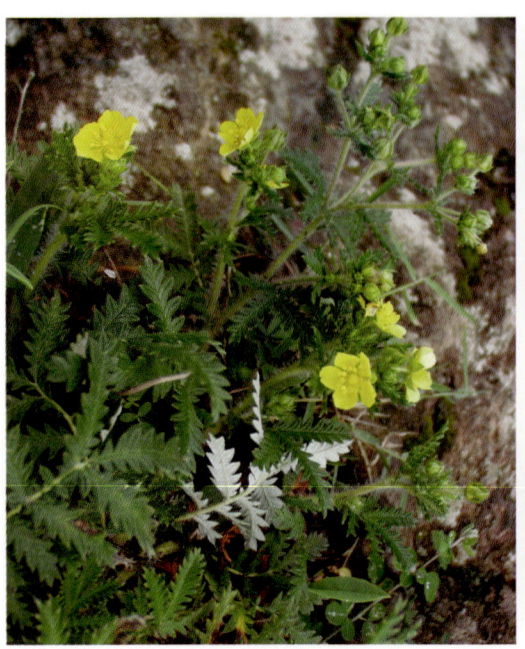
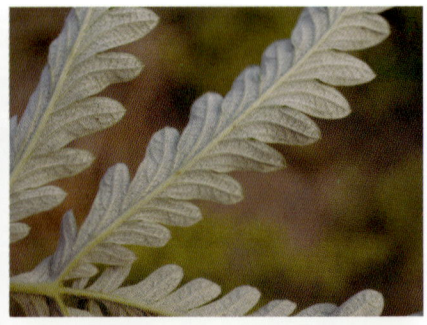
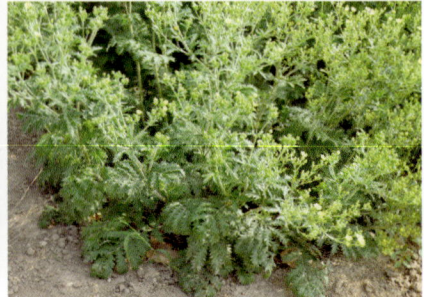

委陵菜

药材性状

根呈圆柱形或类圆锥形，略扭曲，有的有分枝，长5~17cm，直径0.5~1cm；表面暗棕色或暗紫红色，有纵纹，粗皮易呈片状剥落；根头部稍膨大；质硬，易折断，断面皮部薄，暗棕色，常与木部分离，射线呈放射状排列。叶基生，单数羽状复叶，有柄；小叶狭长椭圆形，边缘羽状深裂，下表面及叶柄均密被灰白色柔毛。气微，味涩、微苦。

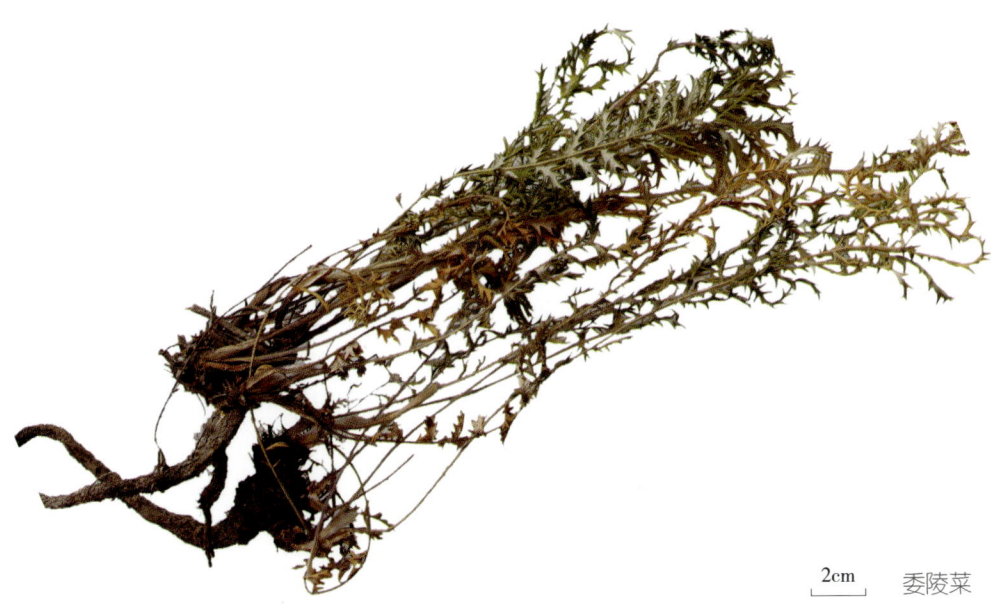

2cm　委陵菜

性味	苦，寒。
功效	清热解毒，凉血止痢。
主治	赤痢腹痛，久痢不止，痔疮出血，痈肿疮毒。
用量用法	9~15g。外用适量。

★ 玫瑰 *Rosa rugosa* Thunb.

别名：红玫瑰、刺玫瑰。| **药材名**：玫瑰花（花蕾）。

植物形态　落叶直立灌木。枝干粗壮，密生短绒毛，有皮刺或针刺。羽状复叶；小叶5~9枚，椭圆形或椭圆状倒卵形，边缘有钝锯齿，上表面有光泽，多皱，下表面有绒毛及腺毛；叶柄与叶轴具绒毛，并疏生小皮刺和腺毛。花单生或3~6朵聚生，芳香；花梗密生短绒毛和腺毛；萼片卵状披针形；花瓣紫红色，稀为白色，单瓣或重瓣；花柱离生，有柔毛。蔷薇果扁球形，平滑，萼片宿存。花期5~7月，果期8~9月。

生境分布：生于低山灌丛中，常栽培于庭园。分布于我国中部和北部各地。

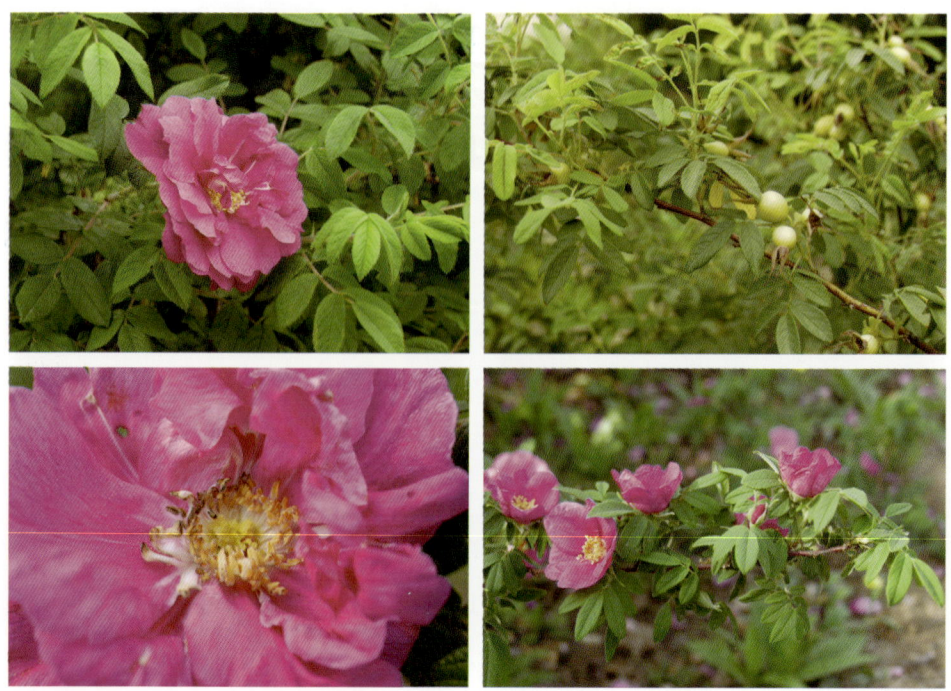

药材性状

玫瑰花

略呈半球形或不规则团状,直径0.7~1.5cm。残留花梗上被细柔毛,花托半球形,与花萼基部合生;萼片5枚,披针形,黄绿色或棕绿色,被有细柔毛;花瓣多皱缩,展平后宽卵形,呈覆瓦状排列,紫红色,有的黄棕色;雄蕊多数,黄褐色;花柱多数,柱头在花托口集成头状,略突出,短于雄蕊。体轻,质脆。气芳香浓郁,味微苦涩。

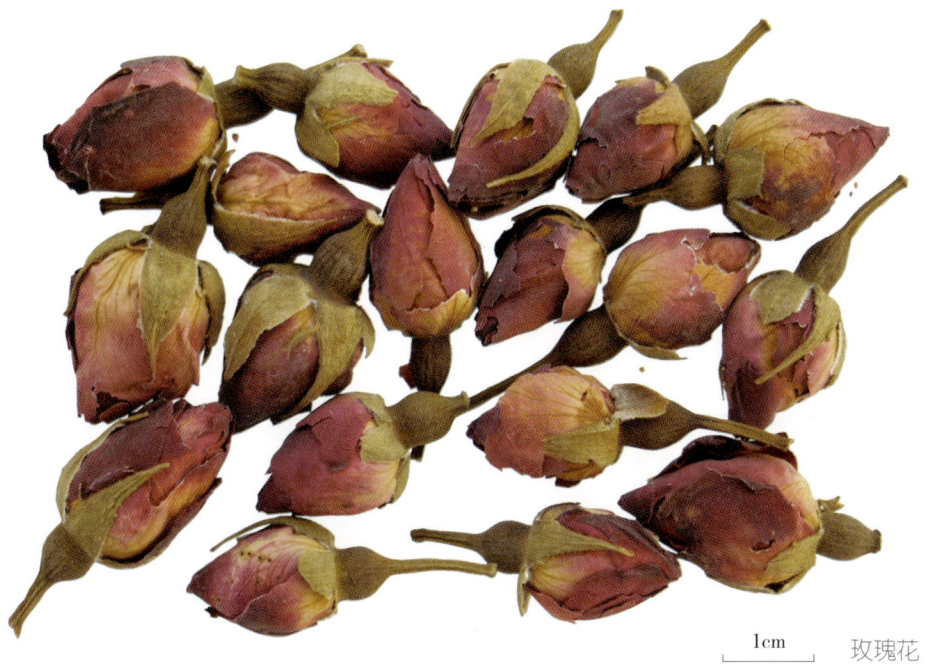

1cm 玫瑰花

性味	甘、微苦,温。
功效	行气解郁,和血,止痛。
主治	肝胃气痛,食少呕恶,月经不调,跌扑伤痛。
用量用法	3~6g。

★ 郁李 *Prunus japonica* Thunb.

别名：小李仁、爵梅。| **药材名**：郁李仁（种子）。

植物形态　灌木，高达 1.5m。小枝灰褐色、嫩枝绿色或绿褐色，无毛；冬芽卵形，无毛。叶片卵形或卵状披针形，边缘有缺刻状尖锐重锯齿；叶柄无毛或被稀疏柔毛；托叶线形，边缘有腺齿。花 1~3 朵，簇生，花叶同开或先叶开放；花梗长 5~10mm；萼筒陀螺形，萼片椭圆形，边有细齿；花瓣白色或粉红色，倒卵状椭圆形；花柱与雄蕊近等长，无毛。核果近球形，深红色；果皮肉质多汁，成熟时不开裂；核表面光滑。花期 7~8 月。

生境分布：生于海拔 100~200m 的向阳山坡、路旁或小灌木丛中。分布于华北、华东、中南等地。

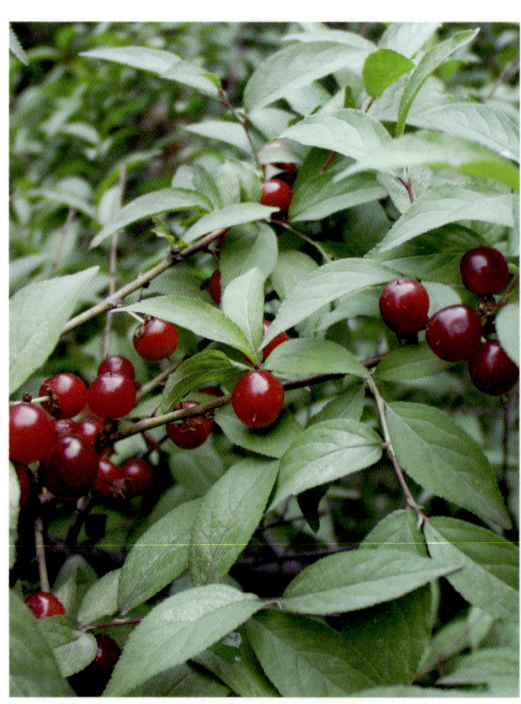

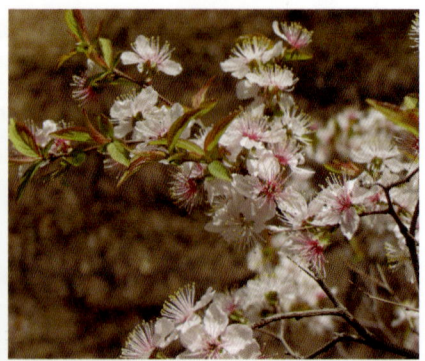

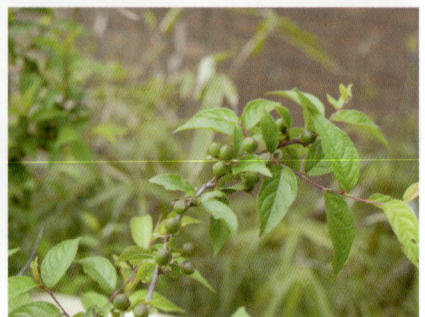

药材性状

郁李仁

卵形，长 5~8mm，直径 3~5mm。表面黄白色或浅棕色，一端尖，另端钝圆，尖端一侧有线形种脐，圆端中央有深色合点，自合点处向上具多条纵向维管束脉纹。种皮薄，子叶 2 枚，乳白色，富油性。气微，味微苦。

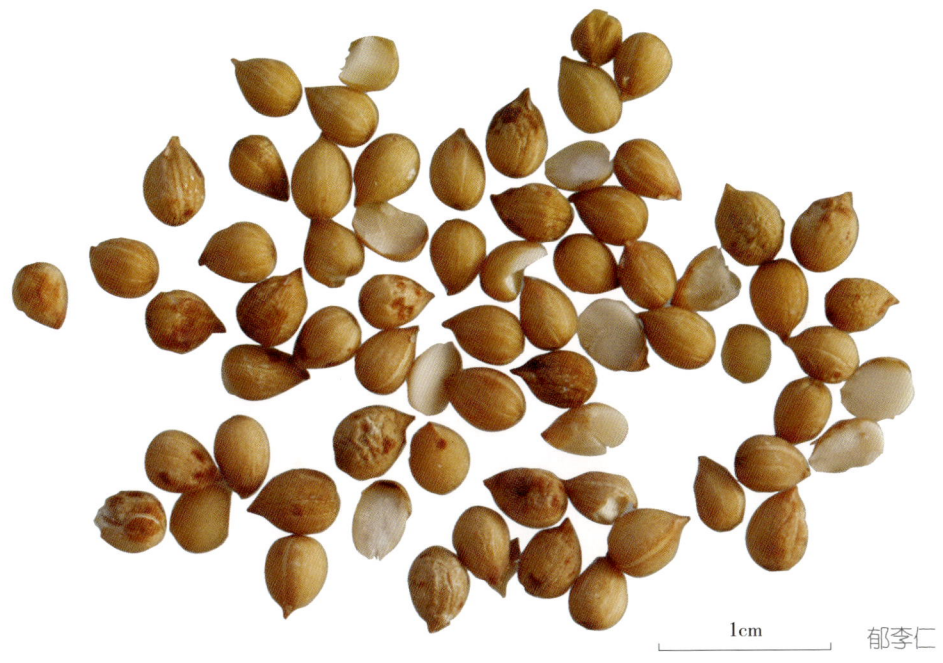

郁李仁

性味	辛、苦、甘，平。
功效	润肠通便，下气利水。
主治	津枯肠燥，食积气滞，腹胀便秘，水肿，脚气，小便不利。
用量用法	6~10g。孕妇慎用。

附 注：《中国药典》2015 年版记载同属植物欧李、长柄扁桃与郁李的干燥成熟种子同等入药。

★ 桃 *Prunus persica* (L.) Batsch

别名：红桃。| **药材名**：桃仁（种子）。

植物形态　落叶乔木。嫩枝无毛，有光泽。叶片椭圆状披针形或长圆状披针形，边缘有较密的锯齿，两面无毛或下表面脉腋间具稀疏短柔毛；叶柄长 1~2cm，无毛，具腺点。花常单生，先叶开放，直径 2.5~3.5cm；花梗极短；萼筒钟形，被短柔毛，萼片卵圆形或长圆状三角形，被短柔毛；花瓣粉红色；雄蕊多数；子房被毛。核果近球形或卵圆形，表面被绒毛；果肉多汁，不开裂；果核表面具沟和皱纹。花期 4~5 月，果期 6~8 月。

生境分布：全国各地多有栽培。

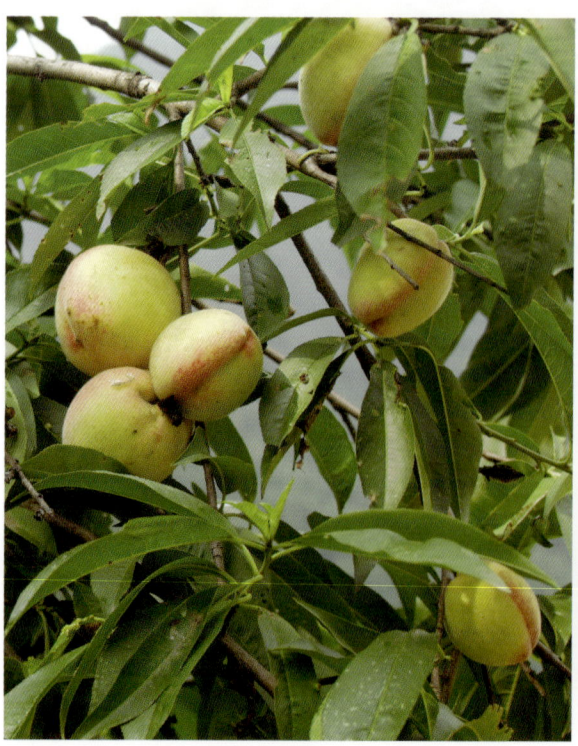
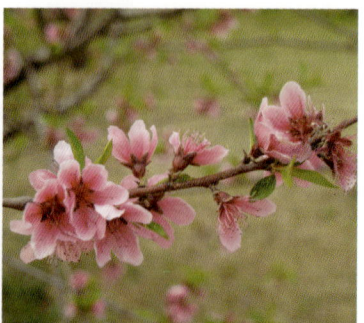
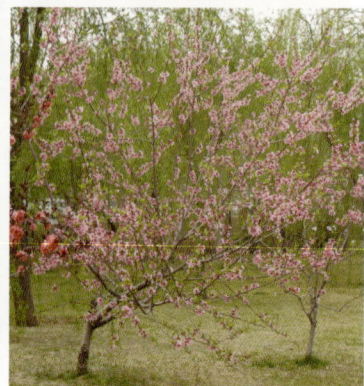

药材性状

桃仁

扁长卵形，长 1.2~1.8cm，宽 0.8~1.2cm，厚 0.2~0.4cm。表面黄棕色至红棕色，密布颗粒状突起。一端尖，中部膨大，另一端钝圆稍扁斜，边缘较薄。尖端一侧有短线形种脐，圆端有颜色略深不甚明显的合点，自合点处散出多数纵向维管束。种皮薄，子叶 2 枚，类白色，富油性。气微，味微苦。

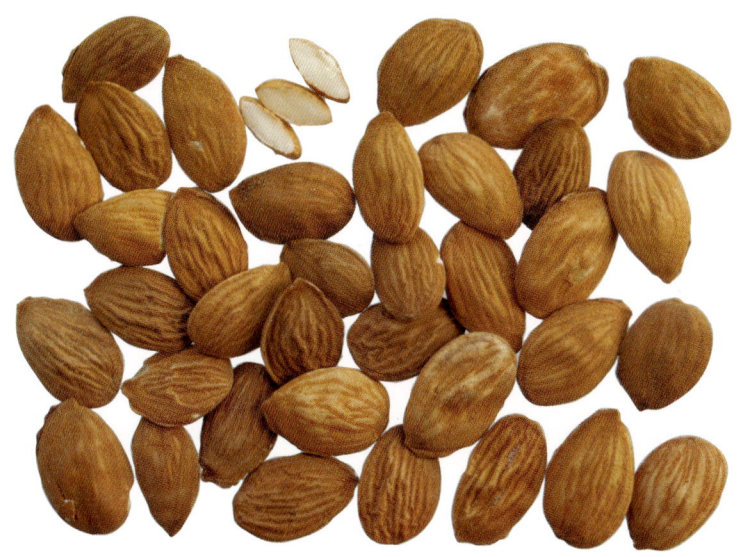

桃仁

性味	苦、甘，平。
功效	活血祛瘀，润肠通便，止咳平喘。
主治	经闭痛经，癥瘕痞块，肺痈，肠痈，跌扑损伤，肠燥便秘，咳嗽气喘。
用量用法	5~10g。孕妇慎用。

附 注：《中国药典》2015 年版记载同属植物山桃与桃的干燥成熟种子同等入药。

★ 西伯利亚杏 *Prunus sibirica* L.

别名：山杏。| **药材名**：苦杏仁（种子）。

植物形态

灌木或小乔木，高 2~5m。叶片卵形或近圆形，先端长渐尖至尾尖，基部圆形至近心形，边缘有细钝锯齿；叶柄有或无小腺体。花单生，先于叶开放；花萼紫红色，萼筒钟形；花瓣近圆形或倒卵形，白色或粉红色；雄蕊与花瓣等长；子房被短柔毛。果实扁球形，直径 1.5~2.5cm；果肉成熟时沿腹缝线开裂；果核扁球形，易与果肉分离，腹面宽而锐利。种仁味苦。花期 3~4 月，果期 6~7 月。

生境分布：生于海拔 400~2000m 的林下、灌丛中、丘陵草原、山沟石崖、干旱阳坡。分布于黑龙江、吉林、辽宁、内蒙古、河北、山西、宁夏、陕西、甘肃、河南等地。

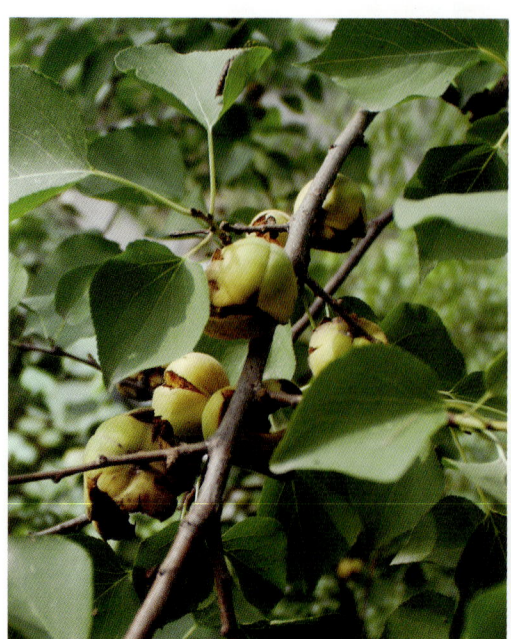
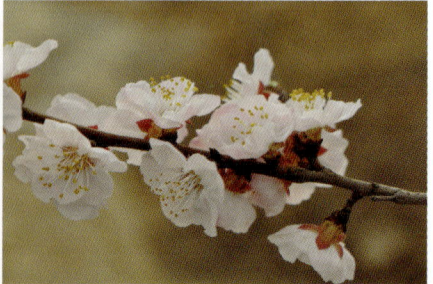
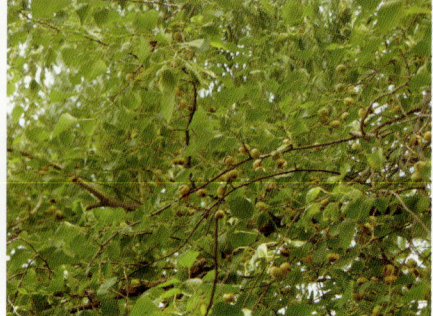

药材性状

苦杏仁

扁心形，长 1~1.9cm，宽 0.8~1.5cm，厚 0.5~0.8cm。表面黄棕色至深棕色，一端尖，另端钝圆，肥厚，左右不对称，尖端一侧有短线形种脐，圆端合点处向上具多数深棕色的脉纹。种皮薄，子叶 2 枚，乳白色，富油性。气微，味苦。

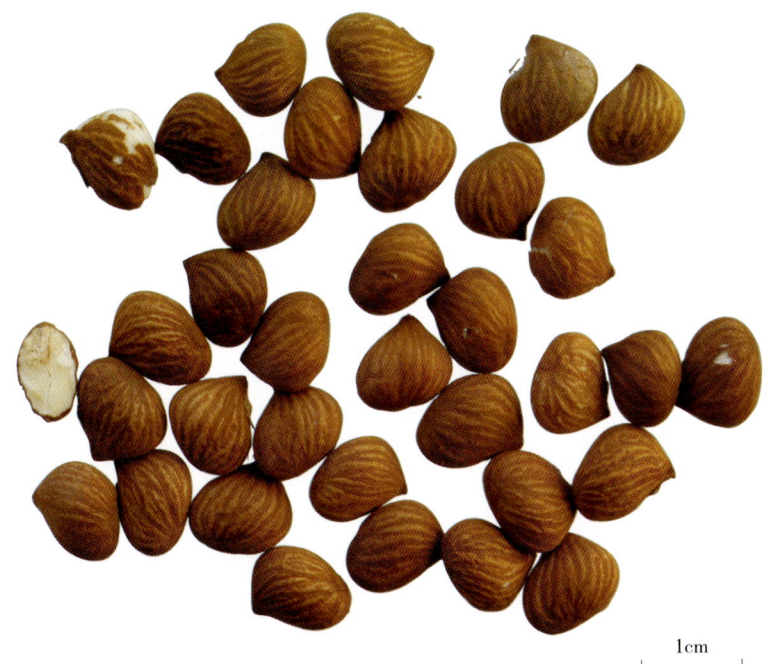

苦杏仁

性味	苦，微温；有小毒。
功效	降气止咳平喘，润肠通便。
主治	咳嗽气喘，胸满痰多，肠燥便秘。
用量用法	5~10g，生品入煎剂后下。内服不宜过量，以免中毒。

附 注：《中国药典》2015 年版记载同属植物杏、山杏、东北杏与西伯利亚杏的干燥种子同等入药。

豆科

山合欢 *Albizia kalkora* (Roxb.) Prain

别名: 山槐。 | **药材名:** 合欢皮(树皮)。

植物形态 落叶小乔木或灌木。枝条暗褐色,被短柔毛,有显著皮孔。2回羽状复叶;羽片2~4对;小叶5~14对,长圆形或长圆状卵形,先端圆钝而有细尖头,两面均被短柔毛。头状花序2~7个生于叶腋,或于枝顶排成圆锥花序;花初白色,后变黄;花萼管状,5齿裂,密被长柔毛;花冠长6~8mm,中部以下连合,呈管状,裂片披针形,密被长柔毛;雄蕊基部连合,呈管状。荚果带状,深棕色,嫩荚密被短柔毛,老时无毛。种子4~12粒,倒卵形。花期5~6月,果期8~10月。

生境分布: 生于山坡灌丛、疏林中。分布于我国华北、西北、华东、华南至西南部各地。

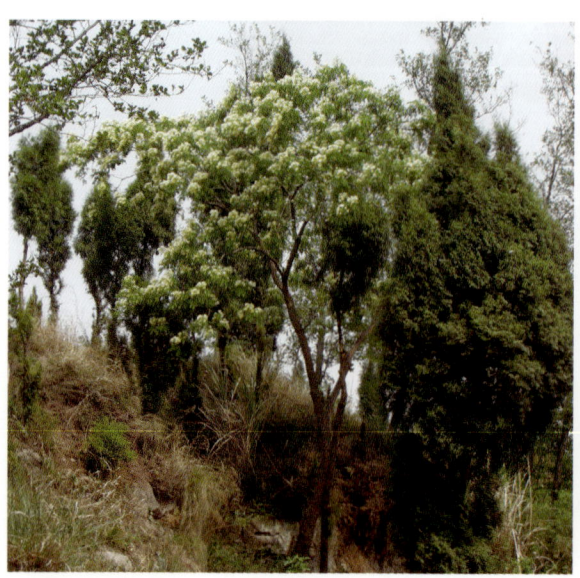
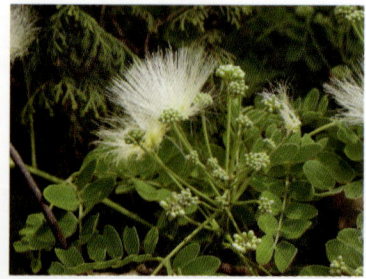
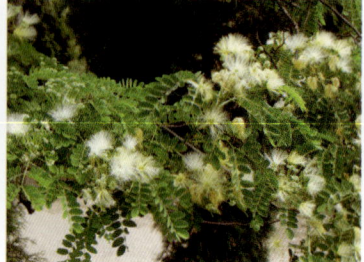

药材性状

合欢皮

浅槽状或卷成单筒状，厚1~3mm。较嫩外皮灰棕色至灰褐色，有明显不规则纵向弯曲的棱线，密生明显的棕色、棕红色类圆形或椭圆形横向皮孔，内表面淡黄棕色或黄白色，平滑，有细密纵纹。老皮外表面极粗，灰褐色至黑褐色，栓皮厚，易脱落，脱落处呈棕色，有纵向裂隙及横裂纹，无皮孔。质硬而脆，易折断，折断面纤维性片状。气微，味淡，稍有刺舌感。

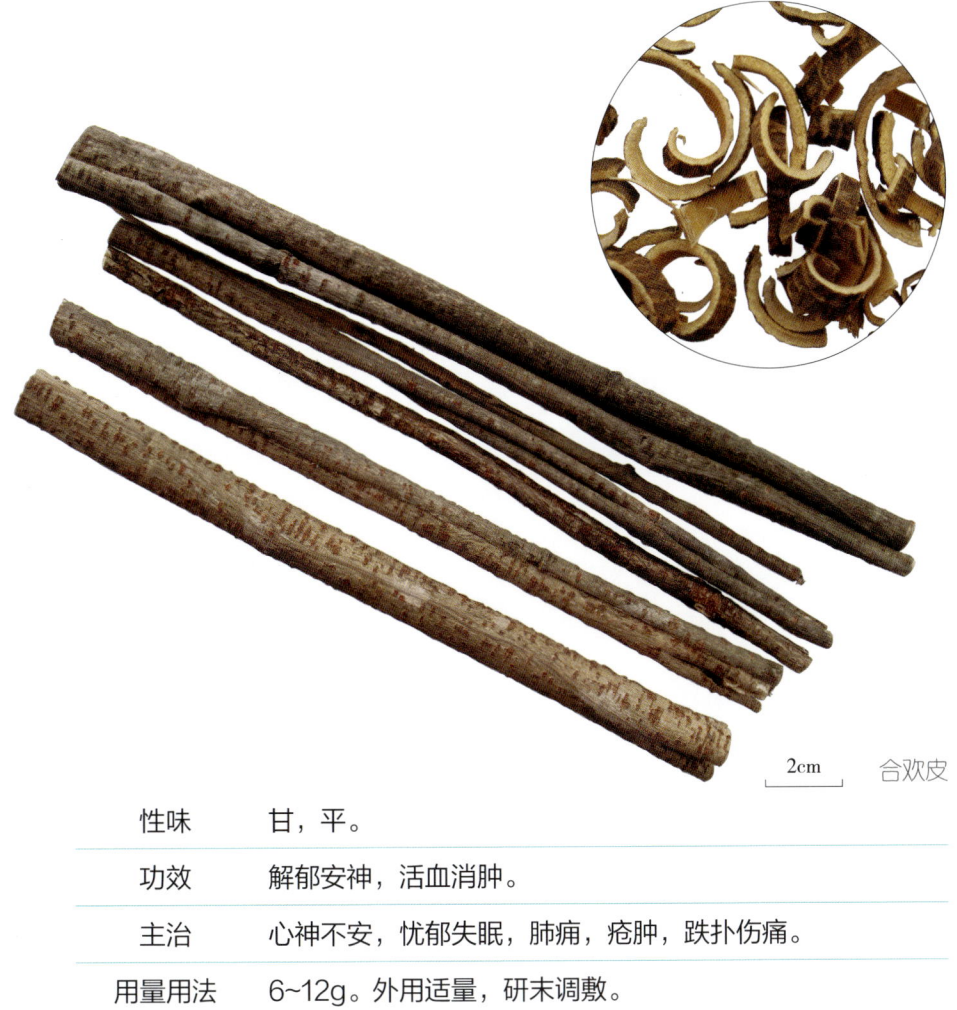

合欢皮

性味	甘，平。
功效	解郁安神，活血消肿。
主治	心神不安，忧郁失眠，肺痈，疮肿，跌扑伤痛。
用量用法	6~12g。外用适量，研末调敷。

★ 小决明 *Cassia tora* L.

别名：决明。| **药材名**：决明子（种子）。

植物形态　一年生半灌木状草本，高 1~2m。羽状复叶，具小叶 6 枚；叶柄无腺体，在叶轴上每对小叶间有 1 个棍棒状腺体；小叶倒卵形至倒卵状矩圆形，幼时两面疏生长柔毛。花通常 2 朵生于叶腋；总花梗极短；萼片 5 枚，分离；花冠黄色，花瓣倒卵形，最下面的两个花瓣稍长；发育雄蕊 7 枚。荚果条形，长达 15cm，直径 3~4mm。种子多数，近菱形，淡褐色，有光泽。花、果期 8~11 月。

生境分布：归化植物。生于山坡、荒地、河岸边。原产于美洲，在我国分布于长江以南各地。

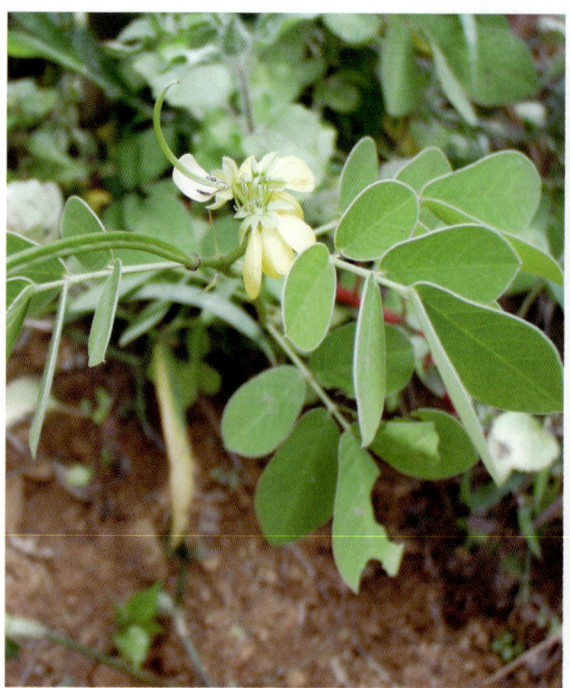
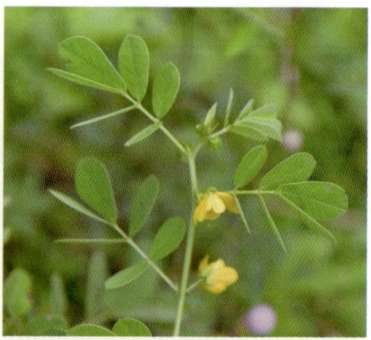
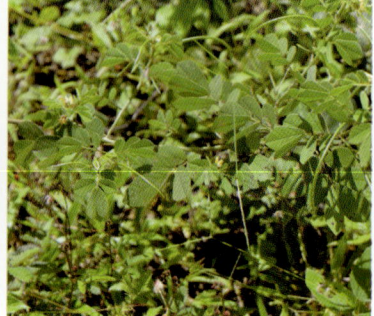

药材性状

决明子

短圆柱形，两端平行倾斜，长3~5mm，宽2~3mm。表面绿棕色或暗棕色，平滑有光泽。一端较平坦，另端斜尖，背腹面各有1条宽广的浅黄棕色带。质坚硬，不易破碎。种皮薄，子叶2枚，黄色，呈"S"字形曲折并重叠。气微，味微苦。

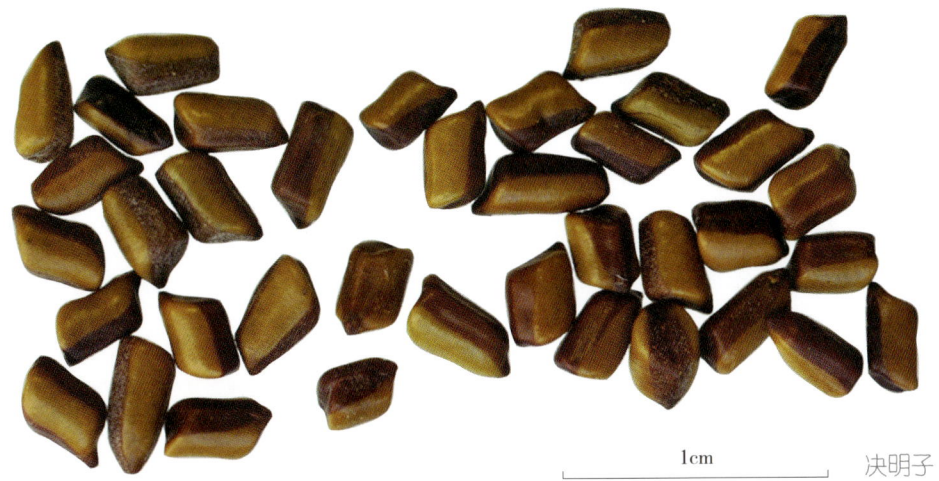

1cm　　决明子

性味	甘、苦、咸，微寒。
功效	清热明目，润肠通便。
主治	目赤涩痛，羞明多泪，头痛眩晕，目暗不明，大便秘结。
用量用法	9~15g。

附 注：《中国药典》2015年版记载同属植物决明与小决明的干燥种子同等入药。

★ 越南槐 *Sophora tonkinensis* Gagnep.

别名：广豆根。| **药材名**：山豆根（根和根茎）。

植物形态　小灌木，直立或平卧。茎分枝少，密被短柔毛。奇数羽状复叶；小叶片11~19枚，椭圆形或长圆状卵形，顶端小叶较大，先端急尖或短尖，上表面疏被短柔毛，下表面密被灰棕色短柔毛。总状花序顶生，密被短毛；小花梗长约1cm，被细毛；花萼阔钟状，先端5齿；花冠黄白色，旗瓣卵圆形，先端凹缺，基部具短爪，翼瓣较旗瓣长，基部耳三角状；雄蕊10枚；子房具柄，圆柱形，密被长柔毛。荚果密被长柔毛，于种子间缢缩成念珠状。种子3~5粒。花期5~6月，果期7~8月。

生境分布：生于海拔1000~2000m的向阳石灰岩山地或岩石缝中。分布于广西、贵州、云南等地。

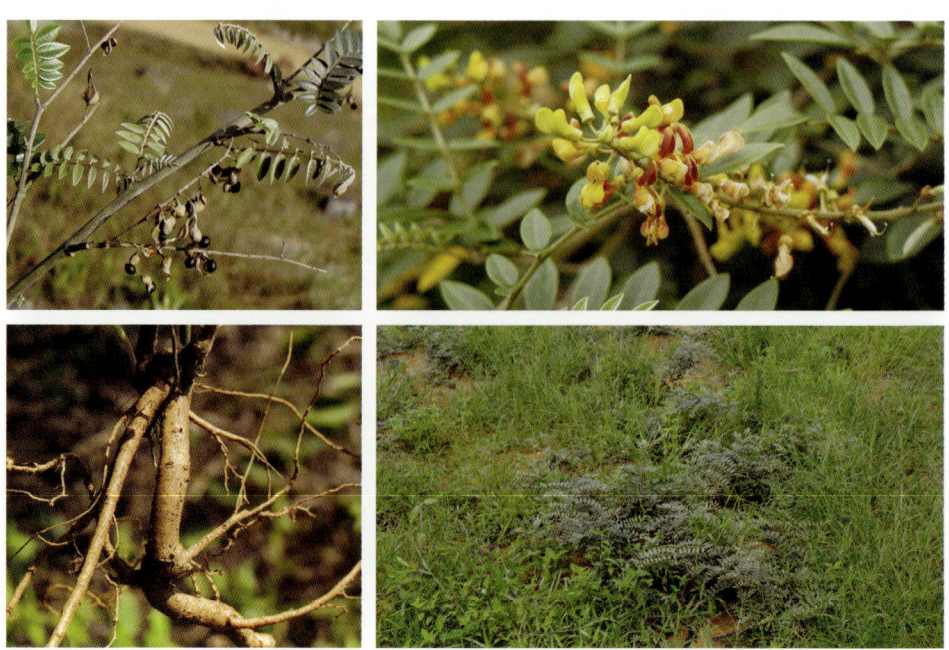

山豆根

药材性状

根茎呈不规则的结节状,顶端常残存茎基,其下着生根数条。根呈长圆柱形,常有分枝,长短不等,直径0.7~1.5cm。表面棕色至棕褐色,有不规则的纵皱纹及横长皮孔样突起。质坚硬,难折断,断面皮部浅棕色,木部淡黄色。有豆腥气,味极苦。

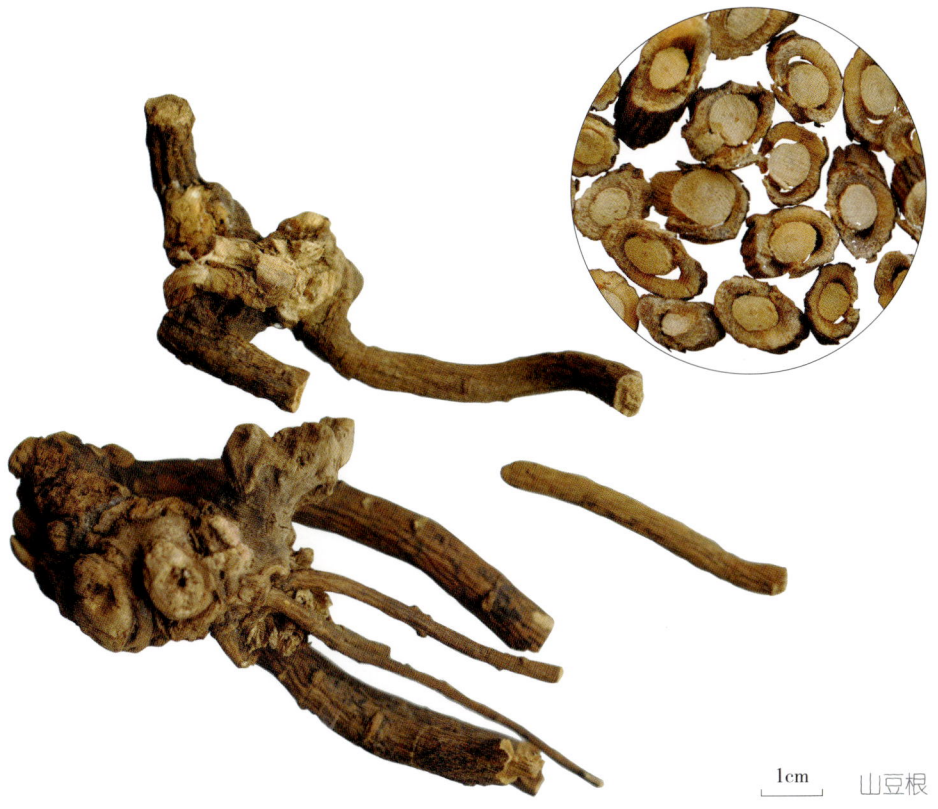

山豆根

性味	苦,寒;有毒。
功效	清热解毒,消肿利咽。
主治	火毒蕴结,乳蛾喉痹,咽喉肿痛,牙龈肿痛,口舌生疮。
用量用法	3~6g。

葫芦茶 *Desmodium triquetrum* (L.) DC.

别名：金剑草、螳螂草。 | **药材名**：葫芦茶（枝叶）。

植物形态

半灌木，高40~90cm。枝3条棱，疏生短硬毛。叶狭披针形至卵状披针形，先端急尖，基部浅心形或圆形，上表面无毛，下表面中脉和侧脉疏生长毛；叶柄有宽翅；托叶宽披针形，有纵脉。总状花序腋生；花萼钟形，萼齿披针形，较萼筒略长，有疏长毛；花冠紫红色，长约7mm；子房密生短柔毛。荚果条状矩圆形，密生柔毛，荚节5~7个，矩形，背缝线直，腹缝线稍呈波状。花期6~10月，果期10~12月。

生境分布：生于海拔500~700m的荒地、低丘陵地草丛中。分布于福建、广东、广西、云南等地。

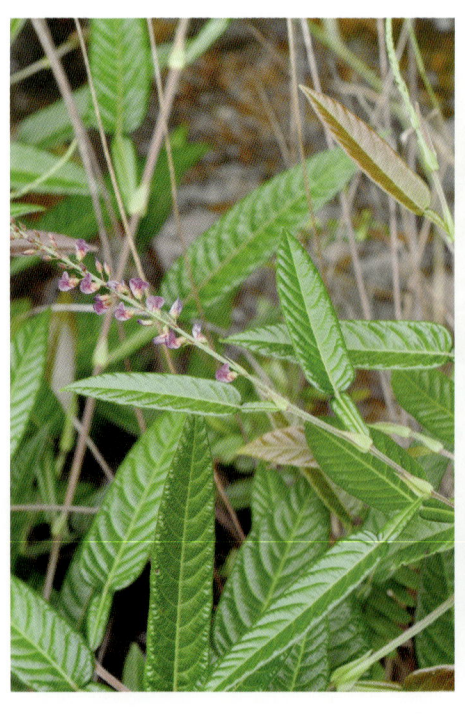
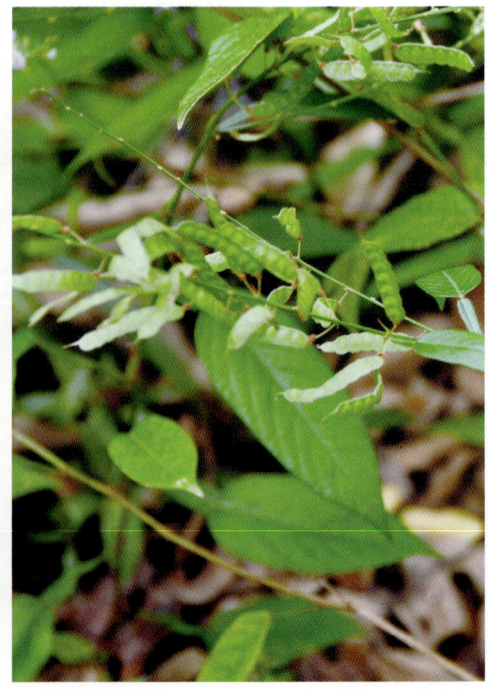

葫芦茶

药材性状

茎枝多折断，基部木质，圆柱形，直径约5mm，表面红棕色至红褐色，上部草质，具3条棱，棱上疏被粗毛。叶片多皱缩卷曲，展平后呈狭披针形至卵状披针形，长6~15cm，宽1~3.5cm，表面红棕色，下表面主脉上有毛，革质；叶柄长0.8~3.5cm，具阔翅；托叶有时可见，披针形，淡棕色。有时可见总状花序或扁平荚果。荚果长2~5cm，有4~8个近方形荚节，被毛。气香，味微甘。

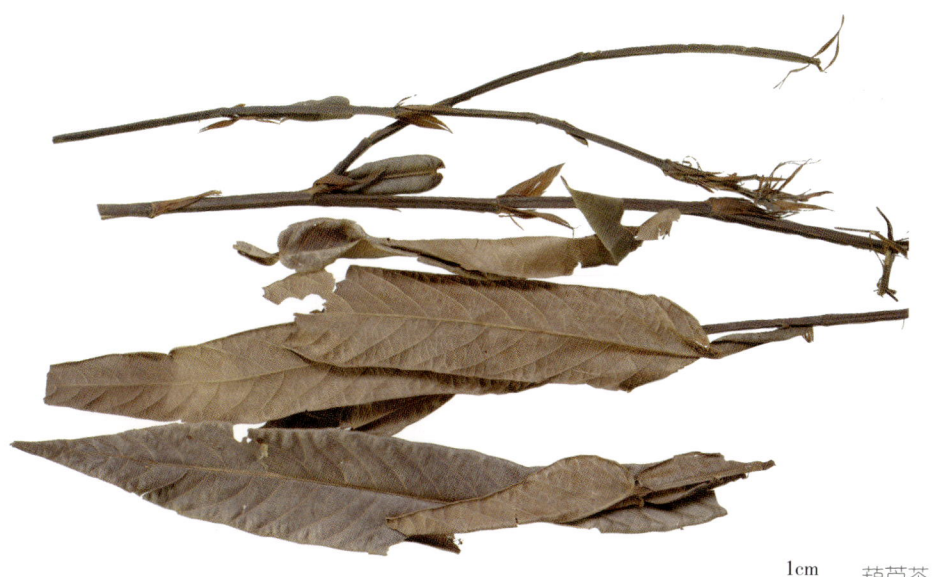

葫芦茶

性味	苦、涩，凉。
功效	清热解毒，消积利湿，杀虫防腐。
主治	预防中暑，感冒发热，咽喉肿痛，肾炎，黄疸型肝炎，肠炎，细菌性痢疾，小儿疳积，妊娠呕吐，小儿硬皮病。
用量用法	15~60g。外用适量。

刺桐 *Erythrina variegate* L. var. *orientalis* (L.) Merr.

别名：海桐。| **药材名：**海桐皮（树皮或根皮）。

植物形态

乔木，高 10~20m。树皮灰棕色。枝上有明显叶痕及黑色圆锥形皮刺。复叶互生。叶柄基部有一对膨大的密槽。小叶 3 枚，菱状肾形，长 10~16cm，基出脉 3 条；小叶柄短；小托叶线形。总状花序顶生，春季先叶开花，花序轴和花梗均密生黄色星状柔毛；花萼佛焰苞状，有黄色柔毛；蝶形花冠鲜红色，旗瓣倒卵状披针形，稍反曲，翼瓣与龙骨瓣近等长。荚果串珠状，木质，肥厚。种子 4~8 粒，圆肾形，红褐色。花期 3~9 月，果期 4~10 月。

生境分布：生于山地、村旁、山坡林中，亦有栽培。分布于浙江、福建、湖南、湖北、广东、广西、贵州及云南等地。

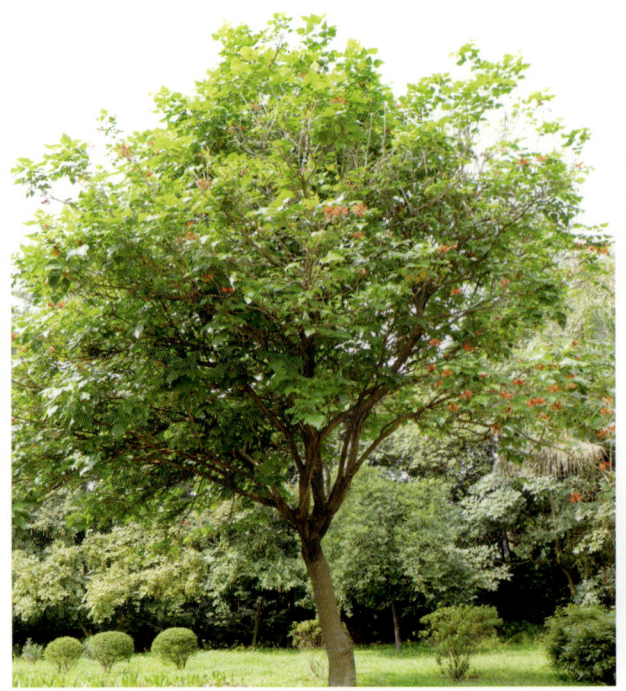
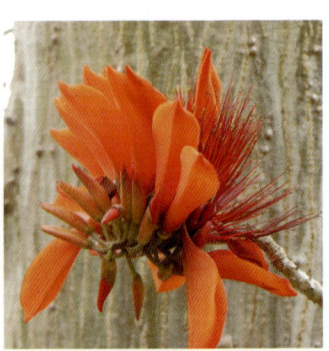
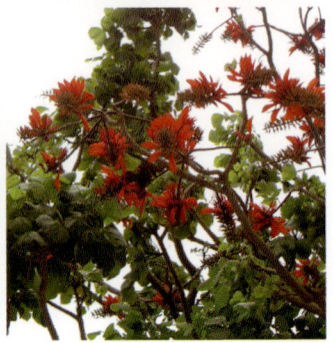

药材性状

海桐皮

多呈半圆筒状或板片状，两边略卷曲，厚3~10 mm。外表面黄棕色至棕黑色，常有宽窄不等的纵沟纹；木栓有时被刮去，未除去木栓的表面粗糙，有黄色皮孔，并散布有针刺，或除去针刺后的圆形疤痕，针刺长圆锥形，高5~8mm，顶端锐尖，基部直径5~10mm。内表面黄棕色，较平坦，有细密纵网纹。质坚韧，易纵裂，不易折断，断面浅棕色，裂片状。气微，味微苦。

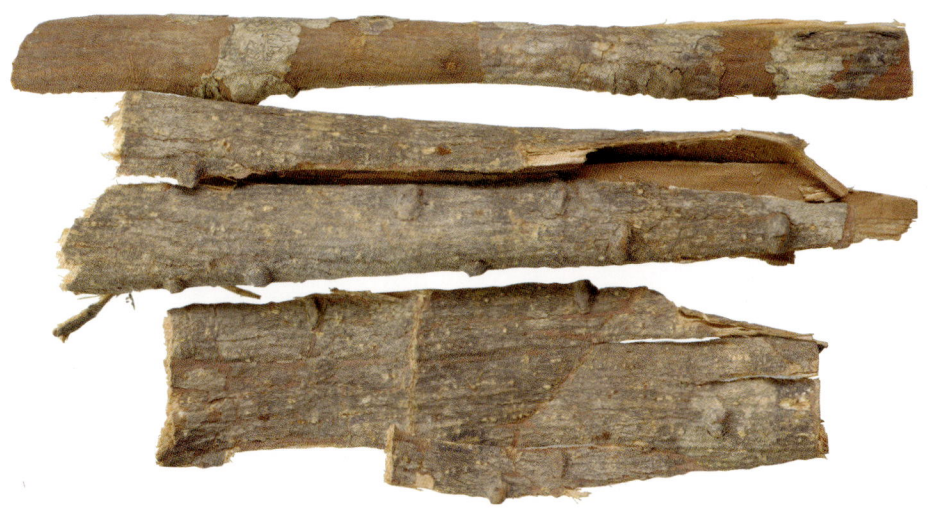

1cm　海桐皮

性味	苦、辛，平。
功效	祛风湿，通经络，止痒。
主治	风湿痹痛，腰膝疼痛，疥癣，湿疹。
用量用法	6~12g。外用适量。

★ 大豆 *Glycine max* (L.) Merr.

别名：黄豆、毛豆。| **药材名**：黑豆（种子）、大豆黄卷（种子经发芽干燥的炮制加工品）、淡豆豉（种子的发酵加工品）。

植物形态　一年生草本。三出复叶；托叶小，披针形或宽卵形；小叶卵形、长卵形或狭卵形，两侧的小叶通常为狭卵形，两面均被黄色或白色硬毛。总状花序腋生，具花2~10朵；苞片及小苞片披针形；花萼钟状，先端5齿裂，被黄色或白色长硬毛；花冠蝶形，白色、淡红色或紫色；雄蕊10枚，9枚连合，1枚离生。荚果带状矩形，密生长硬毛。种子卵圆形或近球形；种皮黄色、绿色、褐色、黑色等。花期6~7月，果期7~9月。

生境分布：全国各地均有栽培，以东北、华北栽培面积最广。

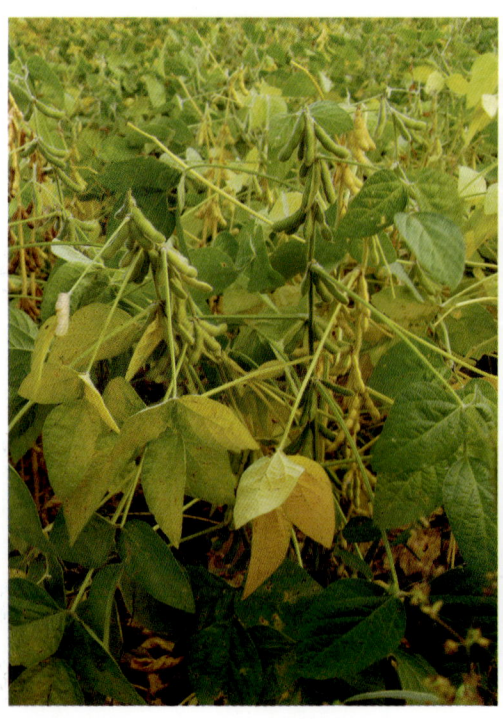
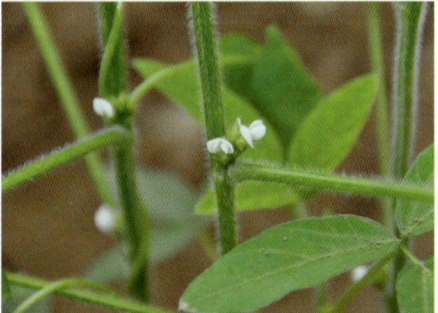
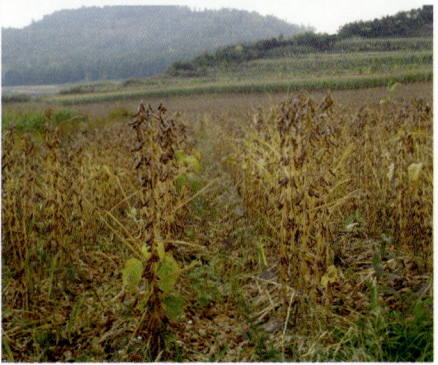

药材性状

黑豆

椭圆形或类球形，稍扁，长6~12mm，直径5~9mm。表面黑色或灰黑色，光滑或有皱纹，具光泽。一侧有淡黄白色长椭圆形种脐。质坚硬。种皮薄而脆，子叶2枚，肥厚，黄绿色或淡黄色。气微，味淡，嚼之有豆腥味。

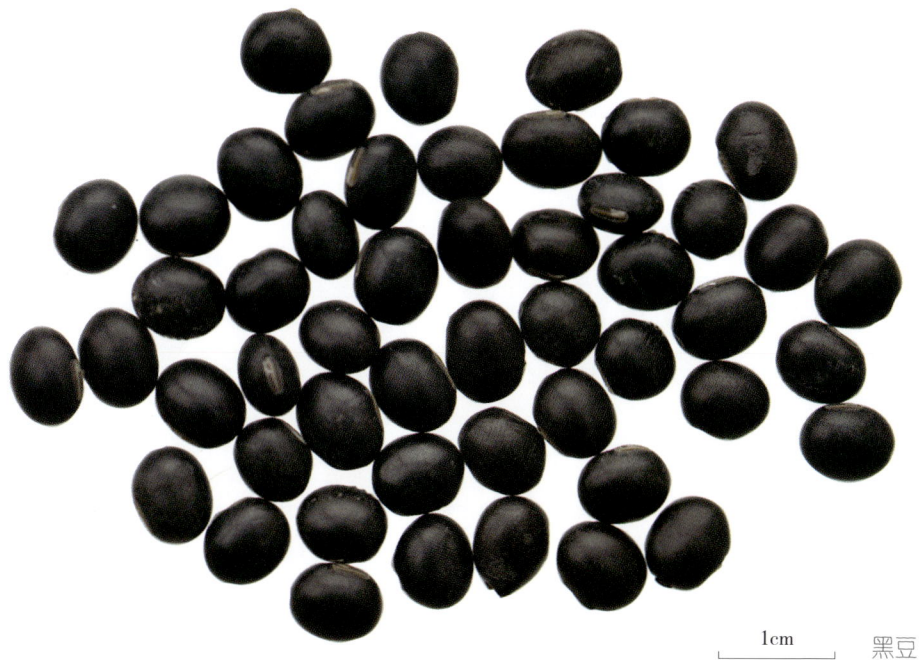

1cm 黑豆

性味	甘，平。
功效	益精明目，养血祛风，利水，解毒。
主治	阴虚烦渴，头晕目昏，体虚多汗，肾虚腰痛，水肿尿少，痹痛拘挛，手足麻木，药食中毒。
用量用法	9~15g。

药材性状

大豆黄卷

略呈肾形，长约8mm，宽约6mm。表面黄色或黄棕色，微皱缩，一侧有明显的脐点，一端有1弯曲胚根。外皮质脆，多破裂或脱落。子叶2枚，黄色。气微，味淡，嚼之有豆腥味。

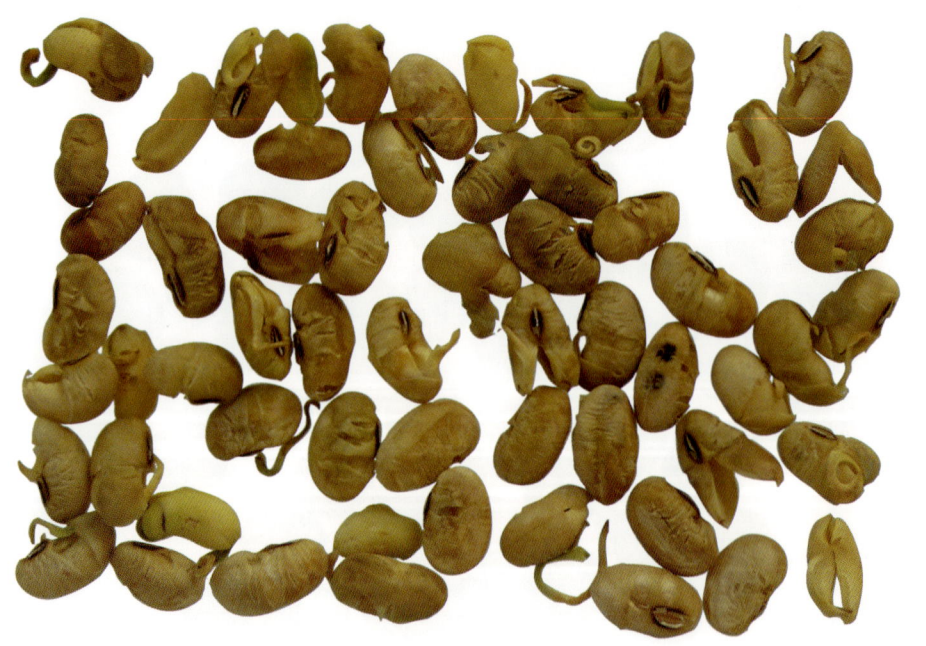

1cm　大豆黄卷

性味	甘，平。
功效	解表祛暑，清热利湿。
主治	暑湿感冒，湿温初起，发热汗少，胸闷脘痞，肢体酸重，小便不利。
用量用法	6~12g。

药材性状

淡豆豉

椭圆形，略扁，长 0.6~1cm，直径 0.5~0.7cm。表面黑色，皱缩不平。质柔软，断面棕黑色。气香，味微甘。

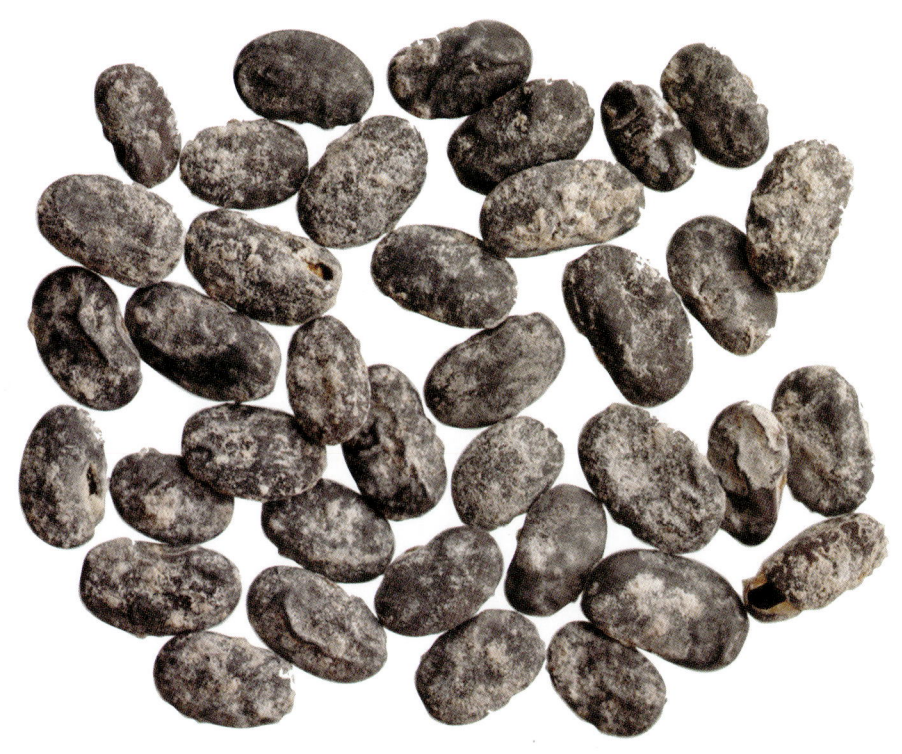

淡豆豉

性味	辛、苦，凉。
功效	解表，除烦，宣发郁热。
主治	感冒，寒热头痛，烦躁胸闷，虚烦不眠。
用量用法	9~30g。外用适量，煎汤洗患处。

★ 绿豆 *Vigna radiata* (L.) Wilczak

药材名：绿豆（种子）。

植物形态　一年生直立或末端微缠绕草本，被淡褐色长硬毛。小叶3枚，阔卵形至棱状卵形，侧生小叶偏斜，两面疏被长硬毛；托叶阔卵形，小托叶线形。总状花序腋生；苞片卵形或卵状长椭圆形，有长硬毛；花黄绿色；萼斜钟状，萼齿4枚；旗瓣肾形，翼瓣有渐狭的爪，龙骨瓣截形，其中1片龙骨瓣有角；雄蕊10枚，2束；子房无柄，密被长硬毛。荚果圆柱形，成熟时黑色，被稀长硬毛。种子短矩形，绿色或暗绿色。花期6~7月，果期8月。

生境分布：全国大部分地区有栽培。

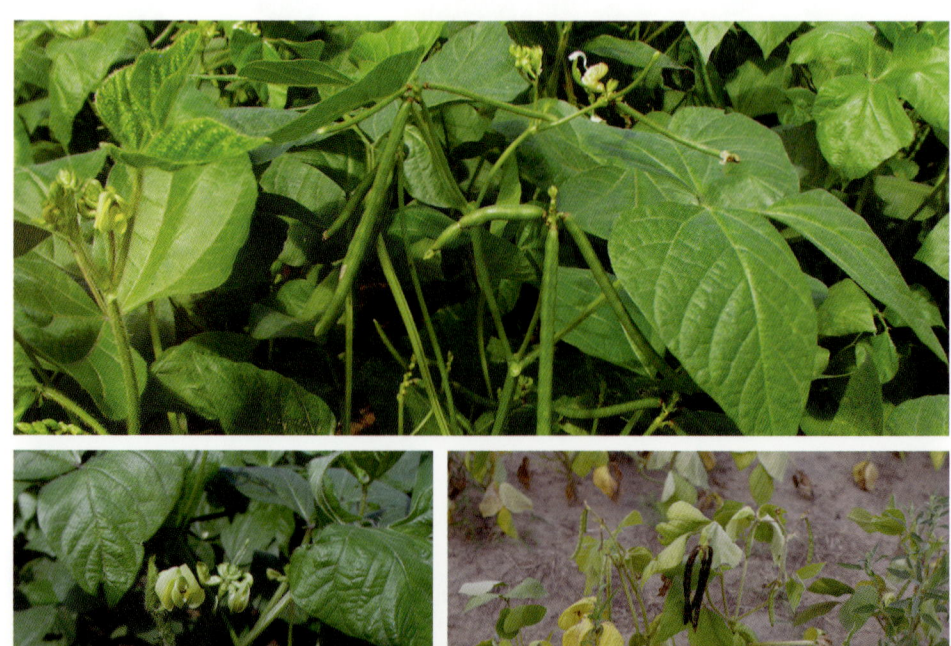

药材性状

绿豆

短矩圆形，长 4~6mm。表面绿黄色或暗绿色，有光泽。种脐生于一侧上端，呈白色纵向线形。种皮薄而韧，剥落后露出淡黄绿色或黄白色的种仁。子叶 2 枚，肥厚，质坚硬。

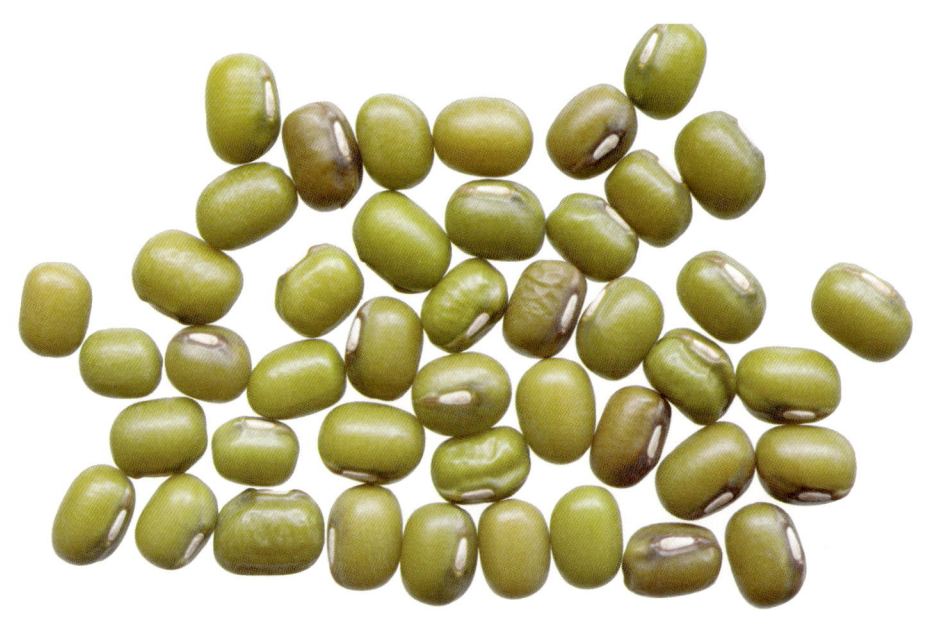

绿豆

性味	甘，寒。
功效	清热，消暑，利水，解毒。
主治	暑热烦渴，感冒发热，霍乱吐泻，痰热哮喘，头痛目赤，口舌生疮，水肿尿少，疮疡痈肿，风疹丹毒，药物及食物中毒。
用量用法	15~30g，大剂量可用至120g，研末或生研绞汁。外用适量，研末调敷。

★ 大叶千斤拔 *Flemingia macrophylla* Willd.

别名：千筋拔。| **药材名**：千斤拔（根）。

植物形态　直立灌木。掌状三出复叶。叶柄具狭翅。小叶纸质或薄草质，顶生小叶宽披针形至椭圆形，长 8~15cm，宽 4~7cm，基出脉 3 条，下表面被黑褐色小腺点，侧生小叶稍小，偏斜，基出脉 2~3 条。总状花序常数个聚生于叶腋；花多而密集；花萼钟状，被短柔毛，裂齿线状披针形；花序轴、苞片、花梗均密被灰色至灰褐色柔毛；花冠紫红色；雄蕊二体；子房椭圆形，被丝质毛。荚果椭圆形，褐色，先端具小尖喙。种子球形，黑色。花期 6~9 月，果期 10~12 月。

生境分布：生于空旷草地或灌丛中。分布于福建、广东、广西、贵州、海南、香港、江西、四川、台湾、云南等地。

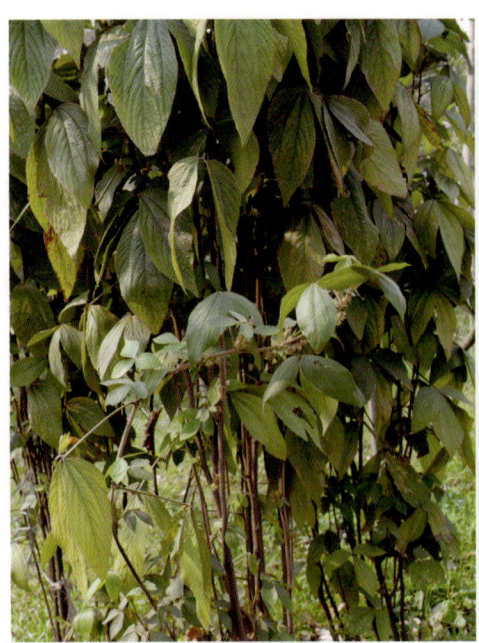
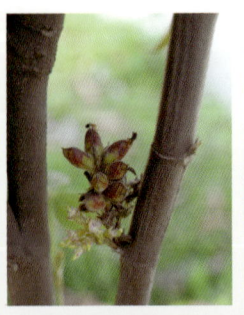
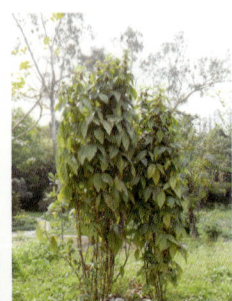
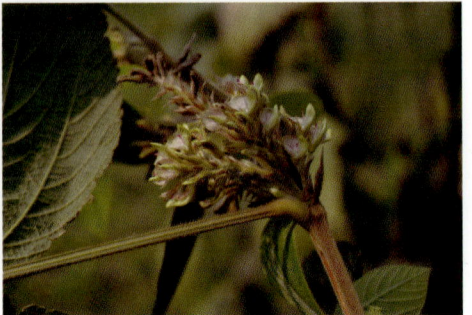

药材性状

千斤拔

较粗壮，多有分枝。表面深红棕色，有稍突起的横长皮孔及细皱纹。质坚韧，不易折断，横切面皮部棕红色，木部宽广，淡黄白色，有细微的放射状纹理。气香，味微甘、涩。

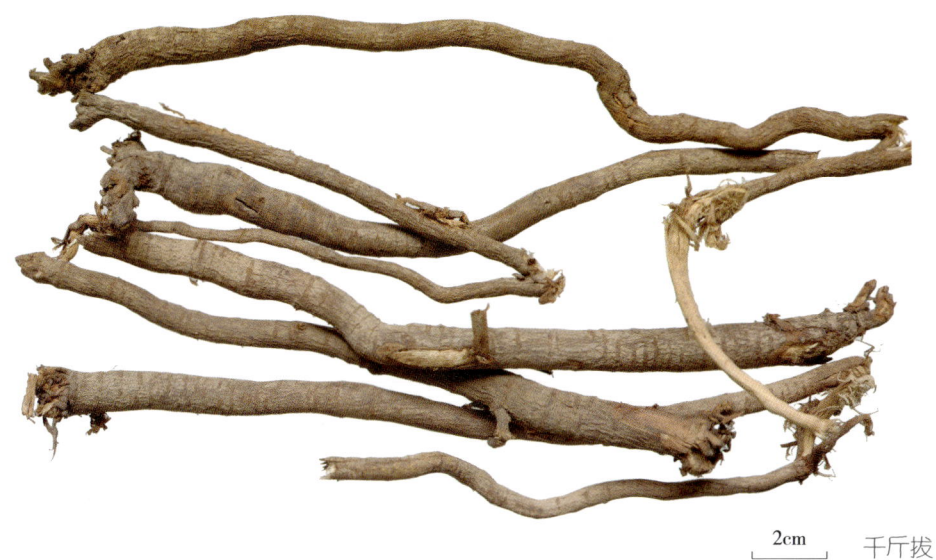

2cm　千斤拔

性味	甘，微温、平。
功效	祛风湿，强腰膝。
主治	风湿性关节炎，腰腿痛，腰肌劳损，白带异常，跌打损伤。
用量用法	25~50g。

附　注：《中国药典》2015年版记载同属植物大叶千斤拔、蔓性千斤拔、锈毛千斤拔的干燥根同等入药。

★ 补骨脂 *Psoralea corylifolia* L.

别名：破故纸、川故子。 | **药材名**：补骨脂（果实）。

植物形态　一年生草本。单叶互生；叶片阔卵形或三角状卵形，边缘具稀疏不规则的粗齿，两面均具黑色腺点，叶脉及缘处有毛；小叶柄长 2~3mm；托叶成对，三角状披针形。花多数，密集成穗状总状花序；花长 3~5mm；萼齿 5 枚；蝶形花冠淡紫色或黄色，旗瓣阔倒卵形，翼瓣阔线形，龙骨瓣矩圆形，顶端钝，稍内弯；雄蕊 10 枚，连成一体；子房倒卵形或线形，花柱丝状。荚果椭圆状肾形，成熟后黑色，不开裂，有宿存花萼。花期 7~8 月，果期 9~10 月。

生境分布：生长于山坡、溪边或田边，各地多有栽培。分布于河南、山西、安徽、江西、陕西、四川、贵州、云南等地。

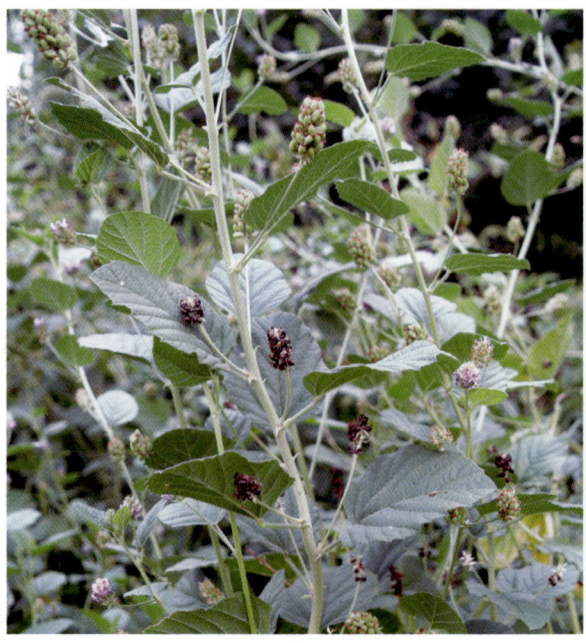
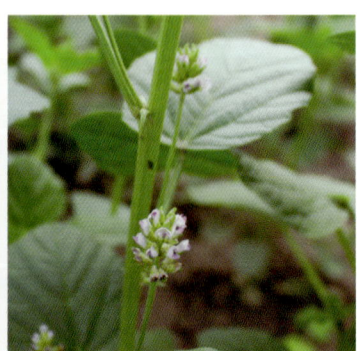
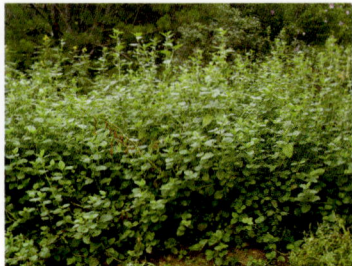

补骨脂

药材性状

肾形，略扁，长3~5mm，宽2~4mm，厚约1.5mm。表面黑色、黑褐色或灰褐色，具细微网状皱纹。顶端圆钝，有一小突起，凹侧有果梗痕。质硬。果皮薄，与种子不易分离。种子1粒，子叶2枚，黄白色，有油性。气香，味辛、微苦。

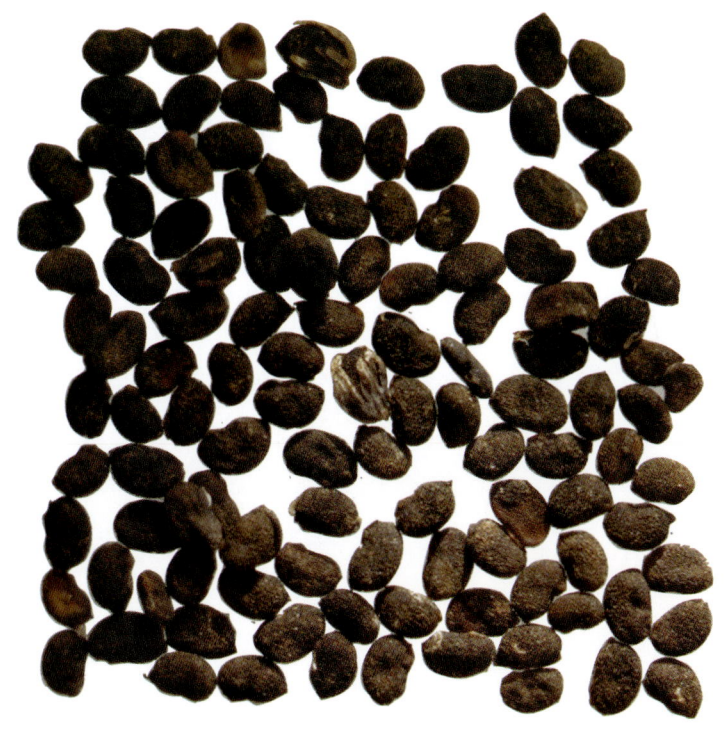

补骨脂

性味	辛、苦，温。
功效	温肾助阳，纳气平喘，温脾止泻；外用消风祛斑。
主治	肾阳不足，阳痿遗精，遗尿尿频，腰膝冷痛，肾虚作喘，五更泄泻，白癜风，斑秃。
用量用法	6~10g。外用20%~30%酊剂涂患处。

★ 米口袋 *Gueldenstaedtia multiflora* Bge.

别名：地丁、瘩瘩草。| **药材名**：甜地丁（全草）。

植物形态 多年生草本，全株被白色长毛。叶基生，奇数羽状复叶；小叶11~21枚，小叶片矩状椭圆形，先端具细尖，基部圆形，全缘，两面密被白色长柔毛；托叶三角形。伞形花序梗从叶丛中抽出，有花5~7朵；花冠蝶形，紫红色。荚果圆柱形，密被长柔毛。种子肾形。花期4~5月，果期5~6月。

生境分布：生于荒地及山坡向阳草丛中。分布于全国各地。

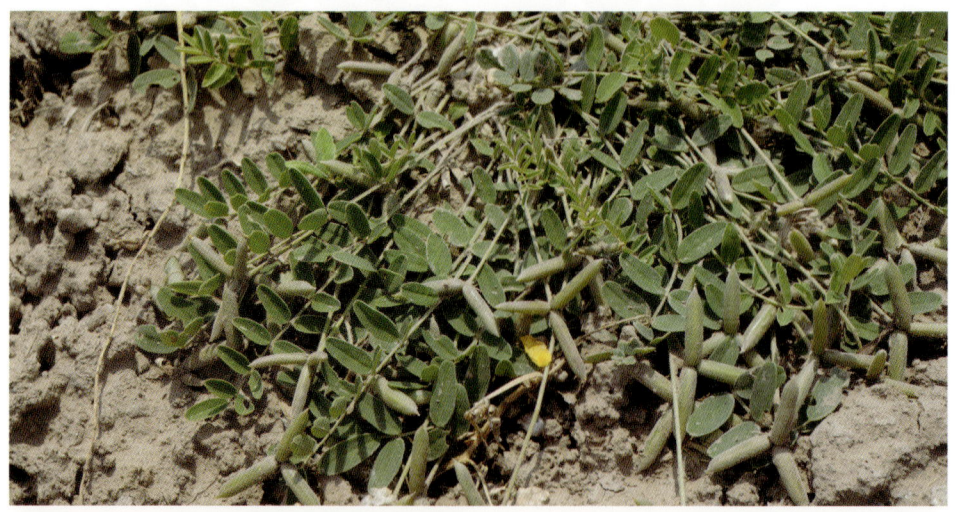

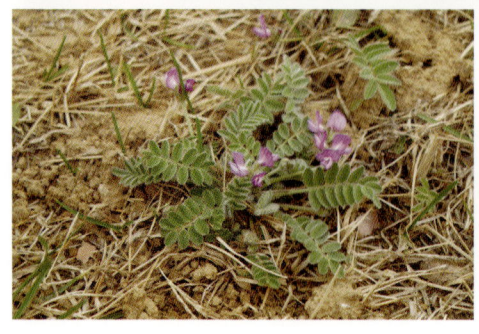

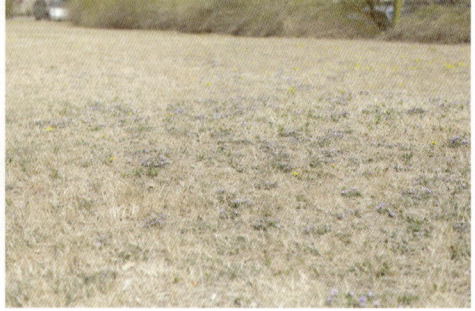

甜地丁

药材性状

根呈长圆锥形或圆柱形，略扭曲；表面红棕色或淡黄棕色，具横向突起的皮孔及细长的侧根；质坚硬，不易折断，断面有放射状纹理，边缘绵毛状，乳白色，中央浅黄色，颗粒状。根茎簇生，少单一。奇数羽状复叶基生，叶柄细长；完整小叶片椭圆形或长圆形，灰绿色，被柔毛。有时可见伞形花序；花冠蝶形，紫色或黄棕色；花萼多宿存。荚果圆筒状，被白色柔毛。种子细小，黑绿色。气微，味淡而后微甜。

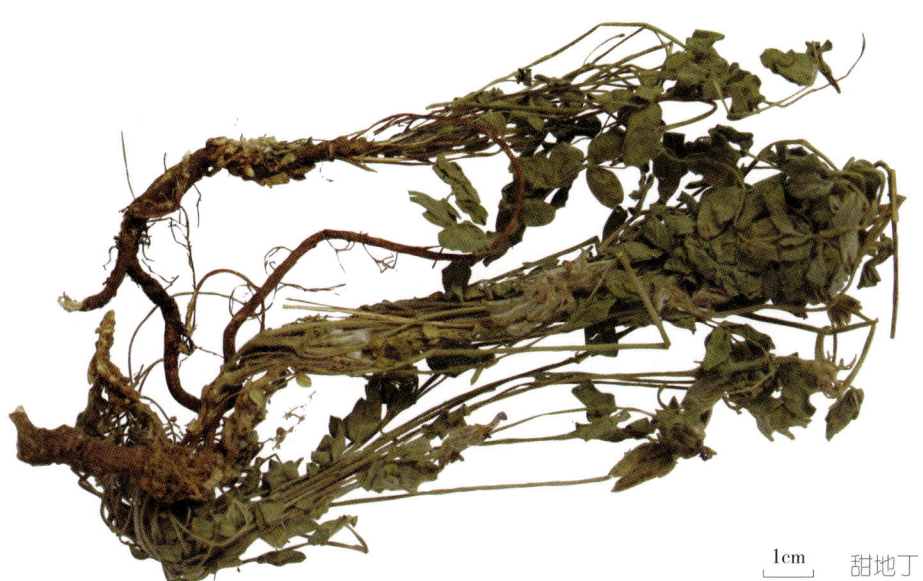

1cm 甜地丁

性味	苦、辛，寒。
功效	清热解毒，凉血消肿。
主治	痈肿，黄疸，高热烦躁，疔疮。
用量用法	6~30g。外用适量。

★ 甘草 *Glycyrrhiza uralensis* Fisch.

别名： 乌拉尔甘草、甜草。| **药材名：** 甘草（根和根茎）。

植物形态

多年生草本。茎直立，被白色短毛和刺毛状腺体。单数羽状复叶互生；托叶早落；小叶 7~17 枚，卵状椭圆形，两面被腺体及短毛。总状花序腋生，花密集；花萼钟状，被短毛和刺毛状腺体；蝶形花冠淡红紫色，旗瓣大，矩状椭圆形；二体雄蕊。荚果条状长圆形，常密集，有时呈镰刀状至环状弯曲，密被棕色刺毛状腺体。种子 2~8 粒，扁圆形或稍肾形。花期夏季，果期 7~8 月。

生境分布： 生于干燥草原及向阳山坡。分布于东北、华北及陕西、甘肃、青海、新疆、山东等地。

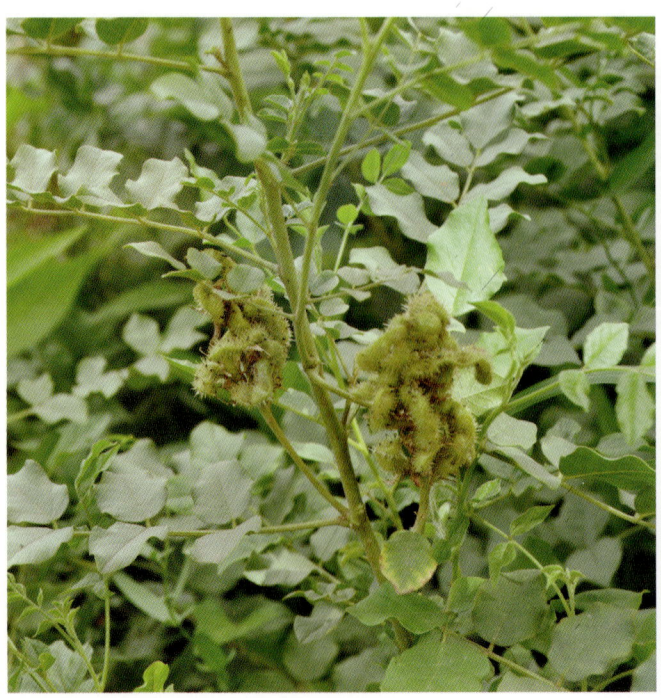
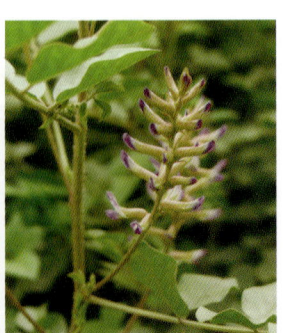
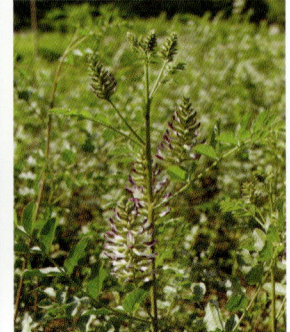

药材性状

甘草

根呈圆柱形，长25~100cm，直径0.6~3.5cm。外皮松紧不一。表面红棕色或灰棕色，具显著的纵皱纹、沟纹、皮孔及稀疏的细根痕。质坚实，断面略显纤维性，黄白色，粉性，形成层环明显，射线放射状，有的有裂隙。根茎呈圆柱形，表面有芽痕，断面中部有髓。气微，味甜而特殊。

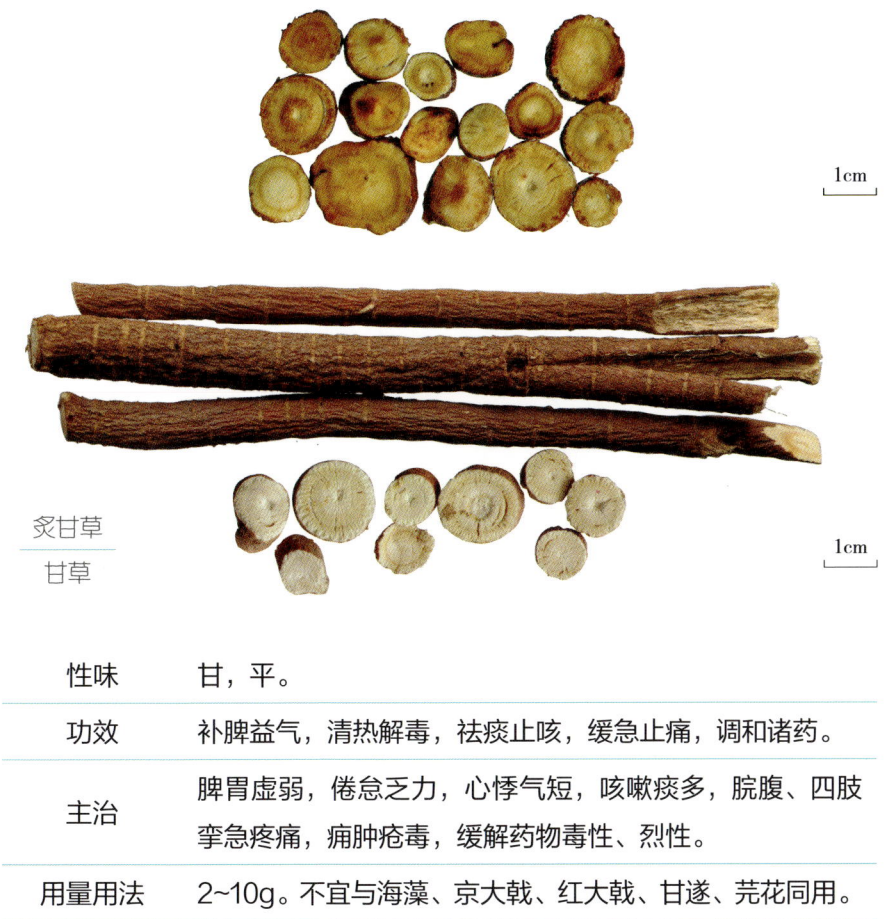

炙甘草
甘草

性味	甘，平。
功效	补脾益气，清热解毒，祛痰止咳，缓急止痛，调和诸药。
主治	脾胃虚弱，倦怠乏力，心悸气短，咳嗽痰多，脘腹、四肢挛急疼痛，痈肿疮毒，缓解药物毒性、烈性。
用量用法	2~10g。不宜与海藻、京大戟、红大戟、甘遂、芫花同用。

附 注：《中国药典》2015年版记载同属植物光果甘草、胀果甘草与甘草的干燥根和根茎同等入药。

★ 多序岩黄芪 *Hedysarum polybotrys* Hand.-Mazz.

别名：红芪。| **药材名**：红芪（根）。

植物形态

多年生草本。茎直立，丛生，多分枝。小叶 11~19 枚，卵形、卵状披针形或卵状长圆形，长 1.5~30mm，宽 4~15mm，下表面被贴伏柔毛；托叶披针形。总状花序腋生；花多数；苞片钻状披针形；花萼斜宽钟状，被短柔毛，萼齿三角状钻形；花冠淡黄色，旗瓣倒长卵形，翼瓣线形，龙骨瓣长于旗瓣 2~3mm；子房被短柔毛。荚果 2~4 节，被短柔毛，节荚近圆形或宽卵形，两侧微凹。花期 7~8 月，果期 8~9 月。

生境分布：生于海拔 1200~3200m 的山坡或灌丛、林缘等。分布于山西、甘肃、宁夏、湖北、四川等地。

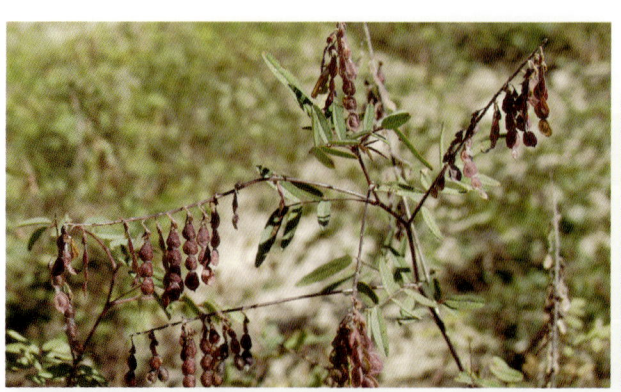
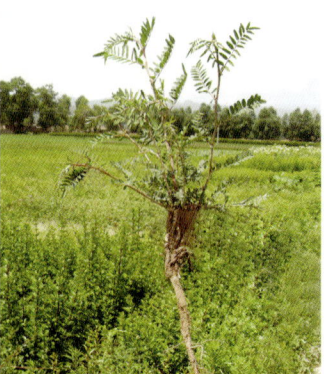
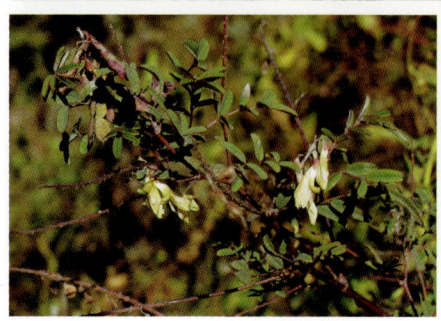
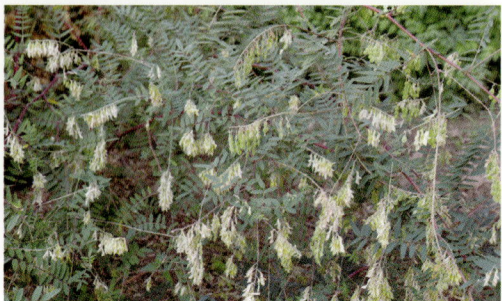

药材性状

红芪

圆柱形，少有分枝，上端略粗，长10~50cm，直径0.6~2cm。表面灰红棕色，有纵皱纹、横长皮孔样突起及少数支根痕，外皮易脱落，剥落处淡黄色。质硬而韧，不易折断，断面纤维性，并显粉性，皮部黄白色，木部淡黄棕色，射线放射状，形成层环浅棕色。气微，味微甜，嚼之有豆腥味。

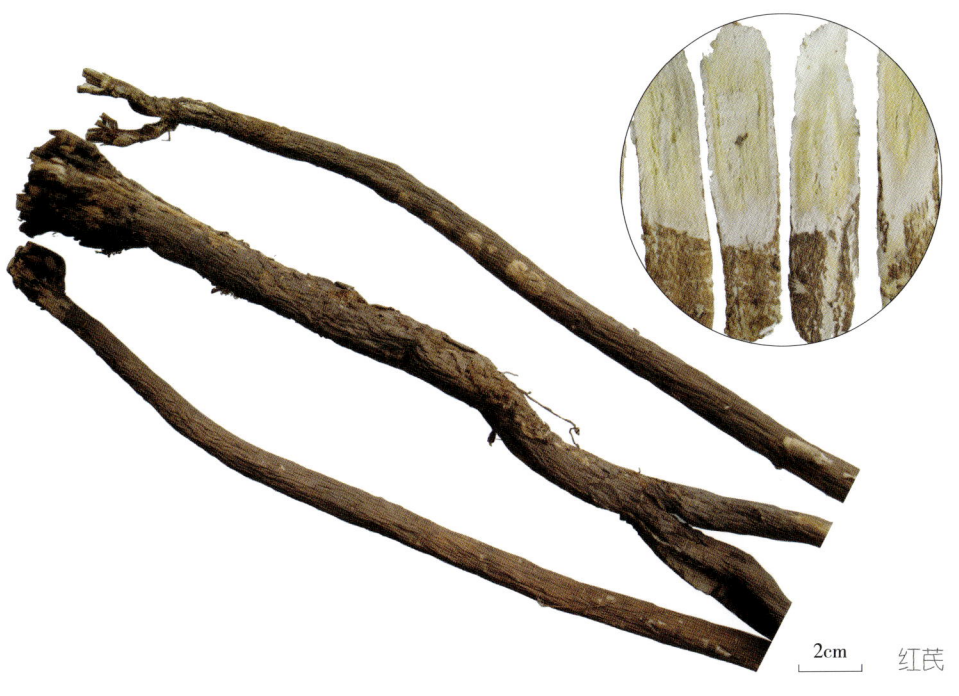

红芪

性味	甘，微温。
功效	补气升阳，固表止汗，利水消肿，生津养血，行滞通痹，托毒排脓，敛疮生肌。
主治	气虚乏力，食少便溏，中气下陷，久泻脱肛，便血崩漏，表虚自汗，气虚水肿，内热消渴，血虚萎黄，半身不遂，痹痛麻木，痈疽难溃，久溃不敛。
用量用法	9~30g。

瑞香科

★ 芫花 *Daphne genkwa* Sieb. et Zucc.

别名： 药鱼草、闹鱼花。| **药材名：** 芫花（花蕾）。

植物形态　落叶灌木。枝条稍带紫褐色，幼时有绢状柔毛。叶对生、近对生或偶互生；叶柄短，有灰色短柔毛；叶片卵圆形、椭圆形、长椭圆形或卵状披针形，长 3~4（~6）cm，宽（0.5~）1~2cm，纸质，下表面有绢状柔毛，侧脉 5~7 对。花先叶开放，以侧生为多，常具 3~7（~15）朵花；花梗短，被灰黄色柔毛；花萼淡紫色，筒状；雄蕊 8 枚，上下 2 轮；子房倒卵形，外密生黄色柔毛。核果白色。花期 3~5 月，果期 6~7 月。

生境分布： 生于海拔 300~1000m 的山坡灌木丛中、路旁或疏林下，也有栽培于庭园中。分布于河北、山西、陕西、甘肃、河南、湖北、湖南、江西、山东、江苏、安徽、浙江、福建、台湾、贵州、四川等地。

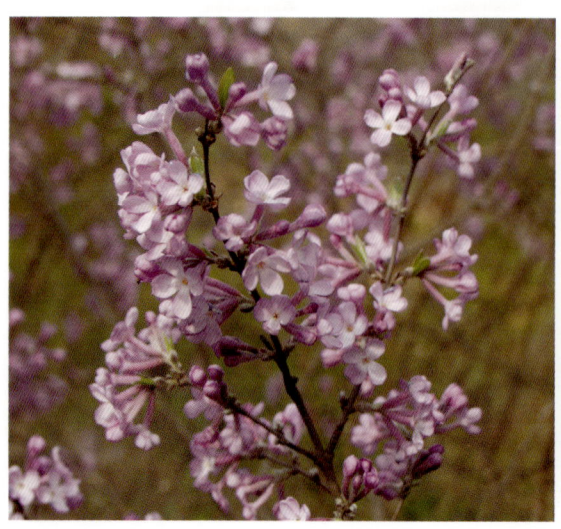
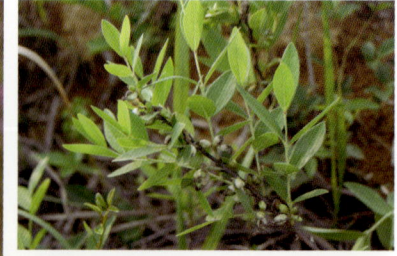
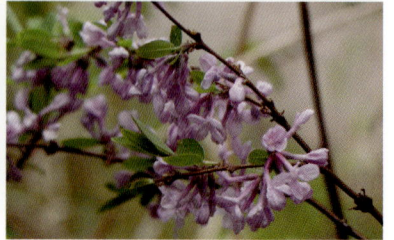

药材性状

芫花

常3~7朵簇生于短花轴上,基部有苞片1~2枚,多脱落为单朵。单朵呈棒槌状,多弯曲,长1~1.7cm,直径约1.5mm;花被筒表面淡紫色或灰绿色,密被短柔毛,先端4裂,裂片淡紫色或黄棕色。质软。气微,味甘、微辛。

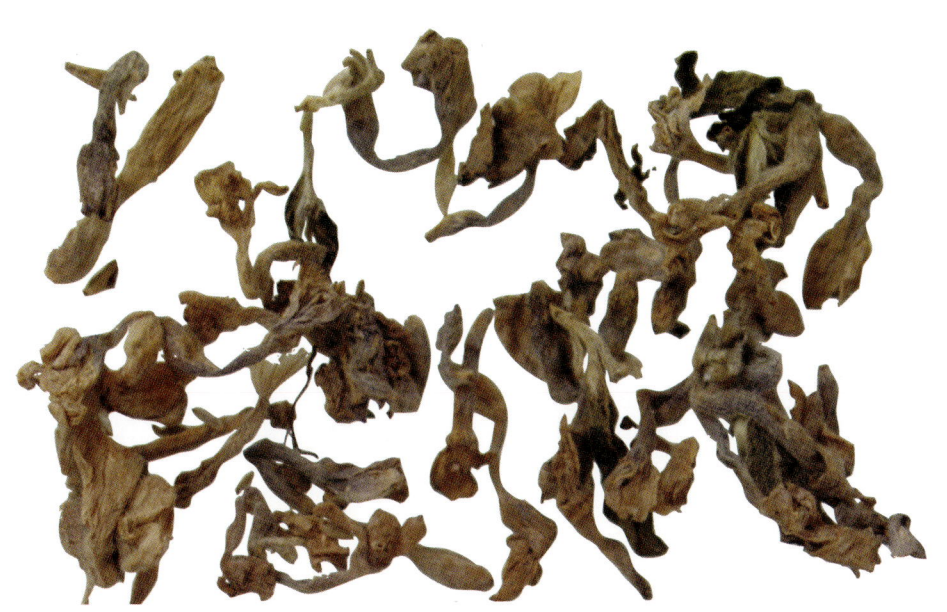

1cm　　芫花

性味	苦、辛,温;有毒。
功效	泻水逐饮;外用杀虫疗疮。
主治	水肿胀满,胸腹积水,痰饮积聚,气逆咳喘,二便不利,疥癣秃疮,痈肿,冻疮。
用量用法	1.5~3g。醋芫花研末吞服,一次0.6~0.9g,每日1次。外用适量。孕妇禁用;不宜与甘草同用。

结香 *Edgeworthia chrysantha* Lindl.

别名： 黄瑞香、打结花、雪里开、蒙花。| **药材名：** 梦花（花）。

植物形态

落叶灌木，高 1~2m。小枝粗壮，棕红色，具皮孔，被淡黄色或灰色绢状长柔毛。叶互生或簇生于枝顶；叶呈椭圆状矩圆形至矩圆状倒披针形，全缘，上表面被疏柔毛，下表面被长硬毛。头状花序；总苞片披针形；总花梗粗短；花黄色，芳香；花被筒状，外面有绢状长柔毛，裂片 4 枚，花瓣状，平展；雄蕊 8 枚，排成 2 轮；子房椭圆形，顶端被毛，花柱细长。核果卵形。花期冬末春初，果期春夏间。

生境分布： 生于阴湿肥沃的土地，亦有栽培。分布于河南、陕西、长江流域及其以南各地。

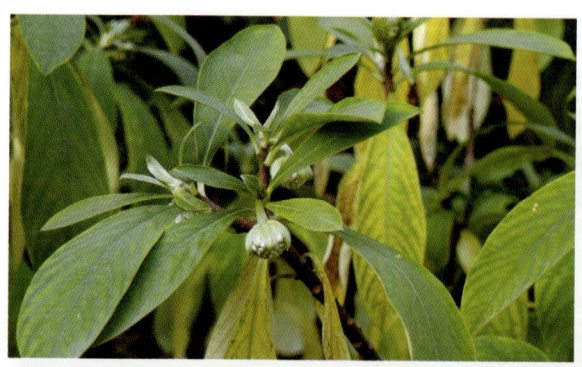
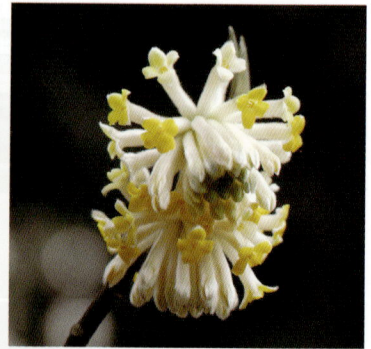
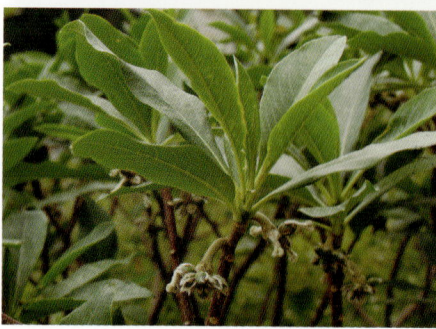
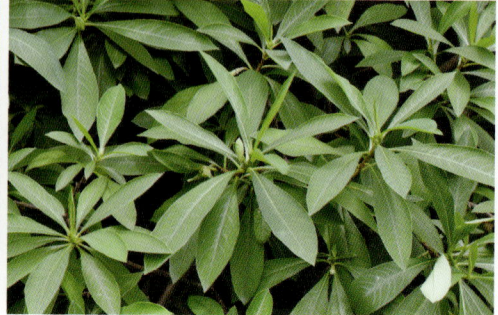

梦花

药材性状

花蕾多数散生或由多数小花结成半圆球形的头状花序。花直径1.5~2cm，表面密被淡绿黄色且有光泽的绢丝状毛茸。总苞片6~8枚，花梗粗糙，多弯曲，呈钩状。单个花蕾呈短棒状，长0.6~1cm，为单被花，筒状，先端4裂。质脆，易碎。气微，味淡。

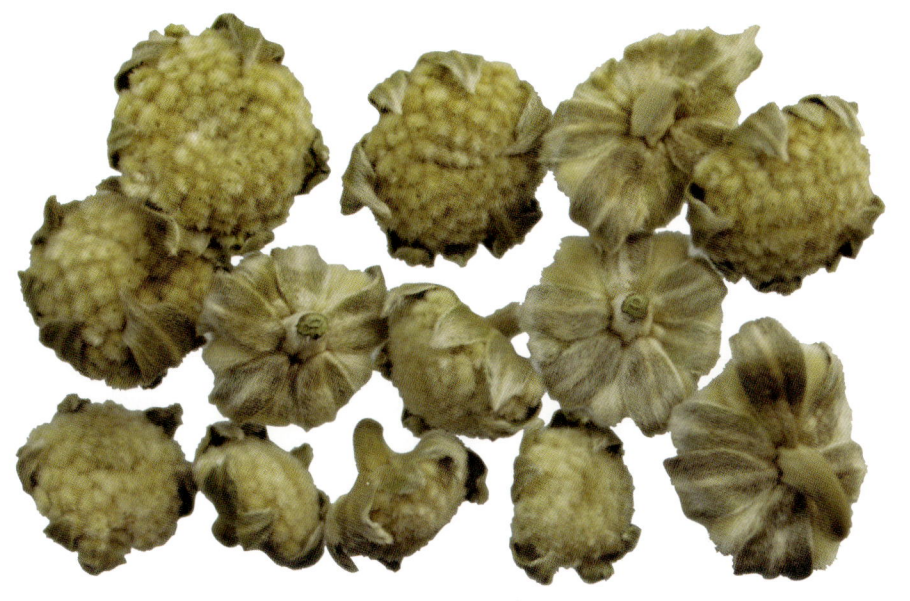

梦花

性味	甘，平。
功效	滋养肝肾，明目消翳。
主治	夜盲，翳障，目赤流泪，羞明怕光，小儿疳眼，头痛，失音，夜梦遗精。
用量用法	3~15g。

狼毒 *Stellera chamaejasme* L.

别名：断肠草、瑞香狼毒。| **药材名**：瑞香狼毒（根）。

植物形态　多年生草本，高 20~50cm。根粗大，圆柱形，木质，外皮棕色，断面淡黄色，有绵性纤维。茎直立，数茎丛生。叶通常互生，无柄，披针形至椭圆状披针形，全缘，无毛。圆头状花序顶生，未开时像一束火柴头；总苞绿色；花黄色、白色或淡红色；花被管状细瘦，基部稍膨大，先端5裂，裂片有紫红色网纹；雄蕊10枚，排成2轮；子房上位，长圆形。果实圆锥形，干燥，为花被管基部所包。花、果期5~7月。

生境分布：生于高山及草原上。分布于东北、西南及河北、内蒙古、甘肃、青海、宁夏、西藏等地。

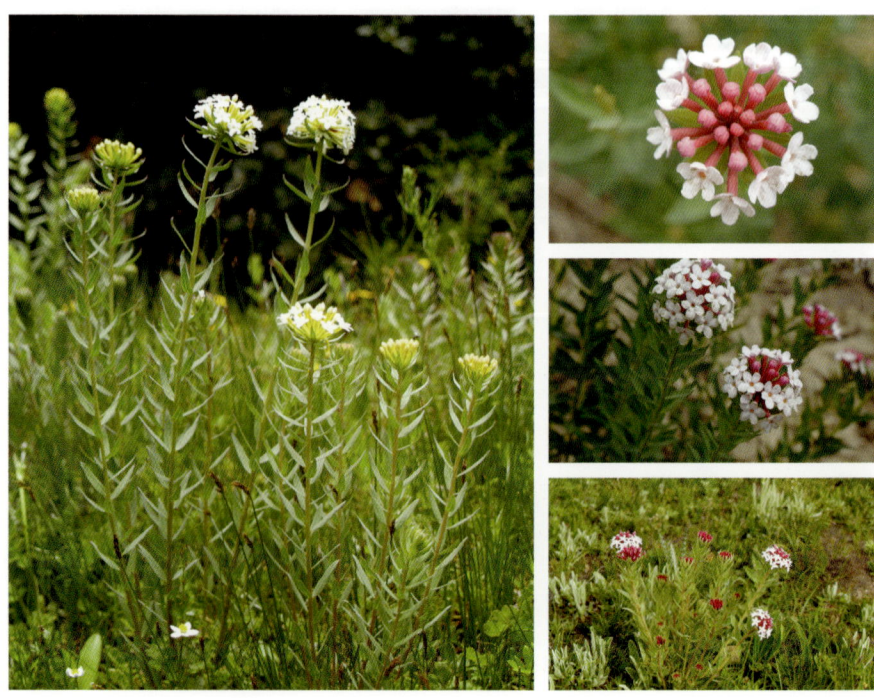

药材性状

瑞香狼毒

圆柱形或圆锥形，有时分枝，根头部有茎残基。表面棕黄色至棕红色，有稍扭曲的纵皱纹及横长皮孔，并有侧根痕及残留细根。质韧，不易折断，断面具白色绒毛状纤维。

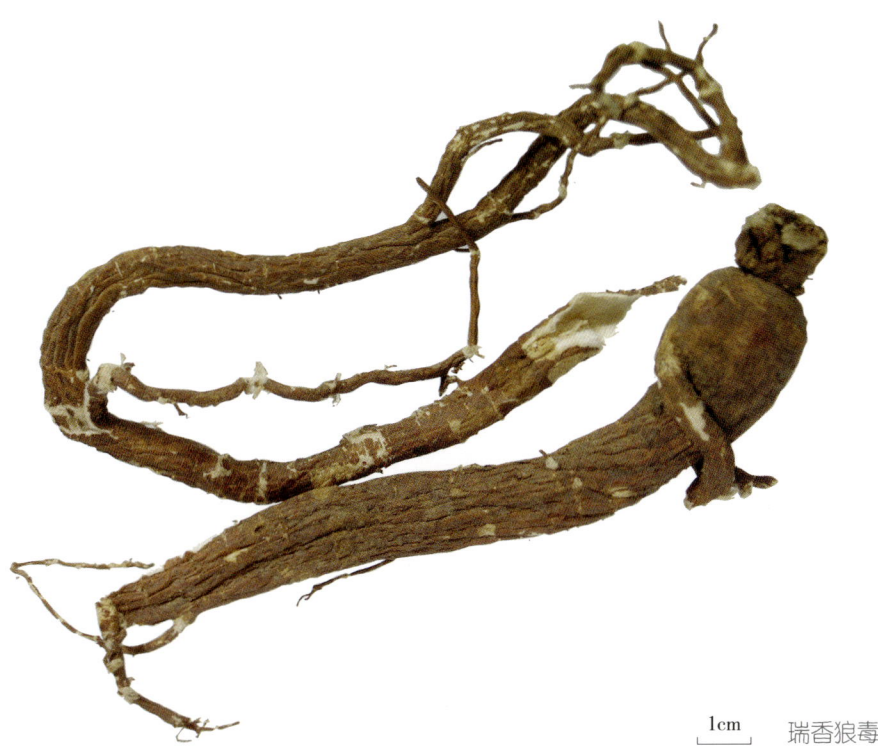

瑞香狼毒

性味	苦、辛，平；有毒。
功效	散结，逐水，止痛，杀虫。
主治	水气肿胀，淋巴结结核，疥癣。
用量用法	1~3g。外用适量，煎水洗或研粉敷患处。

石榴科

★ 石榴 *Punica granatum* L.

别名：安石榴。| 药材名：石榴皮（果皮）。

植物形态　小乔木，株高可达 6m。小枝平滑，一般有刺针。叶对生或簇生，倒卵形至长圆状披针形，长 2.5~5cm，全缘，光滑无毛，有短柄。花红色，稀为白色或黄色，直径约 3cm；萼片 5~8 枚，镊合状排列；花瓣 5~7 片，有时重瓣。浆果近球形，褐黄色至红色，直径 7~10cm，萼宿存。种子多数。花期 6~7 月。

生境分布：常栽培于庭园。分布于河北、河南、山东、江苏、安徽、浙江、江西、福建、台湾、湖南、湖北、陕西、广东、广西、云南、贵州、四川等地。

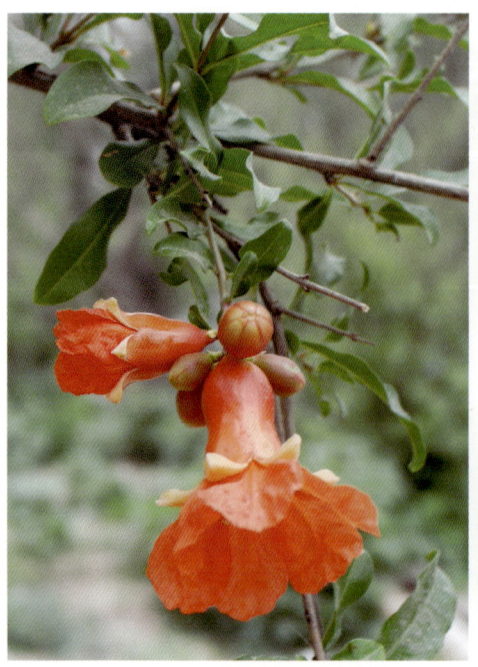
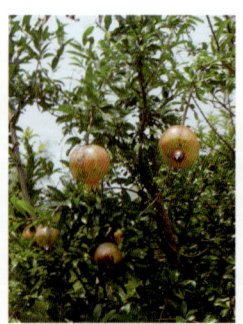
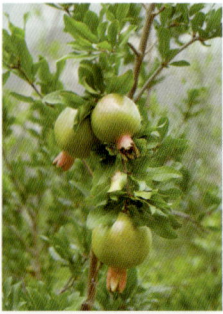
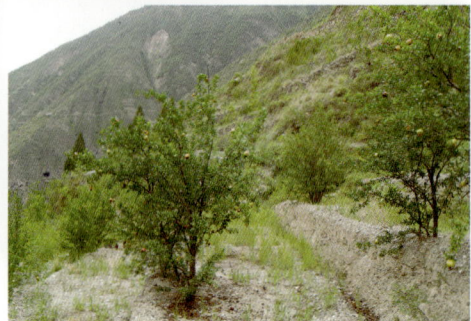

药材性状

石榴皮

不规则的片状或瓢状，大小不一，厚1.5~3mm。外表面红棕色、棕黄色或暗棕色，略有光泽，粗糙，有多数疣状突起，有的有突起的筒状宿萼及粗短果梗或果梗痕。内表面黄色或红棕色，有隆起呈网状的果蒂残痕。质硬而脆，断面黄色，略显颗粒状。气微，味苦涩。

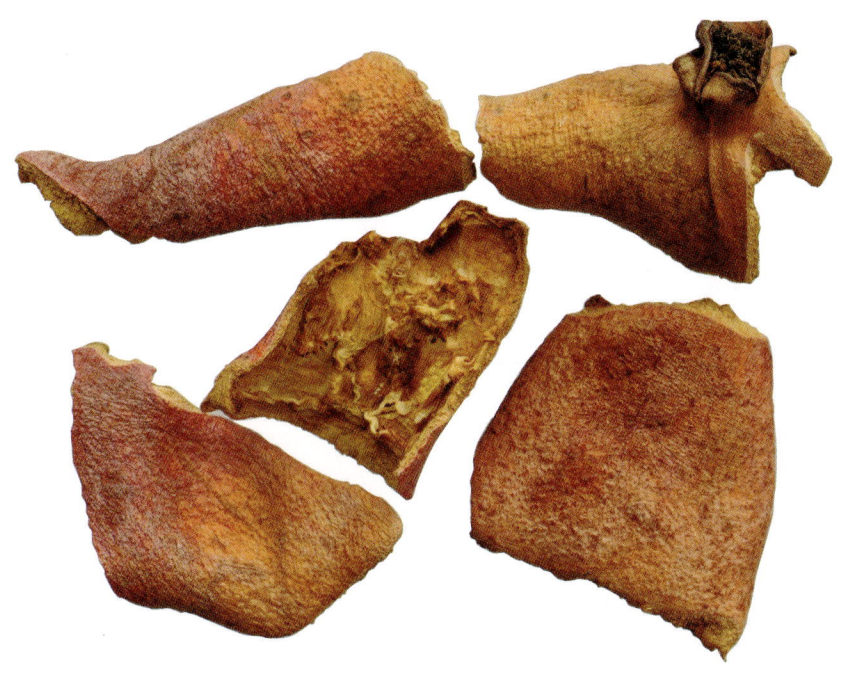

石榴皮

性味	酸、涩，温。
功效	涩肠止泻，止血，驱虫。
主治	久泻，久痢，便血，脱肛，崩漏，带下，虫积腹痛。
用量用法	3~9g。

使君子科

★ 毗黎勒 *Terminalia bellirica* (Gaertn.) Roxb.

别名: 帕如拉。| **药材名:** 毛诃子（果实）。

植物形态

落叶乔木。枝灰色，具纵纹及明显螺旋状上升叶痕。叶螺旋状集生枝顶，阔卵形或倒卵形，纸质，全缘或微波状，两面疏生白色细瘤点，具光泽，下表面瘤点较少；叶柄常于中上部有2个腺体。穗状花序腋生，常集成伞房状，密被红褐色的丝状毛，上部为雄花，基部为两性花；花5数，淡黄色，无柄；萼管杯状，5裂，裂片三角形，被绒毛；花瓣缺。假核果卵形，密被锈色绒毛。花期3~4月，果期5~7月。

生境分布: 生于海拔500~1400m的山坡向阳处及疏林中。分布于云南等地。

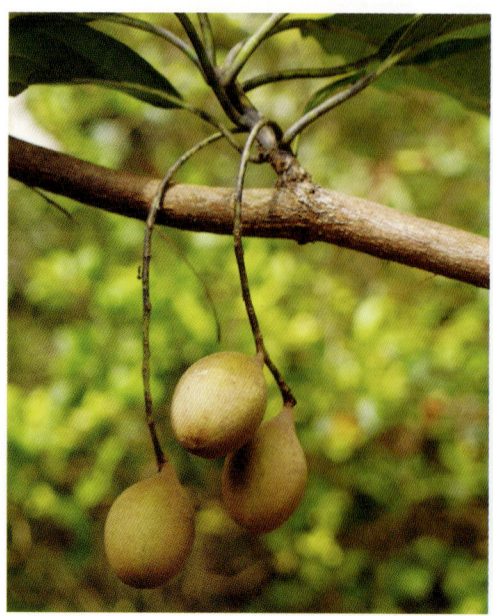
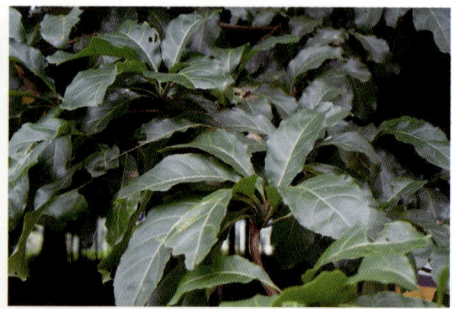
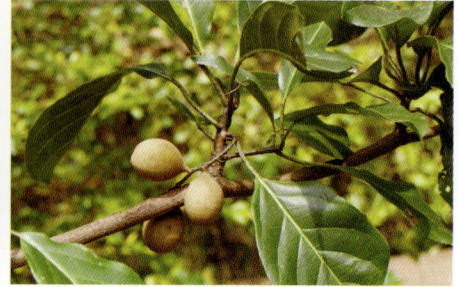

药材性状

毛诃子

卵形或椭圆形，长 2~3.8cm，直径 1.5~3cm。表面棕褐色，被红棕色绒毛，较细密，具 5 条棱脊，棱脊间平滑或有不规则皱纹。质坚硬。果肉厚 2~5mm，暗棕色或浅绿黄色。果核淡棕黄色。种子 1 粒，种皮棕黄色，种仁黄白色，有油性。气微，味涩、苦。

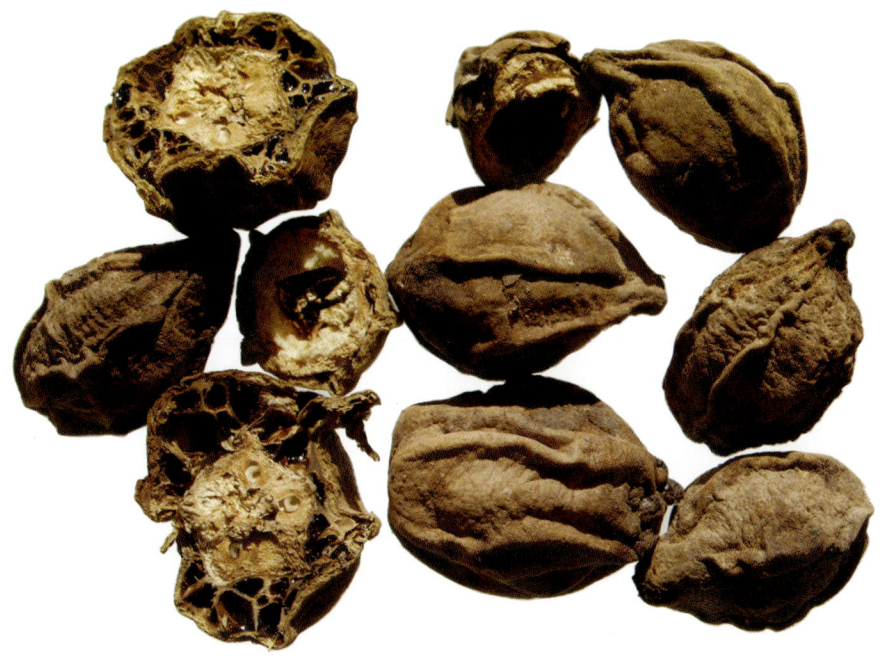

毛诃子

性味	甘、涩，平。
功效	清热解毒，收敛养血，调和诸药。
主治	各种热证，泻痢，黄水病，肝胆病，病后虚弱。
用量用法	3~9g，多入丸、散。

★ 诃子 *Terminalia chebula* Retz.

别名：诃黎勒、藏青果。| **药材名**：诃子（果实）、西青果（幼果）。

植物形态　大乔木。叶互生或近对生；叶片近革质，椭圆形或卵形，两面近无毛或幼时下表面有微毛；叶柄有时近顶端有 2 个腺体。圆锥花序顶生，由数个穗状花序组成，花序轴有毛；苞片条形；花两性，无梗；花萼杯状，5 裂，裂片三角形，内面有棕黄色长毛；无花瓣；雄蕊 10 枚；子房 1 室，有毛或后变无毛。核果椭圆形或近卵形，形如橄榄，熟时黑色，通常有钝棱 5~6 条。花期 5 月，果期 7~9 月。

生境分布：生于海拔 800~1540m 的疏林中或阳坡林缘。分布于广东、海南、广西、云南等地。

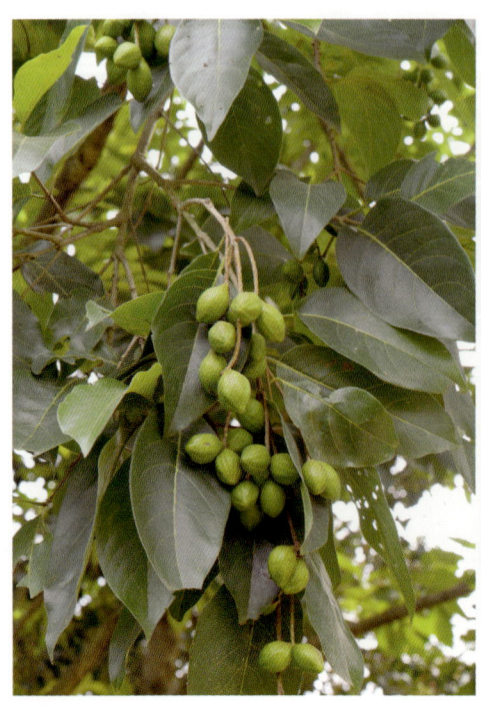
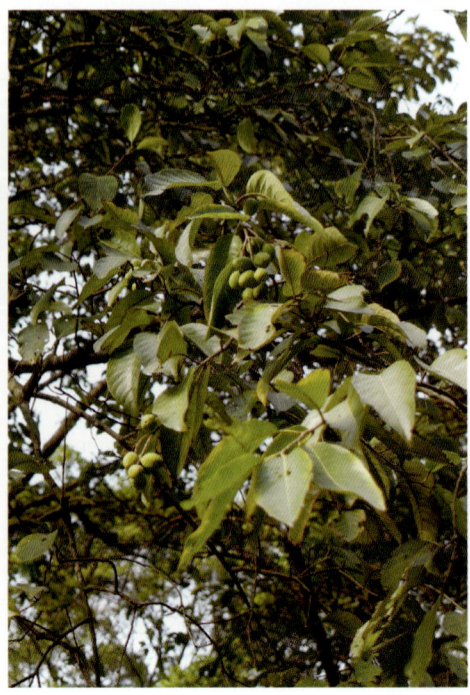

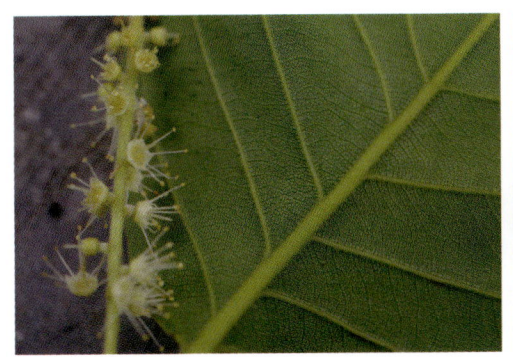
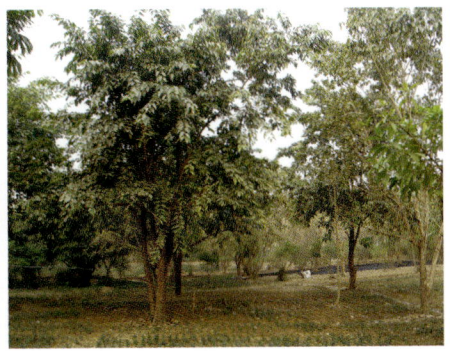

药材性状

诃子

长圆形或卵圆形，长 2~4cm，直径 2~2.5cm。表面黄棕色或暗棕色，略具光泽，有 5~6 条纵棱线及不规则的皱纹，基部有圆形果梗痕。质坚实。果肉厚 0.2~0.4cm，黄棕色或黄褐色。果核长 1.5~2.5cm，直径 1~1.5cm，浅黄色，粗糙，坚硬。种子狭长，呈纺锤形，长约 1cm，直径 0.2~0.4cm，种皮黄棕色，子叶 2 枚，白色，相互重叠卷旋。气微，味酸涩后甜。

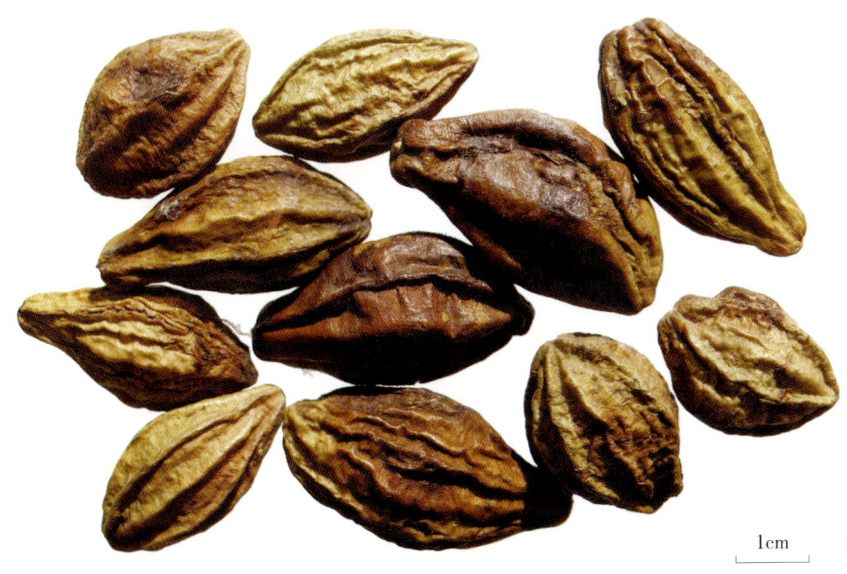

诃子

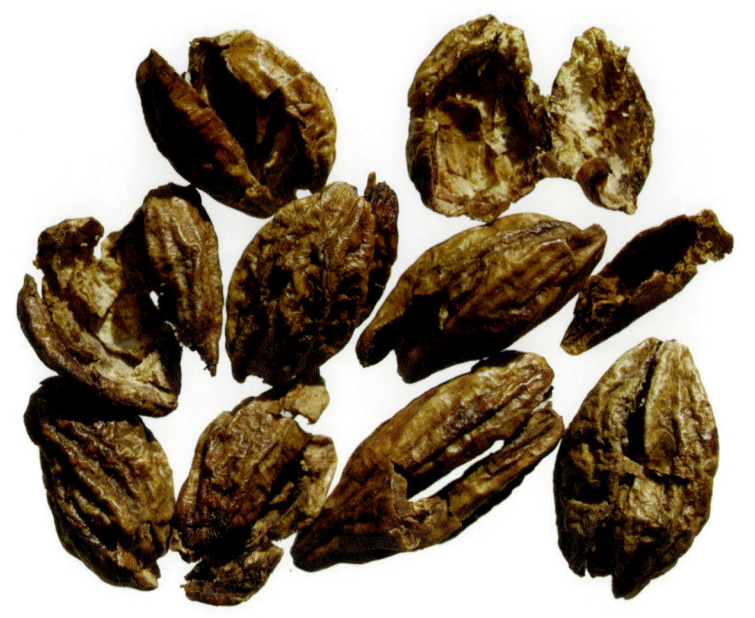

1cm 诃子肉

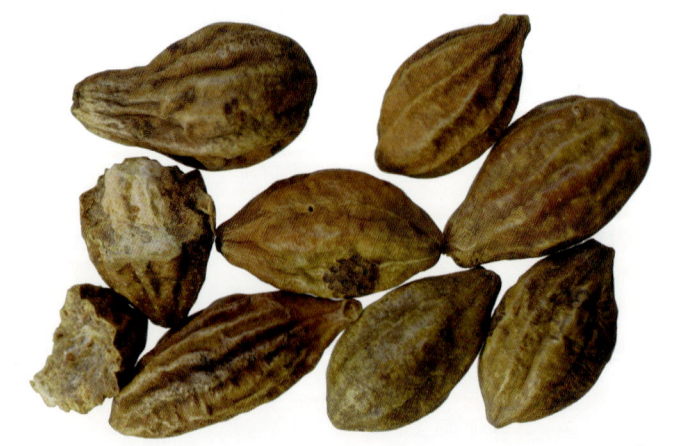

1cm 诃子

性味	苦、酸、涩,平。
功效	涩肠止泻,敛肺止咳,降火利咽。
主治	久泻久痢,便血脱肛,肺虚喘咳,久嗽不止,咽痛音哑。
用量用法	3~10g。

药材性状

西青果

长卵形，略扁，长 1.5~3cm，直径 0.5~1.2cm。表面黑褐色，具有明显的纵皱纹，一端较大，另端略小，钝尖，下部有果梗痕。质坚硬，断面褐色，有胶质样光泽，果核不明显，常有空心，小者黑褐色，无空心。气微，味苦涩、微甘。

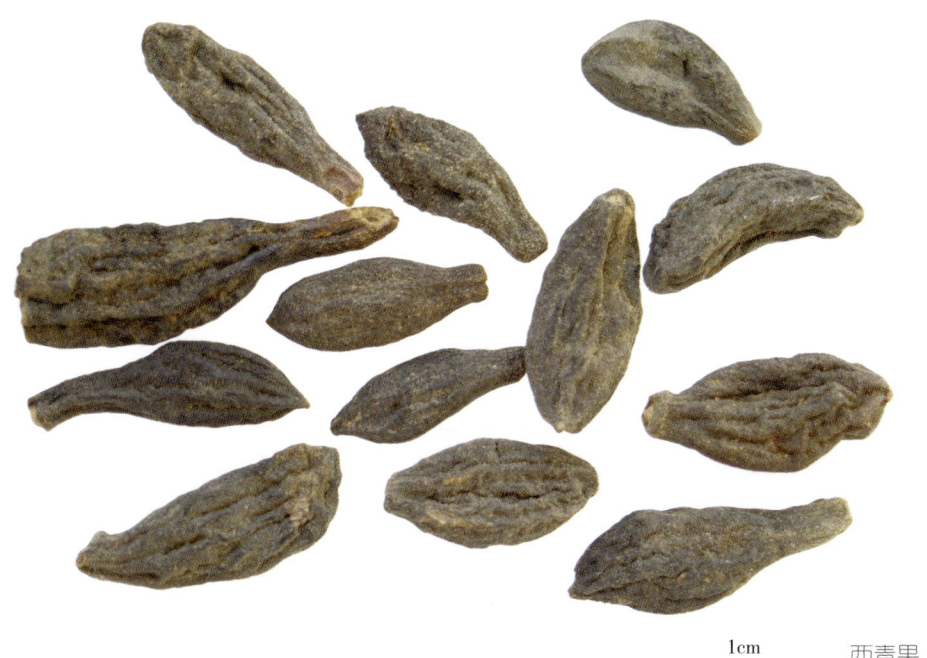

1cm 西青果

性味	苦、酸、涩，平。
功效	清热生津，解毒。
主治	阴虚白喉。
用量用法	1.5~3g。

附 注：《中国药典》2015 年版收载同属植物诃子与绒毛诃子的干燥果实同等入药。

卫矛科

★ 冬青卫矛 *Euonymus japonicus* Thunb.

别名：大叶黄杨、正木。| **药材名**：扶芳藤（带叶茎枝）。

植物形态　常绿灌木或小乔木，高达 8m。叶片光亮革质，倒卵形或窄长椭圆形；叶柄长 6~10mm。聚伞花序腋生；总花梗长 2.5~3.5cm，1~2 回二歧分枝，每分枝顶端有 5~12 朵花的短梗小聚伞花序；花白绿色，直径约 7mm，4 数，花丝细长，花盘肥大。蒴果淡红色，近球形，有 4 条浅沟，直径约 1cm，果梗四棱形，较粗壮。种子每室 1~2 粒，棕色，有橙红色假种皮。花期 6~7 月，果熟期 9~10 月。

生境分布：我国各地多栽培作绿篱。

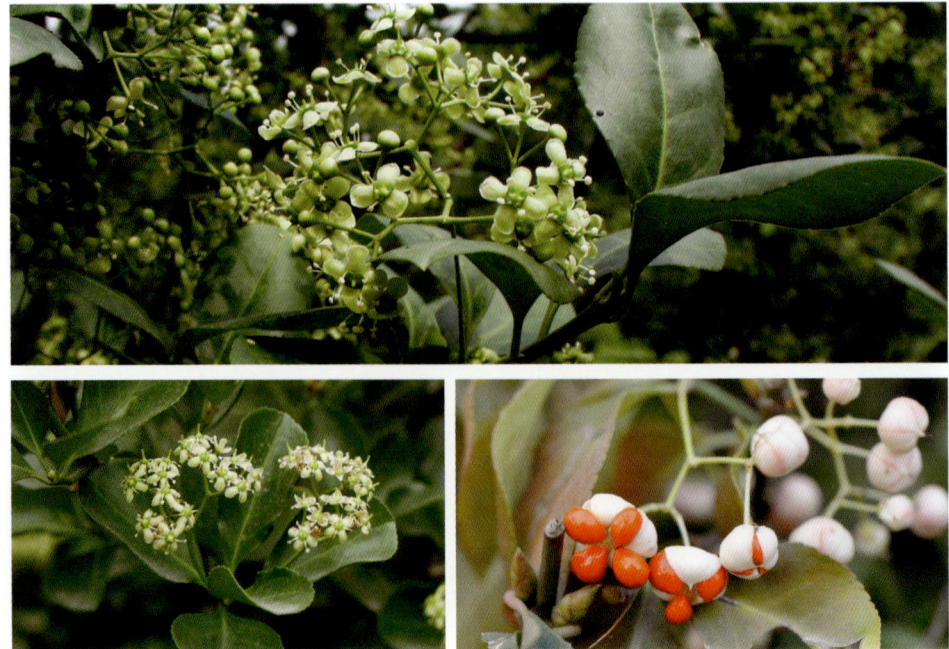

扶芳藤

> **药材性状**
>
> 茎枝呈圆柱形；嫩枝表面灰绿色，老枝灰褐色，并具小瘤状突起；质脆易折断，断面黄白色，中空。叶对生，倒卵形或窄长椭圆形，长3~6cm，宽2~3cm，先端钝尖，基部楔形或宽楔形，边缘有锯齿，质较厚或带革质。气微弱，味辛。

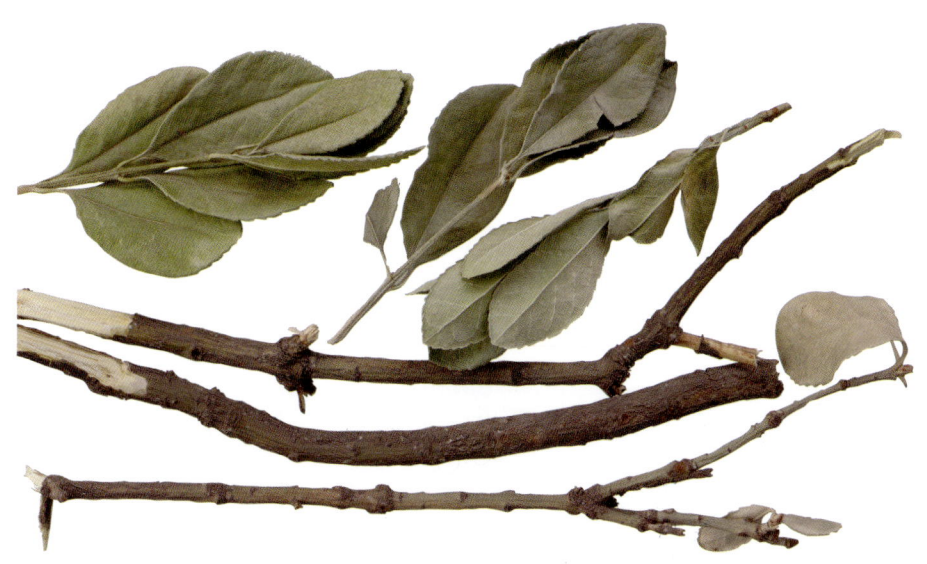

扶芳藤

性味	苦、甘、微辛，微温。
功效	舒筋活络，益肾壮腰，止血消瘀。
主治	肾虚腰膝酸痛，半身不遂，风湿痹痛，小儿惊风，咯血，吐血，血崩，月经不调，子宫脱垂，跌打骨折，创伤出血。
用量用法	15~30g。外用适量，研粉调敷，或捣敷，或煎水熏洗。

雷公藤 *Tripterygium wilfordii* Hook. f.

别名： 山砒霜、水莽草。| **药材名：** 雷公藤（根）。

植物形态

藤本灌木，高 1~3m。小枝棕红色，具 4~6 条细棱，被密毛及细密皮孔。叶片椭圆形、倒卵椭圆形、长椭圆形或卵形，边缘有细锯齿，侧脉 4~7 对，达叶缘后稍上弯；叶柄密被锈色毛。圆锥聚伞花序较窄小，通常有 3~5 个分枝；花序、分枝及小花梗均被锈色毛；花白色，直径 4~5mm；萼片顶端急尖；花瓣长卵形，边缘微蚀；花盘略 5 裂；雄蕊插生花盘外缘；子房具 3 条棱。蒴果长圆状，中央果体较大；小果梗细圆，长达 5mm。种子细柱状，黑色。

生境分布： 生于山地林内阴湿处。分布于台湾、福建、江苏、浙江、安徽、湖北、湖南、广西等地。

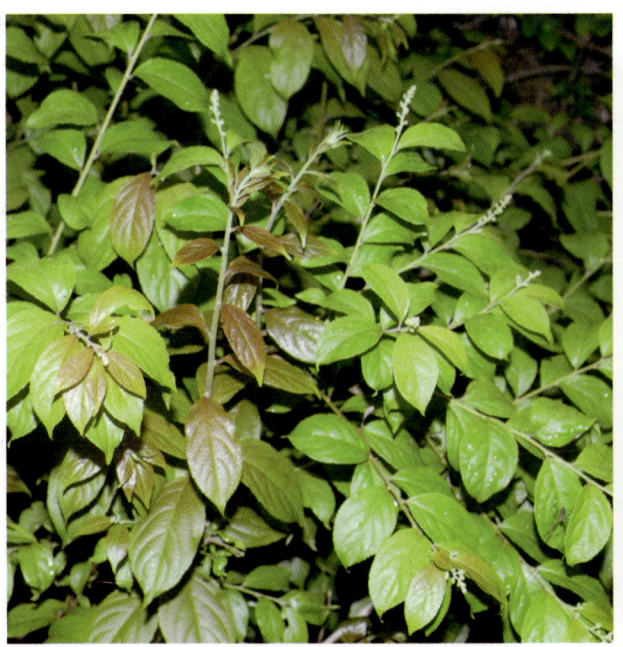
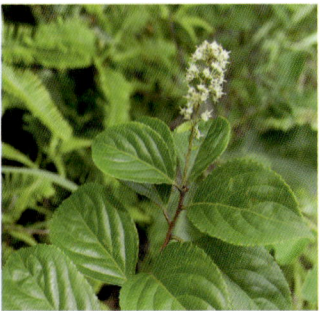
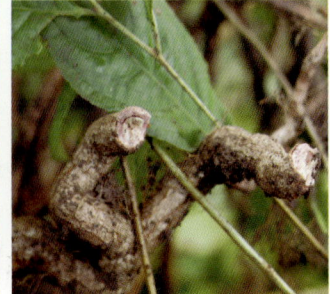

药材性状

雷公藤

圆柱形，扭曲，常具茎残基，直径0.5~3cm，商品常切成长短不一的段块。表面土黄色至黄棕色，粗糙，具细密纵向沟纹及环状或半环状裂隙；栓皮层常脱落，脱落处显橙黄色；皮部易剥离，露出黄白色的木部。质坚硬，折断时有粉尘飞扬，断面纤维性。横切面木栓层橙黄色，显层状；韧皮部红棕色；木部黄白色，密布针眼状孔洞，射线较明显。气微、特异，味苦、微辛。

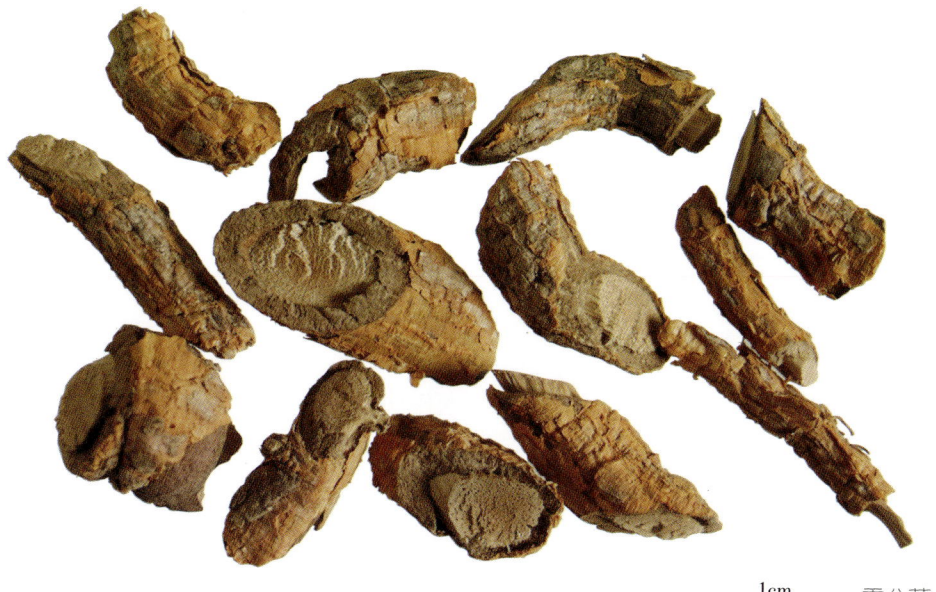

1cm 雷公藤

性味	苦、辛，凉；有大毒。
功效	祛风，解毒，杀虫。
主治	风湿性关节炎，皮肤发痒；杀蛆虫、孑孓、灭钉螺、毒鼠。
用量用法	外用适量，捣烂敷患处或捣汁搽患处。敷药时间不可超过半小时，否则皮肤会起疱。不可内服。

大戟科

铁苋菜 *Acalypha australis* L.

别名：人苋、海蚌含珠、血见愁。| **药材名**：铁苋菜（全草）。

植物形态　一年生草本。茎直立，有纵条纹，具灰白色细柔毛。单叶互生，膜质，卵形至卵状菱形或近椭圆形，先端稍尖，基部广楔形，边缘有钝齿，粗糙，有白色柔毛。花序腋生，花单性，雌雄同序，无花瓣；雄花序在雌花序上面，穗状；雌花序藏于对合的叶状苞片内，苞片开展时呈三角状肾形，合时如蚌。蒴果小，三角状半圆形，淡褐色，被粗毛。花、果期 4~12 月。

生境分布：生于山坡、草地、路旁及耕地中。几乎遍布全国。

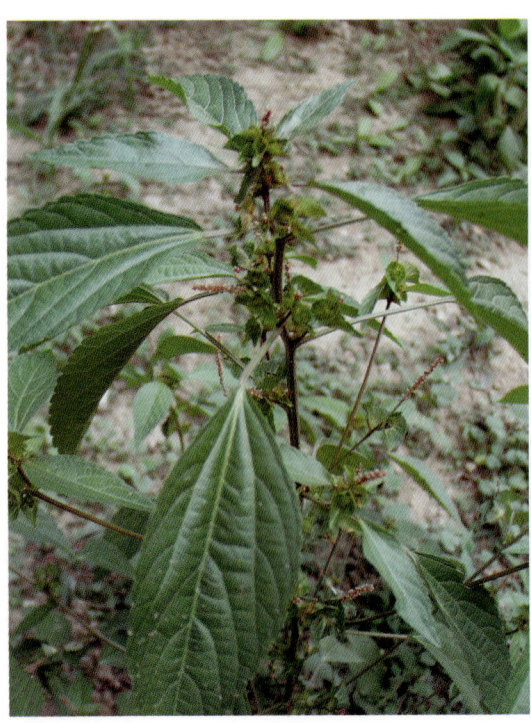
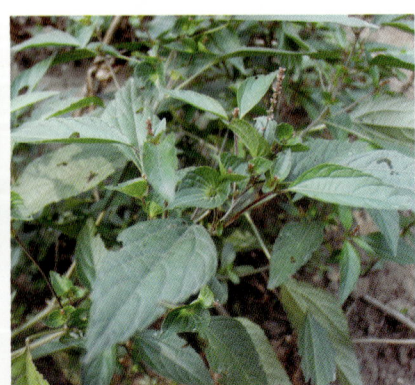
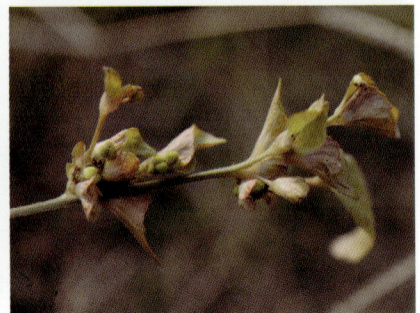

铁苋菜

全草长20~40cm。茎细,单一或分枝,棕绿色,有纵条纹,具灰白色细柔毛。单叶互生,具柄;叶片膜质,卵形、卵状菱形或近椭圆形,长2.5~5.5cm,宽1.2~3cm,先端稍尖,基部广楔形,边缘有钝齿,表面棕绿色,两面略粗糙,均有白色细柔毛。花序自叶腋抽出,单性,无花瓣;苞片呈三角状肾形。蒴果小,三角状半圆形,直径3~4mm,表面淡褐色,被粗毛。气微,味苦、涩。

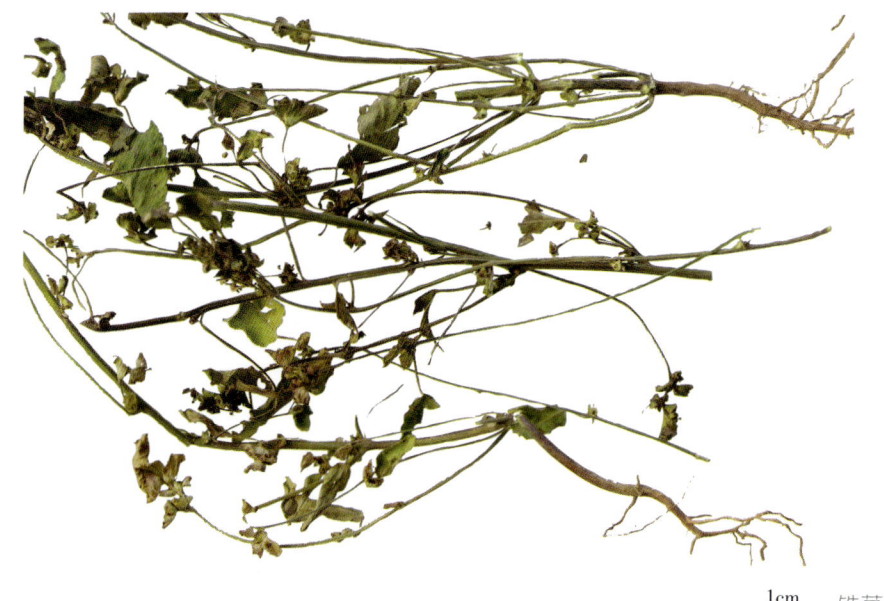

铁苋菜

性味	苦、涩,凉。
功效	清热解毒,消积,止痢,止血。
主治	肠炎,细菌性痢疾,阿米巴痢疾,小儿疳积,肝炎,疟疾,吐血,衄血,尿血,便血,功能失调性子宫出血,痈疖疮疡,外伤出血,湿疹,皮炎,毒蛇咬伤。
用量用法	25~50g。外用适量,鲜品捣烂敷患处。

★ 巴豆 *Croton tiglium* L.

别名： 猛子仁、巴仁。 | **药材名：** 巴豆（果实）、巴豆霜（炮制加工品）。

植物形态　灌木或小乔木，高 2~7m。幼枝绿色，被稀疏的星状毛。叶片卵形至矩圆状卵形，掌状三出脉，两面被稀疏的星状毛，基部两侧近叶柄处各有 1 个无柄的腺体；叶柄长 2~6cm。花小，单性，雌雄同株；顶生总状花序，雌花在下，雄花在上；萼片 5 枚。雄花无退化子房；雄蕊多数，花丝在芽内弯曲；花盘腺体与萼片对生。雌花无花瓣，子房 3 室，密被星状毛，每室 1 枚胚珠。蒴果矩圆状。种子长卵形。花期 4~6 月。

生境分布： 生于山谷、林缘、溪旁或密林中，多为栽培。主要分布于浙江、江苏、福建、台湾、湖南、湖北、广东、广西、云南、贵州、四川等地。

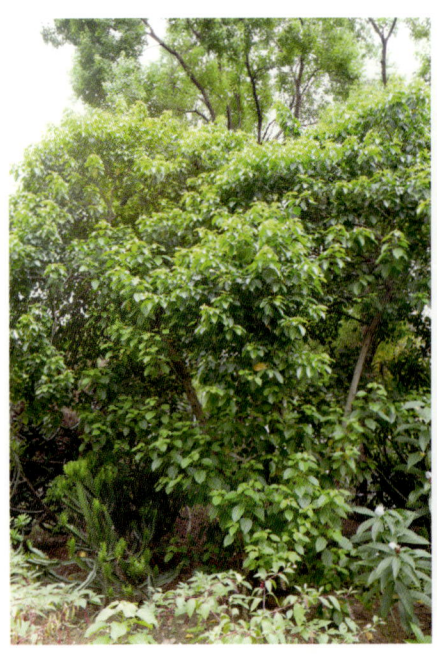
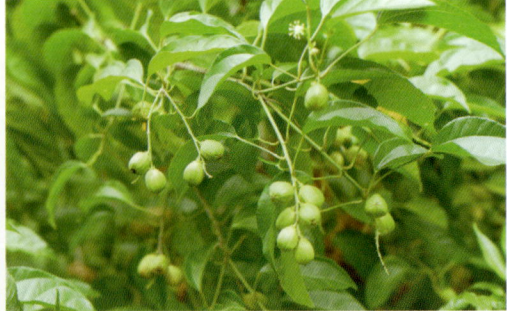
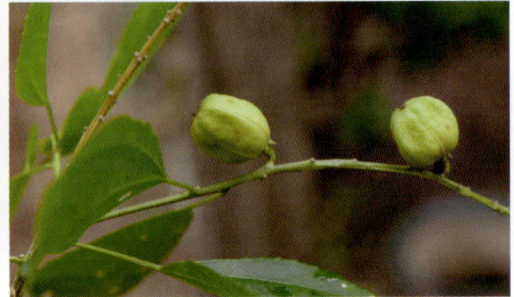

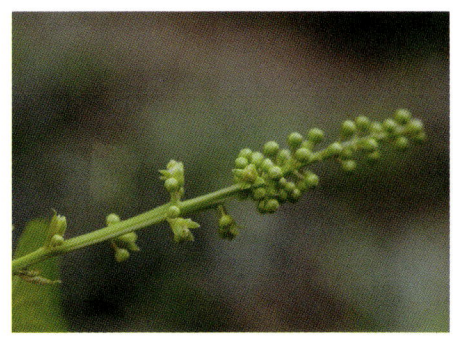
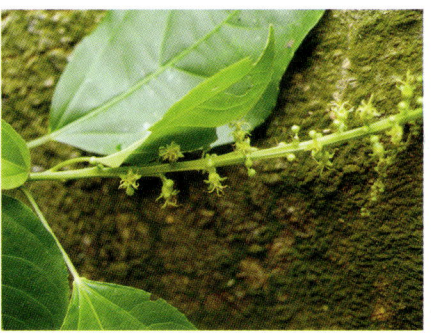

药材性状

巴豆

卵圆形,一般具 3 条棱,长 1.8~2.2cm,直径 1.4~2cm。表面灰黄色或稍深,粗糙,有纵线 6 条,顶端平截,基部有果梗痕。破开果壳,可见 3 室,每室含种子 1 粒。种子呈略扁的椭圆形,长 1.2~1.5cm,直径 0.7~0.9cm,表面棕色或灰棕色,一端有小点状的种脐及种阜的疤痕,另端有微凹的合点,其间有隆起的种脊;外种皮薄而脆,内种皮呈白色薄膜;种仁黄白色,油质。气微,味辛辣。

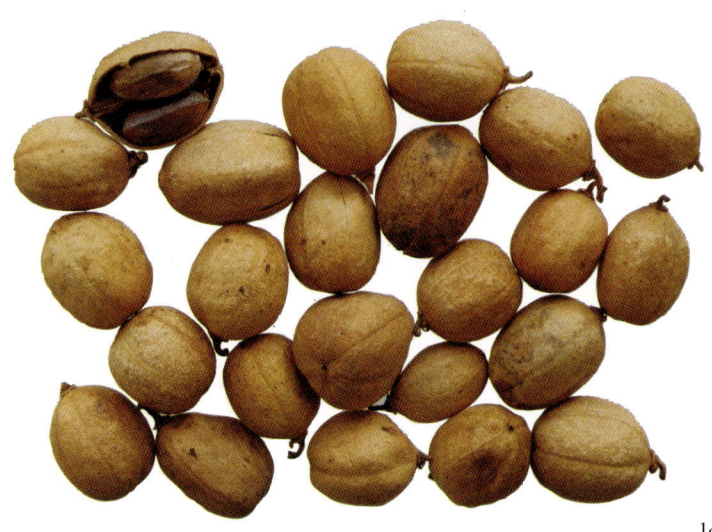

1cm 巴豆

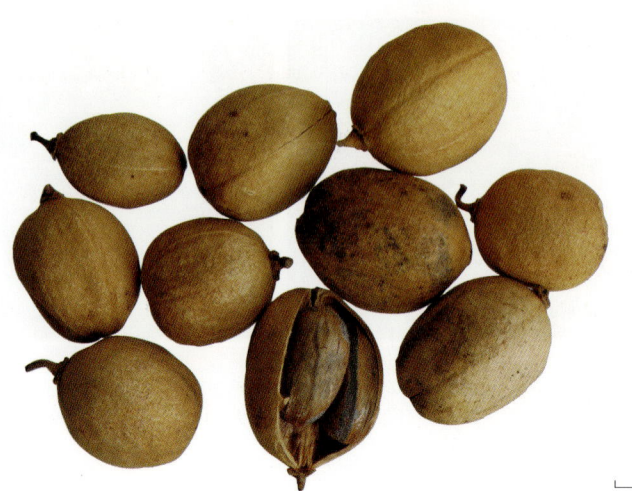

1cm　巴豆

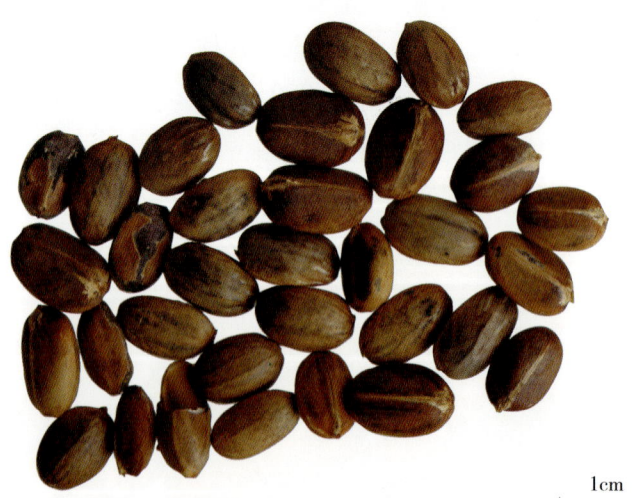

1cm　巴豆仁

性味	辛,热;有大毒。
功效	外用蚀疮。
主治	恶疮疥癣,疣痣。
用量用法	外用适量,研末涂患处,或捣烂以纱布包擦患处。孕妇禁用;不宜与牵牛子同用。

药材性状

巴豆霜

粒度均匀、疏松的淡黄色粉末，显油性。

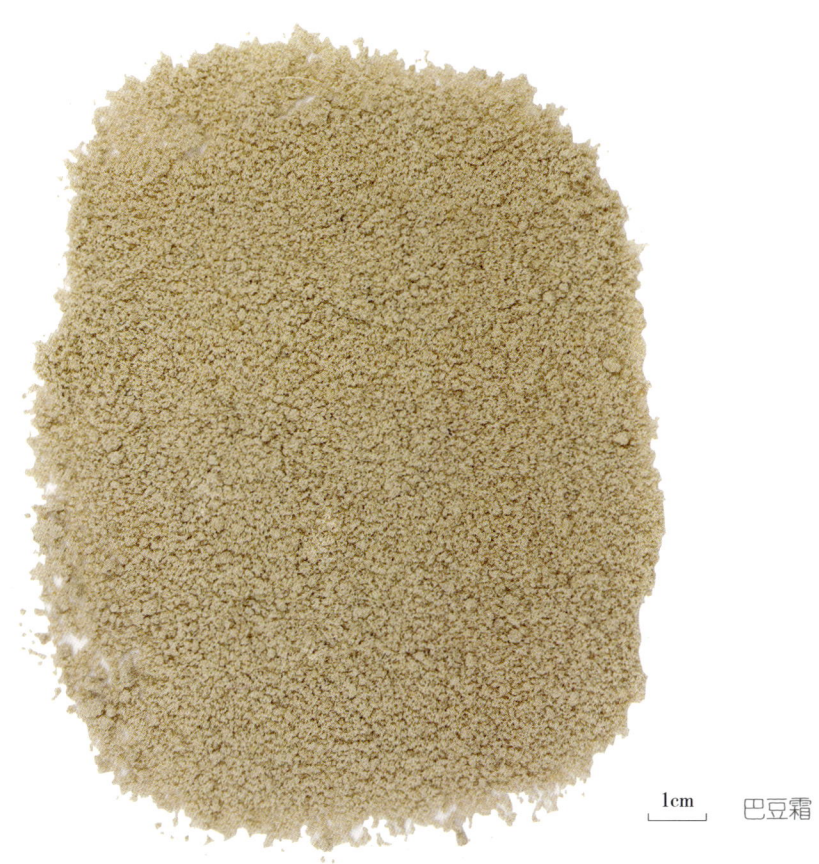

1cm　巴豆霜

性味	辛，热；有大毒。
功效	峻下冷积，逐水退肿，豁痰利咽；外用蚀疮。
主治	寒积便秘，乳食停滞，腹水臌胀，二便不通，喉风，喉痹，痈肿脓成不溃，疥癣恶疮，疣痣。
用量用法	0.1~0.3g，多入丸、散。外用适量。

★ 狼毒大戟 *Euphorbia fischeriana* Steud.

别名：狼毒。| **药材名**：狼毒（根）。

植物形态 多年生草本。根圆柱状，肉质。茎单一。叶互生，于茎下部鳞片状，呈卵状长圆形，向上渐大，逐渐过渡到正常茎生叶。茎生叶长圆形。总苞叶同茎生叶，常5枚；伞幅5个；次级总苞叶常3枚，卵形；苞叶2枚，三角状卵形。花序单生于二歧分枝的顶端，无柄；总苞钟状，具白色柔毛；腺体4个，半圆形，淡褐色；雄花多枚；雌花1枚，子房密被白色长柔毛。蒴果卵球状，被白色长柔毛；花柱宿存。种子扁球状。花、果期5~7月。

生境分布：多生于海拔100~600m的林下草原及向阳石质山坡草地。分布于黑龙江、吉林、辽宁、内蒙古、河北、河南、山东等地。

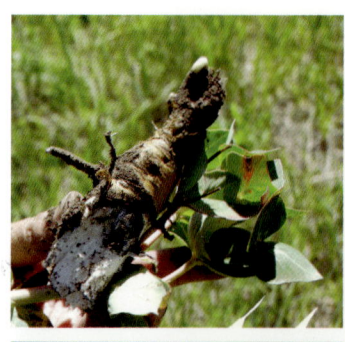

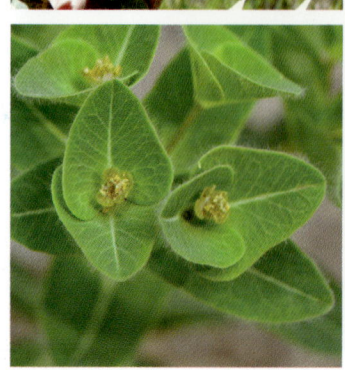

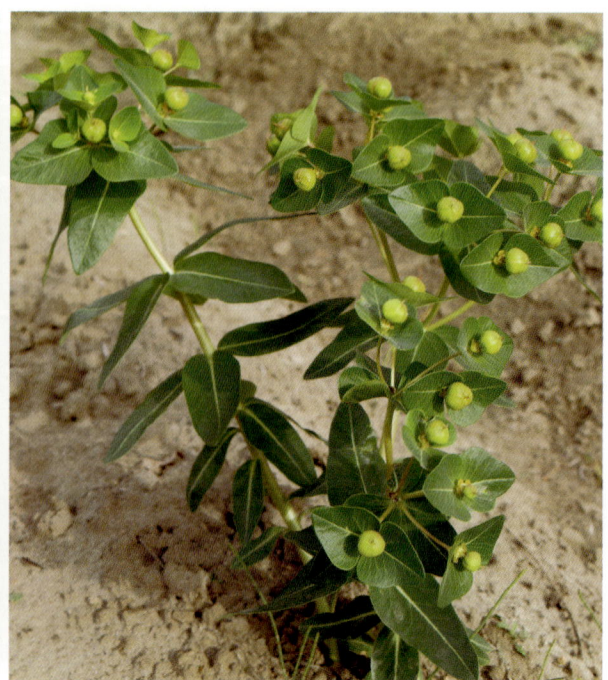

药材性状

狼毒

类圆形或长圆形块片，直径 1.5~8cm，厚 0.3~4cm。外皮薄，外皮棕黄色或灰棕色，易剥落而露出黄色皮部。切面黄白色，纹理或环纹显黑褐色。体轻，质脆，易折断，断面有粉性。气微，味微辛。

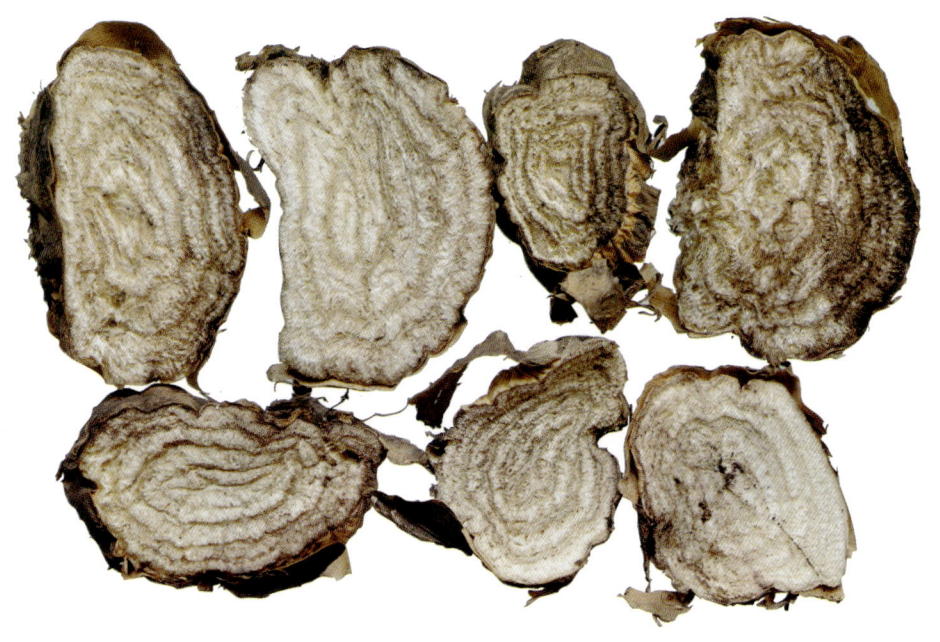

狼毒

性味	辛，平；有毒。
功效	散结，杀虫。
主治	淋巴结结核，皮癣；灭蛆。
用量用法	熬膏外敷。不宜与密陀僧同用。

附　注：《中国药典》2015年版记载同属植物月腺大戟与狼毒大戟的干燥根同等入药。

★ 飞扬草 *Euphorbia hirta* L.

别名：大飞扬草、大乳汁草。| **药材名**：飞扬草（全草）。

植物形态　一年生草本，全株被粗毛，有白色乳汁。叶对生，披针状长圆形至近菱形，边缘有细锯齿，中部常有紫斑，两面被柔毛，下表面及沿脉上的毛较密；托叶线状披针形。杯状花序多数，密集成腋生头状花序；总苞钟状，外面被短柔毛，腺体4个，漏斗状；每一杯状花序由2~3朵雄花和1朵雌花组成，雄花仅具1枚雄蕊，雌花单生于中央，子房柄伸出总苞之外，花柱3个，先端2浅裂。蒴果卵状三棱形。花、果期6~12月。

生境分布：生于荒地、路旁、田野或村边。分布于浙江、江西、广东、广西、福建、台湾、湖南、云南等地。

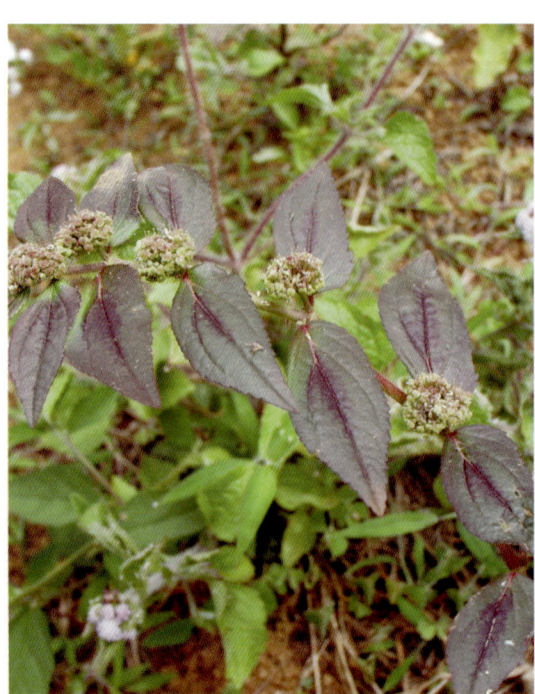
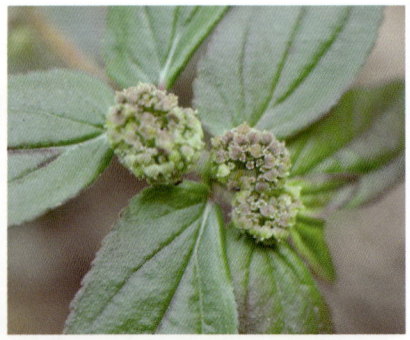
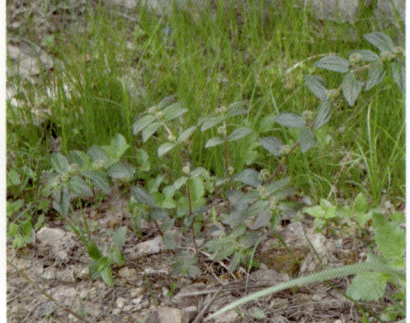

药材性状

飞扬草

茎呈近圆柱形，长15~50cm，直径1~3mm；表面黄褐色或浅棕红色；地上部分被长粗毛。质脆，易折断，断面中空。叶对生，皱缩，展平后呈椭圆状卵形或略近菱形，长1~4cm，宽0.5~1.3cm，绿褐色，先端急尖或钝，基部偏斜，边缘有细锯齿，有3条较明显的叶脉。聚伞花序密集成头状，腋生。蒴果卵状三棱形。气微，味淡、微涩。

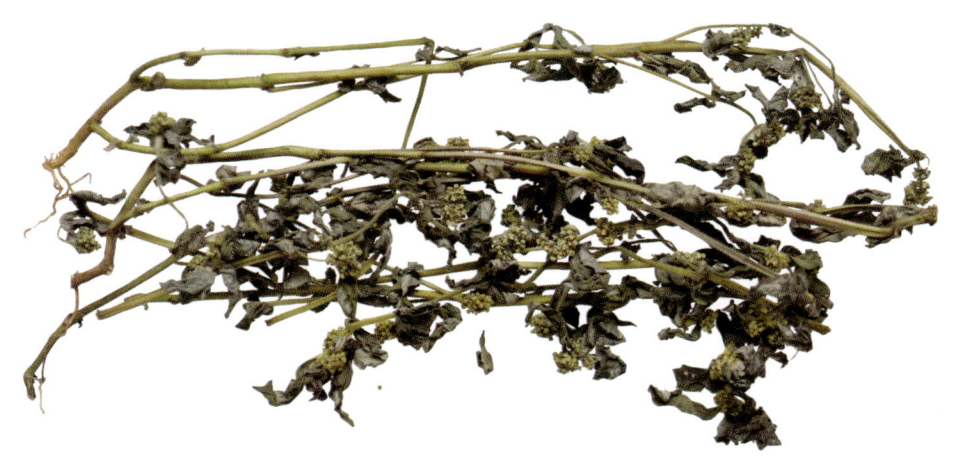

飞扬草

性味	辛、酸，凉；有小毒。
功效	清热解毒，利湿止痒，通乳。
主治	肺痈，乳痈，疔疮肿毒，牙疳，痢疾，泄泻，热淋，血尿，湿疹，脚癣，皮肤瘙痒，产后少乳。
用量用法	6~9g。外用适量，煎水洗。

附 注：大戟科植物通奶草（小飞扬草）易与飞扬草混淆。

鼠李科

北枳椇 *Hovenia dulcis* Thunb.

别名：枳椇、拐枣、鸡爪树、万字果。| **药材名**：枳椇子（种子）。

植物形态　落叶乔木。叶互生；叶柄被锈色细毛；叶片卵形或卵圆形，边缘有不整齐的锯齿或粗锯齿，下表面沿脉及脉腋被细毛，基出三脉。复聚伞花序腋生或顶生；花杂性，淡黄绿色；萼片5枚，近卵状三角形；花瓣5片，倒卵形。雄花雄蕊5枚。两性花雄蕊5枚，子房3室，每室1枚胚珠，花柱3裂。果实近球形，灰褐色；花序轴于果熟时肥厚，红褐色，味甜。种子扁圆形，有光泽。花期5~6月，果期9~10月。

生境分布：生于沟边、路旁或山谷林中，亦有栽培。分布于华北、华东、中南及陕西、贵州、四川、云南等地。

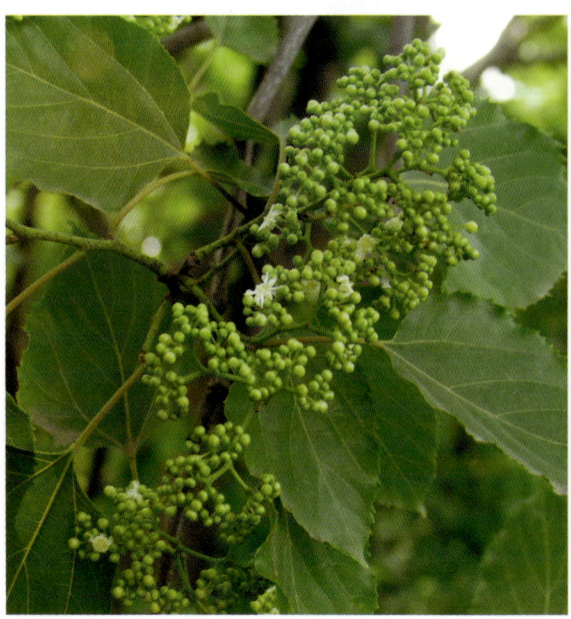
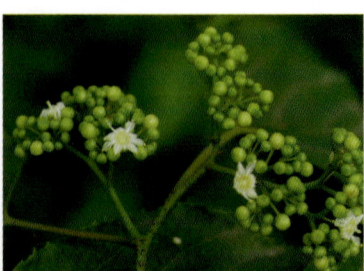
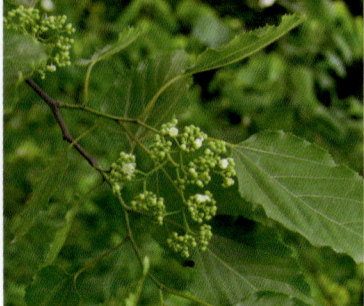

药材性状

枳椇子

扁圆形,直径3~5mm,厚1~1.5mm。背面稍隆起,腹面较平坦。表面红棕色、棕黑色或绿棕色,有光泽,在放大镜下可见散在凹点,基部凹处有点状种脐,顶端有突起合点,腹面有纵行隆起种脊。种皮坚硬,胚乳呈乳白色。子叶淡黄色,肥厚。气微,味微涩。

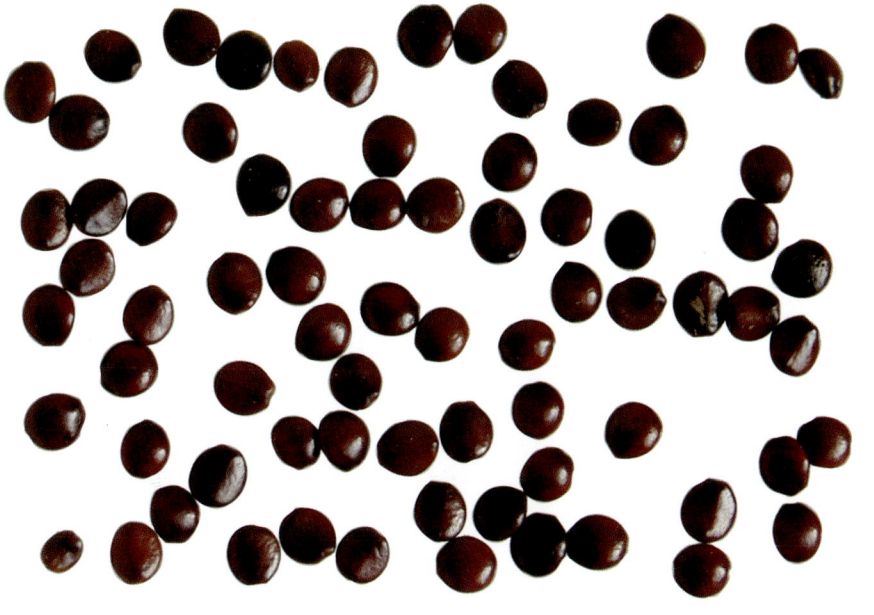

枳椇子

性味	甘,平。
功效	止渴除烦,清湿热,解酒毒。
主治	热病烦渴,呃逆,呕吐,小便不利,酒精中毒。
用量用法	9~15g。

附 注:同属植物枳椇易与北枳椇混淆。

★ 枣 *Ziziphus jujuba* Mill.

别名： 枣树、红枣树。 | **药材名：** 大枣（果实）。

植物形态　乔木，高 5~10m。幼枝光滑，小枝簇生，复叶状，秋季整个脱落。单叶互生；叶片长圆状卵形至卵状披针形，边缘具钝锯齿，3 条主脉，上表面光滑，下表面沿脉有柔毛；叶柄长 1~5mm。花黄绿色，2~5 朵簇生于当年生小枝或叶腋，呈聚伞状，花梗短；花萼 5 裂，裂片三角状卵形；花瓣 5 片，线状匙形或匙形；雄蕊 5 枚，与花瓣对生；花盘明显。核果长圆形，暗红色，味甜。花期 5~6 月，果期 9 月。

生境分布： 全国各地均有栽培。

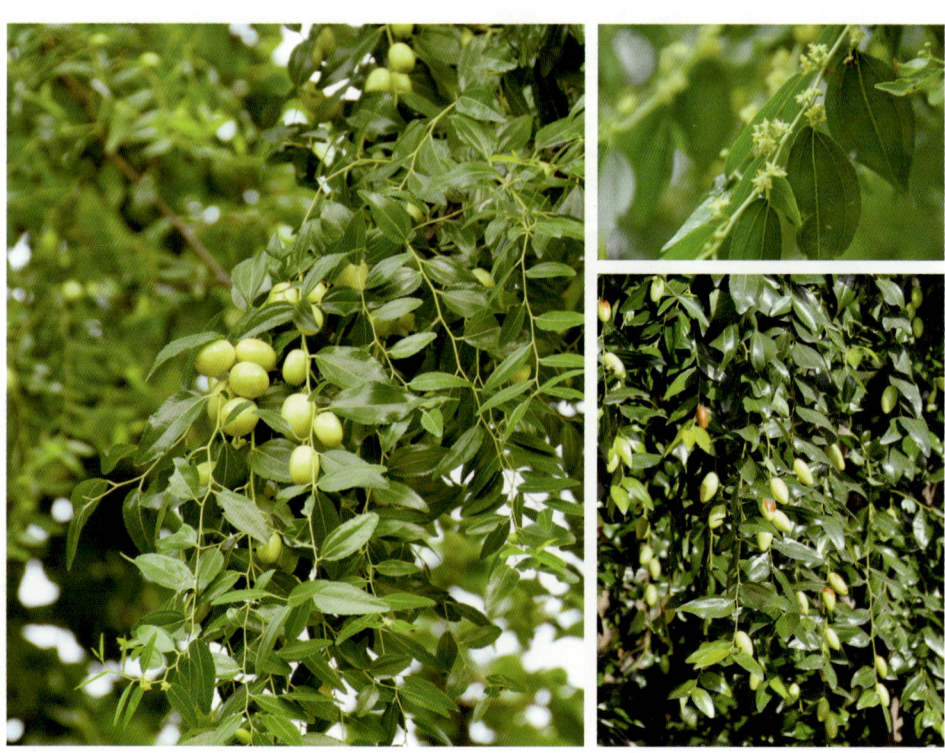

药材性状

大枣

椭圆形或球形，长 2~3.5cm，直径 1.5~2.5cm。表面暗红色，略带光泽，有不规则皱纹。基部凹陷，有短果梗。外果皮薄，中果皮棕黄色或淡褐色，肉质，柔软，富糖性而油润。果核纺锤形，两端锐尖，质坚硬。气微香，味甜。

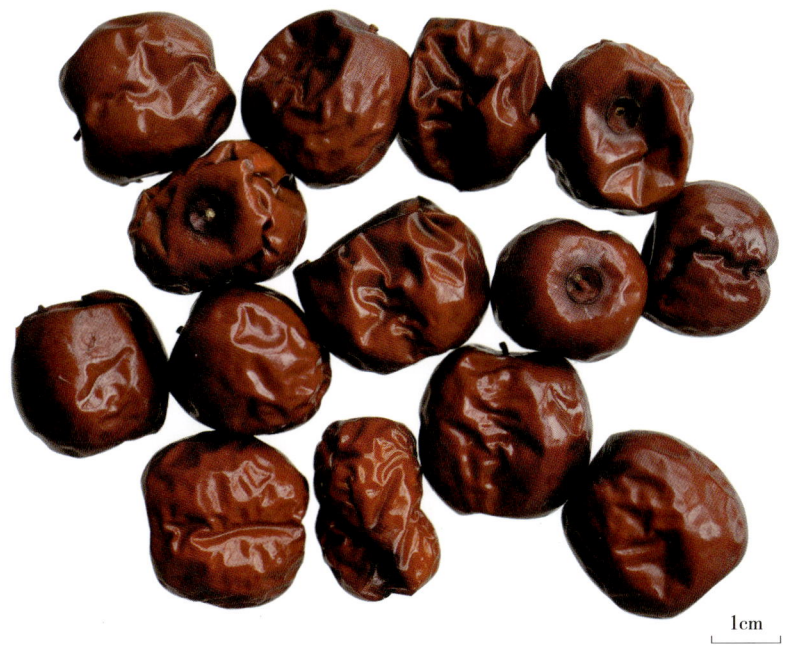

大枣

性味	甘，温。
功效	补中益气，养血安神。
主治	脾虚食少，乏力便溏，妇人脏躁。
用量用法	6~15g。

附　注：由于鼠李科植物酸枣及胡颓子科植物沙枣的干燥成熟果实与枣的干燥成熟果实性状相近，故易混淆。

葡萄科

三叶崖爬藤 *Tetrastigma hemsleyanum* Diesl et Gilg

别名： 金线吊葫芦、丝线吊金钟。| **药材名：** 三叶青（块根）。

植物形态　草质藤本。小枝纤细；卷须不分枝。叶为3枚小叶；小叶披针形、长椭圆状披针形或卵披针形，边缘每侧有4~6个锯齿，锯齿细或有时较粗。花序腋生，下部有节，节上有苞片，或假顶生，而基部无节和苞片，二级分枝通常4枚，集生成伞形，花二歧状着生在分枝末端；花序梗被短柔毛；萼碟形；花瓣4片，卵圆形，顶端有小角，外展；雄蕊4枚；花盘明显，4浅裂；柱头4裂。果实近球形或倒卵球形。花期4~6月，果期8~11月。

生境分布： 生于山谷疏林或石壁阴处。分布于长江流域至南部各地。

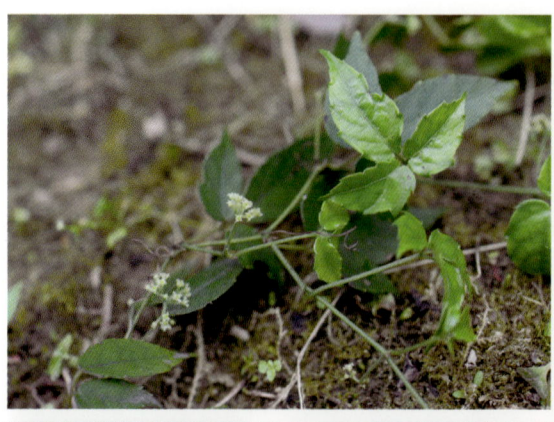
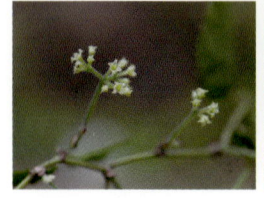
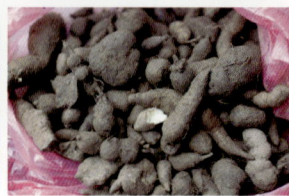
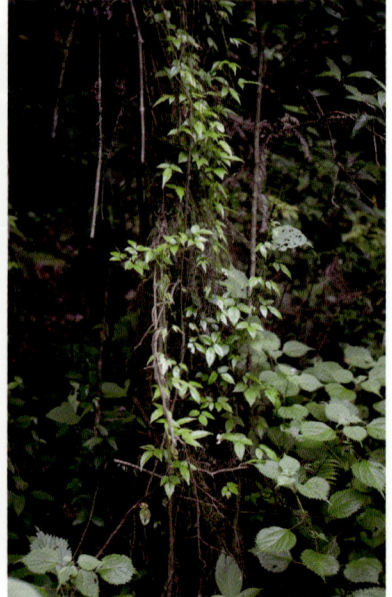

药材性状

三叶青

　　块根呈纺锤形、卵圆形、葫芦形或椭圆形,一般长1.5~6cm,直径0.7~2.5cm。表面棕褐色,多数较光滑,或有皱纹和少数皮孔状的小瘤状隆起,有时还有凹陷,其内有残留的细根。质硬而脆,断面平坦而粗糙,类白色,粉性,可见棕色形成层环。气无,味甘。

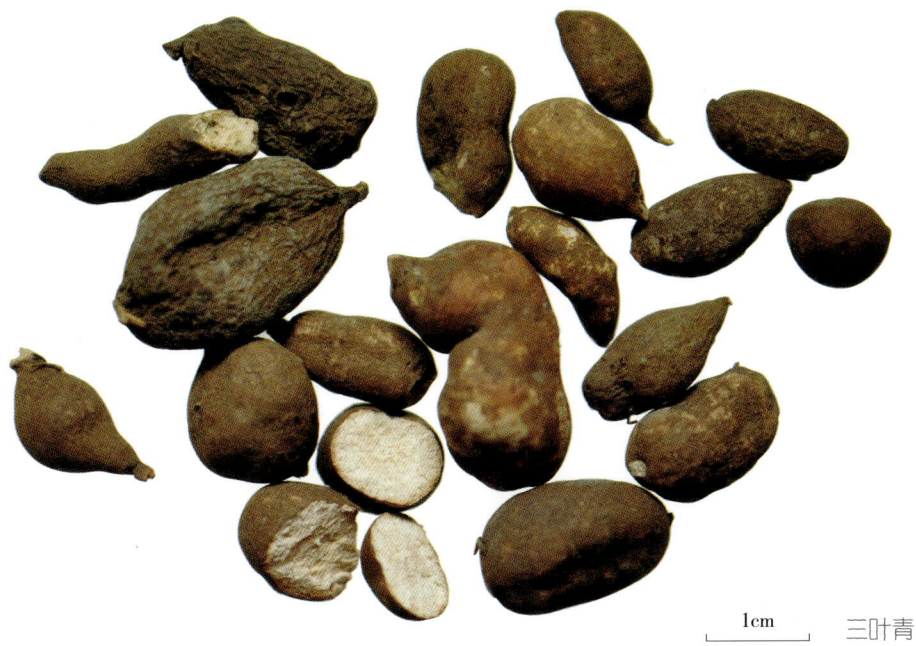

三叶青

性味	微苦,平。
功效	清热解毒,祛风化痰,活血止痛。
主治	白喉,小儿高热惊厥,肝炎,痢疾,毒蛇咬伤,跌打损伤等。
用量用法	9~15g。外用适量。

远志科

★ 瓜子金 *Polygala japonica* Houtt.

别名：金锁匙、远志草、日本远志。| **药材名**：瓜子金（全草）。

植物形态　多年生草本。单叶互生；叶片厚纸质或亚革质，卵形或卵状披针形，宽（3~）5~9mm，全缘，主脉上面凹陷，背面隆起；叶柄被短柔毛。总状花序腋生；萼片5枚，宿存，外面3枚披针形，里面2枚花瓣状，卵形至长圆形；花瓣3片，白色至紫色，基部合生，侧瓣长圆形，龙骨瓣舟状，具流苏形鸡冠状附属物；雄蕊8枚，花丝全部合生成鞘；子房倒卵形。蒴果圆形，顶端凹陷，具喙状突尖，边缘具有横脉的阔翅。种子2粒。花期4~5月，果期5~8月。

生境分布：生于平原、田埂、山坡或荒野等处。分布于陕西、甘肃、青海、河南、山东、江苏、安徽、浙江、江西、福建、台湾、湖北、湖南、广东、广西、四川、贵州及云南等地。

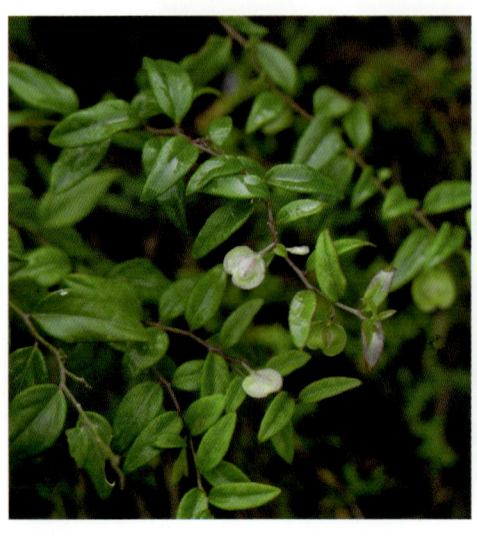
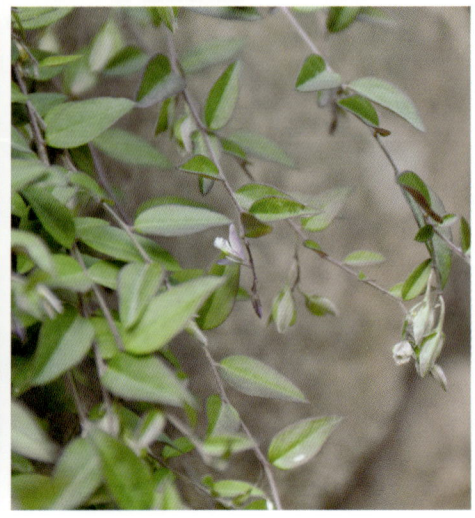

药材性状

瓜子金

根呈圆柱形，稍弯曲，直径可达4mm；质硬，断面黄白色。茎少分枝，长10~30cm，淡棕色，被细柔毛。叶互生；完整叶片展平后呈卵形或卵状披针形，长1~3cm，宽0.5~1cm，侧脉明显，先端短尖，基部圆形或楔形，全缘，灰绿色。总状花序腋生，最上的花序低于茎的顶端；花蝶形。蒴果圆而扁，直径约5mm，边缘具膜质宽翅，无毛，萼片宿存。种子扁卵形，密被柔毛。气微，味微辛、苦。

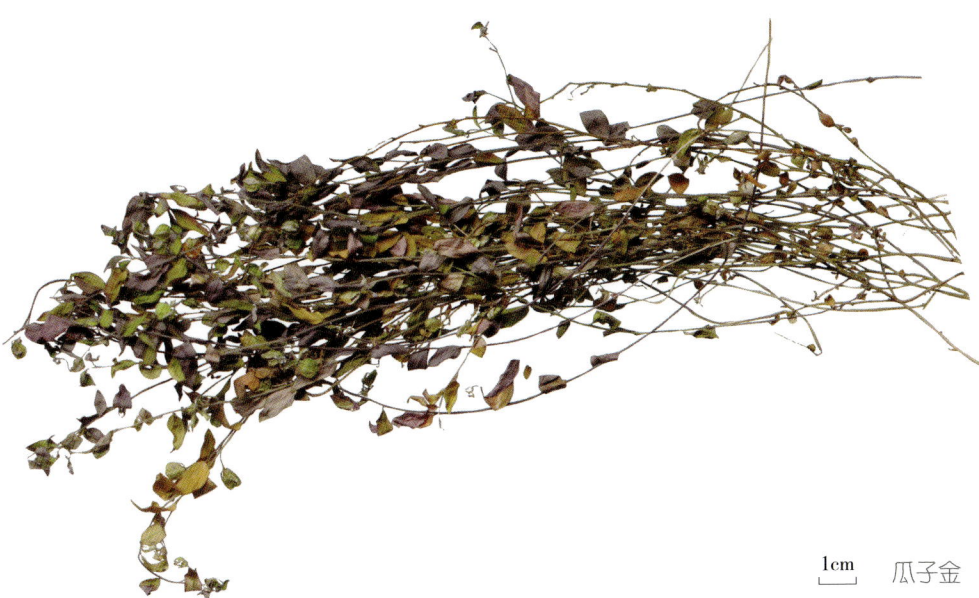

瓜子金

性味	辛、苦，平。
功效	祛痰止咳，活血消肿，解毒止痛。
主治	咳嗽痰多，咽喉肿痛，跌打损伤，疔疮疖肿，蛇虫咬伤。
用量用法	15~30g。

★ 远志 *Polygala tenuifolia* Willd.

别名：细叶远志。| **药材名**：远志（根）。

植物形态　多年生草本。单叶互生，叶片纸质，线形至线状披针形，宽0.5~1（~3）mm，反卷。总状花序生于小枝顶端；苞片披针形；萼片5枚，外面3枚线状披针形，里面2枚花瓣状，倒卵形或长圆形；花瓣3片，紫色，侧瓣斜长圆形，基部与龙骨瓣合生，内侧具柔毛，龙骨瓣较侧瓣长，具流苏状附属物；花丝3/4以下合生成鞘，具缘毛，3/4以上两侧各3枚合生，花药无柄，中间2枚分离；子房扁圆形，顶端微缺。蒴果圆形。花、果期5~9月。

生境分布：生于向阳带石砾或沙质干燥山坡、路旁、河岸。分布于全国各地。

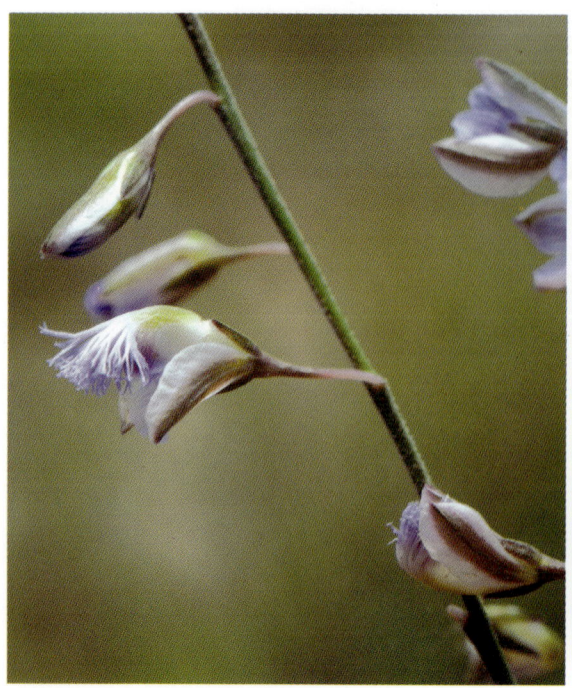
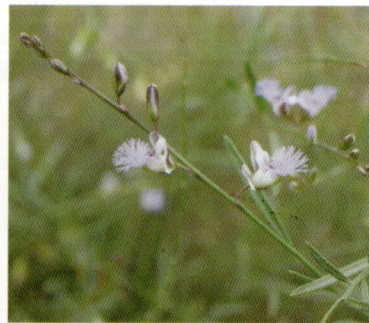
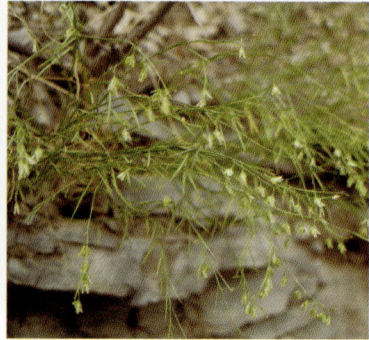

药材性状

远志

圆柱形，略弯曲，长 3~15cm，直径 0.3~0.8cm。表面灰黄色至灰棕色，有较密并深陷的横皱纹、纵皱纹及裂纹，老根的横皱纹较密且更深陷，略呈结节状。质硬而脆，易折断，断面皮部棕黄色，木部黄白色，皮部易与木部剥离。气微，味苦、微辛，嚼之有刺喉感。

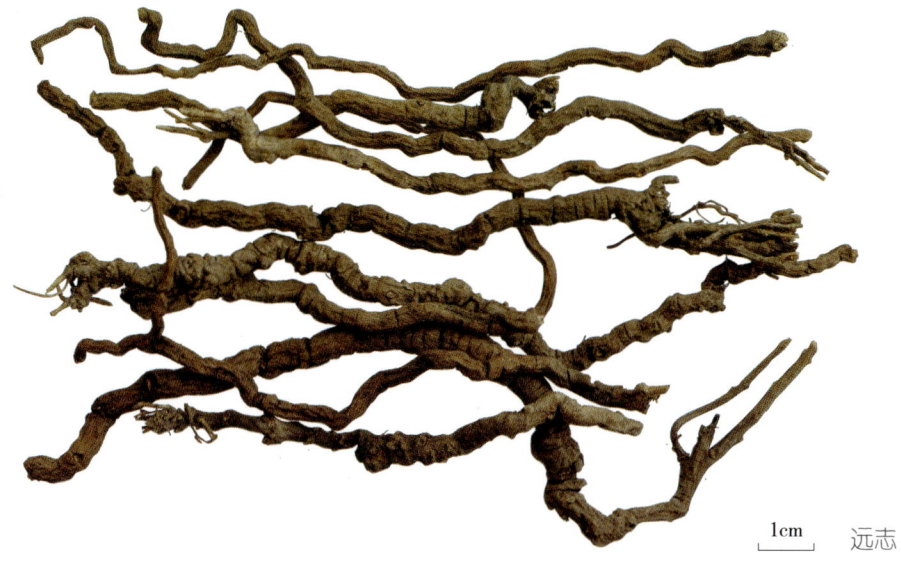

1cm 远志

性味	苦、辛，温。
功效	安神益智，交通心肾，祛痰，消肿。
主治	心肾不交引起的失眠多梦、健忘惊悸、神志恍惚，咳痰不爽，疮疡肿毒，乳房肿痛。
用量用法	3~10g。

附 注：《中国药典》2015 年版记载同属植物卵叶远志与远志的干燥根同等入药。

橄榄科

★ 橄榄 *Canarium album* Raeusch.

别名：黄榄、白榄。| **药材名**：青果（果实）。

植物形态

常绿乔木。树干直立。单数羽状复叶长达 30cm，互生；小叶 9~15 枚，对生，有短柄；小叶片革质，椭圆状披针形，下表面网脉上有小窝点。圆锥花序顶生或腋生，比叶短；花小，两性或杂性；花萼杯状，通常 3 裂；花瓣 3~5 片，白色或绿白色，花盘明显；雄蕊 6 枚，花药箭状；子房 3 室，每室具 2 枚胚珠。核果卵状纺锤形。花期 5~7 月，果期 8~11 月。

生境分布：栽培于杂木林中或山坡上。分布于福建、台湾、广东、广西、海南、四川、云南等地。

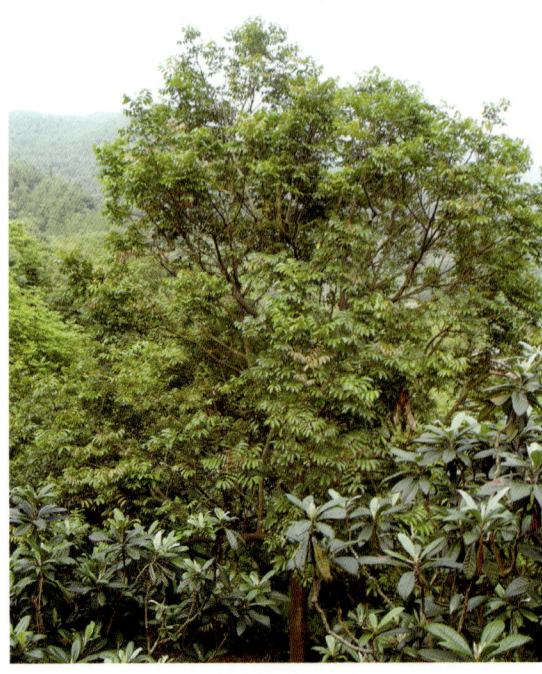
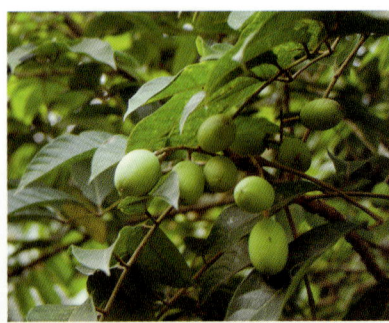
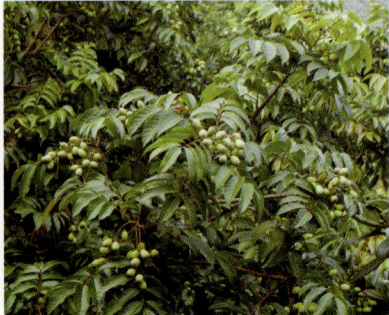

药材性状

青果

纺锤形，两端钝尖，长 2.5~4cm，直径 1~1.5cm。表面棕黄色或黑褐色，有不规则皱纹。果肉灰棕色或棕褐色，质硬。果核梭形，暗红棕色，具纵棱；内分 3 室，各有种子 1 粒。气微，果肉味涩，久嚼微甜。

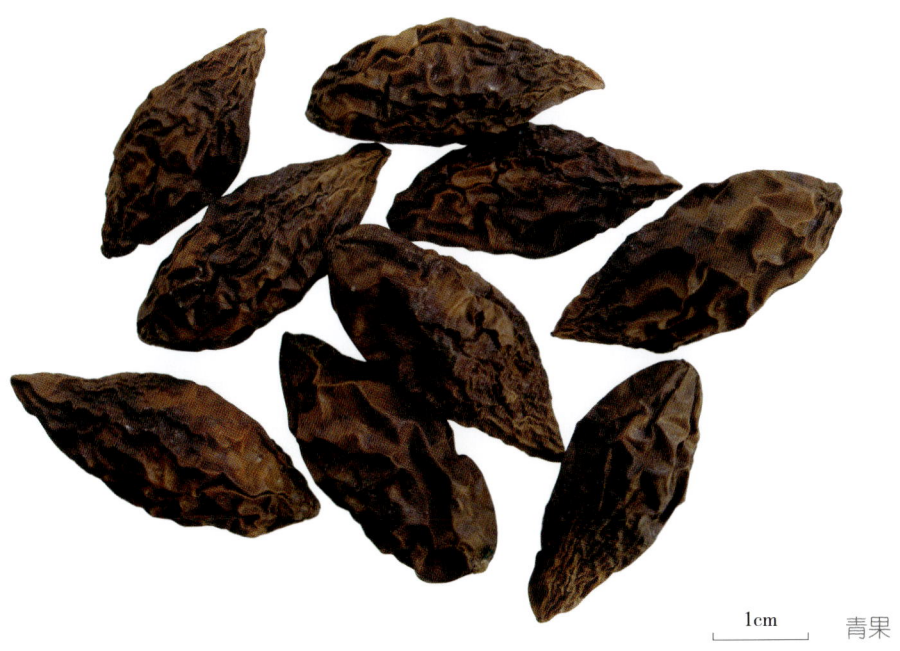

1cm　青果

性味	甘、酸，平。
功效	清热解毒，利咽，生津，解鱼蟹毒。
主治	咽喉肿痛，咳嗽痰黏，烦热口渴，食鱼蟹中毒。
用量用法	5~10g。

附　注：同属植物乌榄与橄榄形态相近，易混淆。

★ 地丁树 *Commiphora myrrha* Engl.

别名：没药树。| **药材名**：没药（树脂）。

植物形态 低矮灌木或乔木，高 3m。树干粗，具多数不规则尖刺状的粗枝。叶散生或丛生，单叶或三出复叶，叶柄短；小叶片倒长卵形或倒披针形，全缘或于末端稍具锯齿。具雄花、雌花或两性花，通常 4 数。花萼杯状或深杯状，宿存。花瓣 4 片，长圆形或线状长圆形。雄蕊 8 枚，在雌花中萎缩，自短杯状花盘边缘伸出，花粉囊卵形。雌蕊在雄花中萎缩，子房 3 室。核果卵形。具种子 1~3 粒，但仅 1 粒成熟；种子具蜡质种皮。

生境分布：生于海拔 500~1500m 的山坡上。分布于非洲东北部索马里及阿拉伯西海滨一带。

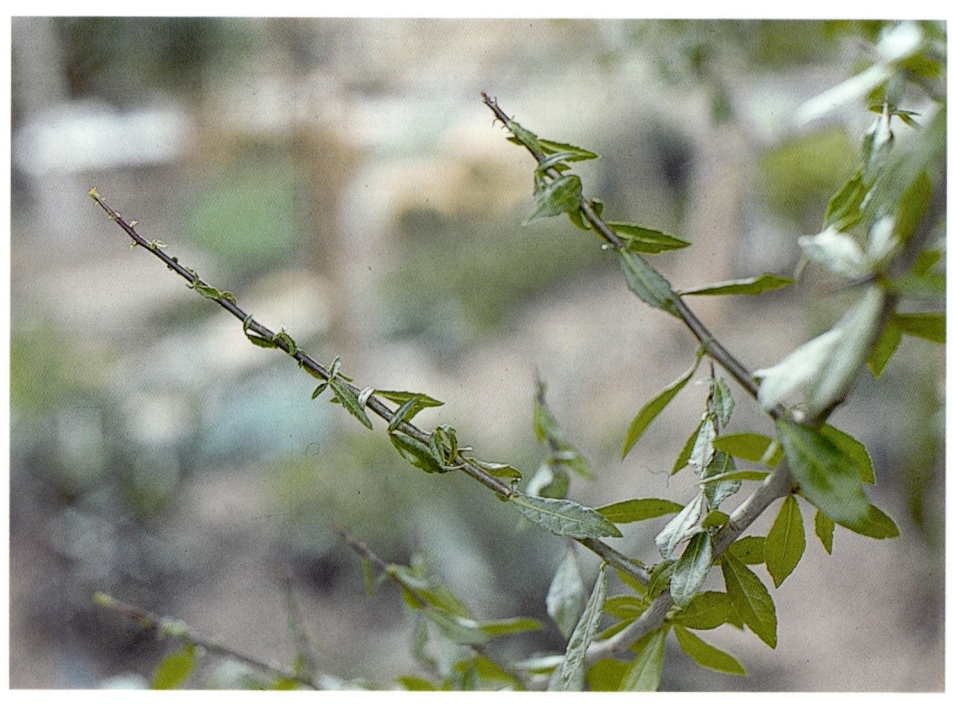

药材性状

没药

天然没药呈不规则颗粒性团块，大小不等，大者直径长6cm以上，表面黄棕色或红棕色，近半透明部分呈棕黑色，被有黄色粉尘。质坚脆，破碎面不整齐，无光泽。有特异香气，味苦而微辛。胶质没药呈不规则块状或颗粒，多黏结成大小不等的团块，大者直径长6cm以上，表面棕黄色至棕褐色，不透明。质坚实或疏松。有特异香气，味苦而有黏性。

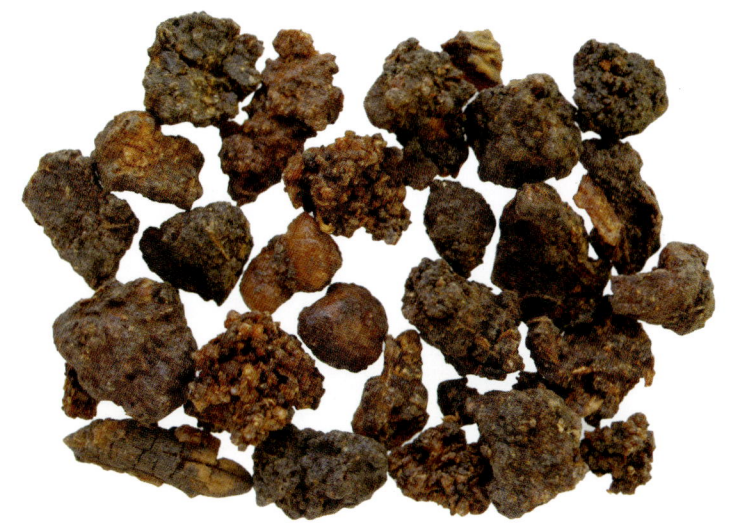

没药（胶质没药）

性味	辛、苦，平。
功效	散瘀止痛，消肿生肌。
主治	胸痹心痛，胃脘疼痛，痛经，经闭，产后瘀阻，癥瘕腹痛，风湿痹痛，跌打损伤，痈肿疮疡。
用量用法	3~5g，炮制去油，多入丸、散。孕妇及胃弱者慎用。

附　注：《中国药典》2015年版记载同属植物哈地丁树与地丁树的干燥树脂同等入药。

苦木科

★ 臭椿 *Ailanthus altissima* (Mill.) Swingle

别名：樗木。| 药材名：椿皮（根皮或干皮）。

植物形态　落叶乔木，株高30m。树冠扁球形或伞形；树皮灰色至灰黑色，浅裂或不裂；小枝红褐色至褐色，疏生灰黄色皮孔，有短柔毛。羽状复叶，小叶13~41枚，对生或近对生；小叶片披针形或卵状披针形，近基部有2~4个粗齿，齿端各具1个腺体，下表面无毛或叶脉上有疏毛；有小叶柄。圆锥花序顶生；花杂性，白色带绿；萼片卵形；花瓣长圆形；心皮5个，花柱合生，柱头5裂。翅果长圆状椭圆形。花期6~7月，果期9~10月。

生境分布：野生或栽培于山坡、庭院。分布于全国各地。

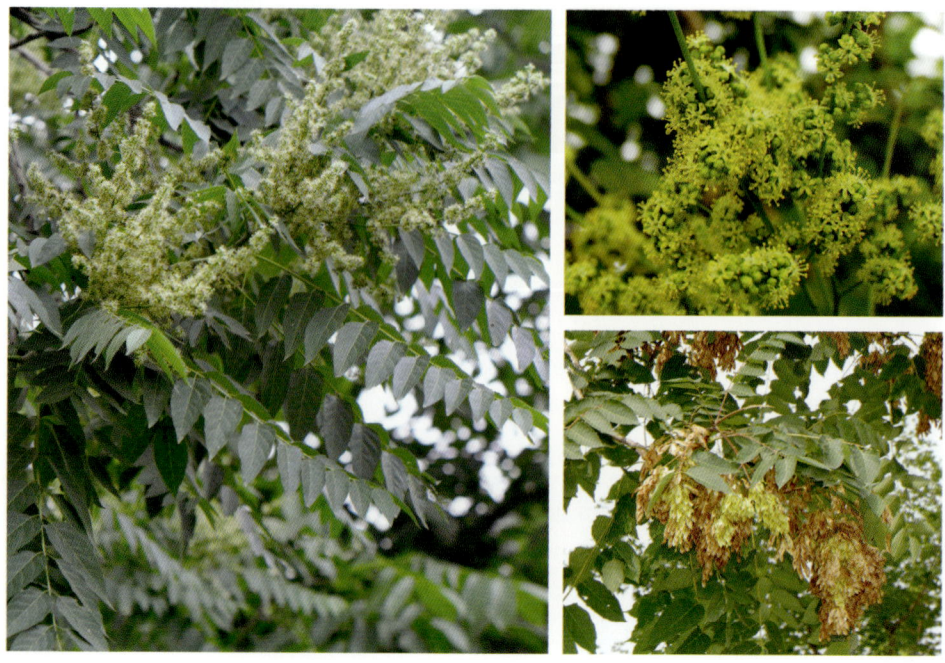

药材性状

椿皮

根皮呈不整齐的片状或卷片状，大小不一，厚0.3~1cm。外表面灰黄色或黄褐色，粗糙，有多数纵向皮孔样突起及不规则纵、横裂纹，除去粗皮者显黄白色；内表面淡黄色，较平坦，密布梭形小孔或小点。质硬而脆，断面外层显颗粒性，内层呈纤维性。干皮呈不规则板片状，大小不一，厚0.5~2cm。外表面灰黑色，极粗糙，有深裂。气微，味苦。

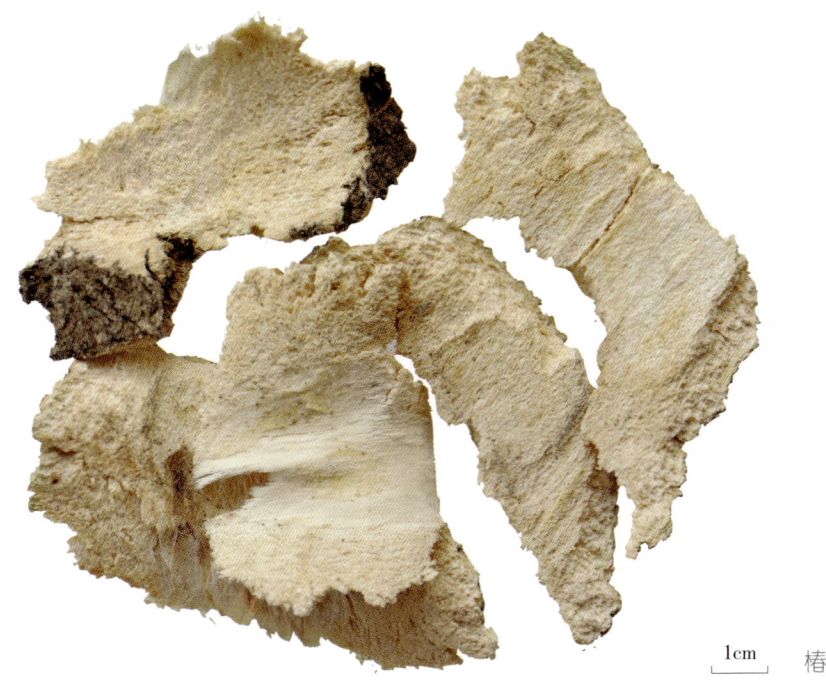

椿皮

性味	苦、涩，寒。
功效	清热燥湿，收涩止带，止泻，止血。
主治	赤白带下，湿热泻痢，久泻久痢，便血，崩漏。
用量用法	6~9g。

★ 苦木 *Picrasma quassioides* (D. Don) Benn.

别名： 苦皮树、苦胆木。| **药材名：** 苦木（枝、叶）。

植物形态

落叶小乔木或灌木。树皮有苦味，紫棕色，平滑，有灰色斑纹。单数羽状复叶互生，小叶 9~15 枚；小叶片卵状披针形或宽卵形，边缘有钝锯齿，下表面脉上幼时有柔毛。花杂性异株。聚伞花序腋生；总花梗长，有柔毛；花黄绿色，簇生。雄花萼片 4~5 枚，背面有细毛；花瓣 4~5 片，卵形或宽卵形，与萼片对生；雄蕊 4~5 枚。雌花较雄花小；雌花萼片、花瓣与雄花相等；心皮 4~5 个。核果倒卵形，成熟时蓝绿色至红色。花期 5~6 月，果期 8~9 月。

生境分布： 生于海拔 1400~3200m 的树林中。分布于辽宁、河北、山西、陕西、甘肃、河南、湖北、湖南、江西、山东、江苏、安徽、浙江、福建、台湾、广东、广西、海南、贵州、四川、西藏、云南等地。

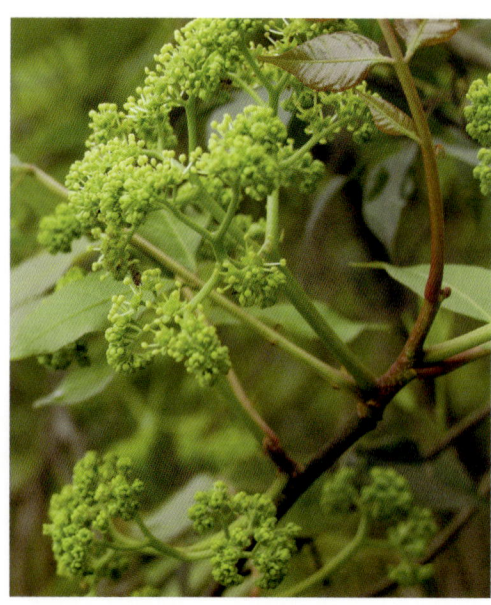
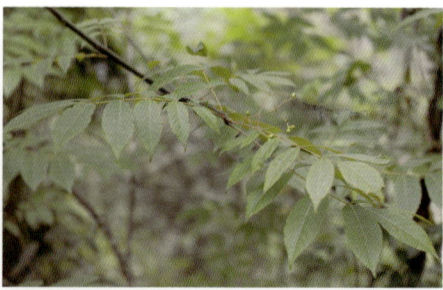
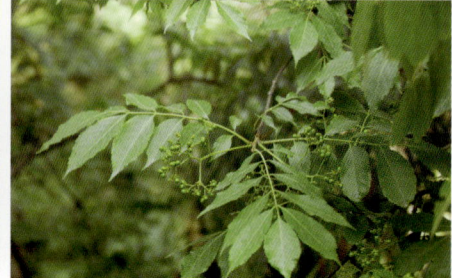

药材性状

苦木

枝呈圆柱形，长短不一，直径0.5~2cm；表面灰绿色或棕绿色，有细密的纵纹及多数点状皮孔；质脆，易折断，断面不平整，淡黄色，嫩枝色较浅且髓部较大。叶为单数羽状复叶，易脱落；小叶卵状长椭圆形或卵状披针形，近无柄，长4~16cm，宽1.5~6cm，先端锐尖，基部偏斜或稍圆，边缘具钝齿，两面通常绿色，有的下表面淡紫红色，沿中脉有柔毛。气微，味极苦。

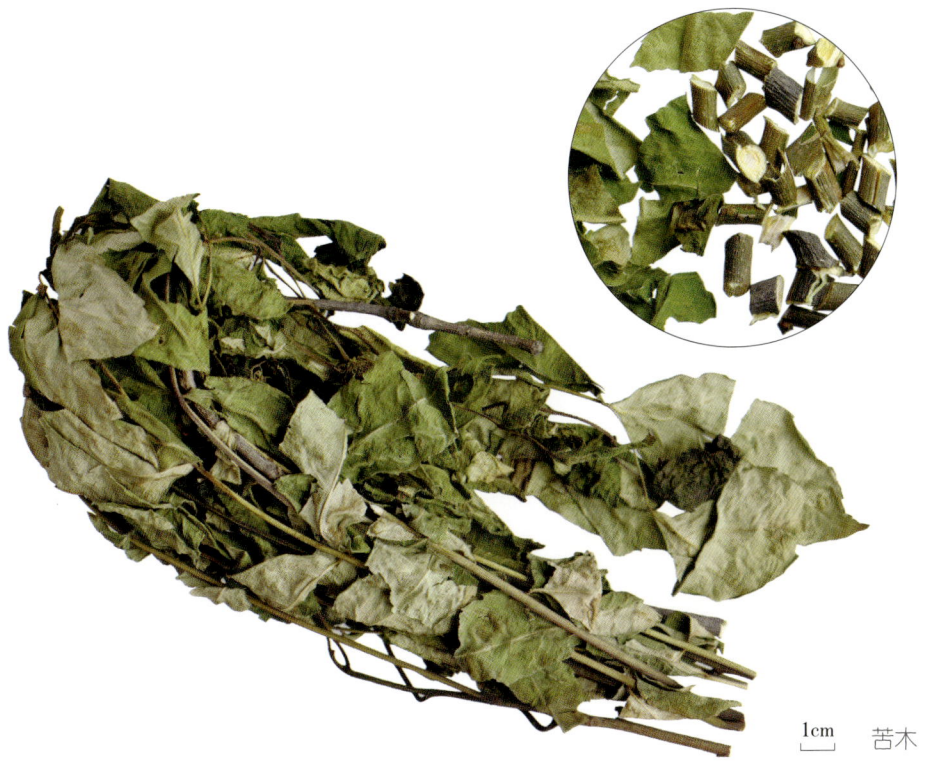

1cm 苦木

性味	苦，寒；有小毒。
功效	清热解毒，祛湿。
主治	风热感冒，咽喉肿痛，湿热泻痢，湿疹，疮疖，蛇虫咬伤。
用量用法	枝3~4.5g，叶1~3g。外用适量。

★ 鸦胆子 *Brucea javanica* (L.) Merr.

别名： 苦参子、老鸦胆。| **药材名：** 鸦胆子（果实）。

植物形态

灌木或小乔木，高达3m，全体均被黄色柔毛。单数羽状复叶，互生，长20~40cm；小叶5~11枚，通常7枚，卵状披针形，边缘有粗锯齿。圆锥花序腋生，雌雄异株，雄花序长15~25cm，雌花序长为雄花序的1/2左右；花小，暗紫色；花萼4裂，裂片卵形；花瓣4片，长椭圆状披针形；雄蕊4枚，着生于花盘之外；子房4深裂。核果椭圆形，黑色，具突起的网纹。花期夏季，果期8~10月。

生境分布： 生于平原、丘陵地区的灌木林中、沟边、林缘、草地上。分布于福建、台湾、海南、广西、云南等地。

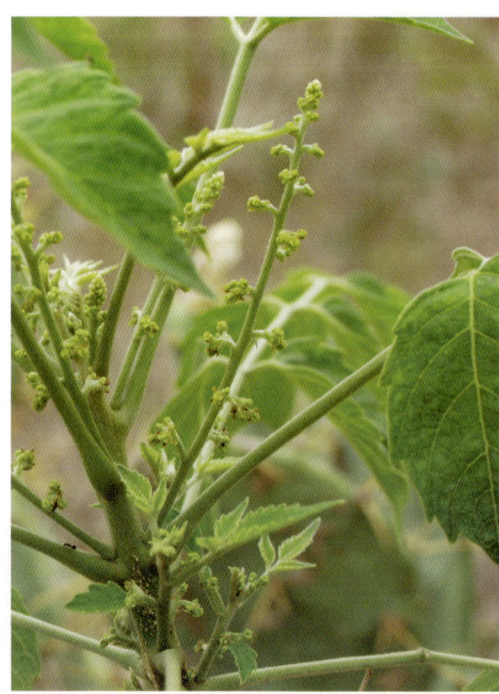
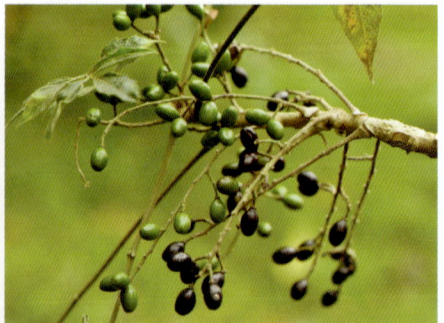
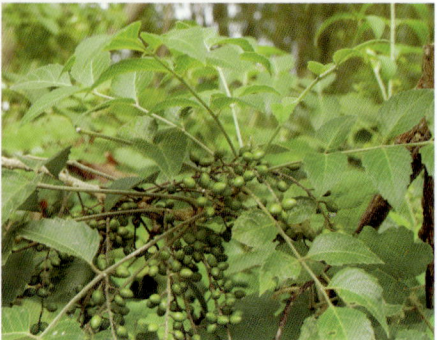

药材性状

鸦胆子

卵形，长6~10mm，直径4~7mm。表面黑色或棕色，有隆起的网状皱纹，网眼呈不规则多角形，两侧有明显的棱线，顶端渐尖，基部有凹陷的果梗痕。果壳质硬而脆；种子卵形，长5~6mm，直径3~5mm，表面类白色或黄白色，具网纹；种皮薄，子叶乳白色，富油性。气微，味极苦。

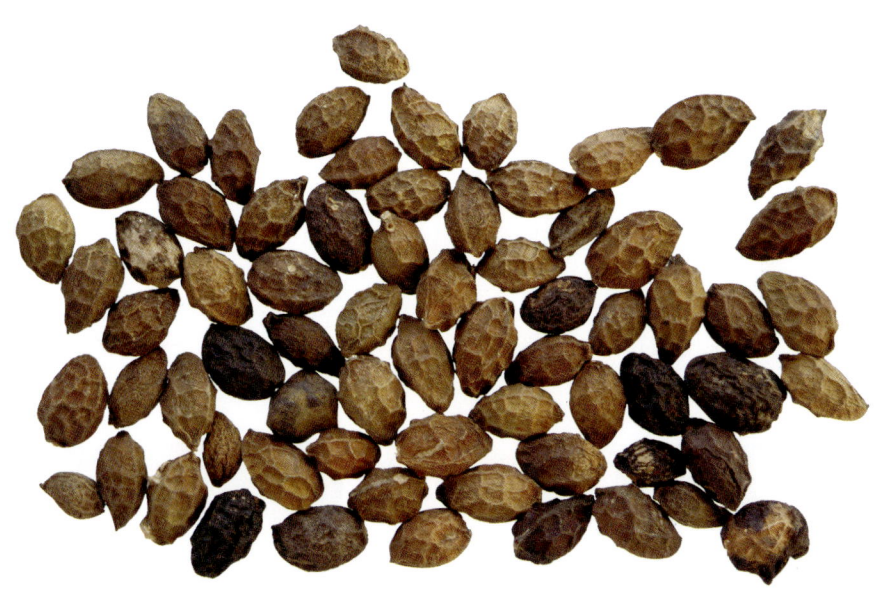

鸦胆子

性味	苦，寒；有小毒。
功效	清热解毒，截疟，止痢；外用腐蚀赘疣。
主治	痢疾，疟疾，赘疣，鸡眼。
用量用法	0.5~2g，用龙眼肉包裹或装入胶囊吞服。外用适量。

楝科

★ 川楝 *Melia toosendan* Sieb. et Zucc.

别名： 川楝树、川楝实、苦楝子。| **药材名：** 川楝子（果实）、苦楝皮（树皮和根皮）。

植物形态

落叶乔木，高达10m以上。2回羽状复叶；小叶5~11枚，有短柄，狭卵形或长卵形，全缘或有疏小齿，幼时两面密被黄色星状毛，后仅主脉及叶上表面有小疏毛。圆锥花序腋生；花萼5~6枚；花瓣5~6片，紫色或淡紫色；花丝连合成筒状；子房瓶状，6~8室。核果椭圆形或近圆形，长1.5~3cm，直径1.3~2.5cm，黄色或黄棕色；内果皮木质坚硬，通常有6~8条棱。种子扁平，长椭圆形，黑色。花期3~4月，果期9~11月。

生境分布： 生于平原、丘陵，或栽培。分布于陕西、甘肃、河南、湖北、湖南、贵州、四川、云南等地。

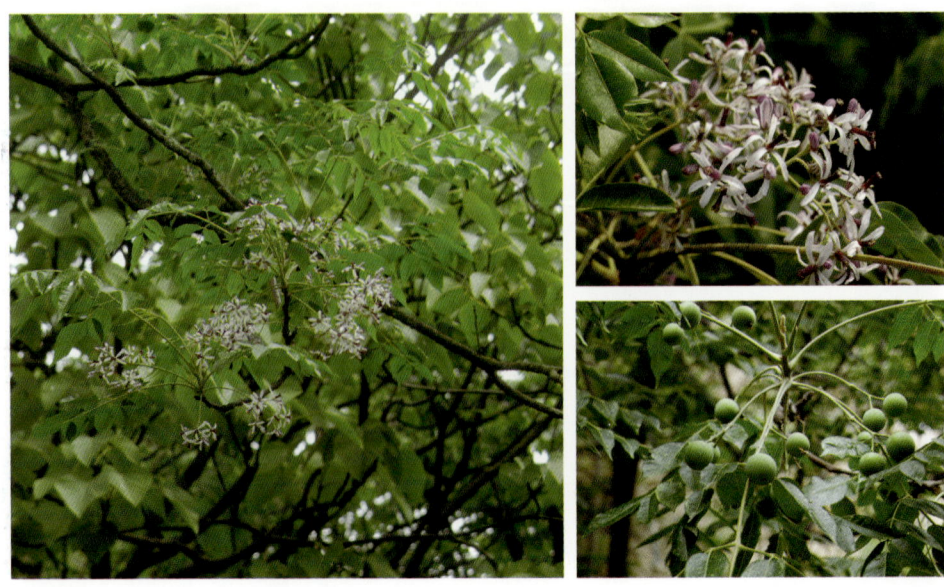

药材性状

川楝子

类球形，直径 2~3.2cm。表面金黄色至棕黄色，微有光泽，少数凹陷或皱缩，具深棕色小点。顶端有残存的花柱基，基部凹陷，有果梗痕。外果皮革质，与果肉间常成空隙；果肉松软，淡黄色，遇水润湿显黏性。果核球形或卵圆形，质坚硬，两端平截，有 6~8 条纵棱，内分 6~8 室，每室含黑棕色长圆形的种子 1 粒。气特异，味酸、苦。

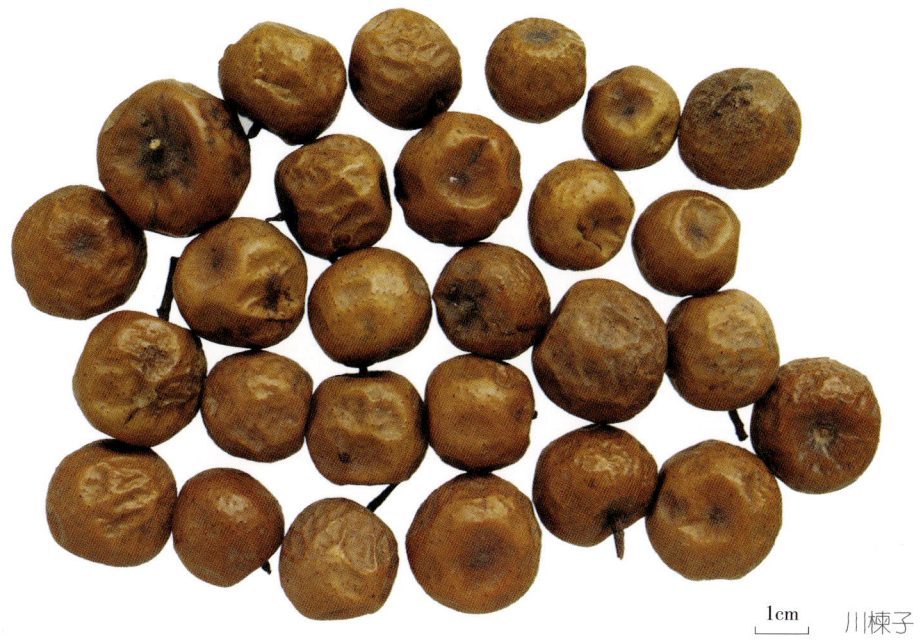

1cm 川楝子

性味	苦，寒；有小毒。
功效	疏肝泄热，行气止痛，杀虫。
主治	肝郁化火，胸胁、脘腹胀痛，疝气疼痛，虫积腹痛。
用量用法	5~10g。外用适量，研末调涂。

药材性状

苦楝皮

不规则板片状、槽状或半卷筒状，长宽不一，厚 2~6mm。外表面灰棕色或灰褐色，粗糙，有交织的纵皱纹及点状灰棕色皮孔，除去粗皮者淡黄色；内表面类白色或淡黄色。质韧，不易折断，断面纤维性，呈层片状，易剥离。气微，味苦。

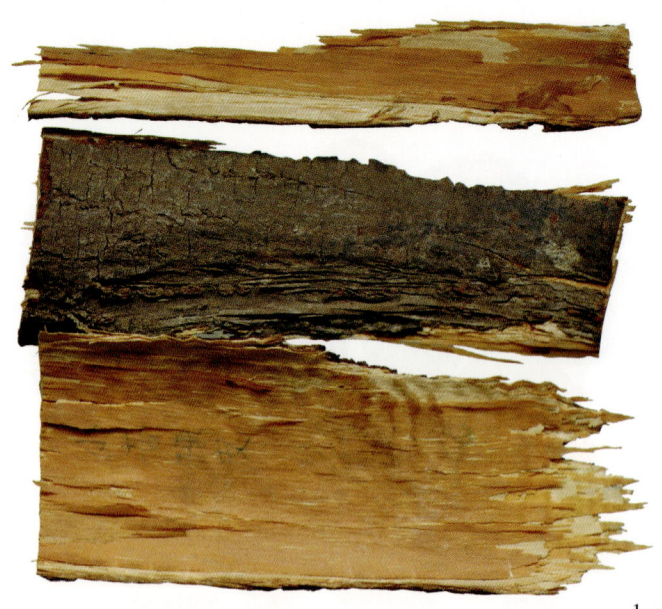

苦楝皮

性味	苦，寒；有毒。
功效	杀虫，疗癣。
主治	蛔虫病，蛲虫病，虫积腹痛，疥癣瘙痒。
用量用法	3~6g。外用适量，研末，用猪脂调敷患处。孕妇及肝肾功能不全者慎用。

附　注：《中国药典》2015年版记载同属植物楝与川楝的干燥树皮和根皮同等入药。

芸香科

朵椒 *Zanthoxylum molle* Rehd.

别名：朵花椒。| **药材名**：浙桐皮（树皮）。

植物形态

落叶乔木。茎干有鼓钉状锐刺，花序轴及枝顶部散生较多的短直刺，常被短毛。羽状复叶，具小叶13~19枚；小叶对生，几无柄，厚纸质，阔卵形或椭圆形，稀近圆形，叶下表面密被白灰色或黄灰色毡状绒毛，油点不显或稀少。伞房状聚伞花序顶生，多花；总花梗常有锐刺，花梗淡紫红色，密被短毛；萼片5枚；花瓣5片，白色。果柄及分果瓣淡紫红色，顶端无芒尖。花期6~8月，果期10~11月。

生境分布：生于海拔100~700m的丘陵地、较干燥的疏林或灌木丛中。分布于安徽、浙江、江西、湖南、贵州等地。

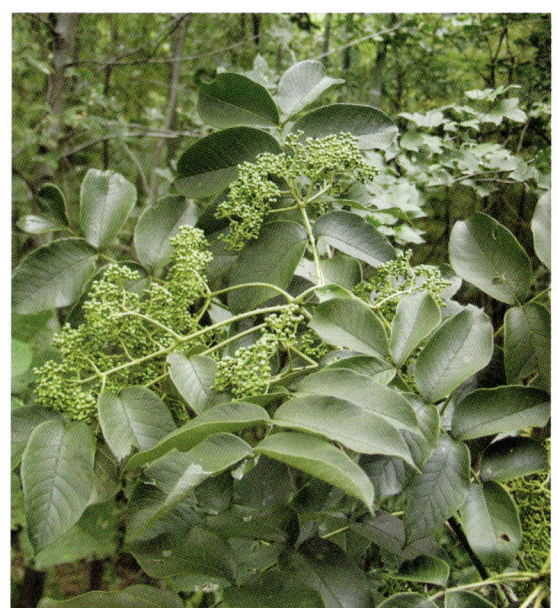
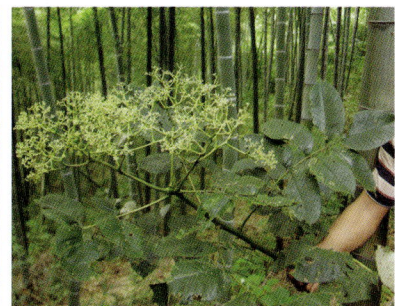
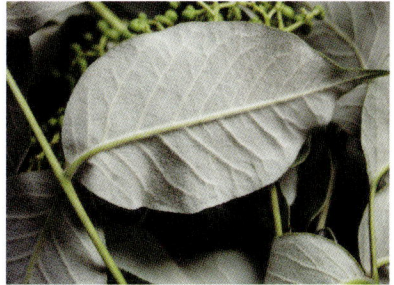

药材性状

浙桐皮

树皮厚1.5~2mm。外表面灰褐色，钉刺为乳头状突起或纵扁，高0.4~1.2cm，基部直径0.7~2cm，也可见两个钉刺合生。

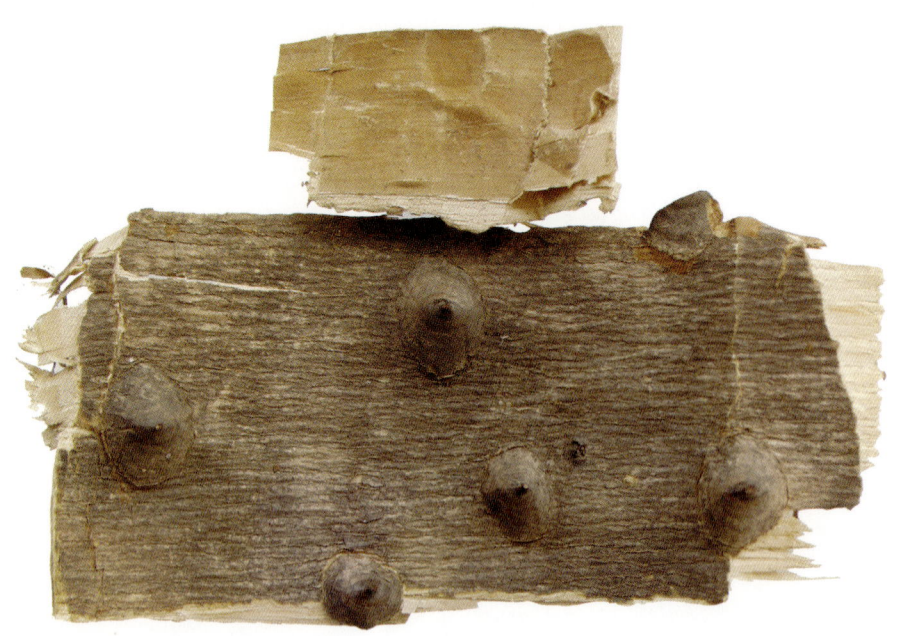

1cm 浙桐皮

性味	辛，温。
功效	祛风湿，通经络，止痛。
主治	风湿痹痛，腰膝疼痛，疥癣等。
用量用法	9~15g。外用适量。

★ 酸橙 *Citrus aurantium* L.

别名：枸头橙。| 药材名：枳实（幼果）、枳壳（未成熟果实）。

植物形态　常绿小乔木。分枝多，枝具棱和短刺。单身复叶，互生；叶片宽椭圆形或宽卵形；叶柄翅倒卵形，有时较窄或宽，叶柄短。花白色，单生或2~3朵簇生于叶腋；花萼杯状，5浅裂；花瓣5片，长圆形，具芳香，有脉纹；雄蕊约25枚，花丝基部结合。果近球形，直径5~8cm，橙黄色，果皮粗糙；瓤囊10~12瓣，果肉酸带苦味。种子约20粒，卵形；子叶乳白色，单胚。花期5~7月，果期11~12月。

生境分布： 多栽培于丘陵、低山地带。分布于我国长江流域地区。

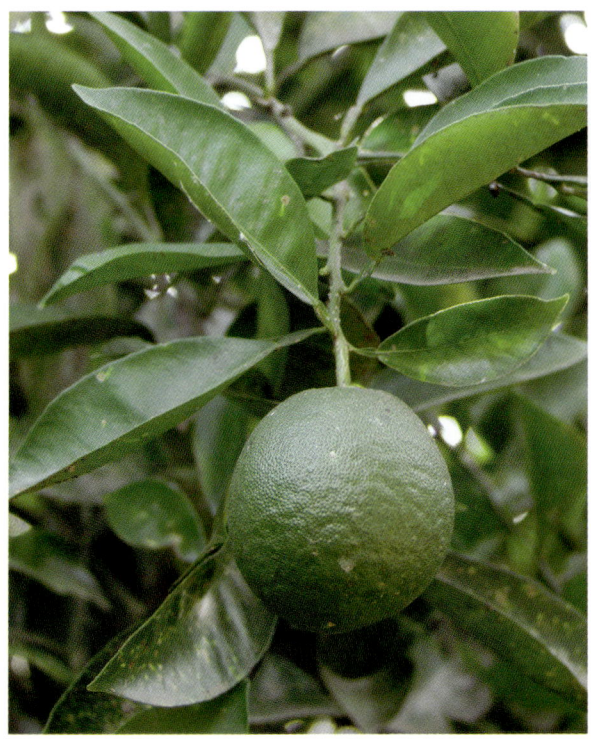
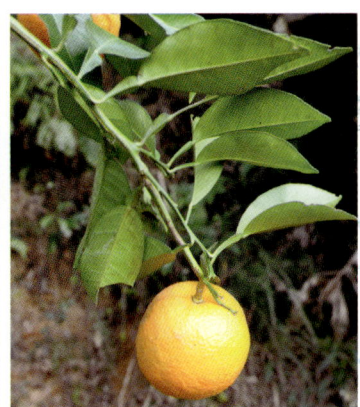
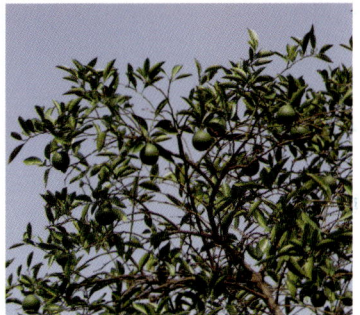

药材性状

枳实

半球形,少数为球形,直径0.5~2.5cm。外果皮黑绿色或暗棕绿色,具颗粒状突起和皱纹,有残存的明显的花柱基或果梗痕。切面中果皮略隆起,厚0.3~1.2cm,黄白色或黄褐色,边缘有1~2列油室,瓤囊棕褐色。质坚硬。气清香,味苦、微酸。

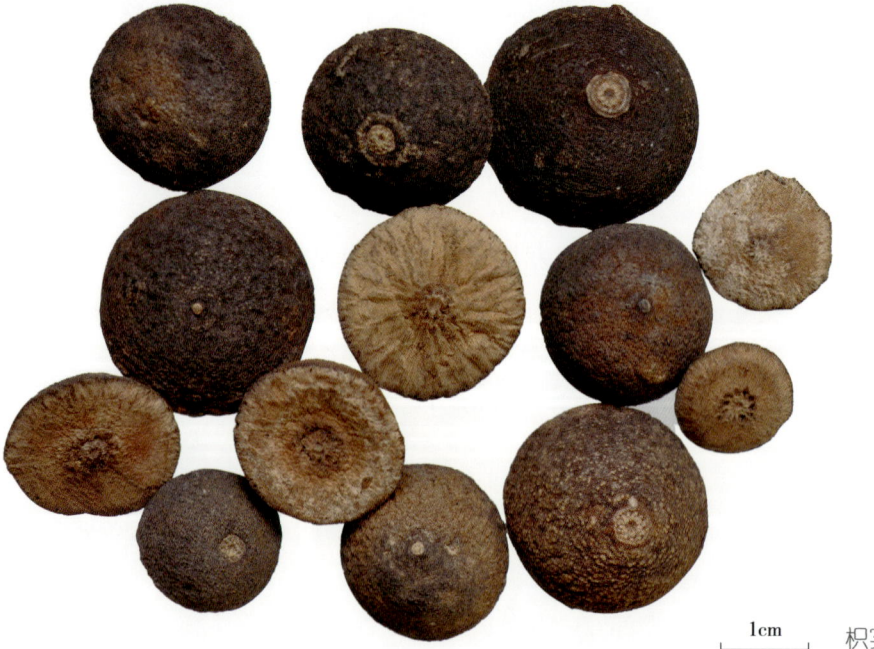

1cm 枳实

性味	苦、辛、酸,微寒。
功效	破气消积,化痰散痞。
主治	积滞内停,痞满胀痛,泻痢后重,大便不通,痰滞气阻,胸痹,结胸,脏器下垂。
用量用法	3~10g。孕妇慎用。

药材性状

枳壳

半球形，直径3~5cm。外果皮棕褐色至褐色，具颗粒状突起，突起的顶端有凹点状油室；有残存的明显的花柱基或果梗痕。切面中果皮黄白色，光滑而稍隆起，厚0.4~1.3cm，边缘散有1~2列油室，瓤囊7~12瓣，少数至15瓣，汁囊干缩，呈棕色至棕褐色，内藏种子。质坚硬，不易折断。气清香，味苦、微酸。

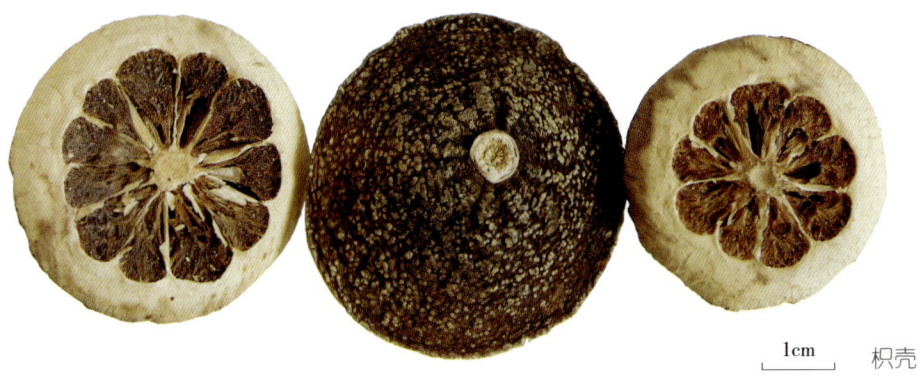

枳壳

性味	苦、辛、酸，微寒。
功效	理气宽中，行滞消胀。
主治	胸胁气滞，胀满疼痛，食积不化，痰饮内停，脏器下垂。
用量用法	3~10g。孕妇慎用。

附 注：酸橙的栽培历史悠久，培育品种众多，如臭橙、勒橙、香橙、鸡子橙、朱栾、黄皮酸橙等。《中国药典》2015年版记载酸橙的干燥幼果和未成熟果实分别入药，称"枳实"和"枳壳"，甜橙与酸橙的干燥幼果作为枳实同等入药。

★ 佛手 *Citrus medica* L. var. *sarcodactylis* Swingle

别名：佛手柑、手柑。| **药材名**：佛手（果实）。

植物形态　常绿小乔木或灌木，有短而硬的刺。单叶互生，革质，具透明油点；叶柄短，无翅；叶片长椭圆形或倒卵状长圆形，边缘有浅波状钝锯齿。花单生、簇生或为总状花序；花萼杯状，5浅裂，裂片三角形；花瓣5片，内面白色，外面紫色；雄蕊多数；子房椭圆形，上部窄尖。柑果卵形或长圆形，顶端分裂如拳状或张开似指状，其裂瓣数代表心皮数，表面橙黄色，粗糙，果肉淡黄色。种子数粒，卵形，先端尖。花期4~5月，果熟期10~12月。

生境分布：生于热带、亚热带阳光充足的沙质壤土，或栽培于庭园或果园。分布于浙江、江西、福建、广东、云南、四川等地。

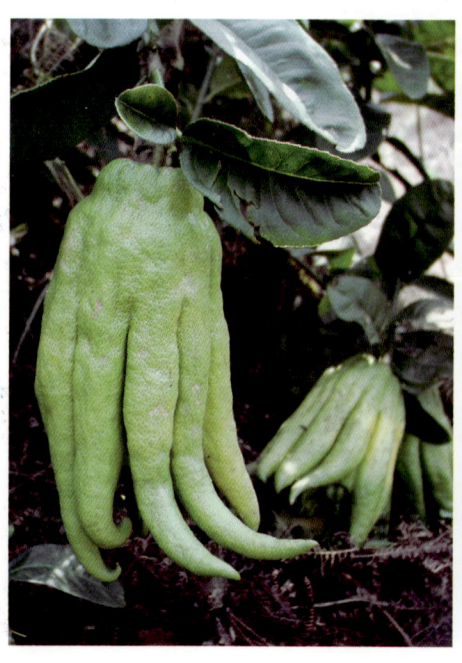
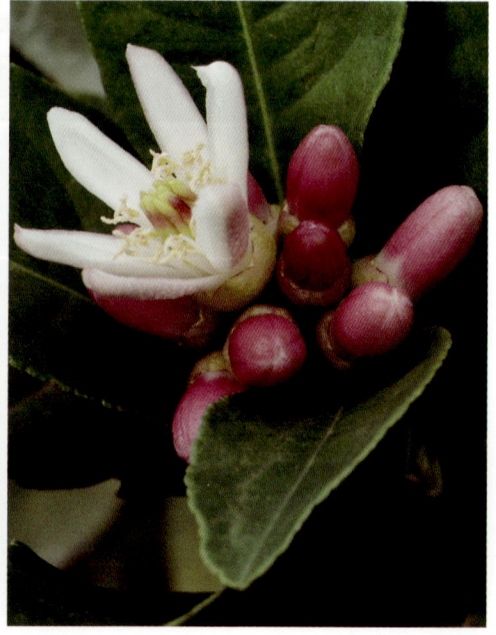

药材性状

佛手

　　类椭圆形或卵圆形的薄片，常皱缩或卷曲，长6~10cm，宽3~7cm，厚0.2~0.4cm。顶端稍宽，常有3~5个手指状的裂瓣，基部略窄，有的可见果梗痕。外皮黄绿色或橙黄色，有皱纹及油点。果肉浅黄白色，散有凹凸不平的线状或点状维管束。质硬而脆，受潮后柔韧。气香，味微甜后苦。

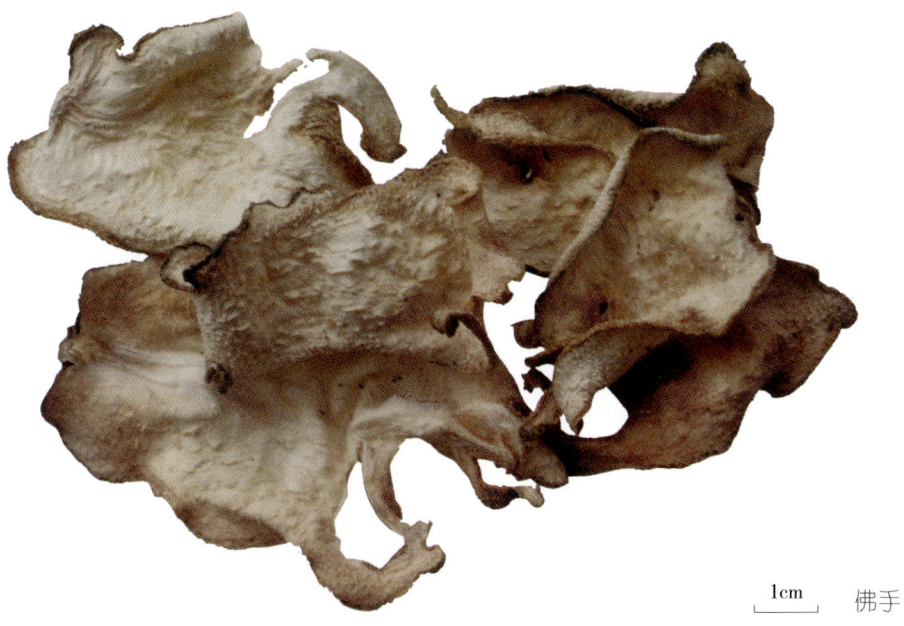

佛手

性味	辛、苦、酸，温。
功效	疏肝理气，和胃止痛，燥湿化痰。
主治	肝胃气滞，胸胁胀痛，胃脘痞满，食少呕吐，咳嗽痰多。
用量用法	3~10g。

牻牛儿苗科

★ 老鹳草 *Geranium wilfordii* Maxim.

别名：短嘴老鹳草。| **药材名**：老鹳草（地上部分）。

植物形态

多年生草本，有时具腺毛。茎直立，下部稍匍匐，密生倒向细柔毛。叶对生；叶片通常3或5深裂，略呈五角形，中央裂片稍大，倒卵形，有缺刻或浅裂，两面有毛。花成对生于叶腋，花梗细；萼片5枚，卵形或卵状披针形，先端有芒，背面密生柔毛；花瓣5片，淡红色，具深红色纵脉；雄蕊10枚；花柱5枚，连合成喙状。蒴果球形，成熟时由下向上开裂。种子长圆形。花期7~8月，果熟期10月。

生境分布：生于山坡草丛、平原路边和树林下。分布于黑龙江、吉林、辽宁、河北、江苏、安徽、湖南、四川、云南、贵州等地。

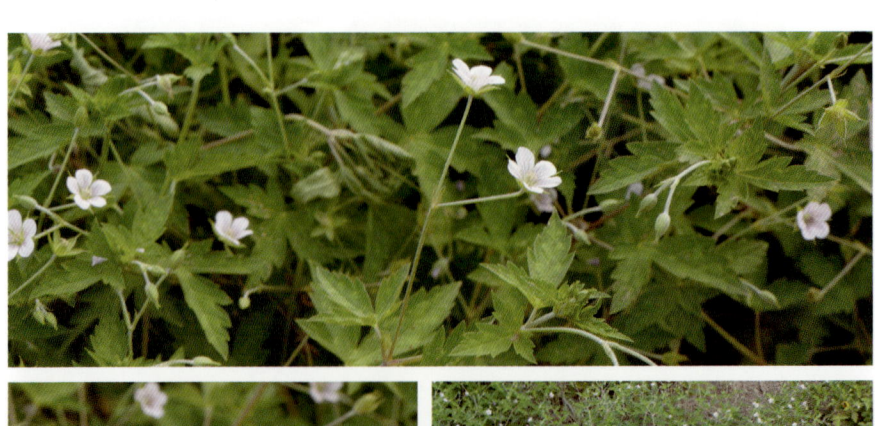
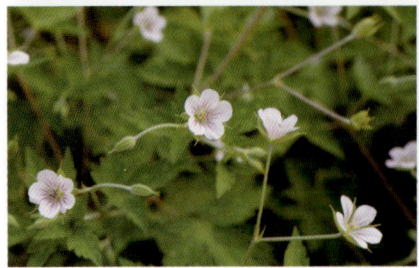
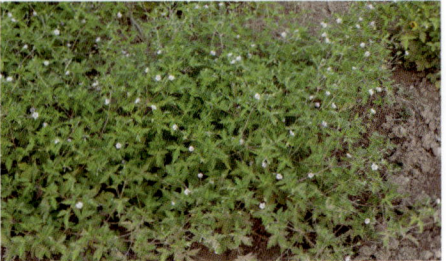

药材性状

老鹳草

茎细长，多分枝，节膨大。表面灰绿色或带紫色，质脆。叶对生，具细长叶柄；叶片卷曲皱缩，质脆易碎，完整者为圆形，3或5深裂，裂片较宽，边缘具缺刻。果实球形，长0.3~0.5cm。宿存花柱长1~1.5cm，有的5裂向上卷曲，呈伞形。气微，味淡。

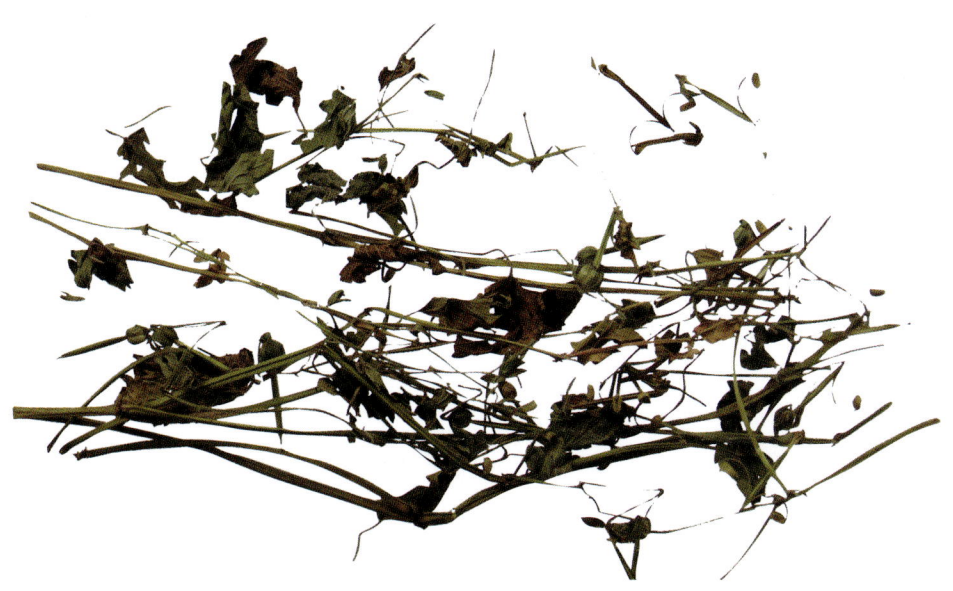

老鹳草

性味	苦、辛，平。
功效	祛风湿，通经络，止泻痢。
主治	风湿痹痛，麻木拘挛，筋骨酸痛，泄泻痢疾。
用量用法	9~15g。

附 注：《中国药典》2015年版记载同科植物牻牛儿苗、野老鹳草与老鹳草的干燥地上部分同等入药。

凤仙花科

★ 凤仙花 *Impatiens balsamina* L.

别名：指甲花。| **药材名**：急性子（种子）。

植物形态　一年生草本，株高80cm，近光滑。叶狭披针形或阔披针形，先端尖，基部楔形，边缘具尖锯齿；叶柄具数枚腺体。花白色、淡黄色或红色，单生或数朵簇生，下垂；花萼距向下弯曲，2枚侧生萼片宽卵形，疏生柔毛；中央花瓣大，圆形，先端凹，两侧片宽大，2裂。蒴果尖卵形，具绒毛，熟时弹裂。种子多数，椭圆形，深褐色，有毛。花期7~9月，果期8~10月。

生境分布：全国各地均有栽培。

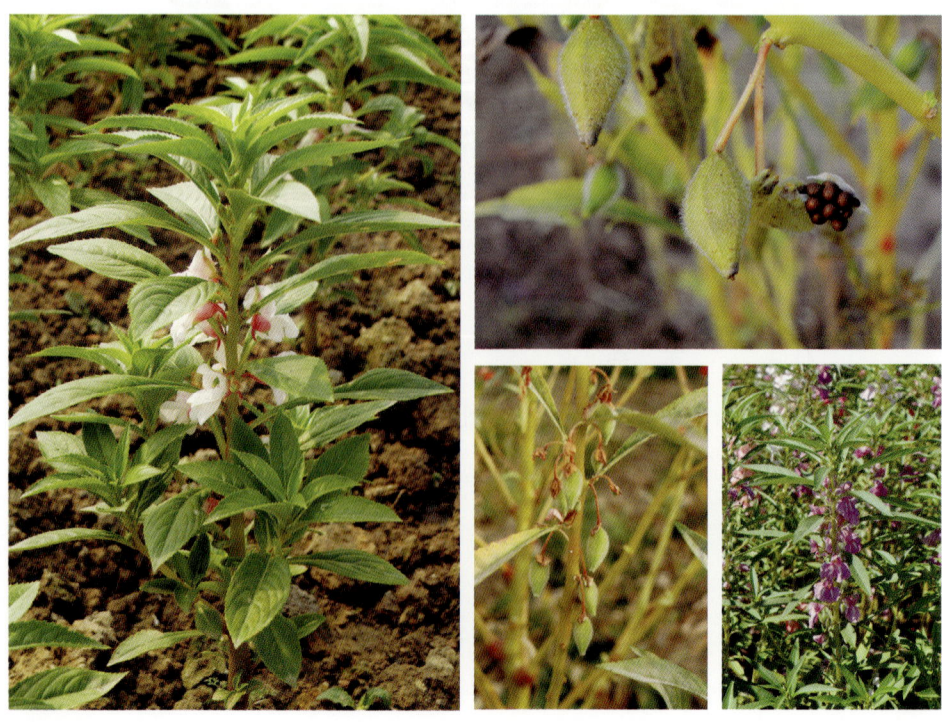

药材性状

急性子

椭圆形、扁圆形或卵圆形，长 2~3mm，宽 1.5~2.5mm。表面棕褐色或灰褐色，粗糙，有稀疏的白色或浅黄棕色小点，种脐位于狭端，稍突出。质坚实，种皮薄，子叶灰白色，半透明，油质。气微，味淡、微苦。

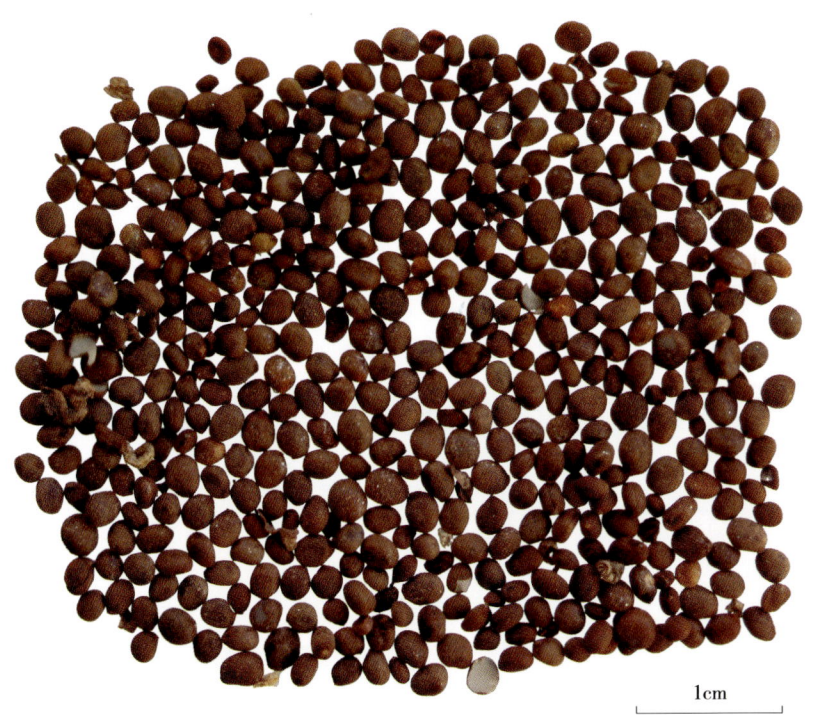

急性子

性味	微苦、辛，温；有小毒。
功效	破血，软坚，消积。
主治	癥瘕痞块，经闭，噎膈。
用量用法	3~5g。孕妇慎用。

五加科

★ 刺五加 *Acanthopanax senticosus* (Rupr. et Maxim.) Harms

别名：五加皮、老虎獠子。| **药材名**：刺五加（根和根茎或茎）。

植物形态

灌木，高 1~3m。茎多分枝，常生密刺；刺直而细长，针状。掌状复叶互生，小叶 5 枚；叶柄常疏生细刺；小叶纸质，小叶柄有棕色短柔毛，有时有细刺，小叶片椭圆状倒卵形或长圆形，边缘有锐利重锯齿，上表面粗糙，脉上有粗毛，下表面脉上有短柔毛。伞形花序单个顶生或 2~6 个组成稀疏的圆锥花序，花多数；花紫黄色；萼片 5 枚；花瓣 5 片，卵形；雄蕊 5 枚；子房 5 室。果球形或卵球形，有 5 条棱，黑色。花期 6~7 月，果期 8~10 月。

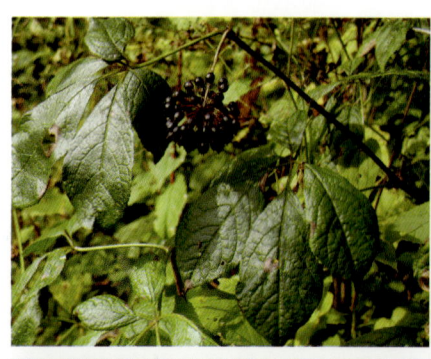
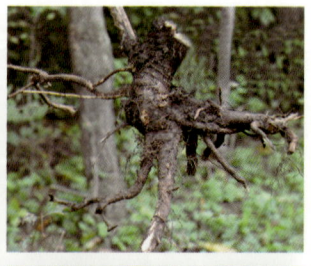
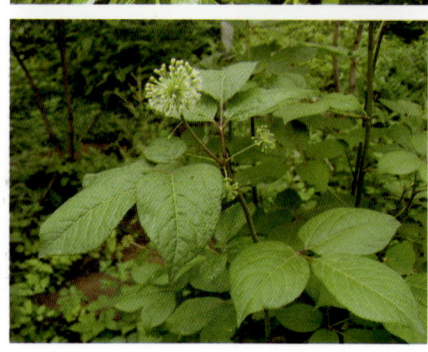
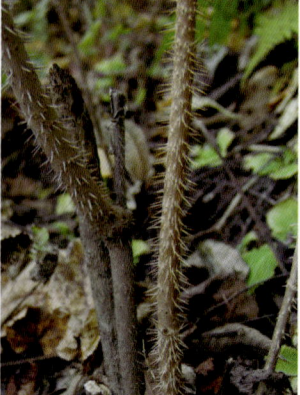

生境分布：生于海拔 2000m 以下的森林或灌丛中。分布于黑龙江、吉林、辽宁、河北和山西等地。

药材性状

刺五加

根茎呈结节状不规则圆柱形，直径1.4~4.2cm。根呈圆柱形，多扭曲，长3.5~12cm，直径0.3~1.5cm；表面灰褐色或黑褐色，粗糙，有细纵沟及皱纹，皮较薄，有的剥落，剥落处呈灰黄色。质硬，断面黄白色，纤维性。有特异香气，味微辛、稍苦、涩。茎呈长圆柱形，多分枝，长短不一，直径0.5~2cm。表面浅灰色，老枝灰褐色，具纵裂沟，无刺；幼枝黄褐色，密生细刺。质坚硬，不易折断，断面皮部薄，黄白色，木部宽广，淡黄色，中心有髓。气微，味微辛。

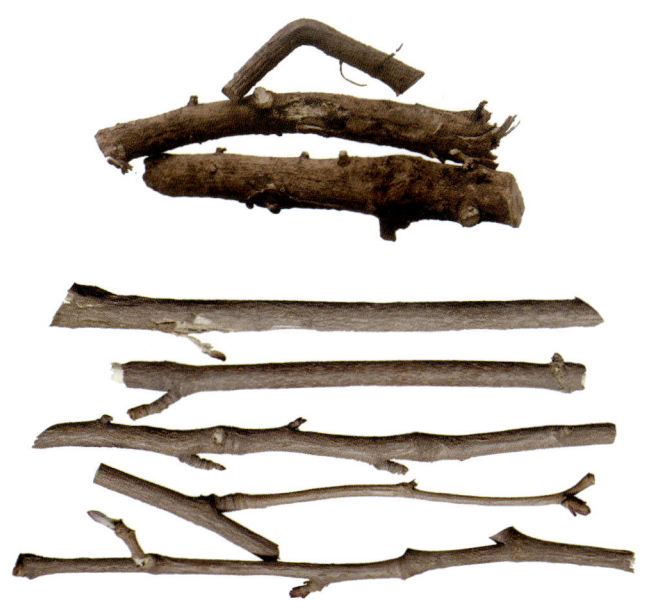

刺五加

性味	辛、微苦，温。
功效	益气健脾，补肾安神。
主治	脾肺气虚，体虚乏力，食欲不振，肺肾两虚，久咳虚喘，肾虚腰膝酸痛，心脾不足，失眠多梦。
用量用法	9~27g。

★ 羽叶三七 *Panax japonicus* C. A. Mey. var. *bipinnatifidus* (Seem.) C. Y. Wu et K. M. Feng

别名：疙瘩七、羽叶七。| **药材名**：珠子参（根茎）。

植物形态　草本。根茎横卧，多为串珠状，稀为典型竹鞭状，也有竹鞭状及串珠状的混合型。茎直立，圆柱形，有条纹，光滑无毛。掌状复叶 3~5 枚轮生于茎端；小叶通常 5 枚，倒卵状椭圆形至长椭圆形，2 回羽状深裂，稀 1 回羽状深裂，裂片又有不整齐的小裂片和锯齿。伞形花序单生于茎端；花丝较花瓣为短；子房 2~5 室，花柱 2~5 枚。果近球形，成熟时红色，具种子 2~5 粒，白色，三角状长卵形。花期 5~6 月，果期 7~9 月。

生境分布：生于海拔 1800~3400m 的山谷林中。分布于甘肃、陕西、湖北、四川、西藏、云南等地。

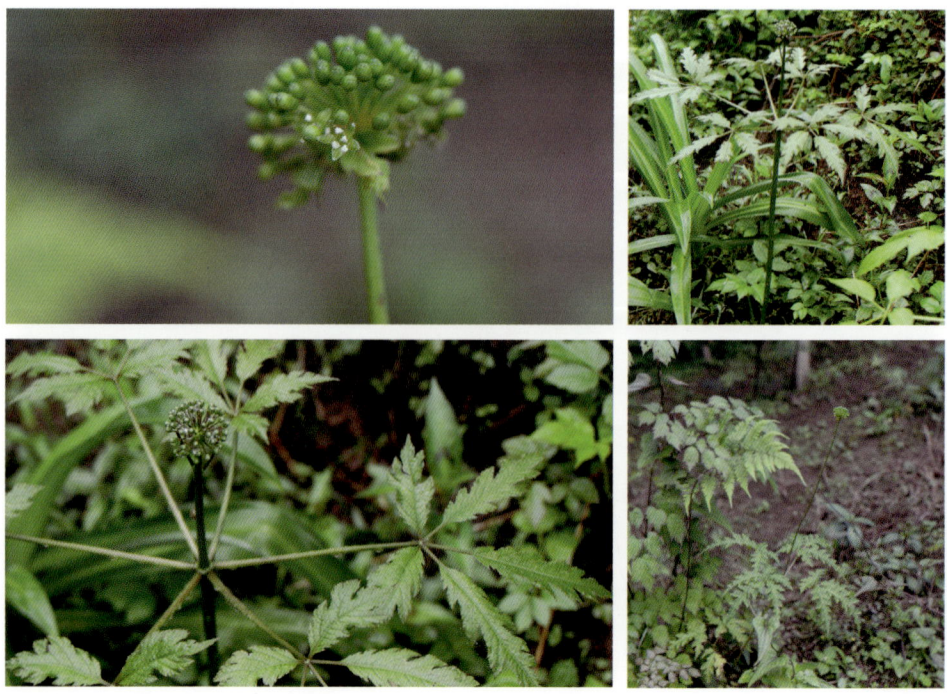

药材性状

珠子参

略呈扁球形、圆锥形或不规则菱角形，偶呈连珠状，直径0.5~2.8cm。表面棕黄色或黄褐色，有明显的疣状突起及皱纹，偶有圆形凹陷的茎痕，有的一侧或两侧残存细的节间。质坚硬，断面不平坦，淡黄白色，粉性。气微，味苦、微甘，嚼之刺喉。蒸（煮）者断面黄白色或黄棕色，略呈角质样，味微苦、微甘，嚼之不刺喉。

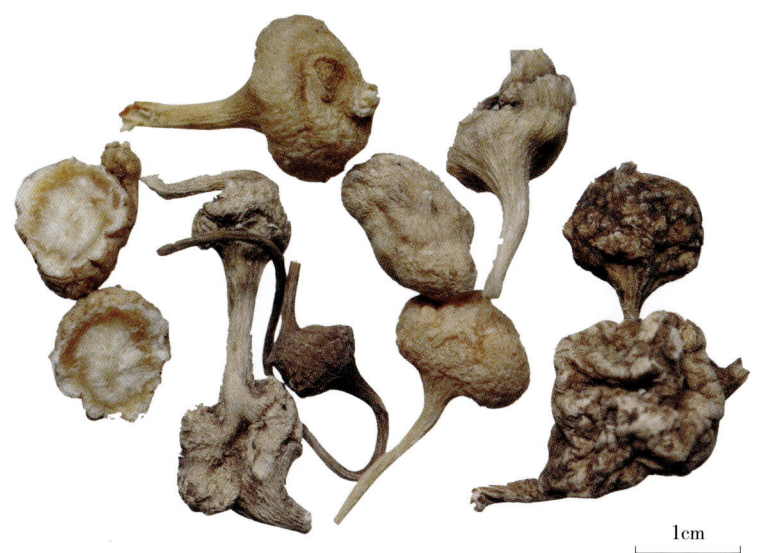

珠子参

性味	苦、甘，微寒。
功效	补肺养阴，祛瘀止痛，止血。
主治	气阴两虚，烦热口渴，虚劳咳嗽，跌扑损伤，关节痹痛，咯血，吐血，衄血，崩漏，外伤出血。
用量用法	3~9g。外用适量，研末敷患处。

附 注：《中国药典》2015年版记载同属植物珠子参与羽叶三七的干燥根茎同等入药。

★ 西洋参 *Panax quinquefolium* L.

别名：花旗参、洋参。| **药材名**：西洋参（根）。

植物形态

多年生草本。根肉质，圆柱形或纺锤形。茎有细条纹，或略具棱。掌状五出复叶，通常3~4枚轮生于茎端；小叶片膜质，广卵形至倒卵形，边缘具粗锯齿，先端急尾尖。总花梗由茎端中央抽出；伞形花序；萼绿色，钟状，5齿裂；花瓣5片，绿白色；雄蕊5枚，花药卵形至矩圆形；雌蕊1枚，花柱2枚，上部分离成叉状；花盘肉质。浆果扁球形，熟时鲜红色，果柄伸长。

生境分布：原产于美国、加拿大，我国吉林、山东、北京、陕西等地有栽培。

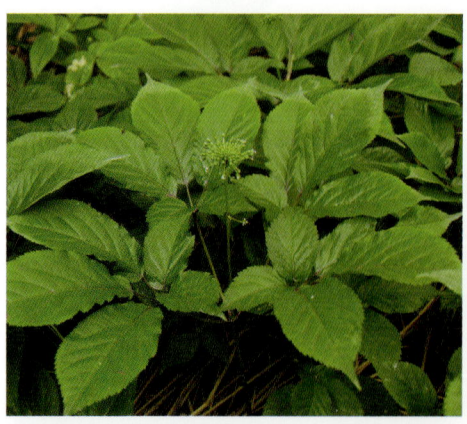
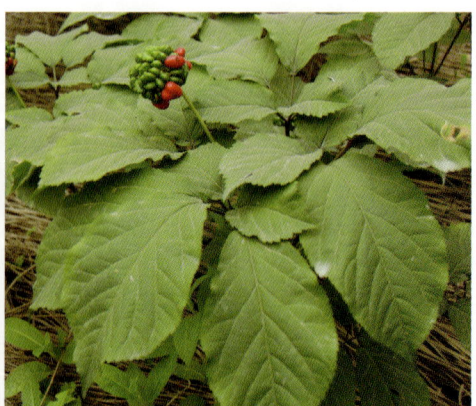
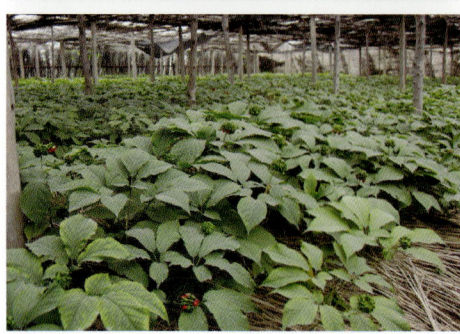
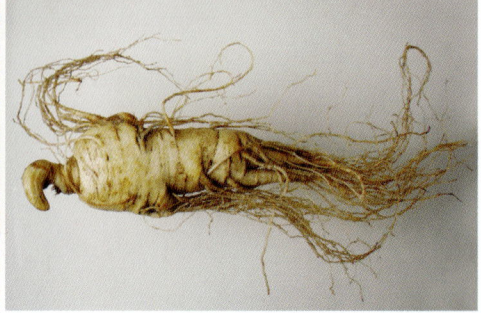

药材性状

西洋参

纺锤形、圆柱形或圆锥形，长3~12cm，直径0.8~2cm。表面浅黄褐色或黄白色，可见横向环纹及线形皮孔状突起，并有细密浅纵皱纹及须根痕。主根中下部有一至数条侧根，多已折断；有的上端有根茎（芦头），环节明显，茎痕（芦碗）圆形或半圆形，具不定根（芋）或已折断。体重，质坚实，不易折断；断面平坦，浅黄白色，略显粉性，皮部可见黄棕色点状树脂道，形成层环纹棕黄色，木部略呈放射状纹理。气微而特异，味微苦、甘。

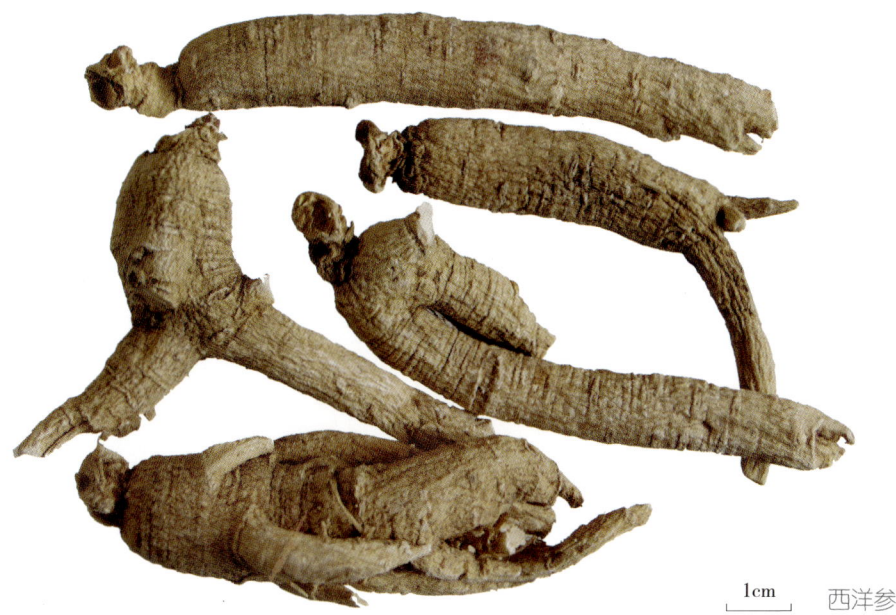

西洋参

性味	甘、微苦，凉。
功效	补气养阴，清热生津。
主治	气虚阴亏，虚热烦倦，咳喘痰血，内热消渴，口燥咽干。
用量用法	3~6g，另煎兑服。不宜与藜芦同用。

伞形科

★ 狭叶柴胡 *Bupleurum scorzonerifolium* Willd.

别名：红柴胡。| **药材名**：柴胡（根）。

植物形态　多年生草本。主根发达，深红棕色。茎单一或2~3个，基部密覆红色纤维状叶基残留物。叶细线形；基生叶下部略收缩成叶柄，其他均无柄，叶缘白色，骨质；上部叶小，同形。伞形花序自叶腋间抽出，花序多，形成较疏松的圆锥花序；伞幅（3）4~6（8）个；总苞片1~3枚，极细小，针形；小总苞片5枚，线状披针形；花瓣黄色，舌片近等于花瓣的一半长，顶端2浅裂。果实广椭圆形。花期7~8月，果期8~9月。

生境分布：生于海拔100~2300m的山坡或草原。分布于东北、华北及甘肃、陕西、山东、江苏、安徽、广西。

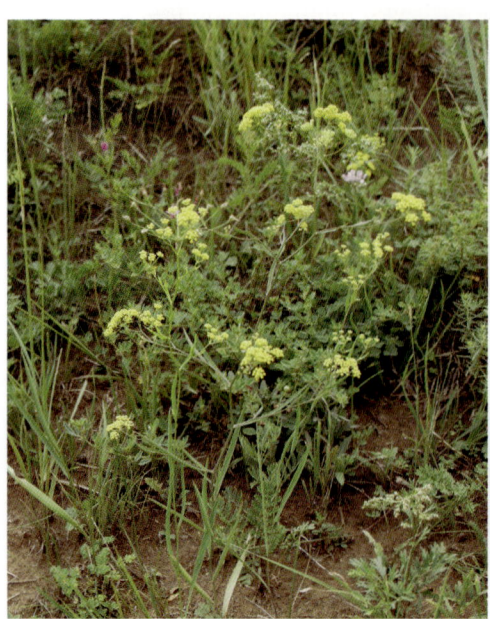
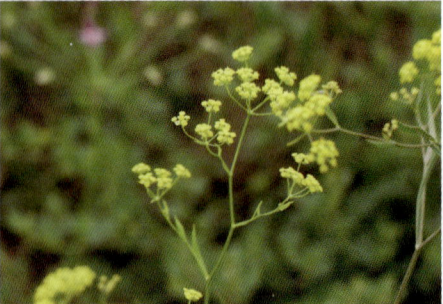
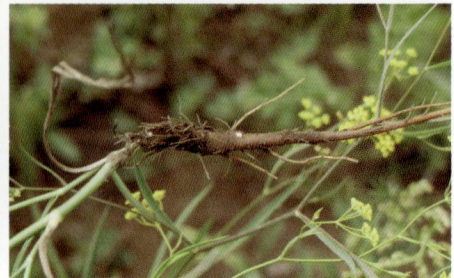

柴胡

药材性状

圆锥形，长 6~15cm，直径 0.3~0.8cm。根头膨大，顶端有多数细毛状枯叶纤维，下部多不分枝或稍分枝。表面红棕色或黑棕色，靠近根头处多具细密环纹。质稍软，易折断，断面略平坦，不显纤维性，木部黄白色。具败油气，味微苦。

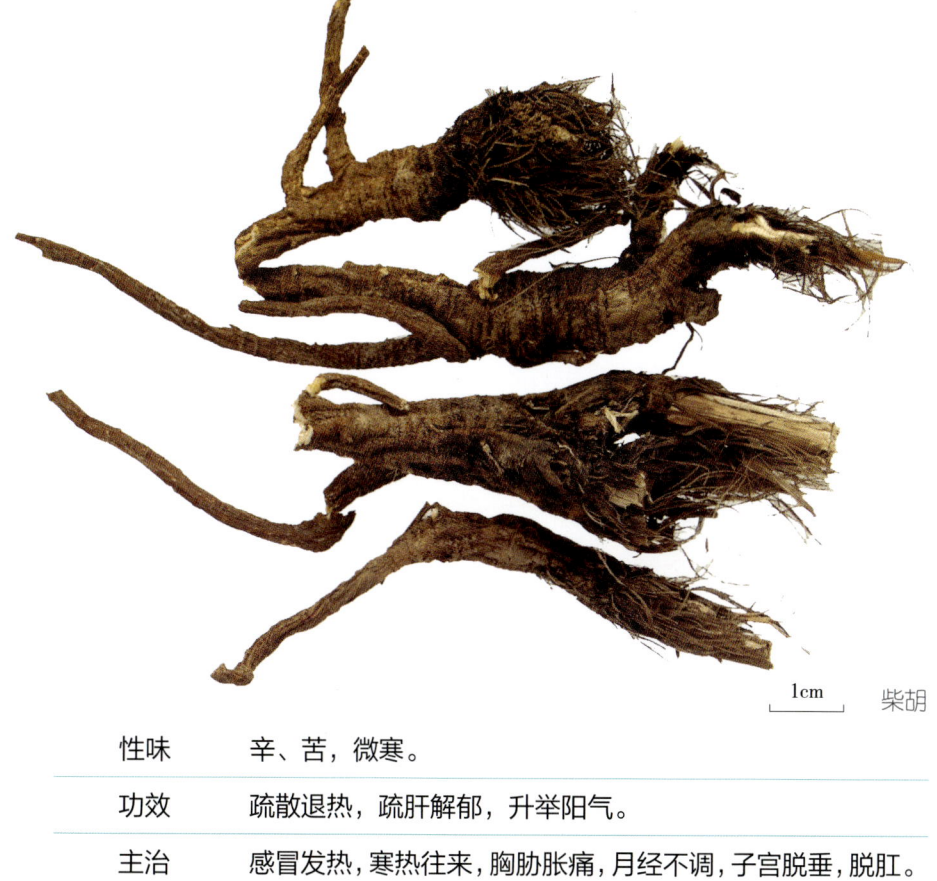

柴胡

性味	辛、苦，微寒。
功效	疏散退热，疏肝解郁，升举阳气。
主治	感冒发热，寒热往来，胸胁胀痛，月经不调，子宫脱垂，脱肛。
用量用法	3~10g。

附注：《中国药典》2015年版记载同属植物柴胡与狭叶柴胡的干燥根同等入药。

★ 藁本 *Ligusticum sinense* Oliv.

别名：西芎。| **药材名**：藁本（根茎和根）。

植物形态　多年生草本。叶互生，叶柄基部抱茎，扩展成鞘状，2~3回羽状复叶；末回裂片先端渐尖，边缘齿状浅裂，有小尖头；茎上部叶近无柄，基部膨大成卵形的鞘而抱茎。复伞形花序顶生或侧生，总苞片6~10枚，羽状细裂至线形，伞幅14~30，有短糙毛；小伞花序有小总苞片约10枚，线形或窄披针形；花小，无萼齿；花瓣白色；雄蕊5枚；花柱长而外曲。双悬果长圆卵形，顶端狭，分生果背棱突起，侧棱有狭翅。花期7~9月，果期9~10月。

生境分布：生于向阳山坡、草丛、林缘。分布于河南、江西、湖北、湖南、广西、陕西、甘肃、四川等地。

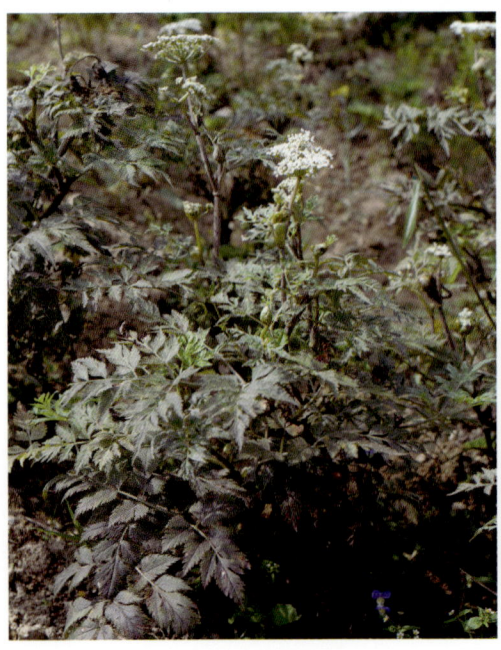
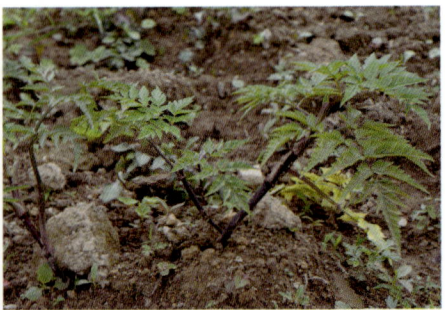
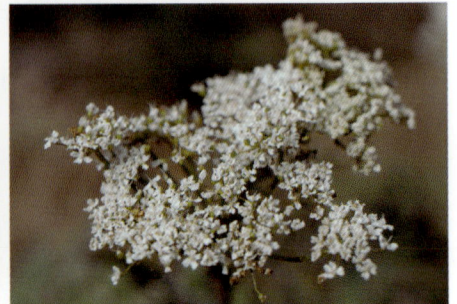

藁本

药材性状

根茎呈不规则结节状圆柱形，稍扭曲，有分枝，长3~10cm，直径1~2cm。表面棕褐色或暗棕色，粗糙，有纵皱纹，上侧残留数个凹陷的圆形茎基，下侧有多数点状突起的根痕及残根。体轻，质较硬，易折断，断面黄色或黄白色，纤维状。气浓香，味辛、苦、微麻。

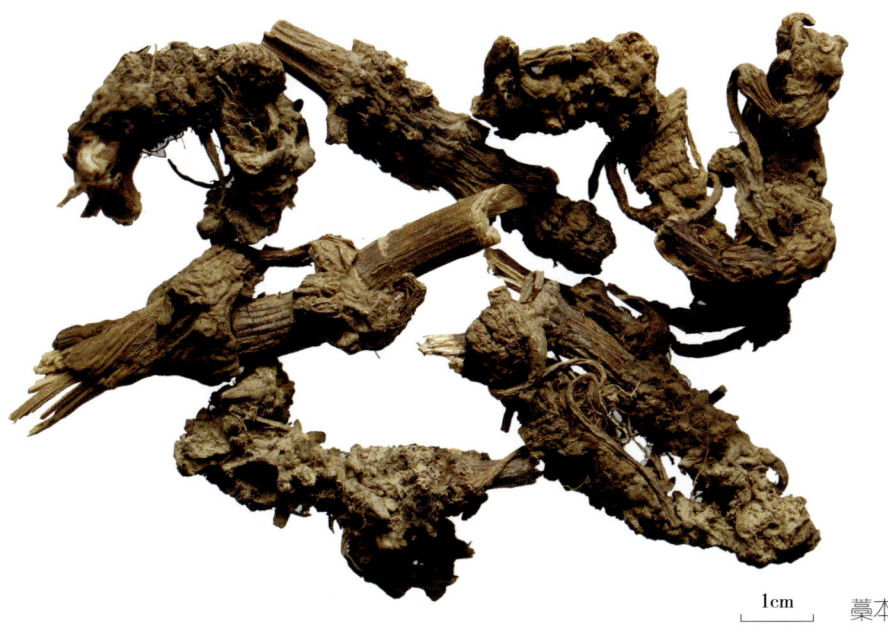

藁本

性味	辛，温。
功效	祛风，散寒，除湿，止痛。
主治	风寒感冒，颠顶头痛，风湿痹痛。
用量用法	3~10g。

附 注：《中国药典》2015年版记载同属植物藁本与辽藁本的干燥根茎和根同等入药。

★ 重齿毛当归 *Angelica pubescens* Maxim. f. *biserrata* Shan et Yuan

别名： 重齿当归。| **药材名：** 独活（根）。

植物形态

多年生高大草本，高 1~2m。根茎圆柱形，有特殊香气。茎中空，上部有短糙毛。基生叶和下部叶有柄；叶鞘长椭圆形，膨大；叶片宽卵形，2 回三出羽状全裂，末回裂片卵状长椭圆形，边缘有不整齐的尖锯齿或重锯齿。总苞片长钻形，有缘毛；伞幅 10~25，密被短糙毛；伞形花序具花 17~28（36）朵；小苞片阔披针形，背面及边缘被短毛；无萼齿；花白色，花瓣倒卵形；花柱果时反折。果实椭圆形，侧翅与果体等宽或略狭，背棱呈线形隆起。花期 8~9 月，果期 9~10 月。

生境分布： 生于海拔 1000~1700m 的阴湿山坡、林下草丛或稀疏灌丛中。主产于湖北、江西、安徽、浙江、四川等地。

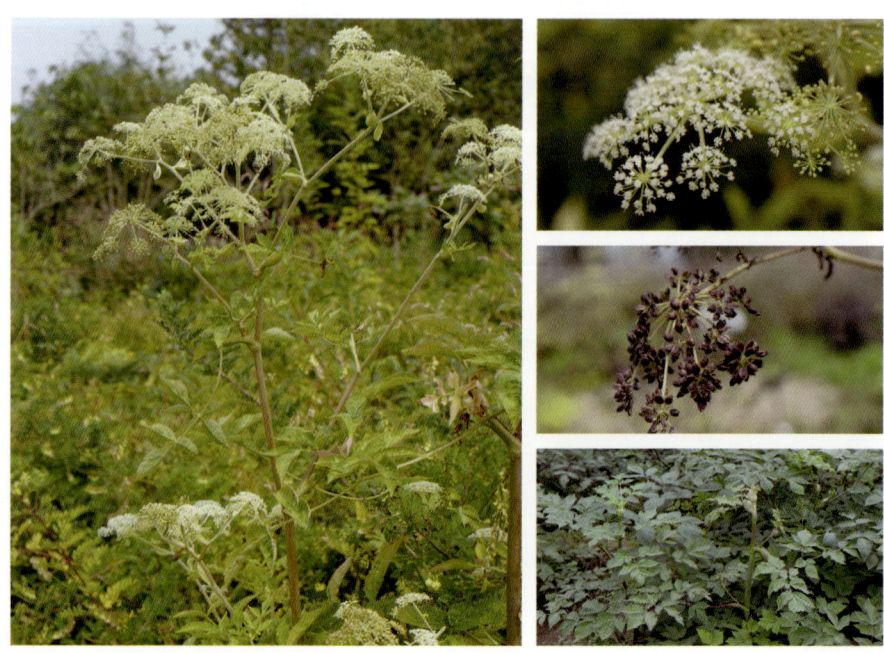

药材性状

独活

略呈圆柱形,下部有支根2~3条或更多,长10~30cm。根头部膨大,圆锥状,多横皱纹,直径1.5~3cm,顶端有茎、叶的残基或凹陷。表面灰褐色或棕褐色,具纵皱纹,有横长皮孔样突起及稍突起的细根痕。质较硬,受潮则变软,断面皮部灰白色,有多数散在的棕色油室,木部灰黄色至黄棕色,形成层环棕色。有特异香气,味苦、辛、微麻舌。

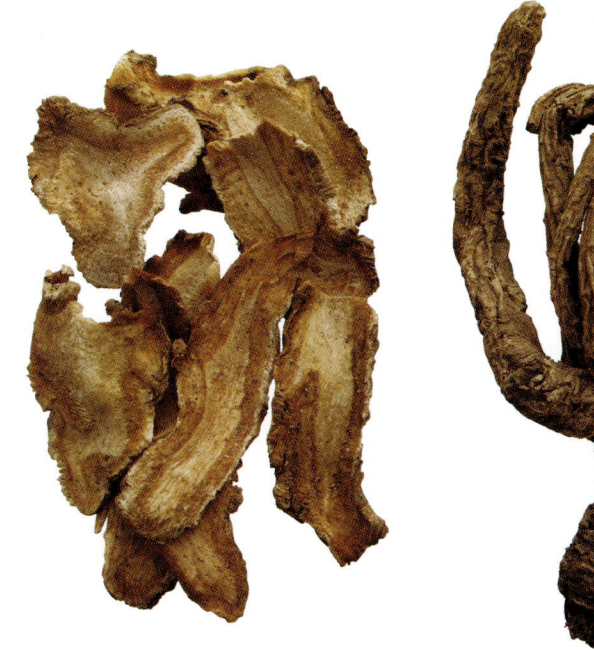
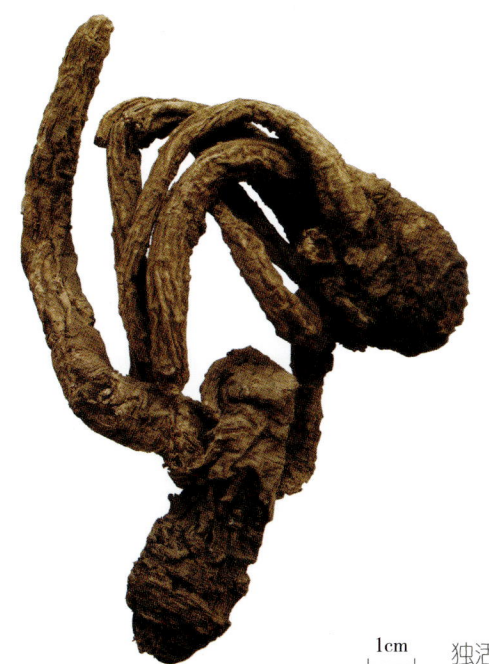

独活

性味	辛、苦,微温。
功效	祛风除湿,通痹止痛。
主治	风寒湿痹,腰膝疼痛,少阴伏风头痛,风寒挟湿头痛。
用量用法	3~10g。

★ 白花前胡 *Peucedanum praeruptorum* Dunn

别名：鸡脚前胡。| **药材名**：前胡（根）。

植物形态

多年生草本。根直生，圆锥形，根头处存留多数棕褐色枯鞘纤维。基生叶有长柄，基部扩大成鞘状抱茎，叶片宽三角状卵形，2~3回三出羽状分裂，第一回羽片2~3对，末回裂片菱状卵形，边缘有粗锯齿；茎生叶和基生叶相似，较小。复伞形花序顶生或侧生，伞幅6~18，有柔毛；总苞片少数；小总苞片7~10枚，线状披针形；萼齿5枚；花瓣5片，白色，广卵形至近圆形；雄蕊5枚。果实卵状椭圆形，背部扁压。花期7~9月，果期9~10月。

生境分布：生于山坡林下及向阳的荒坡草丛中。分布于江苏、安徽、江西、福建、台湾、湖北、湖南、四川等地。

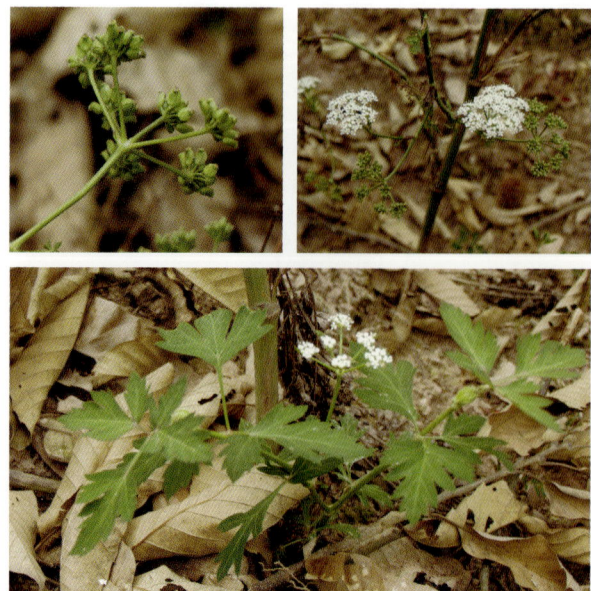
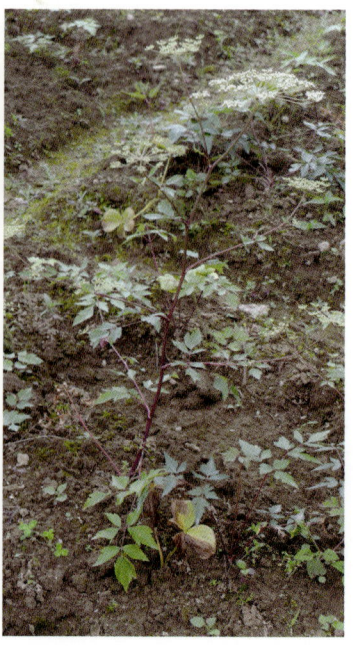

药材性状

前胡

不规则的圆柱形、圆锥形或纺锤形，稍扭曲，下部常有分枝，长3~15cm，直径1~2cm。表面黑褐色或灰黄色，根头部多有茎痕及纤维状叶鞘残基，上端有密集的细环纹，下部有纵沟、纵皱纹及横向皮孔。质较柔软，干者质硬，可折断，断面不整齐，淡黄白色，皮部散有多数棕黄色油点，形成层环纹棕色，射线放射状。气芳香，味微苦、辛。

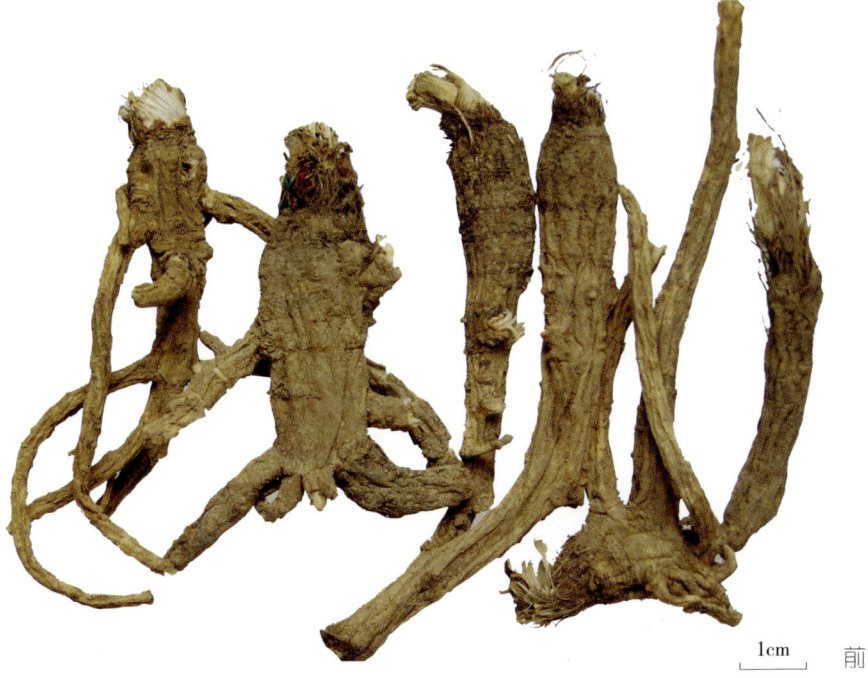

前胡

性味	苦、辛，微寒。
功效	降气化痰，散风清热。
主治	痰热喘满，咯痰黄稠，风热咳嗽痰多。
用量用法	3~10g。

★ 野胡萝卜 *Daucus carota* L.

别名：虱子草。| **药材名：**南鹤虱（果实）。

植物形态

二年生草本。根细长，有分枝，木质（非肉质）。根生叶的叶柄基部鞘状，叶片薄膜质，长圆形，2~3回羽状分裂，末回裂片线形或披针形，长2~14mm，宽0.6~4mm，有粗硬毛或两面无毛。小伞形花序具花15~25朵，花小，白色、黄色或淡紫红色；萼片5枚，窄三角形；花瓣5片，倒卵形，先端凹陷成狭窄内折的小舌片；子房密生细柔毛；花柱短。双悬果卵圆形，分果次棱4条，具窄翅，翅上有短钩刺。花期5~7月，果期7~8月。

生境分布：生于田野荒地、山坡、路旁。分布于江西、江苏、浙江、河南、安徽、湖南、湖北、广西、云南、贵州、四川、西藏等地。

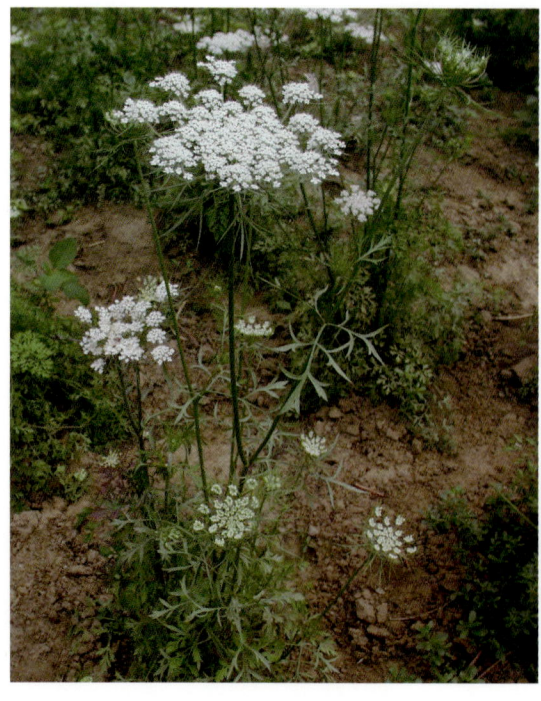
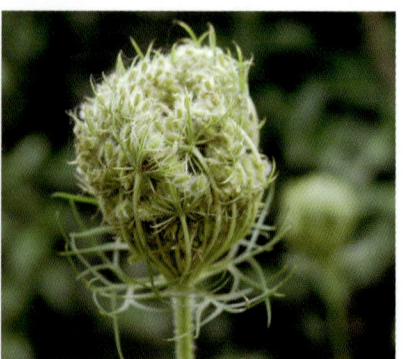
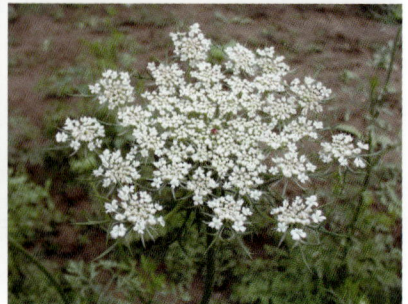

药材性状

南鹤虱

双悬果呈椭圆形,多裂为分果;分果长3~4mm,宽1.5~2.5mm。表面淡绿棕色或棕黄色,顶端有花柱残基,基部钝圆,背面隆起,具4条窄翅状次棱,翅上密生1列黄白色钩刺,刺长约1.5mm,次棱间的凹下处有不明显的主棱,其上散生短柔毛,接合面平坦,有3条脉纹,上具柔毛。种仁类白色,油性。体轻。搓碎时有特异香气,味微辛、苦。

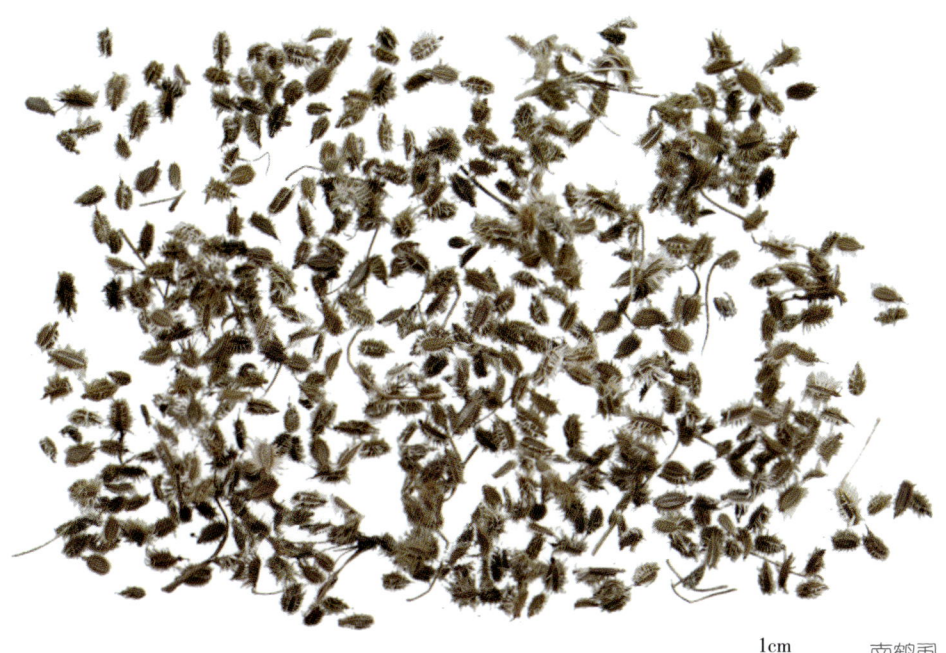

1cm 南鹤虱

性味	苦、辛,平;有小毒。
功效	杀虫消积。
主治	蛔虫病,蛲虫病,绦虫病,虫积腹痛,小儿疳积。
用量用法	3~9g。

马钱科

★ 密蒙花 *Buddleja officinalis* Maxim.

别名： 密花、密蒙树、蒙花树。| **药材名：** 密蒙花（花蕾和花序）。

植物形态

落叶灌木。小枝微具四棱，密被灰白色绒毛。叶对生；叶柄被灰白色绒毛；叶片长圆状披针形、宽披针形或线状披针形，全缘或有不明显的疏生小锯齿，纸质，上表面被细星状毛。聚伞圆锥花序顶生及腋生，密被灰白色柔毛；苞片披针形，密被茸毛；花萼钟状，被茸毛；花冠淡紫色，略带黄色，芳香，花冠管上部缢缩，先端4裂，裂片卵圆形，管内面黄色，疏生茸毛，外面密被茸毛；雄蕊4枚；子房上位。蒴果卵形。花期2~3月，果期7~8月。

生境分布： 生于溪边、山坡灌丛中。分布于安徽、福建、湖北、广东、广西、陕西、甘肃、四川、贵州、云南等地。

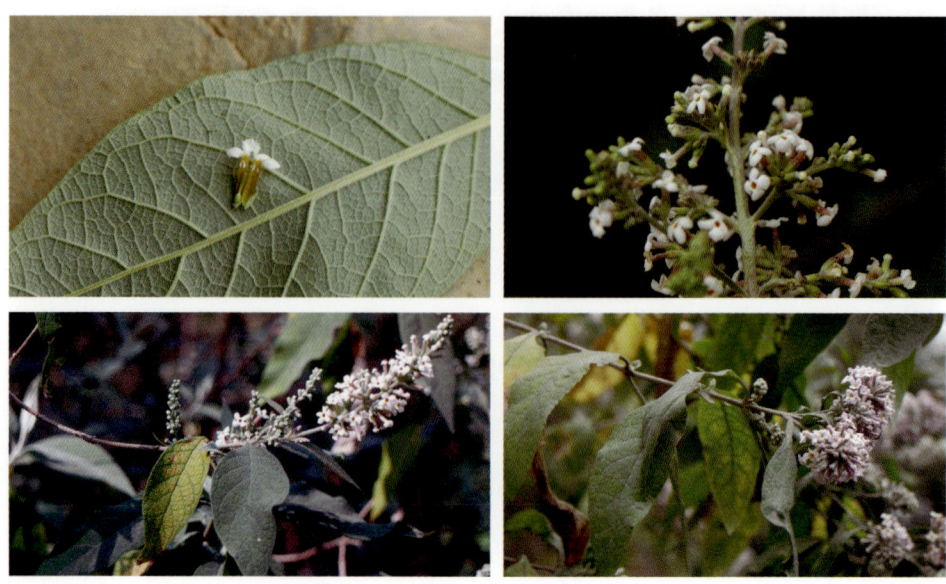

药材性状

密蒙花

多为花蕾密集的花序小分枝，呈不规则圆锥状，长1.5~3cm。表面灰黄色或棕黄色，密被茸毛。花蕾呈短棒状，上端略大，长0.3~1cm，直径0.1~0.2cm；花萼钟状，先端4齿裂；花冠筒状，与萼等长或稍长，先端4裂，裂片卵形；雄蕊4枚，着生在花冠管中部。质柔软。气微香，味微苦、辛。

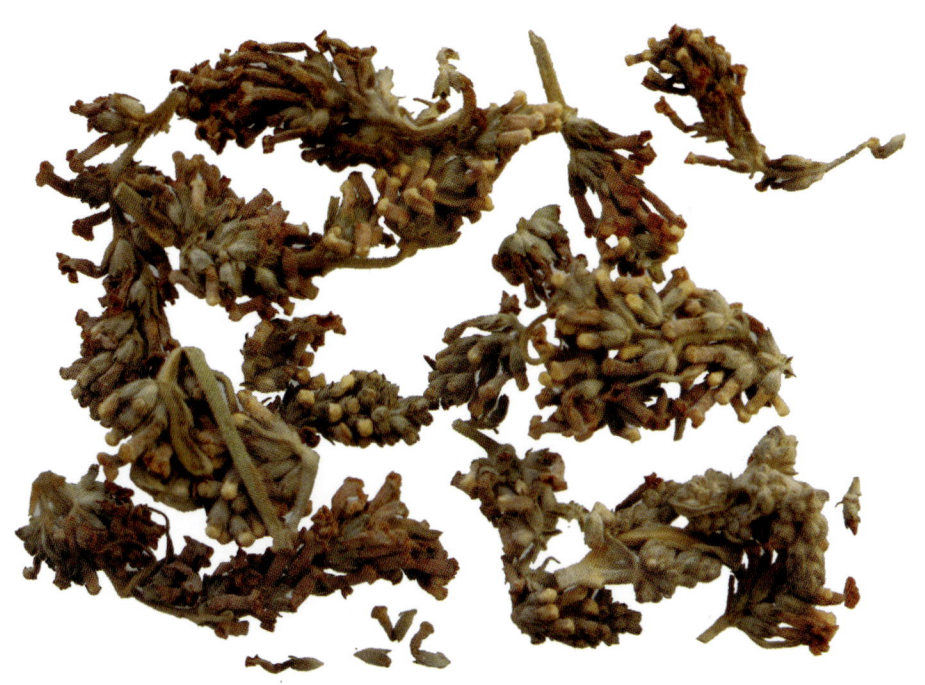

密蒙花

性味	甘，微寒。
功效	清热泻火，养肝明目，退翳。
主治	目赤肿痛，多泪羞明，目生翳膜，肝虚目暗，视物昏花。
用量用法	3~9g。

龙胆科

★ 秦艽 *Gentiana macrophylla* Pall.

别名： 大叶龙胆。| **药材名：** 秦艽（根）。

植物形态 多年生草本，高30~60cm。根长达30cm，直径达2cm。茎粗壮，斜升或直立，无毛。基生叶膜质，叶片长圆状披针形或长圆状卵形，叶脉5~7条。茎近顶部叶小，不包被头状花序。花多集成顶生头状花序及茎上部腋生轮伞花序；花萼管状，一侧裂开，稍呈佛焰苞状，萼齿4~5个；花冠管状，花冠筒黄绿色，冠檐蓝或深蓝紫色，先端5裂；雄蕊5枚。蒴果长圆形或椭圆形。种子椭圆形，光滑，深黄色。花、果期7~10月。

生境分布： 生于海拔400~3700m的山谷中或山坡上。分布于河北、内蒙古、宁夏、陕西、山东、山西等地。

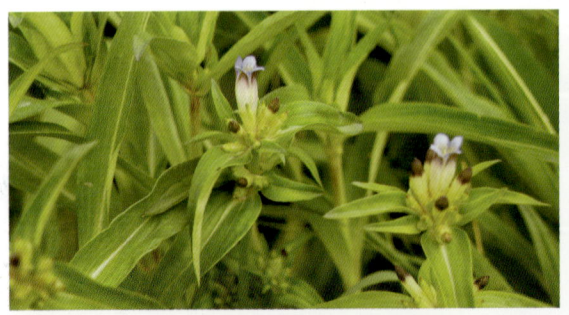
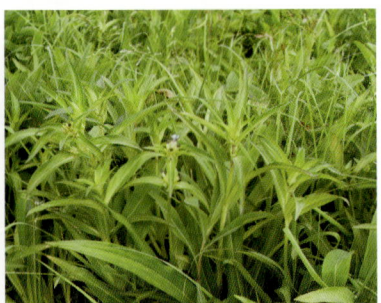
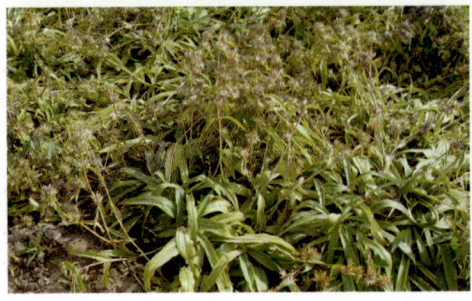
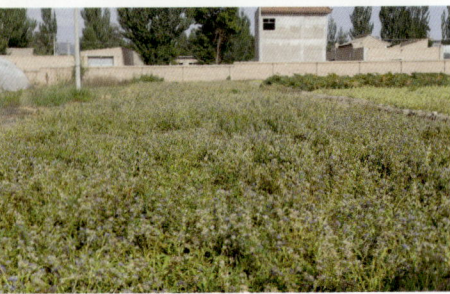

药材性状

秦艽

类圆柱形，上粗下细，扭曲不直，长10~30cm，直径1~3cm。表面黄棕色或灰黄色，有纵向或扭曲的纵皱纹，顶端有残存茎基及纤维状叶鞘。质硬而脆，易折断，断面略显油性，皮部黄色或棕黄色，木部黄色。气特异，味苦、微涩。

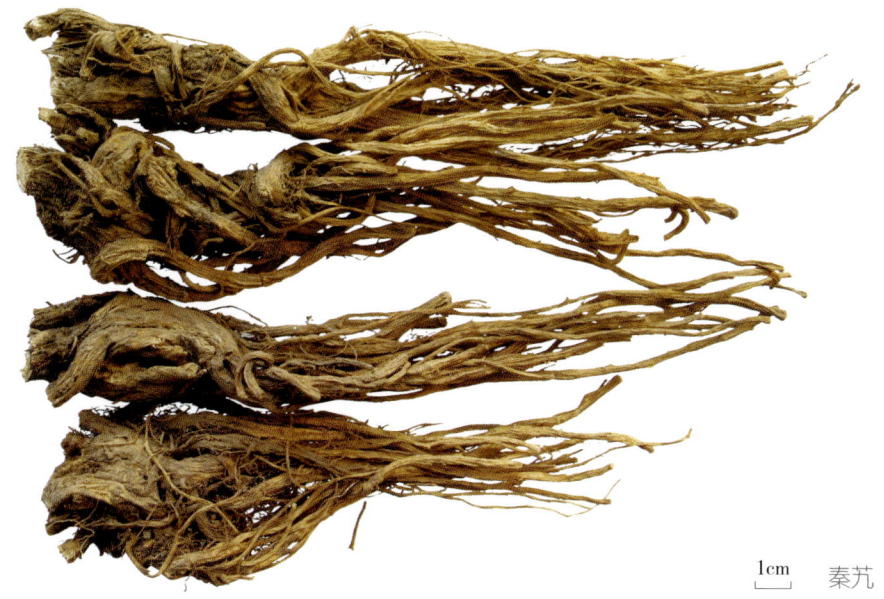

秦艽

性味	苦、辛，平。
功效	祛风湿，清湿热，止痹痛，退虚热。
主治	风湿痹痛，中风半身不遂，筋脉拘挛，骨节酸痛，湿热黄疸，骨蒸潮热，小儿疳积发热。
用量用法	3~10g。

附 注：《中国药典》2015年版记载同属植物麻花秦艽、小秦艽、粗茎秦艽与秦艽的干燥根同等入药。

★ 三花龙胆 *Gentiana triflora* Pall.

别名：狭叶龙胆。| **药材名**：龙胆（根和根茎）。

植物形态　多年生草本，全株光滑。根状茎短，黄白色，生有数条绳索状长根。叶对生；茎下部的叶鳞片状，淡紫红色，长 1~1.2cm，基部合生成短鞘；中部和上部的叶披针形，边缘微外卷，平滑。花簇生于茎顶端或叶腋，通常 3~5 朵，下部被多数叶所包围；花蓝紫色；花萼筒状钟形，裂片披针形；花冠钟状，裂片卵圆形，钝头，褶极短，三角形；雄蕊 5 枚，花丝基部变宽。蒴果矩圆形，具柄。种子条形，边缘有翅。花、果期 8~9 月。

生境分布：生于海拔 100~1100m 的山坡草丛、湿草甸或路旁。分布于黑龙江、吉林、辽宁、内蒙古、河北、山西、陕西、宁夏、河南、湖北、湖南、江西、山东、江苏、浙江、安徽、福建、台湾、广东、广西、海南等地。

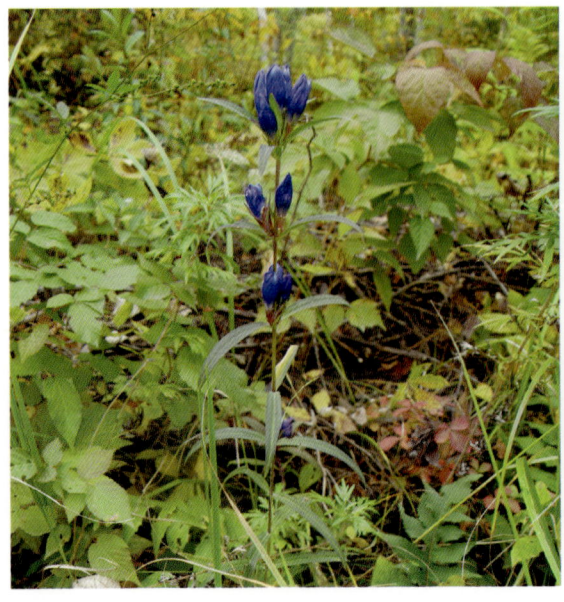
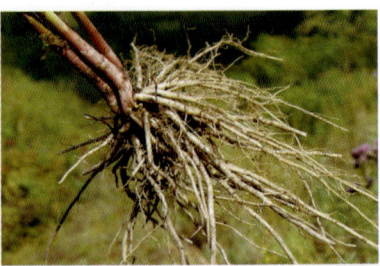
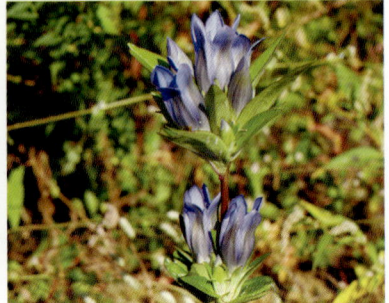

药材性状

龙胆

根茎呈不规则的块状，长1~3cm，直径0.3~1cm；表面暗灰棕色或深棕色，上端有茎痕或残留茎基，周围和下端着生多数细长的根。根圆柱形，略扭曲，长10~20cm，直径0.2~0.5cm；表面淡黄色或黄棕色，上部多有显著的横皱纹，下部较细，有纵皱纹及支根痕。质脆，易折断，断面略平坦，皮部黄白色或淡黄棕色，木部色较浅，呈点状环列。气微，味甚苦。

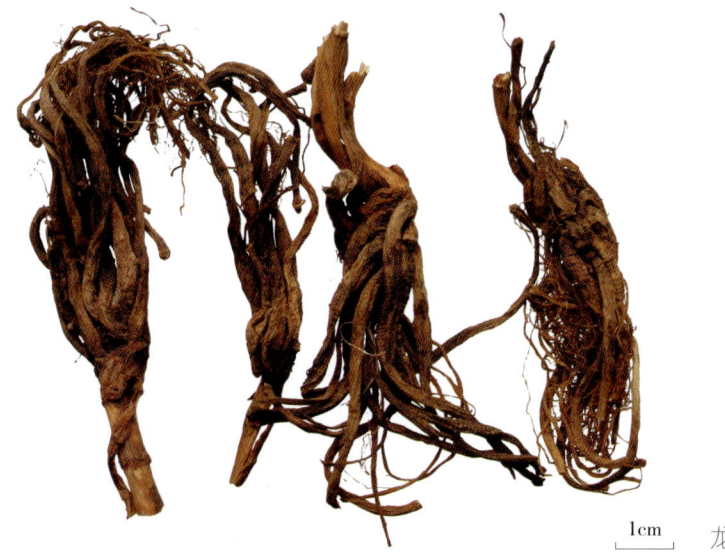

龙胆

性味	苦，寒。
功效	清热燥湿，泻肝胆火。
主治	湿热黄疸，阴肿阴痒，带下病，湿疹瘙痒，肝火目赤，耳鸣耳聋，胁痛口苦，强中，惊风抽搐。
用量用法	3~6g。

附 注：《中国药典》2015年版记载同属植物坚龙胆、条叶龙胆、龙胆与三花龙胆的干燥根和根茎同等入药。

★ 瘤毛獐牙菜 *Swertia pseudochinensis* Hara

药材名：当药（全草）。

植物形态

一年生草本，高 15~30cm。根通常黄色，味苦。茎直立，四棱形，沿棱具窄翅，有时具微点状突起，通常多分枝。叶对生，线状披针形或线形，两端长渐尖，全缘，无毛。花梗直立；花 5 基数；萼片长 10~15mm，先端锐尖或渐尖；花冠淡蓝紫色，管部长 1~1.5mm，裂片窄卵形，先端渐尖，基部具 2 个囊状淡黄色腺窝，其边缘具白色流苏状长毛；花药窄长圆形，长 2.5~3mm。花、果期 9~10 月。

生境分布：生于海拔 500~1600m 的溪边、山坡、林下、灌丛。分布于河北、内蒙古、宁夏、陕西、山东、山西等地。

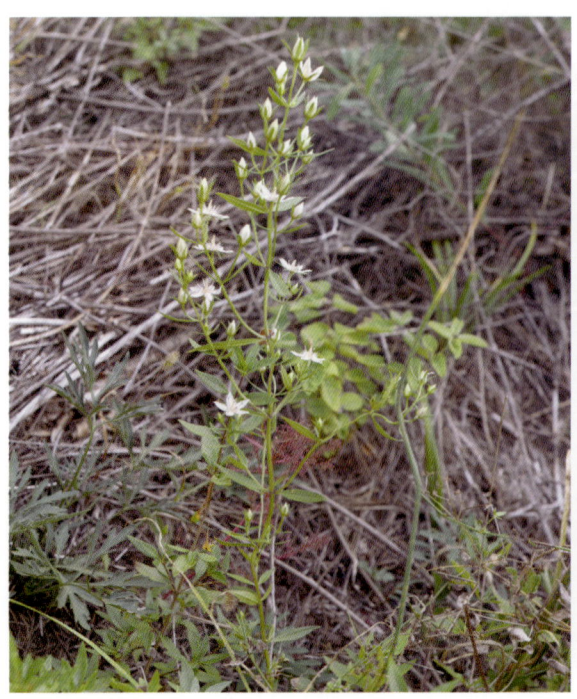
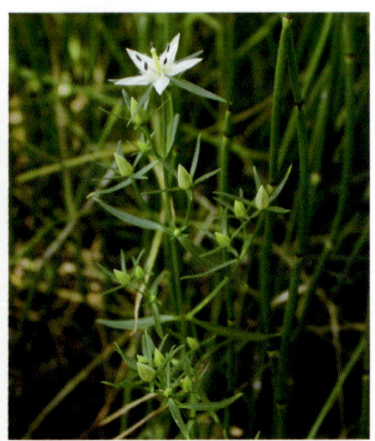
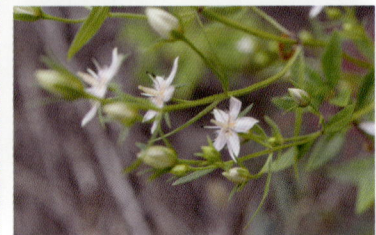

药材性状

当药

长 10~40cm。根呈圆锥形，长 2~7cm，黄色或黄褐色，断面类白色。茎方柱形，常具狭翅，多分枝，直径 1~2.5mm；黄绿色或黄棕色带紫色，节处略膨大；质脆，易折断，断面中空。叶对生，无柄；完整叶片展平后呈条状披针形，长 2~4cm，宽 0.3~0.9cm，先端渐尖，基部狭，全缘。圆锥状聚伞花序顶生或腋生；花萼 5 深裂，裂片线形；花冠淡蓝紫色或暗黄色，5 深裂，裂片内侧基部有 2 个腺体，腺体周围有长毛。蒴果椭圆形。气微，味苦。

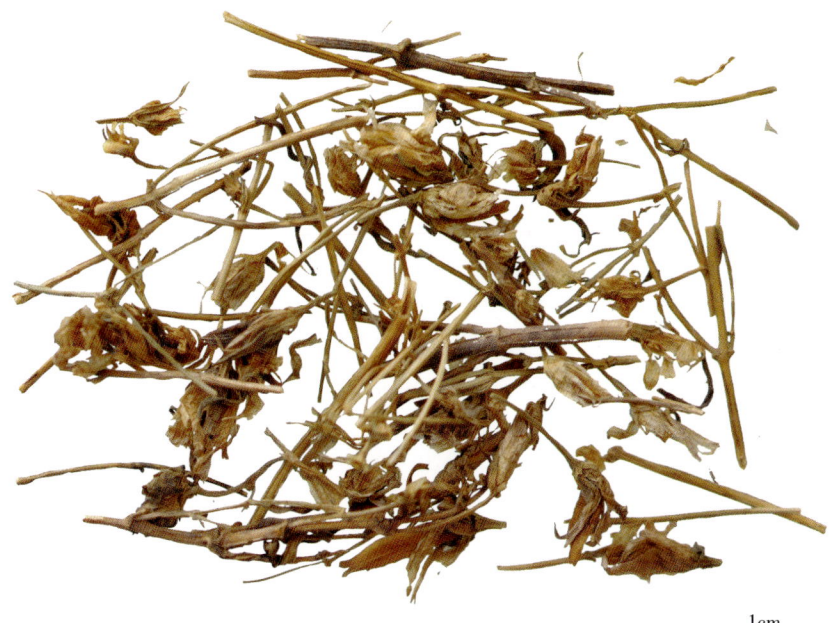

1cm　当药

性味	苦，寒。
功效	清湿热，健胃。
主治	湿热黄疸，胁痛，痢疾腹痛，食欲不振。
用量用法	6~12g，儿童酌减。

萝藦科

★ 芫花叶白前 *Cynanchum glaucescens* (Decne.) Hand.-Mazz.

别名：沙消。| **药材名**：白前（根茎和根）。

植物形态　直立矮灌木，高达 50cm。茎具两列柔毛。叶对生；叶片矩圆形，稀矩圆状披针形，侧脉不明显，每边 3~5 条。伞形聚伞花序腋生，比叶短，具花 10 余朵；花萼 5 深裂，内面基部具小腺体 5 个；花冠黄色，辐状；副花冠浅杯状，裂片 5 枚，肉质，卵形，龙骨状内向；花粉块每室 1 个，下垂；柱头扁平。蓇葖果单生，纺锤形。种子扁平，顶端具长 2cm 的白绢质种毛。花期 5~11 月，果期 7~12 月。

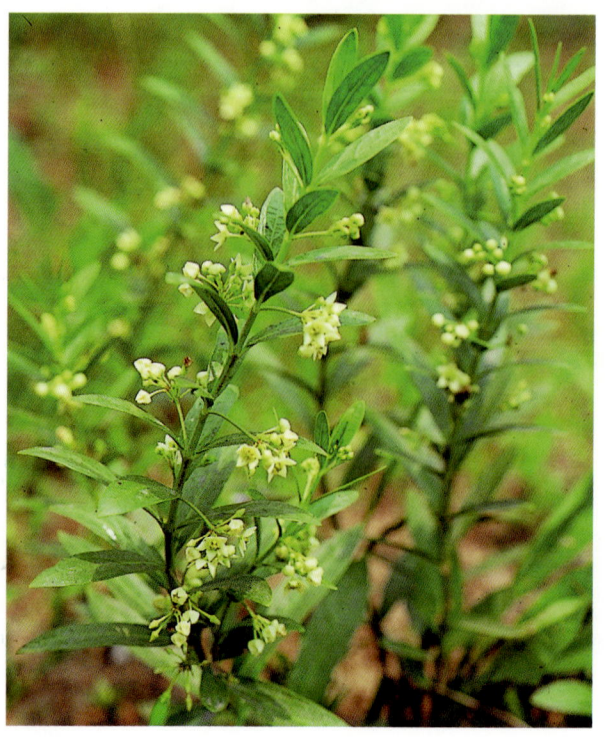

生境分布：生于溪滩、江边沙碛处。分布于江苏、安徽、浙江、福建、江西、湖北、湖南、广西、广东、四川、贵州、云南等地。

药材性状

白前

根茎较短小或略呈块状，有分枝，稍弯曲。表面灰绿色或灰黄色，节明显，节间长1~2cm，顶端有残茎。质较硬，断面中空。节处簇生稍弯曲的根，直径不及1mm，分枝少。气微，味微甜。

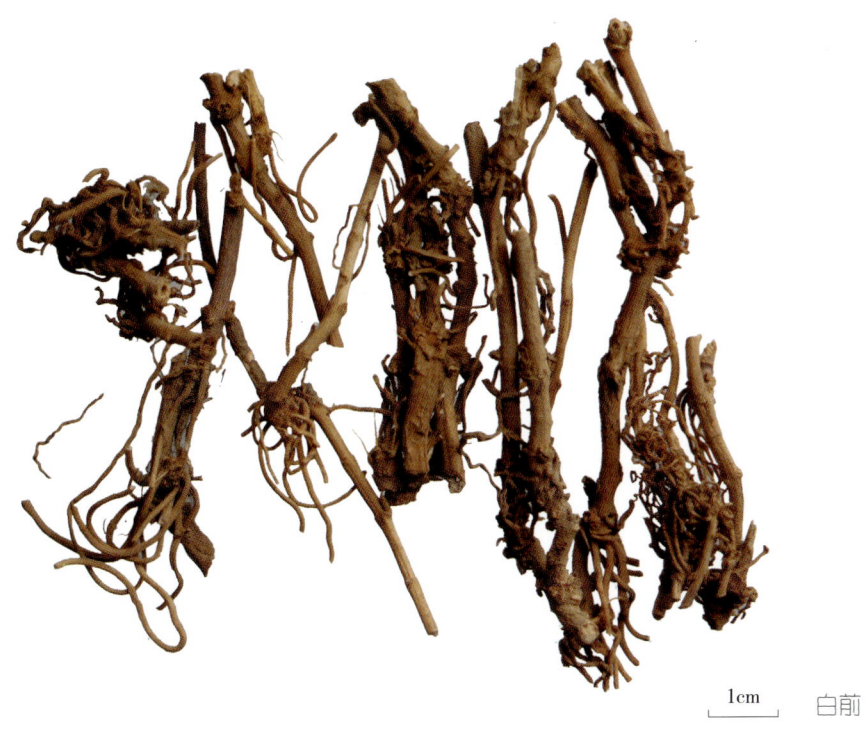

1cm　白前

性味	辛、苦，微温。
功效	降气，消痰，止咳。
主治	肺气壅实，咳嗽痰多，胸满喘急。
用量用法	3~10g。

附　注：《中国药典》2015年版记载同属植物柳叶白前与芫花叶白前的干燥根茎和根同等入药。

★ 地梢瓜 *Cynanchum thesioides* K. Schum.

别名：地梢花、地瓜藤。| **药材名**：地梢瓜（全草）。

植物形态　多年生草本，高 15~25cm，具白色乳液，密被细柔毛。茎多分枝细弱，节间甚短。叶对生；叶片条形，先端尖，基部稍窄，全缘，有短毛，下表面中脉隆起；叶柄短。伞形花序腋生；花梗短；花冠钟状，黄白色；花药顶有 1 个膜质体，每个花药内含 2 个花粉块；柱头短。蓇葖果纺锤形，两端短尖，中部宽大，长 6cm，直径 2cm。种子棕褐色，扁平，先端有束白毛。花期 8~10 月，果期 10~12 月。

生境分布：生于山坡草丛及路旁。分布于吉林、河北、河南、山西、宁夏、山东、安徽等地。

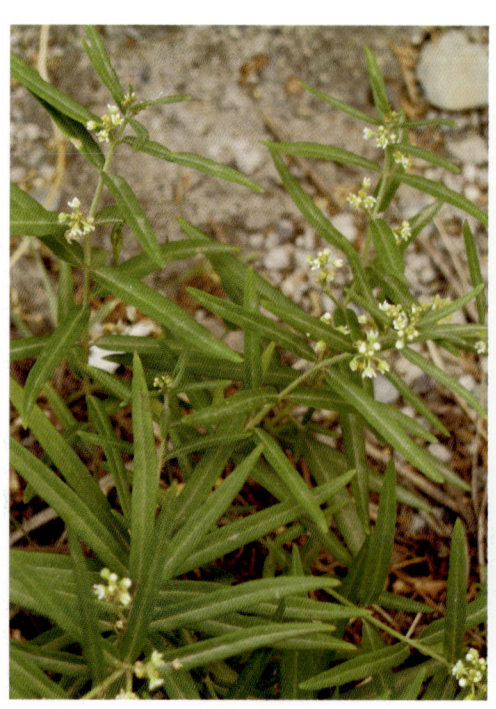
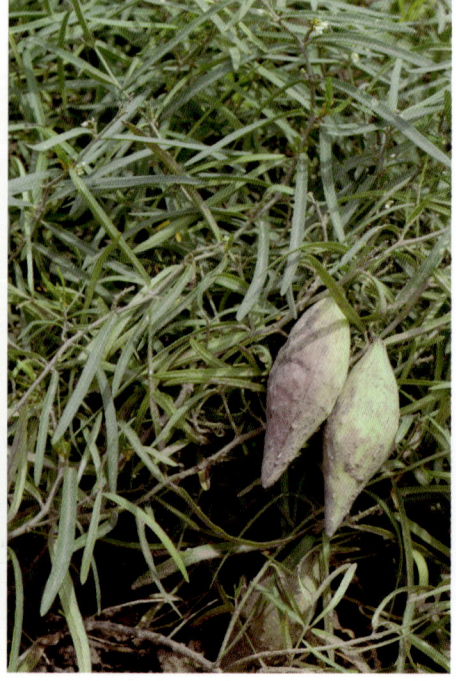

地梢瓜

药材性状

全草长 15~30cm,常弯曲,地上部分被短柔毛。根细长,褐色。茎不缠绕,多自基部分枝,圆柱形,具纵皱纹;体轻,质脆,易折断。叶对生,多破碎或脱落,完整者展平后呈条形,长 3~5cm,全缘。花小,黄白色。蓇葖果纺锤形,表面具纵皱纹。气微,味涩。

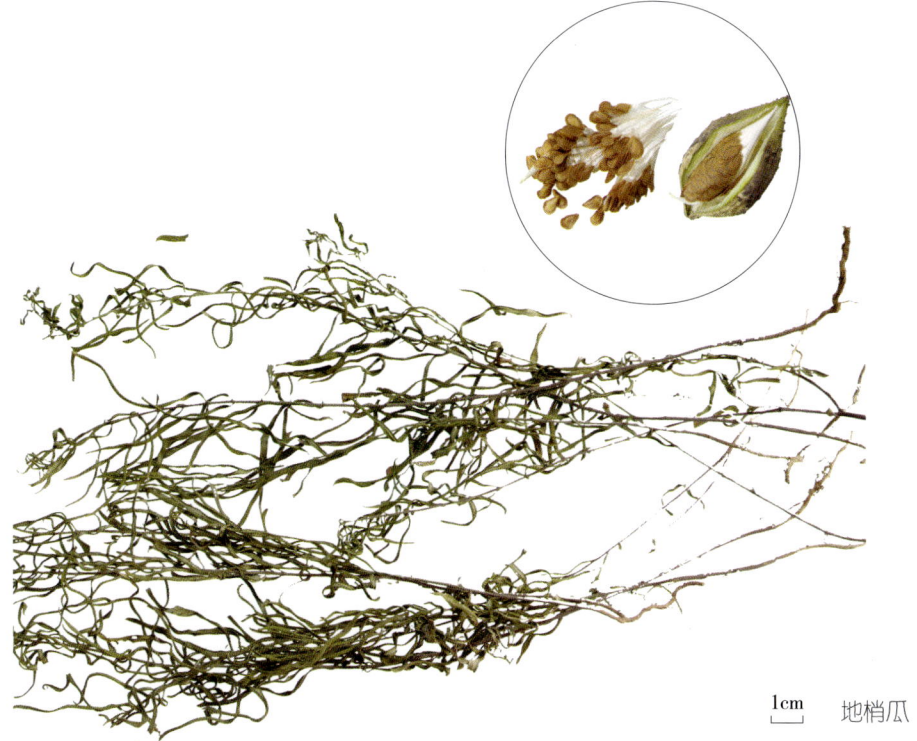

地梢瓜

性味	甘,凉。
功效	补肺气,清热降火,生津止渴,消炎止痛。
主治	咽喉疼痛,气阴不足,神疲健忘,虚烦口渴,头昏失眠,产后体虚,乳汁不足。
用量用法	15~30g。

茄科

山莨菪 *Anisodus tanguticus* Pascher

别名： 唐古特莨菪、藏茄。| **药材名：** 山莨菪（根）。

植物形态　多年生草本。根粗大，近肉质。叶片纸质或近坚纸质，长圆形至狭长圆状卵形，基部楔形或下延，全缘或具1~3对粗齿。花萼钟形或漏斗状钟形，外面被微柔毛或几无毛，脉劲直，裂片宽三角形，花后花萼增长，脉增粗；花冠钟形或漏斗状钟形，紫色或暗紫色，内藏或仅檐部露出萼外，裂片半圆形；雌蕊较雄蕊略长；花盘浅黄色。果球形或近卵形，果梗挺直。花期5~6月，果期7~8月。

生境分布： 多生于海拔2000~4400m的林下、草地或水沟旁。分布于青海、甘肃、四川、西藏、云南等地。

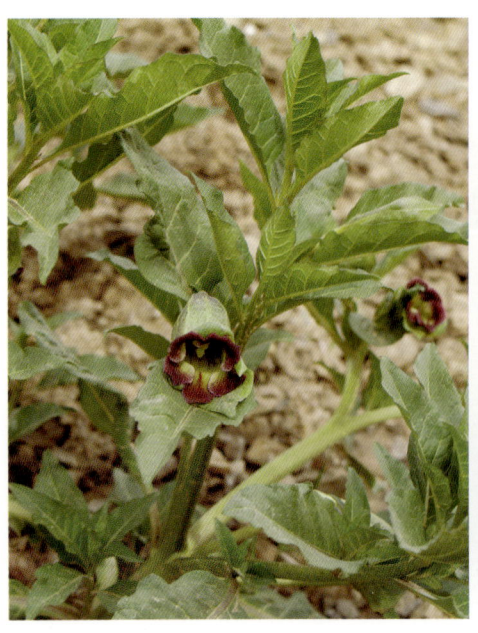
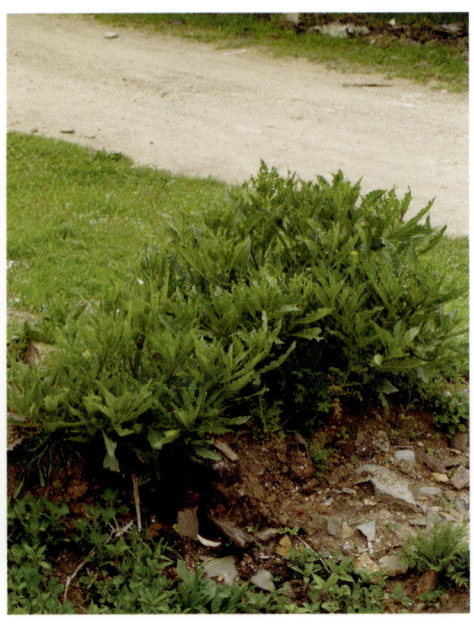

山莨菪

药材性状

常横切或纵切成厚片，直径5~8cm，厚0.5~0.8cm。表面灰黄色至灰棕色，粗糙，具多数不规则皱纹，皮孔明显。质韧，坚实，不易折断，折断时有粉尘。切面类白色或淡黄色；横切面可见5~10条或更多的同心性环纹及放射状裂隙，皮部薄，木部发达。气微，味苦。

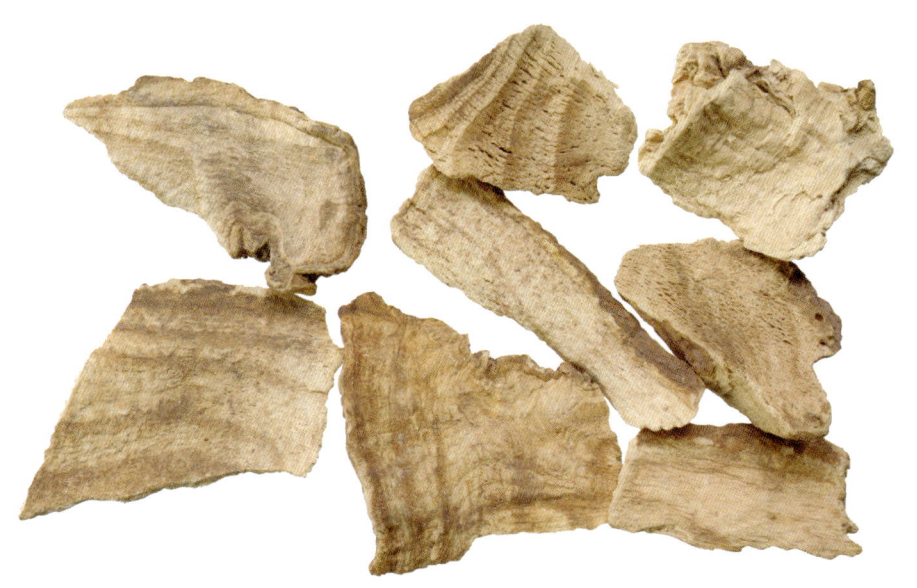

山莨菪

性味	苦、辛，温；有大毒。
功效	镇痛解痉，活血去瘀，止血生肌。
主治	溃疡，急、慢性胃肠炎，胃肠神经症，胆道蛔虫病，胆结石，跌打损伤，骨折，外伤出血。
用量用法	0.3~0.6g。外用适量，研粉撒伤口或开水调敷患处。

白英 *Solanum lyratum* Thunb.

别名：生毛消、毛葫芦。| **药材名**：白英（全草）。

植物形态　多年生草质藤本。茎及小枝密生具节的长柔毛，茎基部木质化，灰褐色至灰黄色，有纵棱线和圆形皮孔。叶互生；叶片多为琴形，基部3~5深裂，裂片全缘，中裂片较大，卵形，叶片两面密生具节的长柔毛；叶柄长1~3cm。聚伞花序顶生或与叶对生，总花梗与花梗细长；花萼杯状，5浅裂，宿存；花冠蓝紫色或白色，5深裂，自基部向下反折；雄蕊5枚；子房卵形。浆果球形，成熟时黑红色。种子白色，近盘状，扁平。花期7~9月，果期10~11月。

生境分布：生于路边、山坡、灌木丛中。分布于甘肃、陕西、山西、河南、山东、江苏、浙江、安徽、江西、福建、台湾、广东、广西、湖南、湖北、四川、云南等地。

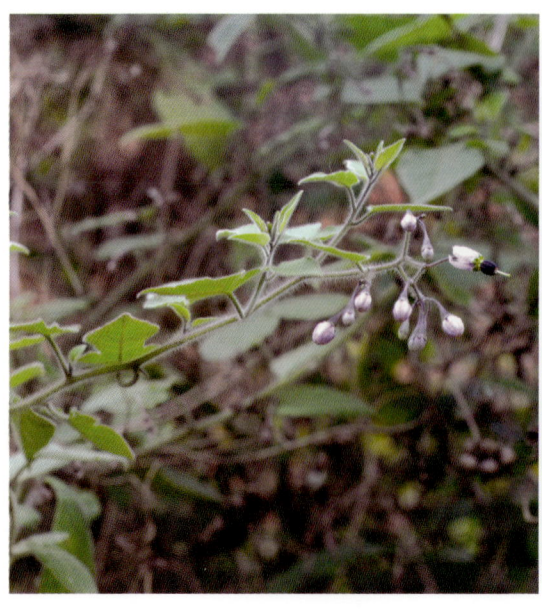
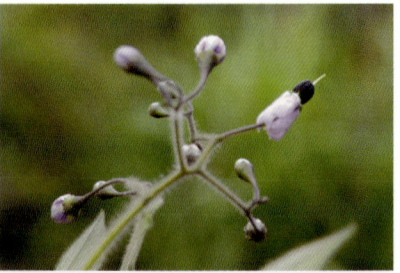
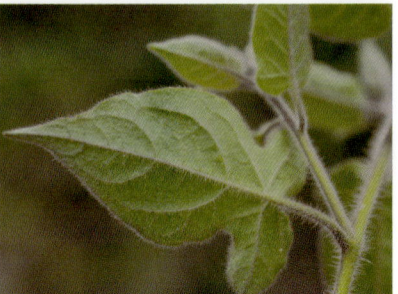

白英

药材性状

茎呈圆柱形，长 0.5~1m，直径 2~7mm；外表黄绿色或棕绿色，密被灰白色具节柔毛；质脆，断面纤维性，中上部中空。叶互生；叶柄长 1~3cm；叶片皱缩，完整者展开后呈琴形，长 3.5~5.5cm，宽 2.5~4.8cm，表面密被具节长柔毛。果实黄绿色或暗红色。

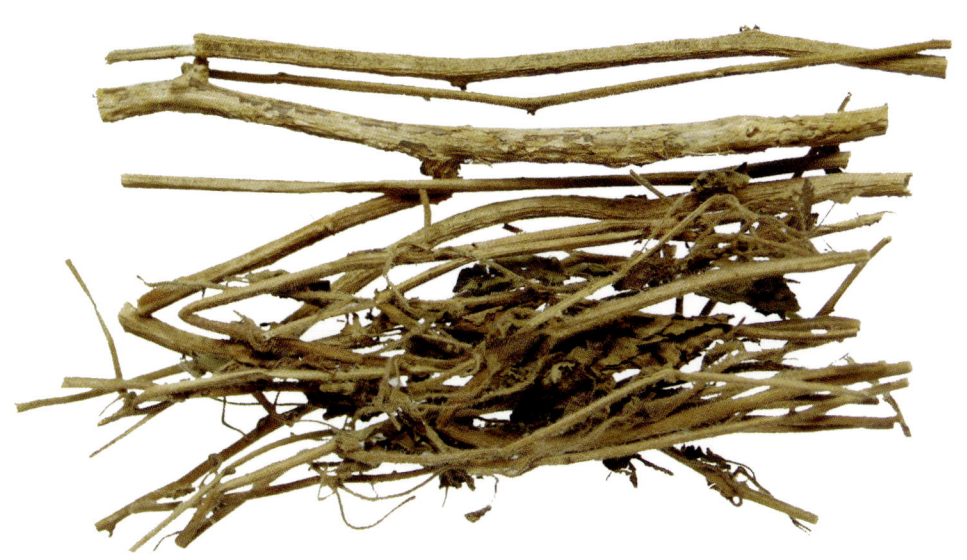

1cm 白英

性味	苦、甘，平。
功效	清热解毒，祛风利湿，化痰止咳。
主治	湿热黄疸，感冒发热，慢性肾炎，白带过多，风湿性关节炎，疔疮等。
用量用法	9~30g。

★ 茄 *Solanum melongena* L.

别名：茄子。| **药材名**：茄根（根）。

植物形态　　直立分枝草本或亚灌木。小枝多为紫色，被星状绒毛，野生者常有皮刺。单叶互生，卵形至长圆状卵形，边缘波状浅裂或深波状圆裂，表面暗绿色，两面具星状柔毛。能孕花单生，被密毛，不孕花蝎尾状与能孕花并出；花萼钟状，有小皮刺，顶端5裂；花冠辐状，裂片三角形，紫蓝色，外面被星状毛；雄蕊5枚，着生于花冠筒喉部；子房圆形，顶端密被星状毛。浆果较大，圆形或圆柱形，紫色或白色，萼宿存。花期6~8月，果期7~10月。

生境分布：全国各地均有栽培。

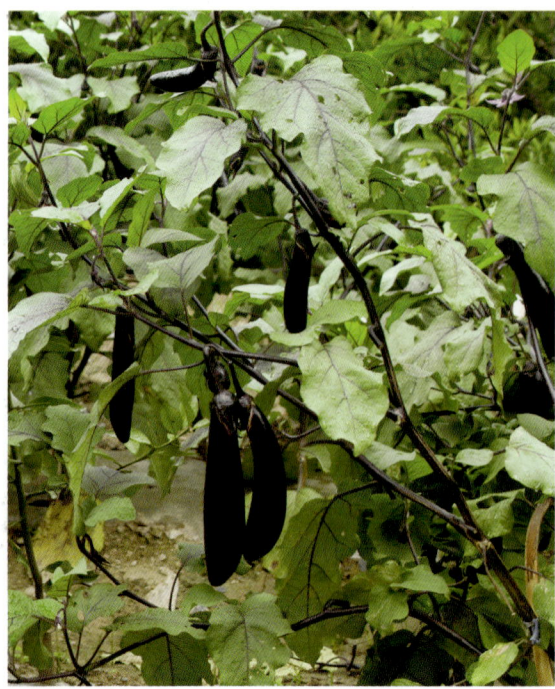
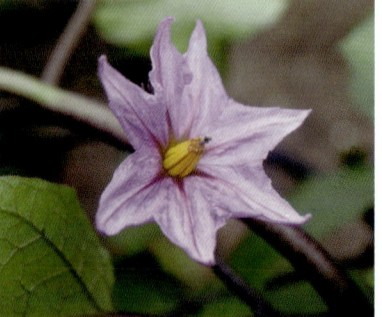
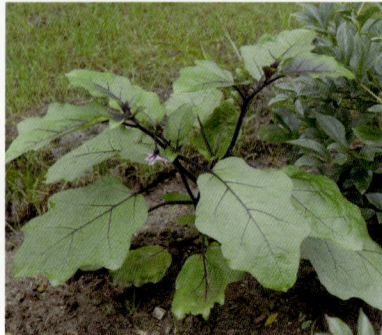

药材性状

茄根

主根通常不明显，有的略呈短圆锥状，具侧根及多数弯曲须根，表面浅灰黄色。质坚实，不易折断，断面黄白色。气微，味微咸。

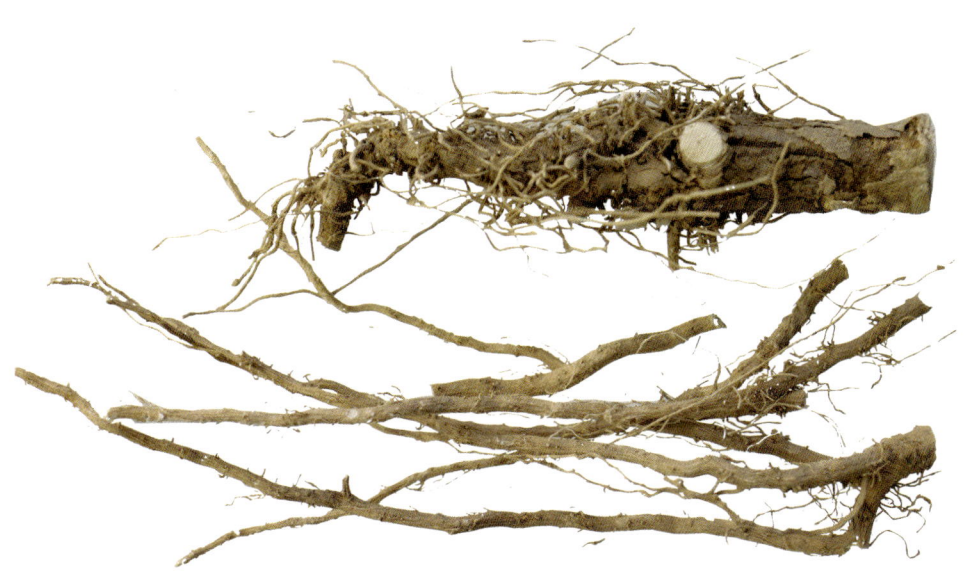

1cm　茄根

性味	甘、辛，寒。
功效	祛风利湿，清热止血。
主治	风湿热痹，脚气病，血痢，便血，痔血，血淋，妇女阴痒，皮肤瘙痒，冻疮。
用量用法	9~18g。外用适量，煎水洗。

龙葵 *Solanum nigrum* L.

别名：天茄子、野辣椒。 | **药材名**：龙葵（全草）。

植物形态　一年生草本。根圆锥形，主根木质化，淡黄色。茎直立，多分枝，绿色或紫色。叶互生；叶片卵形或近菱形，基部楔形至阔楔形，下延至叶柄，全缘或有疏波状齿，两面疏生短毛，下表面叶脉处较密。花序腋生，呈短蝎尾状，着花4~10朵；花萼杯状，5浅裂；花冠白色，辐状，5深裂，裂片卵状三角形；雄蕊5枚，着生于花冠管；子房卵形，中部以下被白色绒毛。浆果球形，熟时黑色，基部有宿萼。种子多数，扁圆形。花期6~10月，果期7~11月。

生境分布：喜生于田边、荒地、村旁、溪边、林缘等地。分布于全国各地。

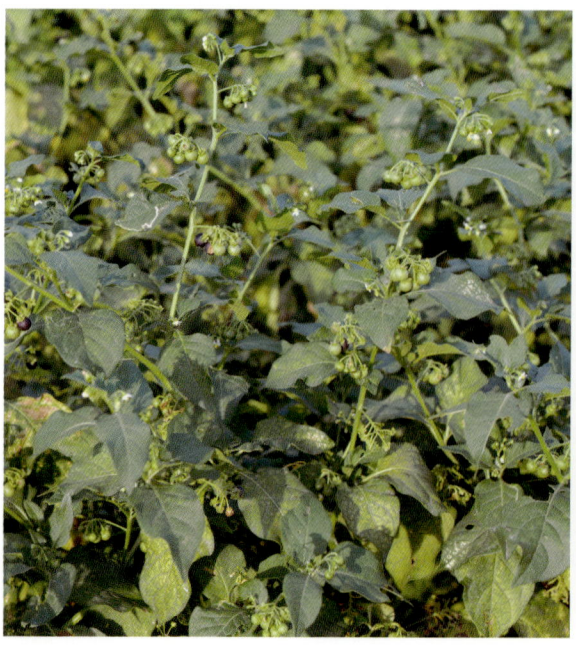
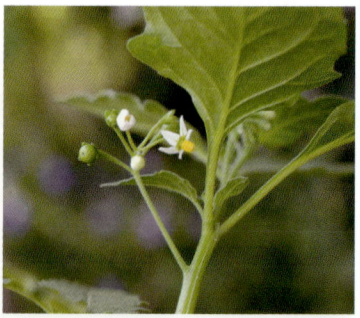
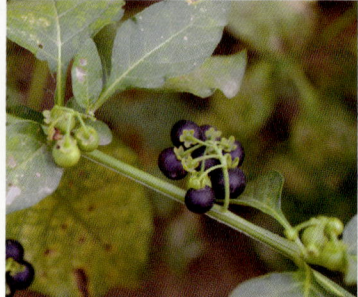

药材性状

龙葵

茎呈圆柱形，有分枝，直径3~8mm；表面具纵皱纹，黄绿色至绿褐色，无毛或被稀柔毛；断面纤维性，中空。叶互生；叶柄长1~2cm；叶片皱缩，完整者展开后呈卵形或近菱形，长2.5~10cm，宽1.5~5.5cm。果实黑色或绿色。

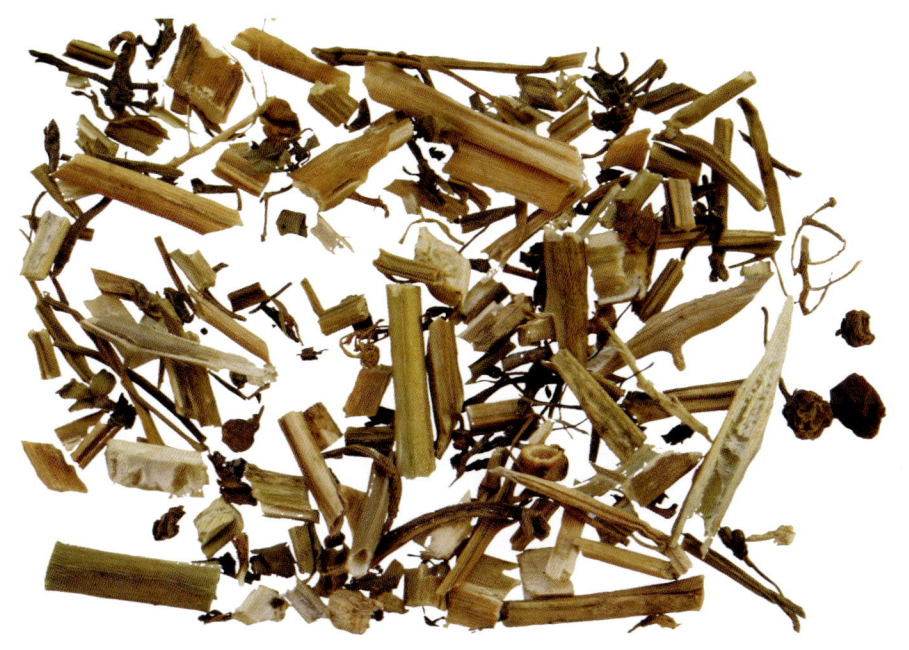

龙葵

性味	苦，寒。
功效	清热解毒，利水消肿，活血。
主治	疮痈肿毒，皮肤湿疹，慢性支气管炎，急性肾炎，外感发热，湿热痢疾等。
用量用法	15~50g。

附 注：茄科植物少花龙葵易与龙葵混淆。

旋花科

★ 光叶丁公藤 *Erycibe schmidtii* Craib

别名：勾来。| 药材名：丁公藤（藤茎）。

植物形态 高大攀缘灌木。叶片革质，卵状椭圆形或长圆状椭圆形，中脉在叶上表面下陷，侧脉 5~6 对，至边缘网结；叶柄幼时被微柔毛，老时无毛。聚伞花序呈圆锥状，腋生和顶生，密被锈色短柔毛，外面稍密被锈色短柔毛，内萼片被缘毛；花冠白色，深 5 裂，瓣中带密被黄褐色绢毛，小裂片长圆形，边缘啮蚀状；花丝长约 1mm；子房圆柱形。浆果球形，干后黑褐色。

生境分布：生于海拔 250~1200m 的山谷密林或疏林中，攀生于乔木上。分布于云南、广西、广东等地。

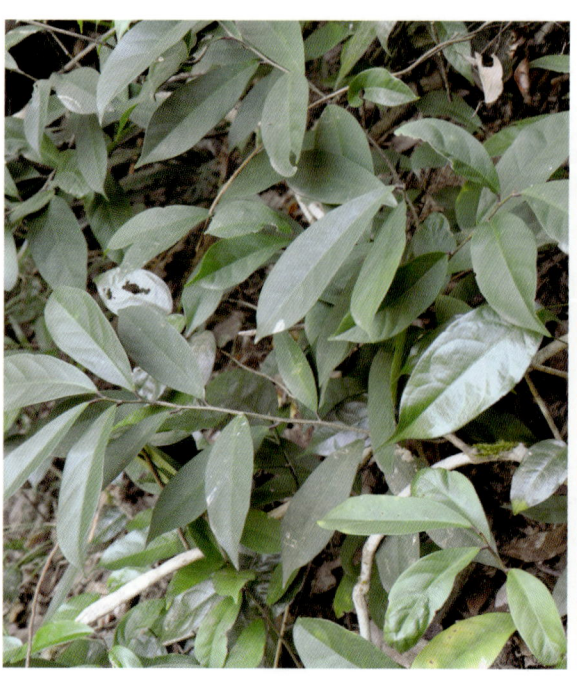
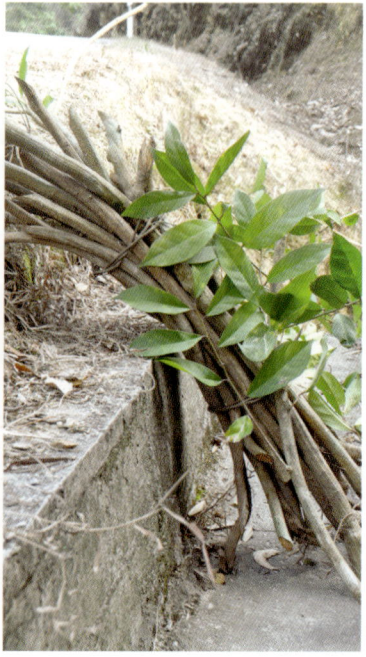

丁公藤

药材性状

斜切的段或片,直径 1~10cm。外皮灰黄色、灰褐色或浅棕褐色,稍粗糙,具浅沟槽及不规则纵裂纹或龟裂纹,皮孔点状或疣状,黄白色,老的栓皮呈薄片剥落。质坚硬,纤维较多,不易折断,切面椭圆形,黄褐色或浅黄棕色,异型维管束呈花朵状或块状,木质部导管呈点状。气微,味淡。

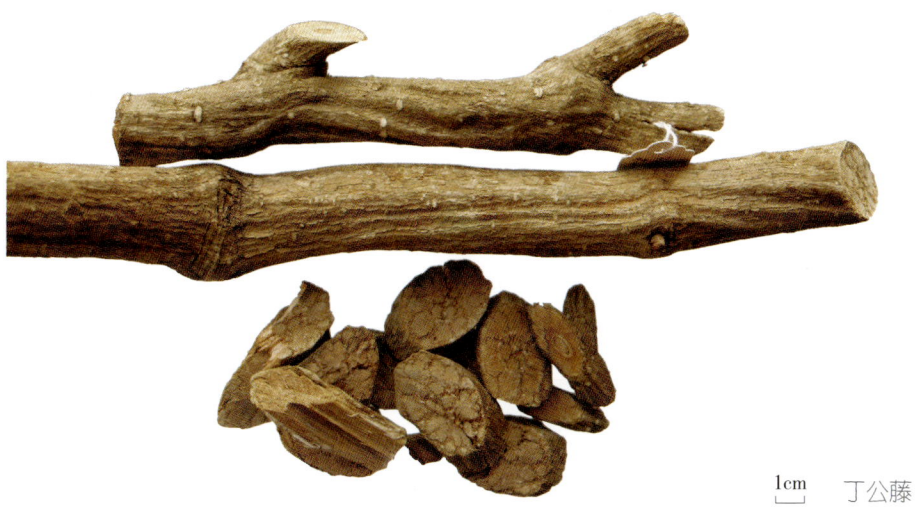

1cm　丁公藤

性味	辛,温·有小毒。
功效	祛风除湿,消肿止痛。
主治	风湿痹痛,半身不遂,跌扑肿痛。
用量用法	3~6g,用于配制酒剂,内服或外搽。本品有强烈的发汗作用,虚弱者慎用;孕妇禁用。

附　注:《中国药典》2015 年版记载同属植物丁公藤与光叶丁公藤的干燥藤茎同等入药。

★ 圆叶牵牛 *Pharbitis purpurea* (L.) Voigt

别名： 毛牵牛。| **药材名：** 牵牛子（种子）。

植物形态

一年生草本，全株被粗硬毛。茎缠绕，多分枝。叶互生；叶片圆心形，具掌状脉，先端尖，基部心形，全缘；叶柄长4~9cm。花序具花1~5朵；总花梗与叶柄近等长，小花梗伞形，结果时上部膨大；苞片2枚，条形；萼片5枚，卵状披针形，基部有粗硬毛；花冠漏斗状，紫色、淡红色或白色，顶端5浅裂；雄蕊5枚，不等长，花丝基部有毛；子房3室，柱头头状，3裂。蒴果球形。种子卵圆形，无毛。

生境分布： 常野生于荒地或篱间，亦有种植。原产于美洲，分布于我国各地。

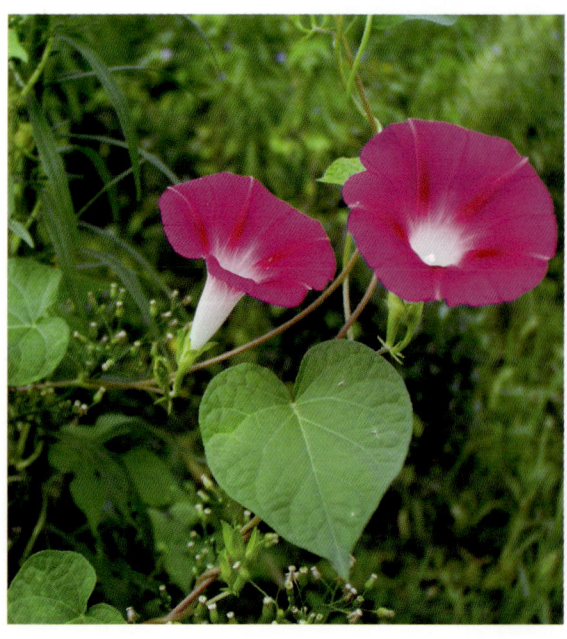
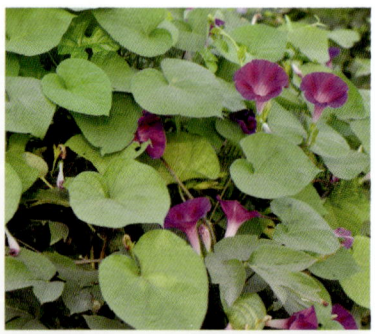
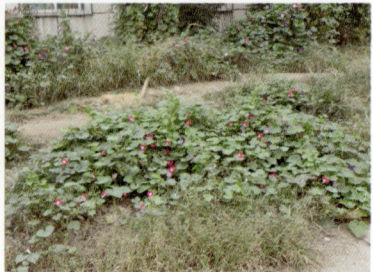

药材性状

牵牛子

似橘瓣状，长 4~8mm，宽 3~5mm。表面灰黑色或淡黄白色，背面有 1 条浅纵沟，腹面棱线的下端有 1 个点状种脐，微凹。质硬，横切面可见淡黄色或黄绿色皱缩折叠的子叶，微显油性。气微，味辛、苦，有麻舌感。

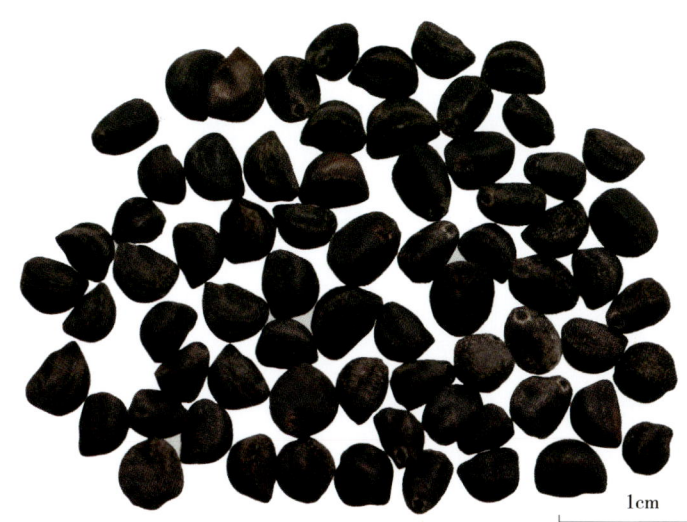

牵牛子

性味	苦、寒；有毒。
功效	泻水通便，消痰涤饮，杀虫攻积。
主治	水肿胀满，二便不通，痰饮积聚，气逆喘咳，虫积腹痛。
用量用法	3~6g；入丸、散，每次 1.5~3g。孕妇禁用；不宜与巴豆、巴豆霜同用。

附　注：《中国药典》2015 年版记载同属植物裂叶牵牛与圆叶牵牛的干燥成熟种子同等入药。

紫草科

★ 内蒙紫草 *Arnebia guttata* Bunge

别名： 黄花软紫草。| **药材名：** 紫草（根）。

植物形态　多年生或二年生草本。根含紫色物质。茎被开展的硬毛。叶无柄，匙状线形至线形，两面均有硬毛。镰状聚伞花序长3~10cm，密集；苞片条状披针形；花有2种：短柱花和长柱花；花萼5裂近基部，裂片条形；花冠黄色，筒状钟形，檐部裂片常有紫色斑点；雄蕊5枚，在短柱花生于花冠筒喉部，在长柱花则生于花冠筒中部之上；花柱顶部2裂，每分枝有1个球形柱头。小坚果具小疣状突起。花、果期6~10月。

生境分布： 生于戈壁、石质山坡、湖滨砾石地。分布于河北、内蒙古、宁夏、甘肃、新疆、西藏等地。

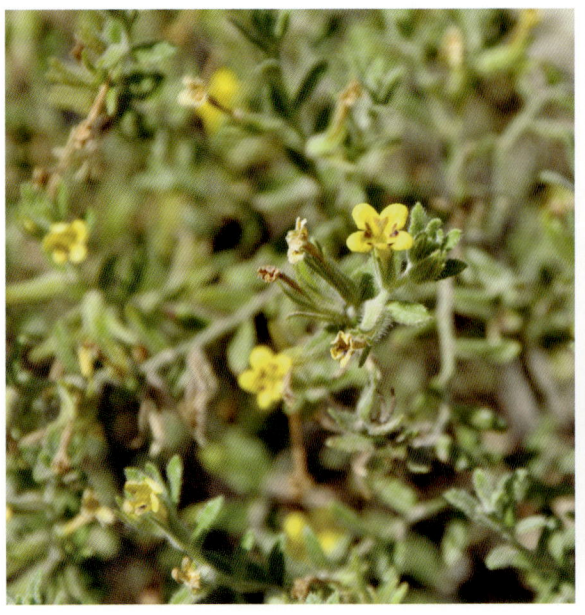
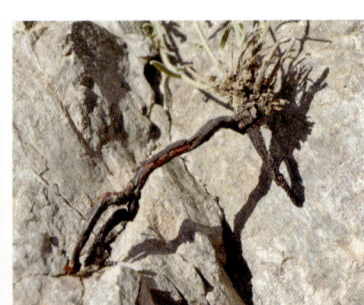
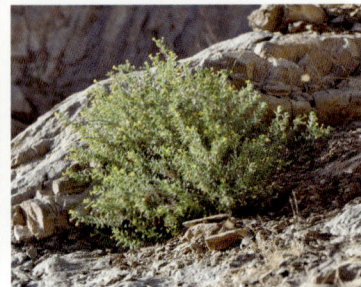

药材性状

紫草

圆锥形或圆柱形，扭曲，长6~20cm，直径0.5~4cm。根头部略粗大，顶端有残茎1或多个，被短硬毛。表面紫红色或暗紫色，皮部略薄，常数层相叠，易剥离。质硬而脆，易折断，断面较整齐，皮部紫红色，木部较小，黄白色。气特异，味涩。

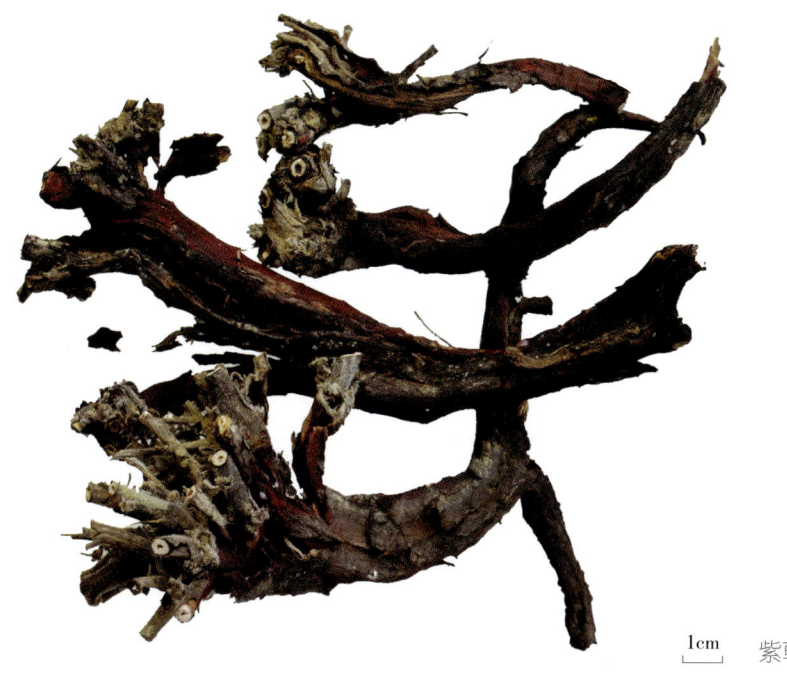

紫草

性味	甘、咸，寒。
功效	清热凉血，活血解毒，透疹消斑。
主治	血热毒盛，斑疹紫黑，麻疹不透，疮疡，湿疹，水火烫伤。
用量用法	5~10g。外用适量，熬膏或用植物油浸泡涂擦。

附 注：《中国药典》2015年版记载同属植物新疆紫草与内蒙紫草的干燥根同等入药。

马鞭草科

★ 杜虹花 *Callicarpa formosana* Rolfe

别名： 粗糠仔、老蟹眼。| **药材名：** 紫珠叶（叶）。

植物形态

灌木，小枝、叶柄及花序密被灰黄色星状毛及分枝绒毛。叶片卵状椭圆形或椭圆形，具细锯齿，上表面被短硬毛，下表面被灰黄色星状毛及黄腺点，中脉、侧脉隆起；叶柄长1~2.5cm。花序常4~5歧分枝，花序梗长1.5~2.5cm；花萼杯状，被星状毛及黄腺点，萼齿4枚，钝三角形；花冠淡紫色或紫色，裂片钝圆；雄蕊比花冠长2倍，花药椭圆形，药室纵裂；子房无毛。果卵球形，紫色。花期5~7月，果期8~11月。

生境分布： 生于海拔1600m以下的山坡、山谷林中及灌丛中。分布于浙江南部、福建、台湾、江西南部、广东、海南、广西及云南东南部等地。

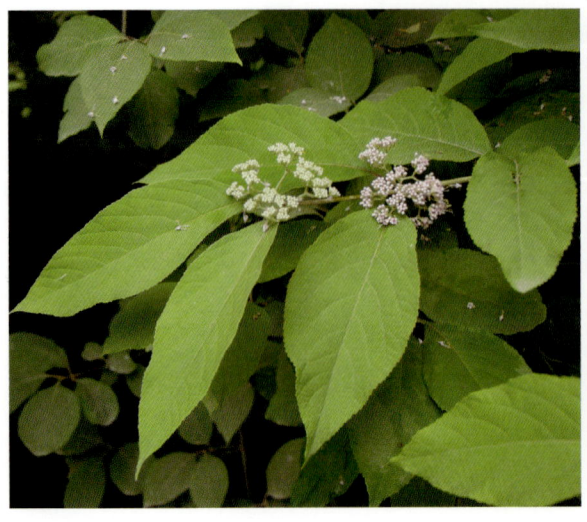
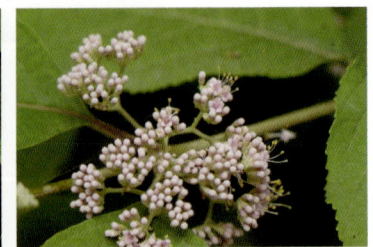
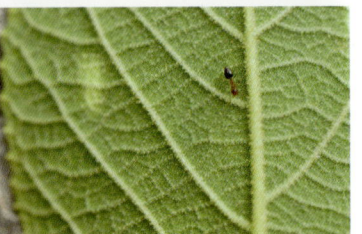

紫珠叶

药材性状

多皱缩、卷曲，有的破碎。完整者展平后呈卵状椭圆形或椭圆形，长4~19cm，宽2.5~9cm。先端渐尖或钝圆，基部宽楔形或钝圆，边缘有细锯齿，近基部全缘，上表面灰绿色或棕绿色，被星状毛和短粗毛，下表面淡绿色或淡棕绿色，密被黄褐色星状毛和金黄色腺点，主脉和侧脉突出，小脉伸入齿端。叶柄长0.5~1.5cm。气微，味微苦、涩。

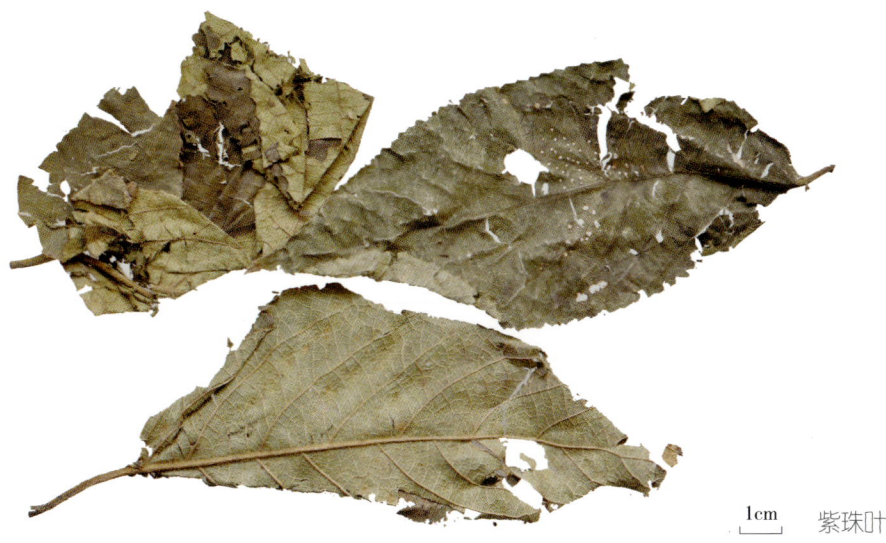

紫珠叶

性味	苦、涩，凉。
功效	凉血收敛止血，散瘀解毒消肿。
主治	衄血，咯血，吐血，便血，崩漏，外伤出血，热毒疮疡，水火烫伤。
用量用法	3~15g；研末吞服1.5~3g。外用适量，敷于患处。

★ 大叶紫珠 *Callicarpa macrophylla* Vahl

药材名： 大叶紫珠（叶或带叶嫩枝）。

植物形态 小乔木或灌木状。小枝、叶柄及花序密被灰白色星状绒毛。叶片长椭圆形或卵状披针形，基部钝圆，具细齿，上表面被短毛，下表面密被星状绒毛及腺点；叶柄粗，长1~3cm。聚伞花序直径4~8cm，花序梗长2~3cm；花萼杯状，被星状毛及腺点；花冠紫色；花药卵圆形；子房被毛。果球形，被毛及腺点。花期4~7月，果期7~12月。

生境分布： 生于海拔100~2000m的山坡疏林下及灌丛中。分布于福建、广东、广西、贵州、云南等地。

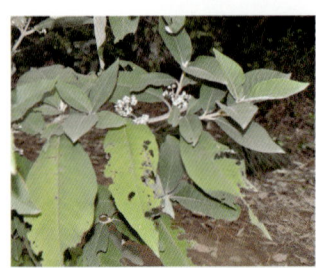
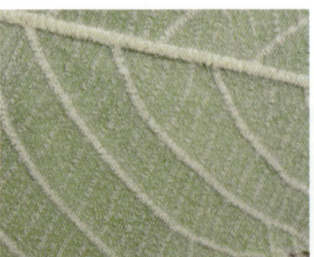
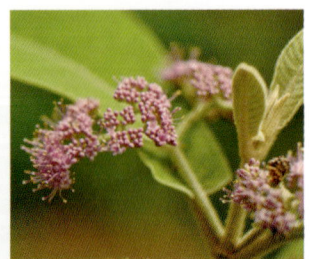
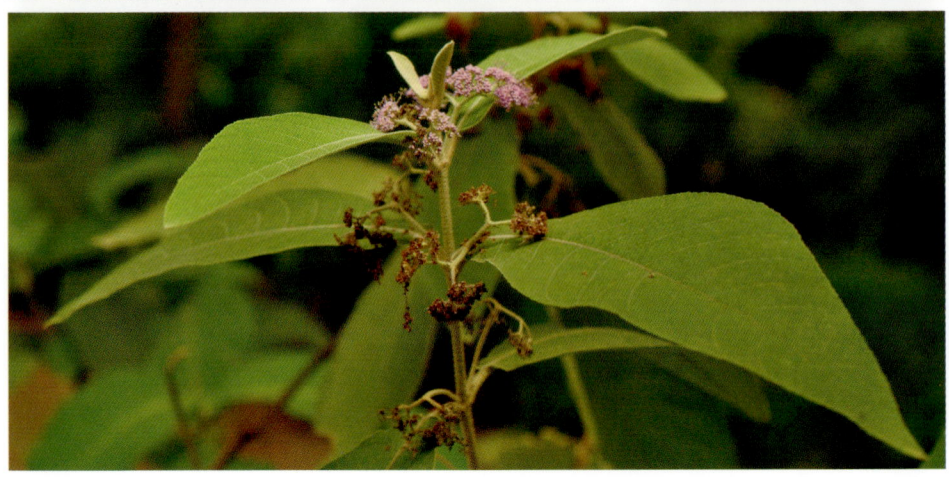

药材性状

大叶紫珠

多皱缩、卷曲，有的破碎。完整者展平后呈长椭圆形至椭圆状披针形，长10~30cm，宽5~11cm，上表面灰绿色或棕绿色，被短柔毛，较粗糙，下表面淡绿色或淡棕绿色，密被灰白色绒毛，主脉和侧脉突起，小脉伸入齿端，两面均可见腺点，先端渐尖，基部楔形或钝圆，边缘有锯齿。叶柄长0.8~2cm。纸质。气微，味辛、微苦。

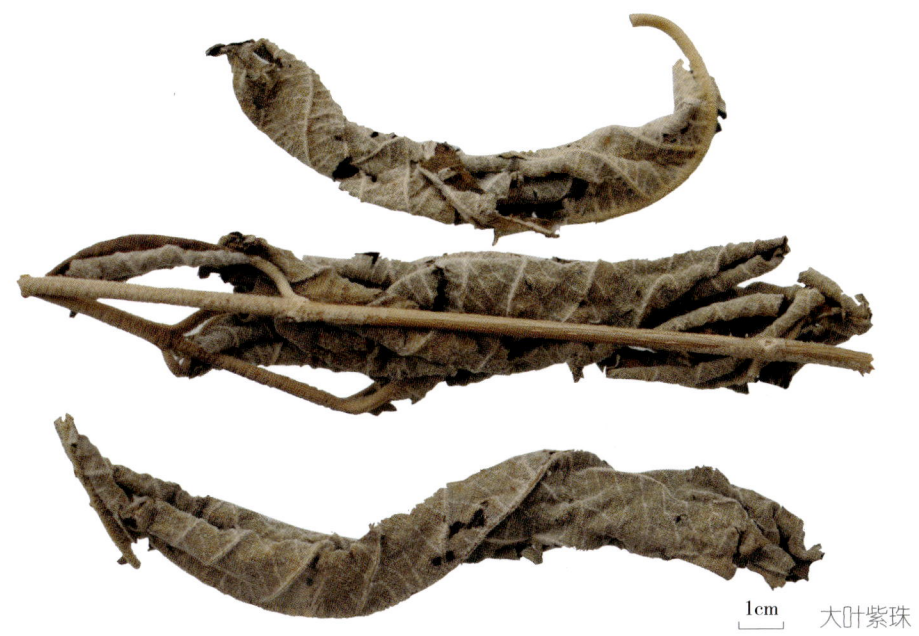

大叶紫珠

性味	辛、苦，平。
功效	散瘀止血，消肿止痛。
主治	衄血，咯血，吐血，便血，外伤出血，跌扑肿痛。
用量用法	15~30g。外用适量，研末，敷于患处。

海州常山 *Clerodendrum trichotomum* Thunb.

别名: 臭梧桐。| **药材名:** 臭梧桐叶（叶）。

植物形态　灌木或小乔木。叶对生；叶柄长 2~8 cm；叶片纸质，广卵形或三角状卵形，全缘或具波状齿，两面疏被短柔毛或近无毛。伞房状聚伞花序，通常 2 歧分枝，末次分枝着花 3 朵；苞片叶状，椭圆形；花萼有 5 条棱脊，顶端 5 深裂，裂片长椭圆形；花冠白色，稍带粉红色，5 裂，裂片狭椭圆形，雄蕊 4 枚；花丝伸出；柱头 2 裂。浆果状核果近球形，成熟时蓝紫色。花期 6~8 月，果期 9~11 月。

生境分布: 生于向阳山坡灌丛中、路边或林间。分布于辽宁、河北、陕西、甘肃、山西、河南、山东及长江以南各地。

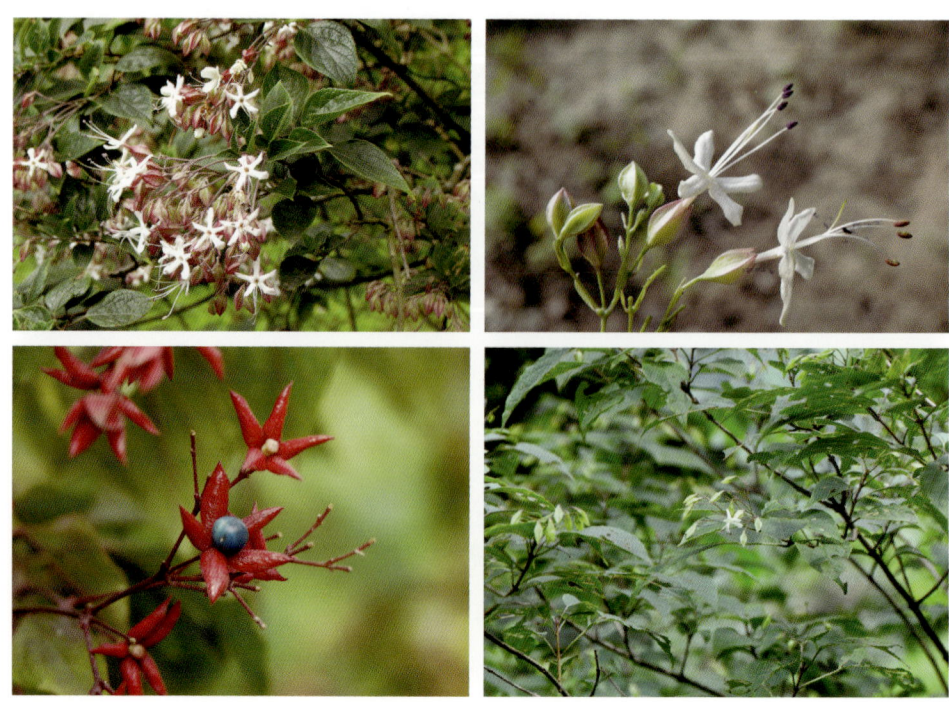

臭梧桐叶

多皱缩，卷曲。完整者展开后呈广卵形或椭圆形，长5~16cm，宽3~13cm，上表面绿黑色，下表面黄棕色，先端急尖，基部楔形，全缘或偶有波状齿，两面均被茸毛，尤以叶脉处为多。气清香，味苦而涩。

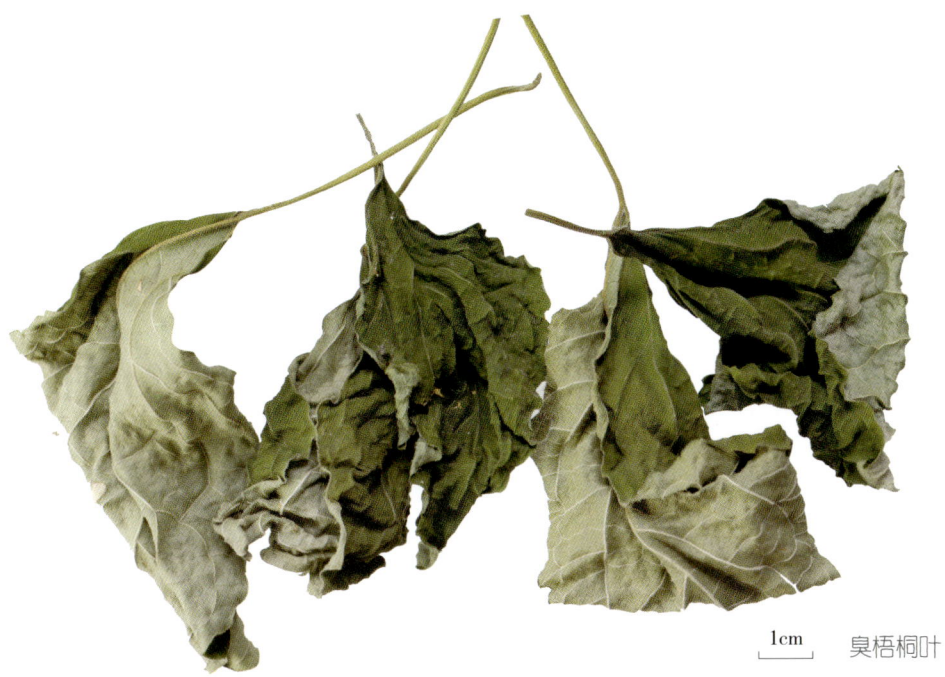

臭梧桐叶

性味	苦、微甘，平。
功效	祛风湿，止痛，降血压。
主治	风湿痹痛，高血压，疟疾。
用量用法	9~15g。

唇形科

韩信草 *Scutellaria indica* L.

别名：印度黄芩、大叶半枝莲、向天盏。| **药材名**：韩信草（全草）。

植物形态 多年生草本。茎上升直立，常带暗紫色，被微柔毛。叶具柄，心状卵形或卵状椭圆形，两面被微柔毛或糙伏毛。花对生，在茎或分枝顶端排列成总状花序；最下1对苞片叶状，其余均细小；花萼果时增大；花冠蓝紫色，筒前方基部膝曲，下唇中裂片圆状卵形；雄蕊4枚，二强。成熟小坚果卵形，具瘤，腹面近基部具1个果脐。花、果期2~6月。

生境分布：生于海拔1500m以下的山地或丘陵地、疏林下，或路旁空地、草地上。分布于陕西、江苏、安徽、浙江、江西、福建、台湾、河南、湖南、广东、广西、四川、贵州、云南等地。

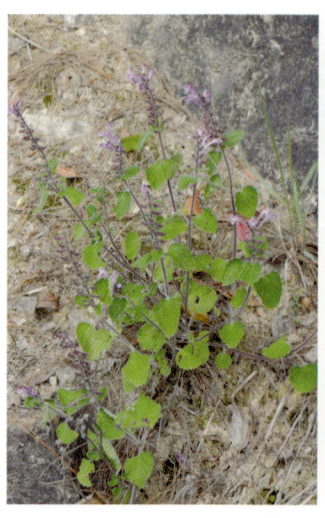 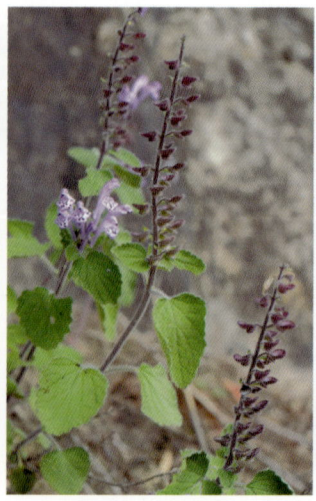 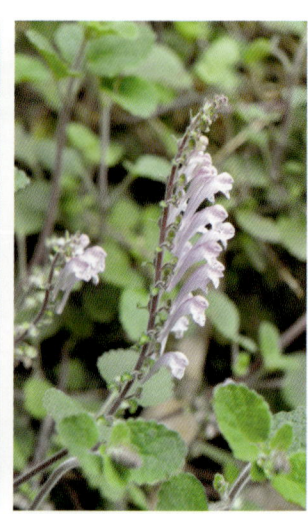

韩信草

药材性状

全草长10~25cm,全体被毛,叶上尤多。根纤细。茎方柱形,有分枝,表面灰绿色。叶对生;叶片灰绿色或绿褐色,多皱缩,展平后呈卵圆形,长1.5~3cm,宽1~2.5cm,先端圆钝,基部浅心形或平截,边缘有钝齿;叶柄长0.5~2.5cm。总状花序顶生,花偏向一侧,花冠蓝色,二唇形,多已脱落,长约1.5cm。宿萼钟形,萼筒背部有1个囊状盾鳞。小坚果圆形,淡棕色。气微,味微苦。

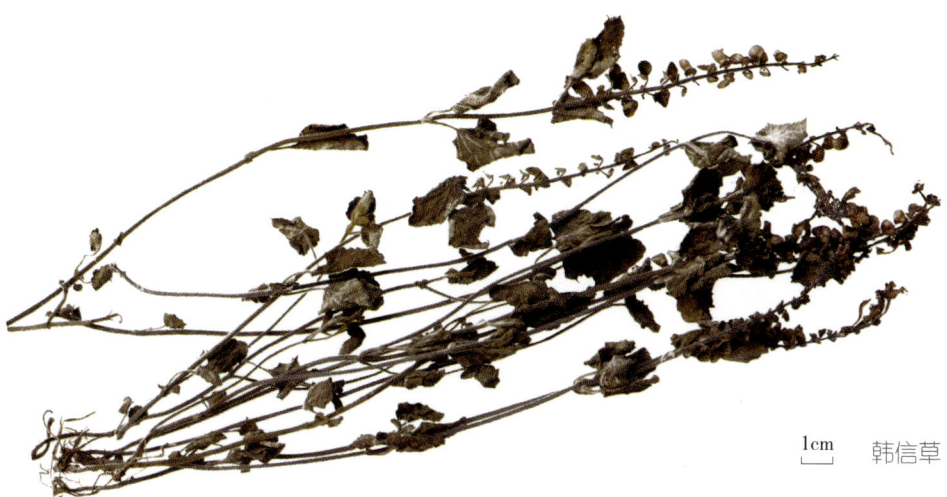

韩信草

性味	辛、苦,寒。
功效	清热解毒,活血止痛,止血消肿。
主治	痈肿疔毒,肺痈,肠痈,瘰疬,毒蛇咬伤,肺热咳喘,牙痛,喉痹,咽痛,筋骨疼痛,吐血,咯血,便血,跌打损伤,创伤出血,皮肤瘙痒。
用量用法	10~15g。外用适量,捣敷或煎汤洗。

★ 活血丹 *Glechoma longituba* (Nakai) Kupr.

别名：透骨消。| **药材名**：连钱草（地上部分）。

植物形态

多年生草本，具匍匐茎。茎细，四棱形，下部匍匐。叶对生；茎下部叶较小，心形或近肾形，茎上部叶较大，心形，边缘具圆齿，两面叶脉上被短柔毛，下表面常带紫色。轮伞花序，具花 2~6 朵，苞片刺芒状；花萼二唇形，5 齿；花冠唇形，淡蓝色至淡紫色，上唇短，倒心形，顶端有深凹，下唇具深色斑点，冠筒有长短两型；雄蕊 4 枚，二强；子房 4 裂，柱头 2 裂。坚果长圆形，褐色。花期 3~4 月，果期 4~5 月。

生境分布：生于阴湿的疏林下、路旁、河边、山野、草丛或林缘，亦有栽培。分布于除西北及内蒙古以外的全国各地。

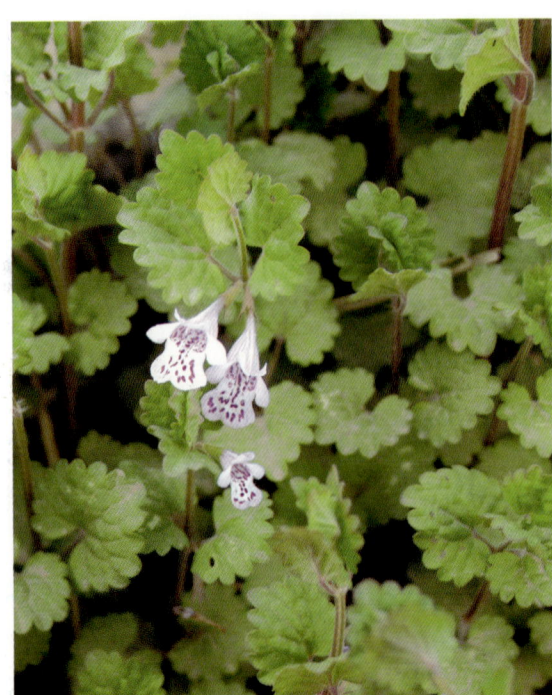
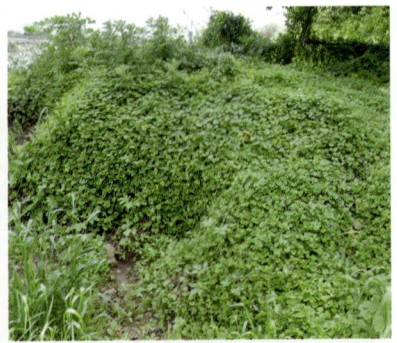
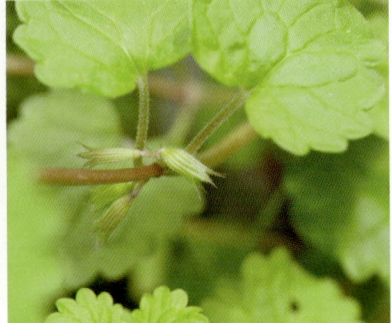

药材性状

连钱草

长 10~20cm，疏被短柔毛。茎呈方柱形，细而扭曲；表面黄绿色或紫红色，节上有不定根；质脆，易折断，断面常中空。叶对生；叶片多皱缩，展平后呈肾形或近心形，长 1~3cm，宽 1.5~3cm，灰绿色或绿褐色，边缘具圆齿；叶柄纤细，长 4~7cm。轮伞花序腋生，花冠二唇形，长达 2cm。搓之气芳香，味微苦。

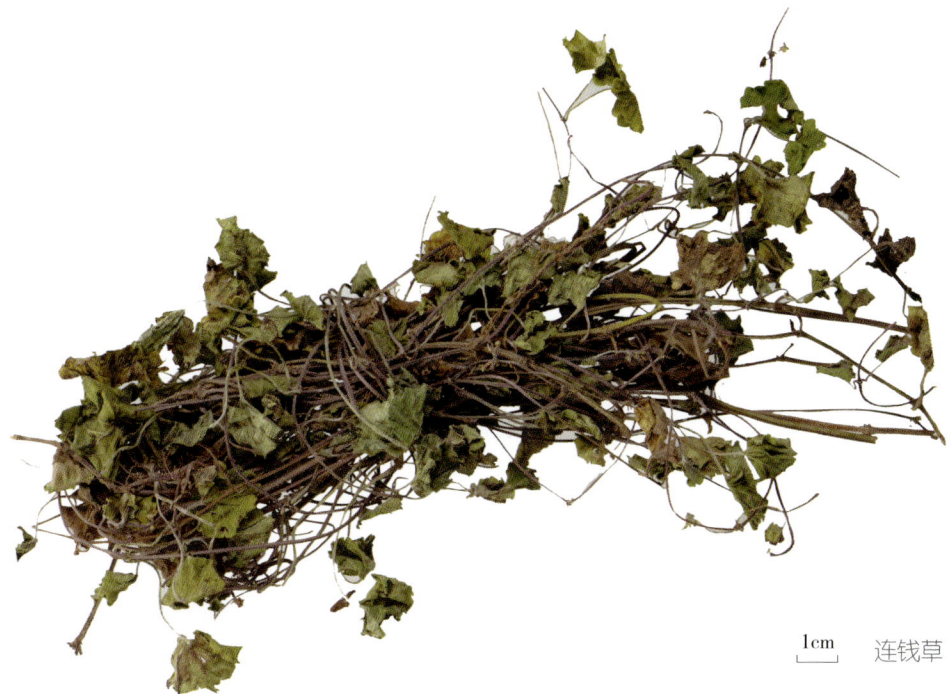

连钱草

性味	辛、微苦，微寒。
功效	利湿通淋，清热解毒，散瘀消肿。
主治	热淋，石淋，湿热黄疸，疮痈肿痛，跌打损伤。
用量用法	15~30g。外用适量，煎汤洗。

广防风 *Anisomeles indica* (Linn.) Ktze.

别名：防风草、土藿香。| **药材名**：广防风（全草）。

植物形态　一年生高大草本。茎被白色短柔毛。叶片宽卵形，上表面被短伏毛，下表面被极密的白色短绒毛。轮伞花序排列成顶生假穗状花序；苞叶向上渐小，苞片条形；花萼钟状，外被长柔毛及腺点，萼齿5枚，三角状披针形，具睫毛；花冠淡紫色，花冠筒内面有毛环，檐部二唇形，上唇直立，下唇近水平扩展，3裂，中裂片倒心形，且内面中部被髯毛。小坚果近圆形，光亮。花期8~9月，果期9~11月。

生境分布：生于海拔40~1580（2400）m的村边、路旁、山坡湿地。分布于浙江、福建、台湾、江西、湖南、广东、广西、四川、贵州等地。

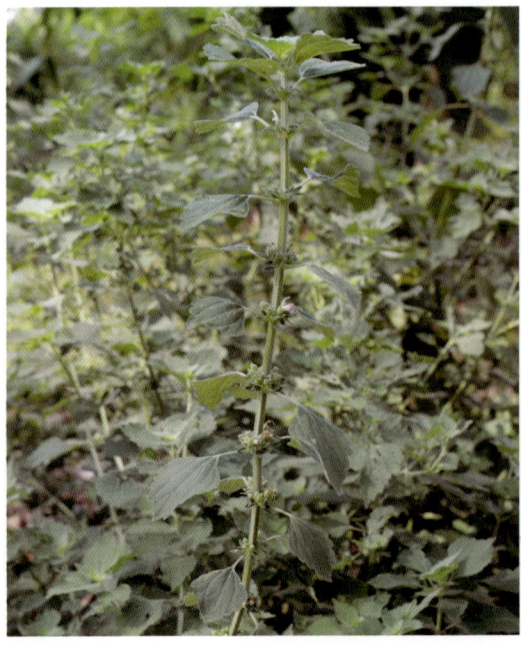
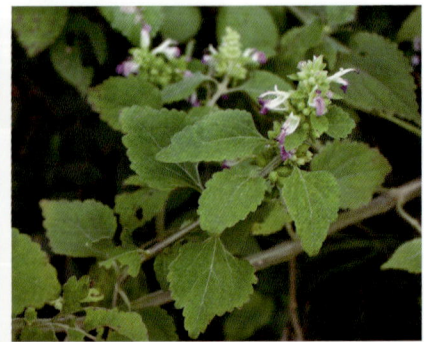
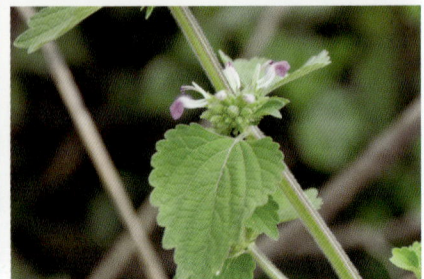

广防风

药材性状

茎略呈方柱形,多分枝,枝条稍曲折,长30~60cm;表面被白色短柔毛;质脆,易折断,断面中部有髓。叶对生,皱缩成团,展平后叶片呈宽卵形,长4~9cm,上表面被短伏毛,下表面被极密的白色短绒毛;叶柄长可达4.5cm。气香特异,味微苦。

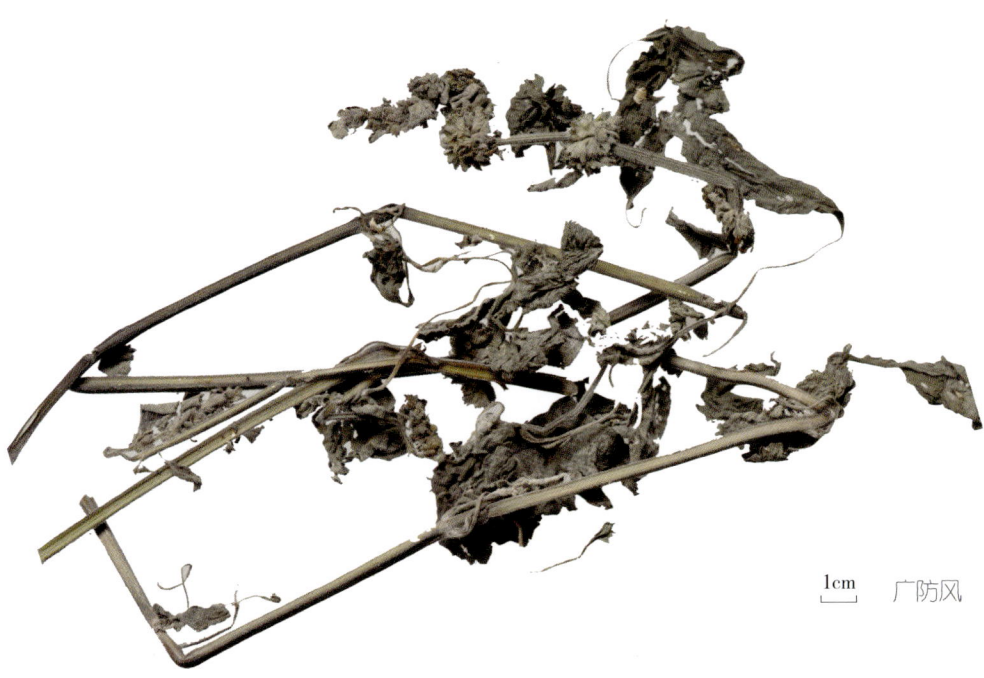

1cm 广防风

性味	辛、苦,温。
功效	祛风解表,理气止痛。
主治	感冒发热,风湿关节痛,胃痛,胃肠炎,皮肤湿疹,神经性皮炎,虫蛇咬伤,痈肿疮疡。
用量用法	9~15g。外用适量,鲜品捣烂敷或煎水洗患处。

★ 风轮菜 *Clinopodium chinense* (Benth.) O. Kuntze

别名：山薄荷。 | **药材名**：断血流（地上部分）。

植物形态　多年生草本。茎基部匍匐生根，上部上升，密被短柔毛及具腺微柔毛。叶片卵形，上表面密被平伏短硬毛，下表面被疏柔毛；叶柄密被疏柔毛。轮伞花序总梗多分枝，半球形；苞叶叶状，苞片针状；花萼狭筒状，常染紫红色，外被长柔毛及部分具腺微柔毛，内面在喉部被柔毛，上唇3齿，下唇2齿，具刺尖；花冠紫红色，上唇直伸，顶端微缺，下唇3裂。小坚果倒卵形。花期5~8月，果期8~10月。

生境分布：生于海拔1000m以下的山坡、草丛、路边、沟边、灌丛中、林下。分布于内蒙古、河北、河南、山东、江苏、安徽、浙江、福建、台湾、江西、湖北、湖南、广东、广西及云南等地。

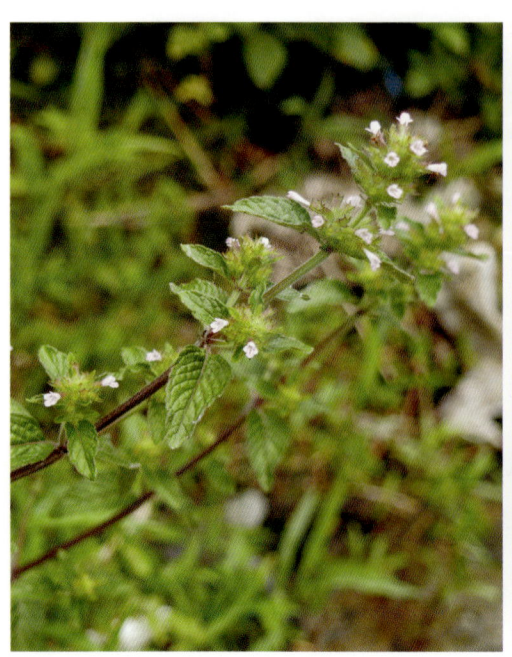
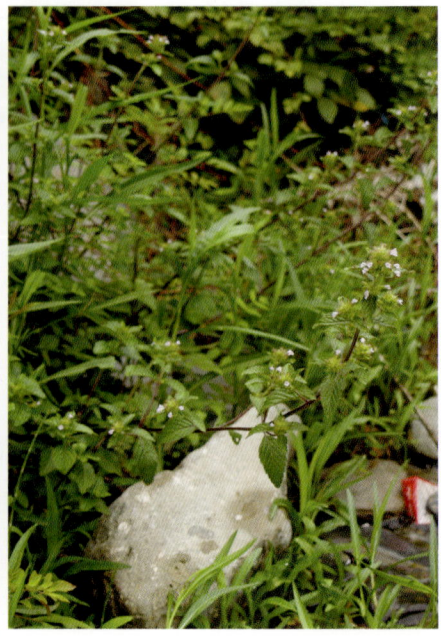

药材性状

断血流

茎呈方柱形，四面凹下呈槽，分枝对生，长30~90cm，直径1.5~4mm；上部密被灰白色茸毛，下部较稀疏或近于无毛，节间长2~8cm，表面灰绿色或绿褐色；质脆，易折断，断面不平整，中央有髓或中空。叶对生；有柄；叶片多皱缩破碎，完整者展平后呈卵形，长2~5cm，宽1.5~3.2cm，边缘具疏锯齿，上表面绿褐色，下表面灰绿色，两面均密被白色茸毛。气微香，味涩、微苦。

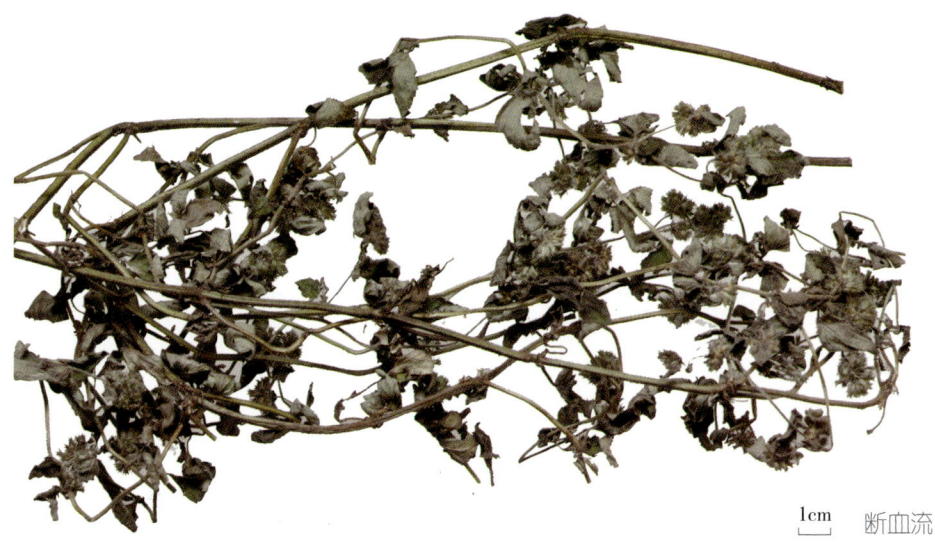

断血流

性味	微苦、涩，凉。
功效	收敛止血。
主治	崩漏，尿血，鼻衄，牙龈出血，创伤出血。
用量用法	9~15g。外用适量，研末或取鲜品捣烂敷患处。

附　注：《中国药典》2015年版记载同属植物灯笼草与风轮菜的干燥地上部分同等入药。

百里香 *Thymus mongolicus* (Ronn.) Ronn.

别名：地椒、麝香草、千里香。| **药材名**：地椒（地上部分）。

植物形态

半灌木。不育枝从茎的末端或基部长出；花枝高（1.5）2~10cm，在花序下密被倒向或稍开展的疏柔毛，具叶2~4对。叶片卵形，侧脉2~3对，腺点有些明显。花序头状；花萼筒状钟形或狭钟状，内面在喉部有白色毛环，上唇具3齿，齿三角形，下唇齿钻形，各齿具缘毛或无毛；花冠紫红色至粉红色，上唇直伸，微凹，下唇开展，3裂，中裂片较长。小坚果近圆形或卵圆形，光滑。花期7~8月。

生境分布：生于海拔1100~3600m的多石山地、溪旁、杂草丛中。分布于甘肃、陕西、青海、山西、河北等地。

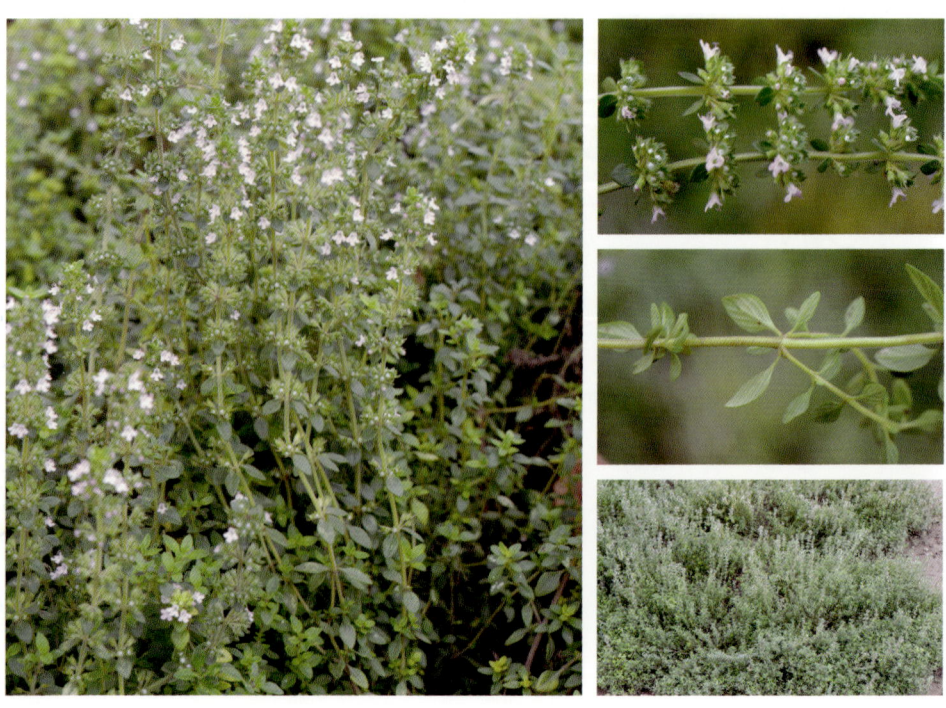

地椒

药材性状

茎呈方柱形，多分枝，长 5~18cm，直径约 1mm；表面紫棕色或灰棕色，嫩茎上有白色毛茸，节明显，下部节上有细根。叶对生，展开后呈卵圆形，长 4~10mm，宽 2~4.5mm，全缘，上表面绿色，下表面灰绿色，主脉上毛茸明显，两面密布腺点。小花集成头状花序，顶生，淡紫色。气芳香，味辛。

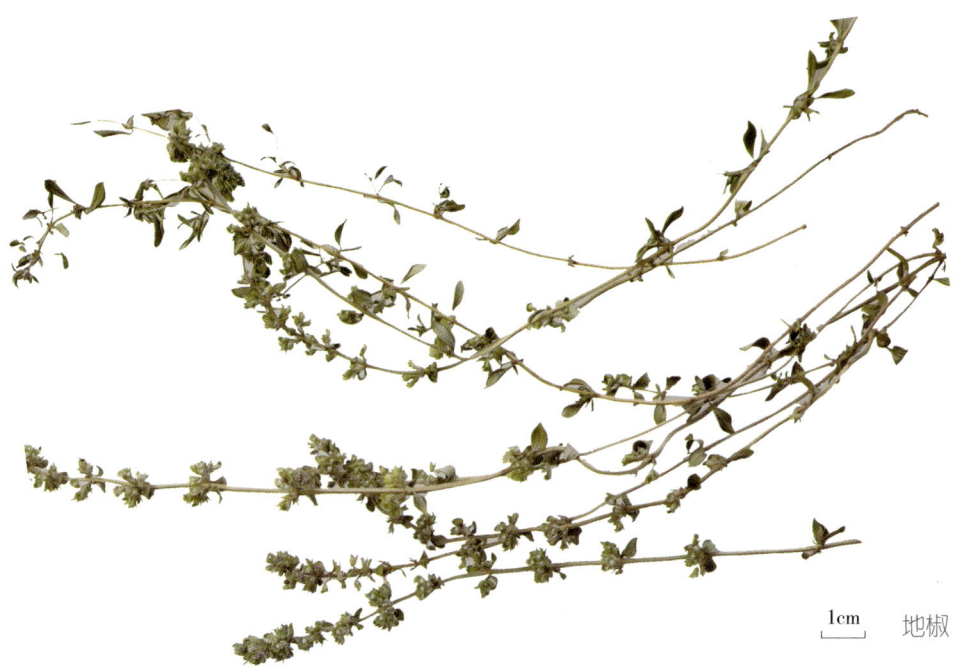

1cm　地椒

性味	辛，微温。
功效	祛风解表，行气止痛，止咳，降压。
主治	感冒，咳嗽，头痛，牙痛，消化不良，急性胃肠炎，高血压。
用量用法	6~15g。

★ 薄荷 Mentha haplocalyx Briq.

别名： 野薄荷。| **药材名：** 薄荷（地上部分）。

植物形态　多年生草本。茎直立，稀平卧，具槽，上部被倒向微柔毛。叶为长圆状披针形、披针形、椭圆形，叶缘基部以上具整齐或不整齐胼胝尖的锯齿，两面沿脉密生微毛或具腺点。轮伞花序腋生；花萼管状钟形或钟形，萼齿5枚，披针状钻形或狭三角形；花冠淡紫色，外被微毛，冠檐4裂；雄蕊4枚，常均伸出花冠外；花柱先端具相等的2裂。小坚果长圆形，黄褐色。花期7~9月，果期8~10月。

生境分布： 生于潮湿处，亦有栽培。分布于全国大部分地区。

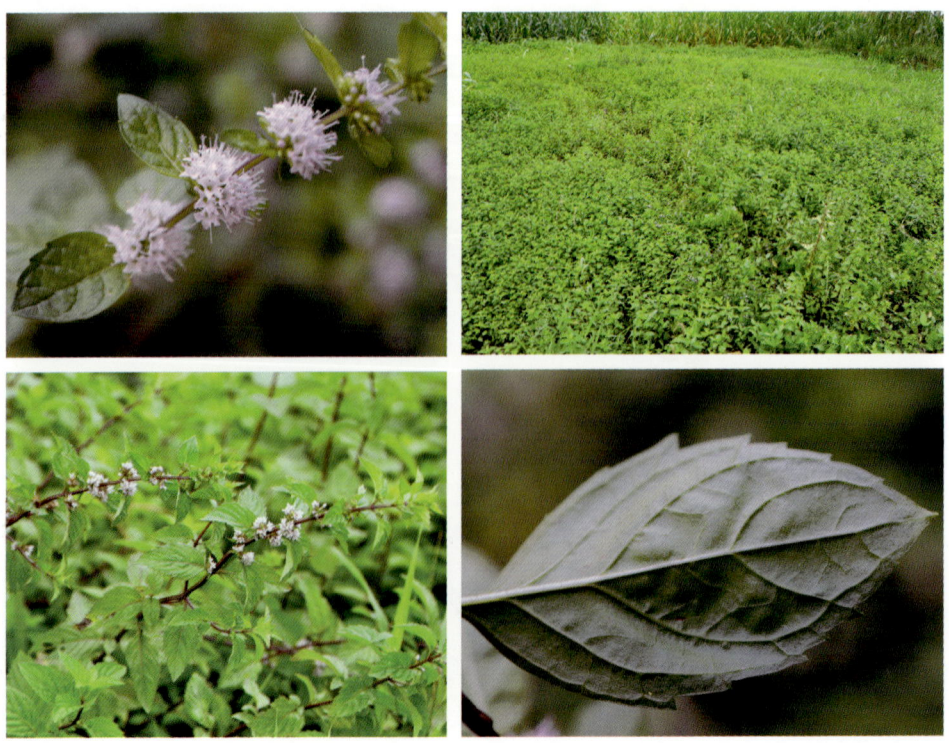

药材性状

薄荷

茎呈方柱形，有对生分枝，长15~40cm，直径0.2~0.4cm；表面紫棕色或淡绿色，棱角处具茸毛，节间长2~5cm；质脆，断面白色，髓部中空。叶对生，有短柄；叶片皱缩卷曲，完整者展平后呈宽披针形、长椭圆形或卵形，长2~7cm，宽1~3cm，上表面深绿色，下表面灰绿色，稀被茸毛，具凹点状腺鳞。轮伞花序腋生，花萼钟状，先端5齿裂，花冠淡紫色。揉搓后有特殊清凉香气，味辛凉。

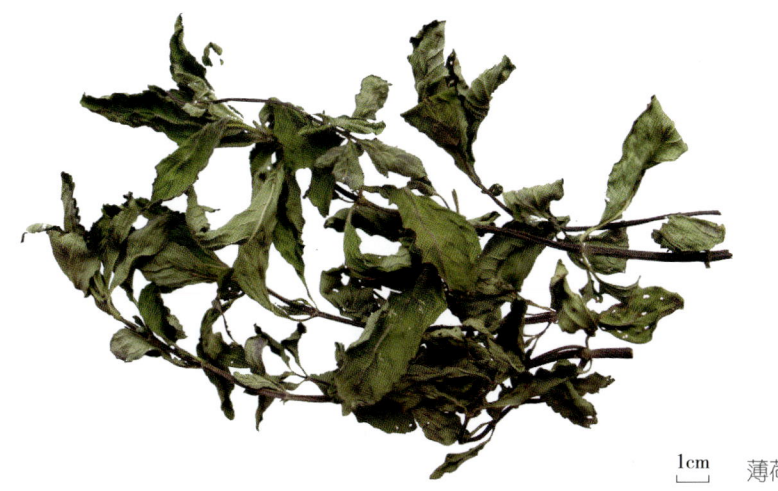

薄荷

性味	辛，凉。
功效	疏散风热，清利头目，利咽，透疹，疏肝行气。
主治	风热感冒，风温初起，头痛，目赤，喉痹，口疮，风疹，麻疹，胸胁胀闷。
用量用法	3~6g，后下。

附 注：唇形科植物留兰香、东北薄荷与薄荷形态相近，且均常在房前屋后栽培以作为调味品。

★ 碎米桠 *Rabdosia rubescens* (Hemsl.) Hara

别名：冬凌草、冰凌草。| **药材名**：冬凌草（全草）。

植物形态　小灌木。根状茎木质。茎直立，四棱形，嫩枝密被绒毛。叶对生，近菱形，基部常下延成假翅，上表面被柔毛及腺点，下表面被灰白色短柔毛，边缘具粗齿。聚伞花序具花3~7朵；开花时花萼钟形，带紫红色，外面密被灰色微柔毛且具腺点；花冠淡蓝色或淡紫红色，二唇形，花冠基部上方常呈浅囊状；雄蕊4枚，二强，花盘杯状。小坚果倒卵状三棱形，褐色无毛。花期8~10月，果期9~11月。

生境分布：生于山坡、谷地、灌丛、林地等。分布于河南、河北、山西、甘肃、四川、贵州、湖南、湖北、广西、江西、安徽、浙江等地。

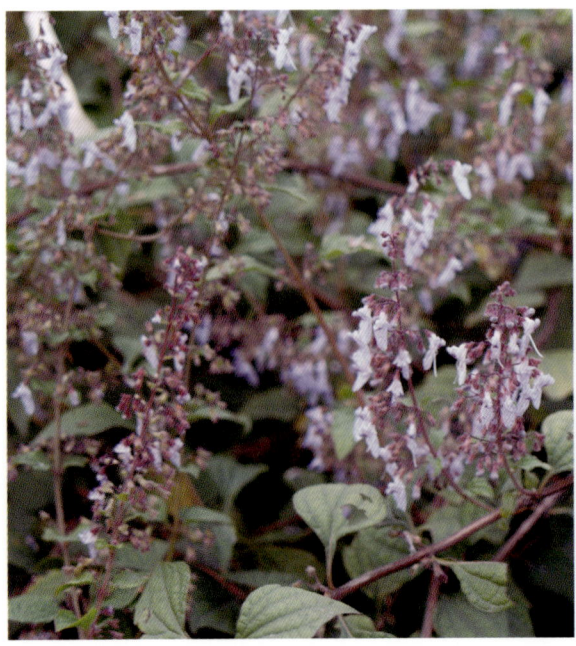
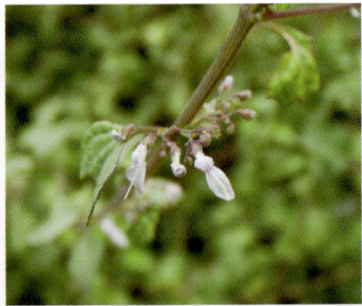
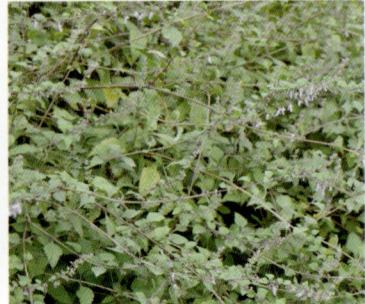

药材性状

冬凌草

茎基部近圆形，上部方柱形，长 30~70cm；表面红紫色，有柔毛；质硬而脆，断面淡黄色。叶对生，有柄；叶片皱缩或破碎，完整者展平后呈卵形或卵形菱状，长 2~6cm，宽 1.5~3cm；先端锐尖或渐尖，基部宽楔形，急缩下延成假翅，边缘具粗锯齿；上表面棕绿色，下表面淡绿色，沿叶脉被疏柔毛。有时带花，聚伞状圆锥花序顶生，花小；花萼筒状钟形，5 齿裂；花冠二唇形。气微香，味苦、甘。

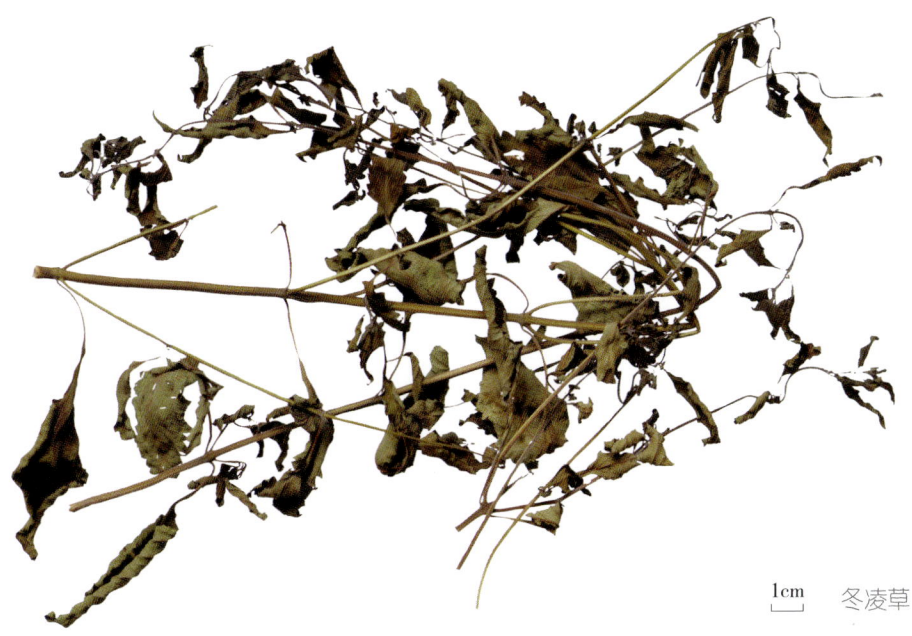

1cm　冬凌草

性味	苦、甘，微寒。
功效	清热解毒，活血止痛。
主治	咽喉肿痛，癥瘕痞块，蛇虫咬伤。
用量用法	30~60g。外用适量。

木犀科

★ 宿柱白蜡树 *Fraxinus stylosa* Lingelsh.

别名：宿柱秦、柳叶秦。| **药材名**：秦皮（枝皮或干皮）。

植物形态　落叶小乔木。羽状复叶长 6~15cm；叶轴细而直，上面具窄沟；小叶 3~5 枚，硬纸质，卵状披针形至阔披针形，叶缘具细锯齿，两面无毛或有时在下表面脉上被白色细柔毛，中脉在上表面凹入，下表面凸起。圆锥花序顶生或腋生于当年生枝梢，分枝纤细，疏松；花序梗扁平；花萼杯状，萼齿 4 枚，狭三角形，急尖头；花冠淡黄色，裂片线状披针形；雄花具雄蕊 2 枚，稍长于花冠裂片，花丝细长。翅果倒披针状。花期 5 月，果期 9 月。

生境分布：生于海拔 1300~3200m 的杂木林中。分布于河南、陕西、甘肃、四川等地。

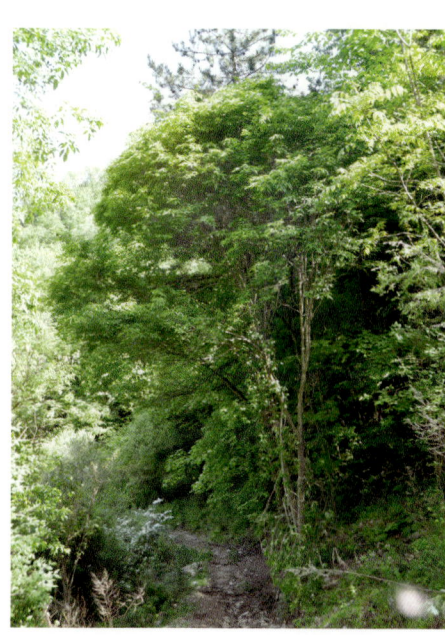
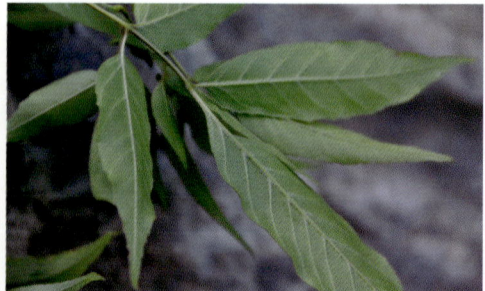
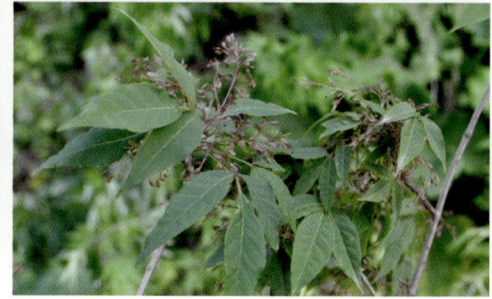

秦皮

药材性状

枝皮呈卷筒状或槽状，长10~60cm，厚1.5~3mm。外表面灰白色、灰棕色至黑棕色或相间呈斑状，平坦或稍粗糙，并有灰白色圆点状皮孔及细斜皱纹，有的具分枝痕。内表面黄白色或棕色，平滑。质硬而脆，断面纤维性，黄白色。气微，味苦。干皮长条状块片，厚3~6mm。外表面灰棕色，具龟裂状沟纹及红棕色圆形或横长的皮孔。质坚硬，断面纤维性较强。

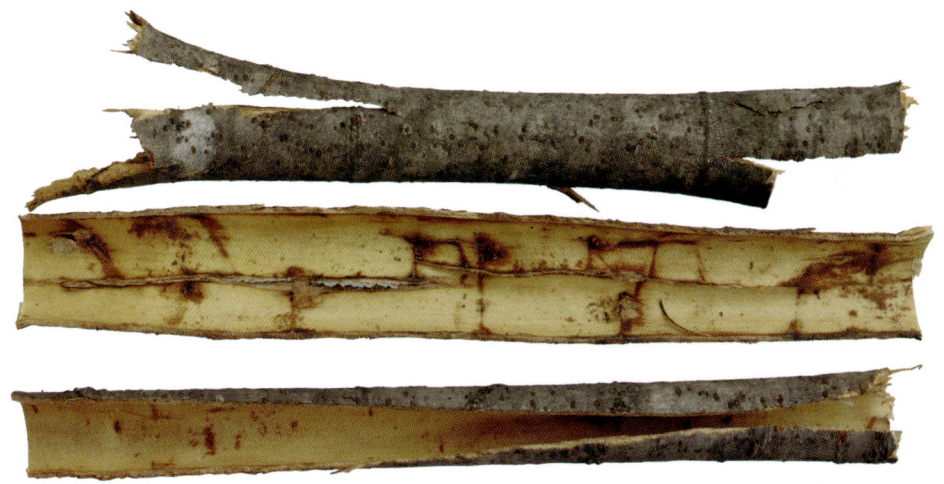

秦皮

性味	苦、涩，寒。
功效	清热燥湿，收涩止痢，止带，明目。
主治	湿热泻痢，赤白带下，目赤肿痛，目生翳膜。
用量用法	6~12g。外用适量，煎洗患处。

附 注：《中国药典》2015年版记载同属植物苦枥白蜡树、白蜡树、尖叶白蜡树与宿柱白蜡树的干燥枝皮或干皮同等入药。

★ 女贞 *Ligustrum lucidum* Ait.

别名：冬青、蜡树。| **药材名**：女贞子（果实）。

植物形态　常绿大灌木或小乔木，高达10m。树干直立；枝条平滑而具明显的皮孔。叶对生，革质；叶片卵形至卵状披针形，全缘，上表面深绿色且有光泽。圆锥花序顶生；苞片叶状，着生于花序下部的侧生花序梗基部，线状披针形；花芳香，密集；花萼及花冠钟状，均4裂，花冠白色；雄蕊2枚，着生于花冠管喉部；雌蕊1枚，略伸出花冠外，子房2室，每室具1枚胚珠，花柱细长。浆果状核果，长圆形，熟时蓝黑色。花期6~7月，果期8~12月。

生境分布：生于温暖潮湿地区或山坡向阳处，常栽培于庭园或田埂旁。分布于全国大部分地区。

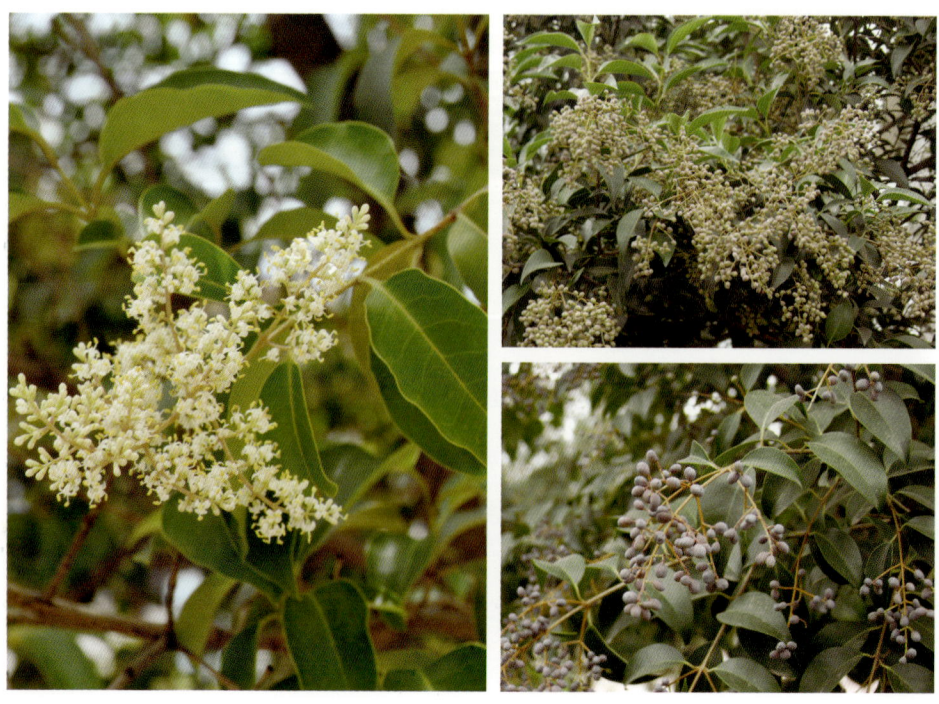

女贞子

卵形、椭圆形或肾形，长 6~8.5mm，直径 3.5~5.5mm。表面黑紫色或灰黑色，皱缩不平，基部有果梗痕或具宿萼及短梗。体轻。外果皮薄，中果皮较松软，易剥离，内果皮木质，黄棕色，具纵棱，破开后种子通常为 1 粒，肾形，紫黑色，油性。气微，味甘、微苦涩。

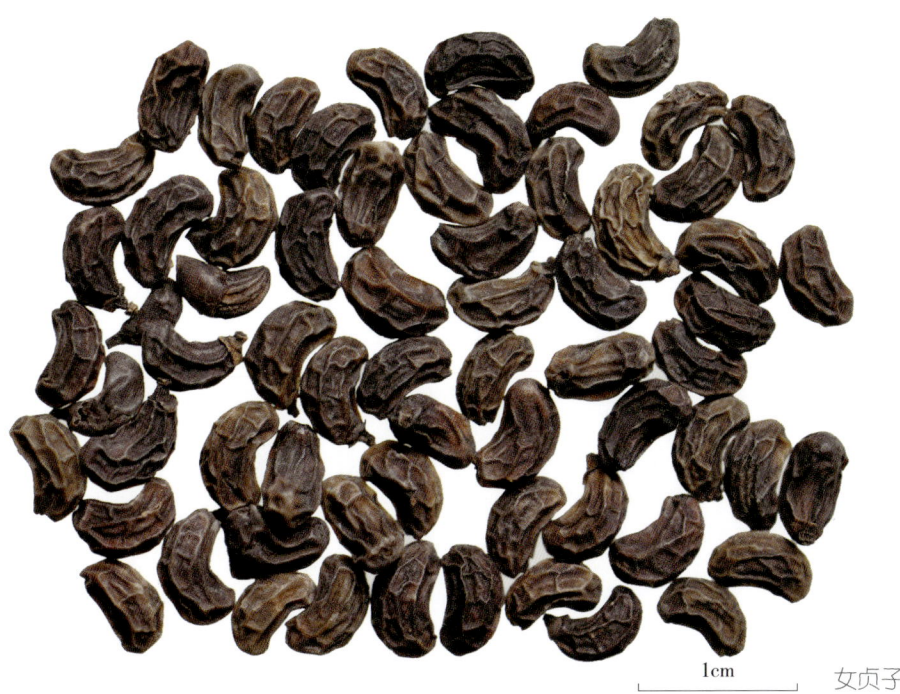

女贞子

性味	甘、苦，凉。
功效	滋补肝肾，明目乌发。
主治	肝肾阴虚，眩晕耳鸣，腰膝酸软，须发早白，目暗不明，内热消渴，骨蒸潮热。
用量用法	6~12g。

玄参科

★ 地黄 *Rehmannia glutinosa* Libosch.

别名：蜜蜜罐。｜**药材名**：鲜地黄（新鲜块根）、生地黄（干燥块根）、熟地黄（干燥块根的炮制加工品）。

植物形态　多年生草本，支根数条，纺锤形或条状，外皮浅红黄色，干时内部变黑。茎直立，四棱形，无毛或微有白色卷毛。叶对生，最上部叶有时互生；叶片卵形至卵状披针形，基部楔形、圆形或心形，边缘具细锯齿，稀为重锯齿。圆锥花序大而疏散，被腺毛；花萼5深裂，裂片卵圆形；花冠褐紫色，上唇长于下唇；雄蕊4枚，退化雄蕊近圆形。蒴果卵圆形，近无毛。花、果期4~7月。

生境分布：生于山坡、路旁，或栽培。分布于辽宁、河北、内蒙古、陕西、甘肃、山东、河南、江苏、安徽、湖北等地。

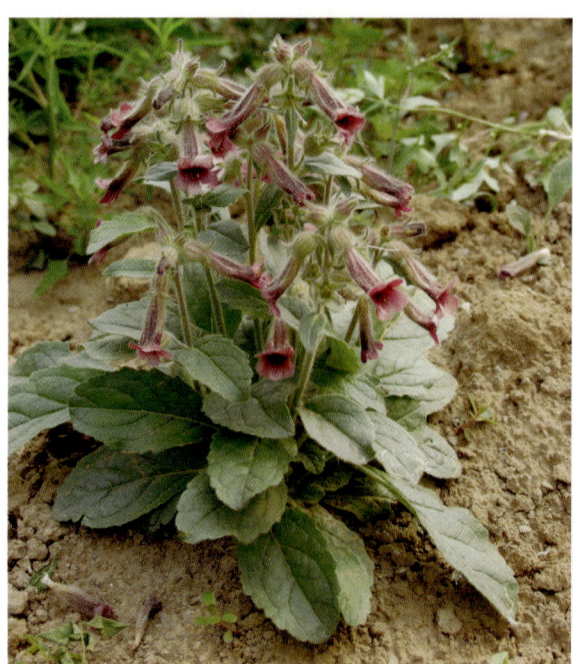
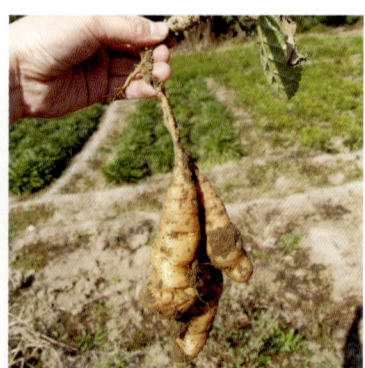
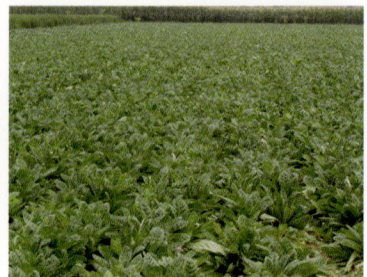

鲜地黄

纺锤形或条状，长 8~24cm，直径 2~9cm。外皮薄，表面浅红黄色，具弯曲的纵皱纹、芽痕、横长皮孔样突起及不规则疤痕。肉质，易断，断面皮部淡黄白色，可见橘红色油点，木部黄白色，导管呈放射状排列。气微，味微甜、微苦。

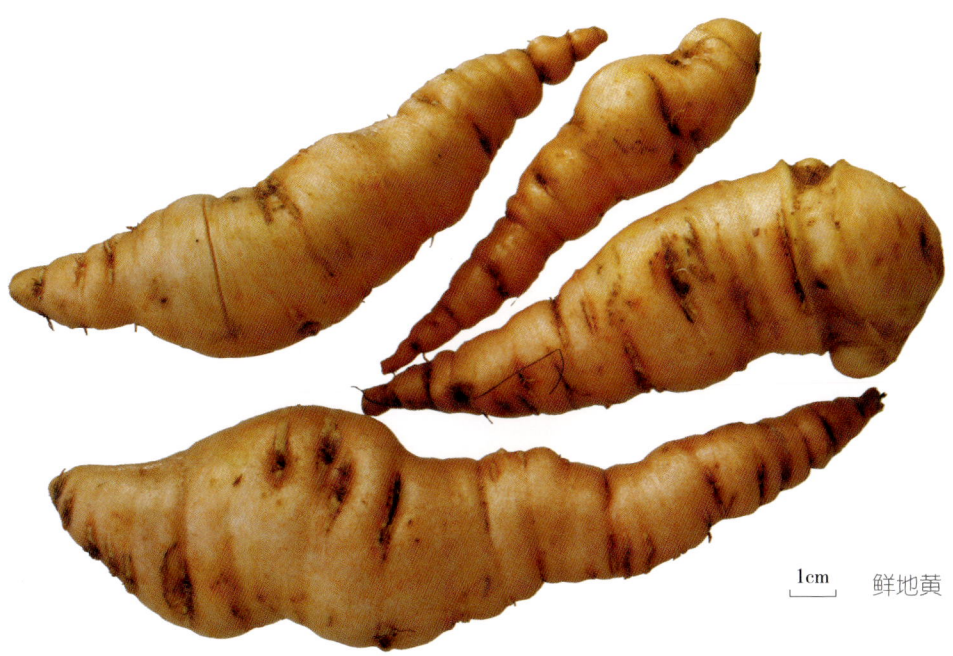

鲜地黄

性味	甘、苦，寒。
功效	清热生津，凉血，止血。
主治	热病伤阴，舌绛烦渴，温毒发斑，吐血，衄血，咽喉肿痛。
用量用法	12~30g。

生地黄

药材性状

多呈不规则的团块状或长圆形，中间膨大，两端稍细，有的细小，长条状，稍扁而扭曲，长6~12cm，直径2~6cm。表面棕黑色或棕灰色，极皱缩，具不规则的横曲纹。体重，质较软而韧，不易折断，断面棕黑色或乌黑色，有光泽，具黏性。气微，味微甜。

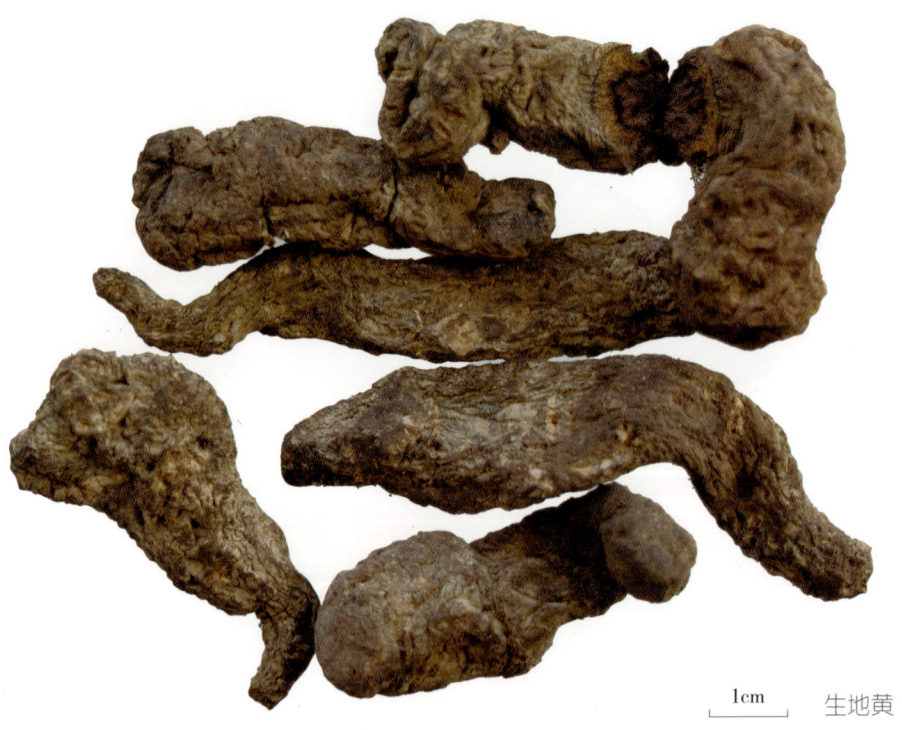

1cm　生地黄

性味	甘，寒。
功效	清热凉血，养阴生津。
主治	热入营血，温毒发斑，吐血衄血，热病伤阴，舌绛烦渴，津伤便秘，阴虚发热，骨蒸劳热，内热消渴。
用量用法	10~15g。

药材性状

熟地黄

不规则的块片、碎块，大小、厚薄不一。表面乌黑色，有光泽，黏性大。质柔软而带韧性，不易折断，断面乌黑色，有光泽。气微，味甜。

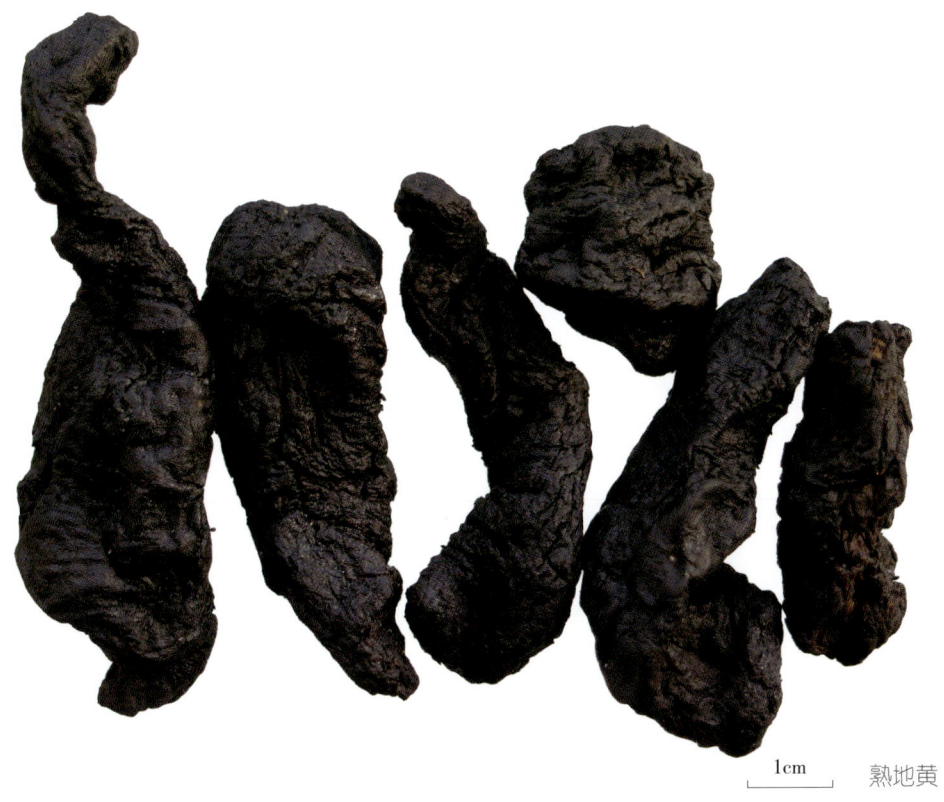

熟地黄

性味	甘，微温。
功效	补血滋阴，益精填髓。
主治	血虚萎黄，心悸怔忡，月经不调，崩漏下血，肝肾阴虚，腰膝酸软，骨蒸潮热，盗汗遗精，内热消渴，眩晕，耳鸣，须发早白。
用量用法	9~15g。

水蔓青 *Veronica linariifolia* Pall. ex Link

别名： 细叶婆婆纳、线叶婆婆纳。| **药材名：** 水蔓青（全草）。

植物形态　多年生草本。根状茎短；茎直立，常不分枝，通常被白色柔毛。下部的叶常对生，上部的多互生，条形，顶端钝或急尖，基部楔形，渐窄成短柄或无柄，中端以下全缘而上端边缘有三角形锯齿。总状花序顶生，细长，单生或复出；花萼4深裂，裂片披针形，具睫毛；花冠蓝色或紫色，少白色，筒部宽，喉部有柔毛，裂片4枚，裂片宽度不等，后方1枚圆形，其余3枚卵形。蒴果卵球形，稍扁，顶端微凹。花期6~9月。

生境分布： 生于草甸、草地、灌丛及疏林下。分布于东北及河北、山东、河南等地。

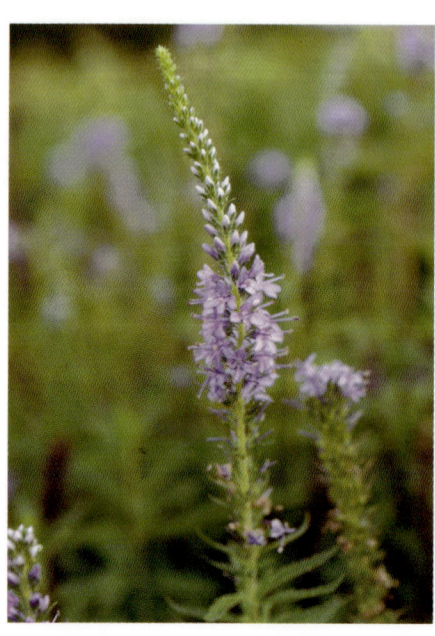
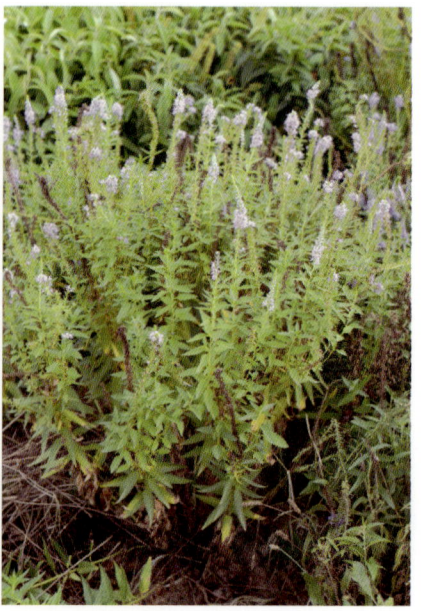

水蔓青

药材性状

全草长20~80cm，棕色。根呈须状，主根不明显，浅灰褐色，长3~5cm。茎单一，圆柱形，质脆，易折断，断面中空。下部的叶常对生，上部的多互生；叶片多卷缩破碎，完整者展平后呈狭卵形或宽披针形，长2.5~6cm，宽0.6~2cm，黄绿色或暗绿色，基部渐狭，边缘有锯齿。穗状花序顶生，穗长10~15cm。蒴果扁圆形。气微，味苦。

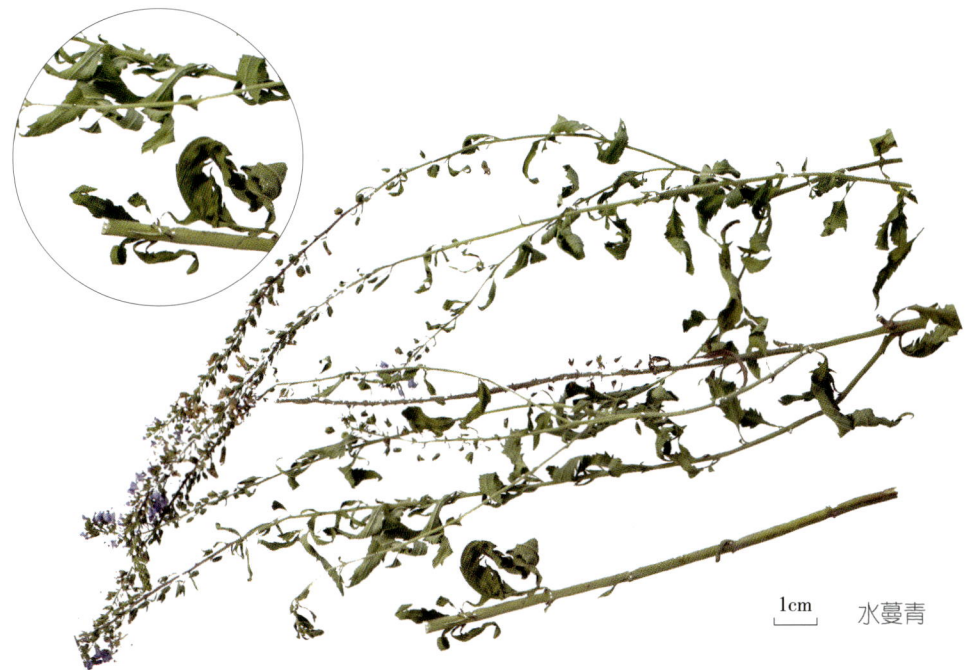

水蔓青

性味	苦，寒。
功效	清热解毒，化痰止咳。
主治	肺热咳嗽，肺脓肿，咳吐脓血，疮疖肿毒，皮肤湿疹，风疹瘙痒。
用量用法	10~15g。外用适量，煎水洗。

蚊母草 *Veronica peregrina* L.

别名： 仙桃草、蚊母婆婆纳。| **药材名：** 仙桃草（带虫瘿的全草）。

植物形态　一年生草本。通常自基部多分枝，主茎直立，侧枝披散，全体无毛或茎叶被柔毛。叶对生，无柄，下部的倒披针形，上部的长矩圆形，全缘或具不明显的齿。总状花序顶生；苞片全缘或有疏齿；花梗长不超过2mm；花萼4深裂，裂片长矩圆形至宽条形；花冠白色或浅蓝色，裂片长度近相等；雄蕊2枚。蒴果倒心形，侧扁，顶端凹，有时沿脊疏生短腺毛；花柱宿存，极短。花期5~6月。

生境分布： 生于潮湿荒地、路旁。分布于东北、华东、华中、西南等地。

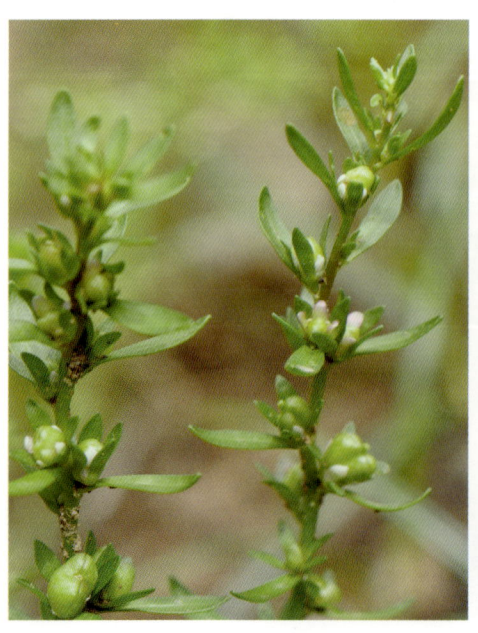
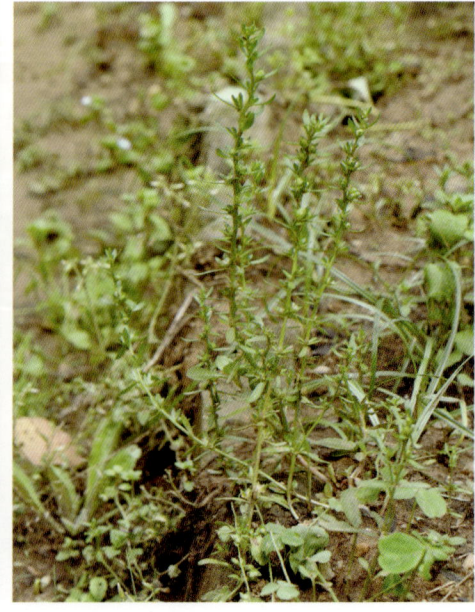

仙桃草

药材性状

须根丛生,细而卷曲,表面棕灰色至棕色,折断面白色。茎圆柱形,直径约1mm,表面枯黄色或棕色,老茎微带紫色,有纵纹;质柔软,折断面中空。叶片淡棕色或棕黑色,皱缩卷曲。蒴果棕色,有多数细小而扁的种子。种子淡棕色,有虫瘿的果实膨大为肉质桃形。气微,味淡。

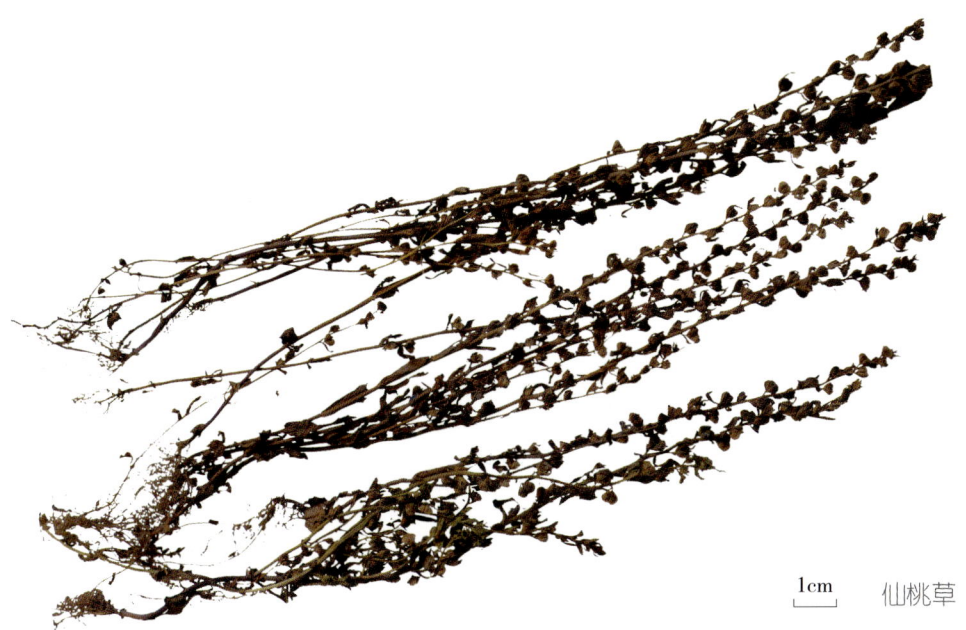

仙桃草

性味	甘、苦,温。
功效	活血,止血,消肿,止痛。
主治	吐血,衄血,咯血,便血,骨折,跌打损伤,瘀血肿痛。
用量用法	9~15g。外用适量,鲜品捣烂敷患处。

列当科

★ 管花肉苁蓉 *Cistanche tubulosa* (Schenk) Wight

别名：新疆肉苁蓉。| **药材名**：肉苁蓉（肉质茎）。

植物形态

植株高 60~100cm。茎不分枝。叶乳白色，干后变褐色，三角形，生于茎上部的渐狭为三角状披针形或披针形。穗状花序；苞片长圆状披针形或卵状披针形，边缘被柔毛；小苞片 2 枚，线状披针形或匙形；花萼筒状，顶端 5 裂至近中部，长卵状三角形或披针形；花冠筒状漏斗形，顶端 5 裂，裂片在花蕾时带紫色，干后变棕褐色，近圆形；雄蕊 4 枚，基部膨大并密被黄白色长柔毛；子房长卵形。蒴果长圆形。花期 5~6 月，果期 7~8 月。

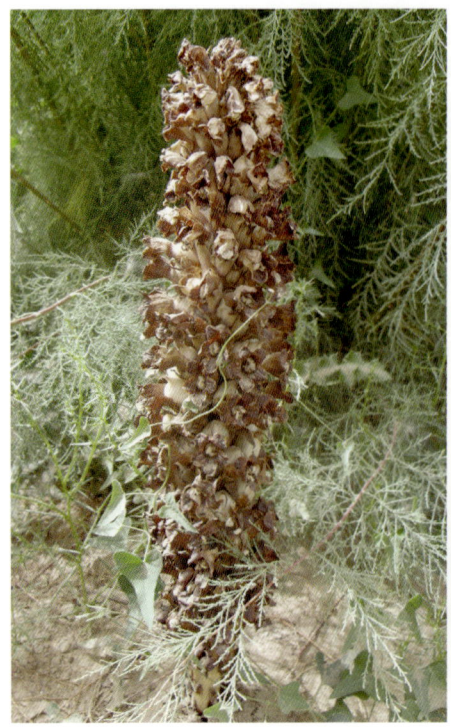
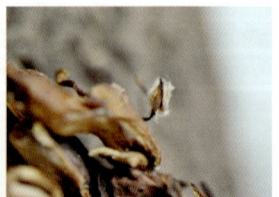
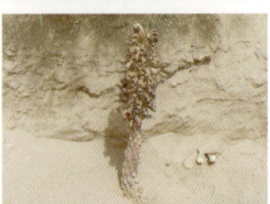
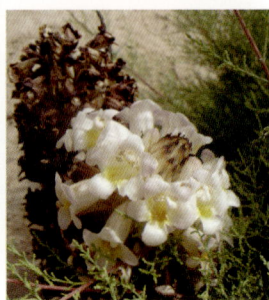

生境分布：生于海拔 1200m 左右的荒漠中，寄生在柽柳属 *Tamarix* spp. 植物的根上。分布于新疆。

药材性状

肉苁蓉

类纺锤形、扁纺锤形或扁柱形，稍弯曲，长5~25cm，直径2.5~9cm。表面棕褐色至黑褐色。密被覆瓦状排列的肉质鳞叶，通常鳞叶先端已断。体重，质硬，不易折断，断面颗粒状，灰棕色至灰褐色，散生点状维管束。气微，味甜、微苦。

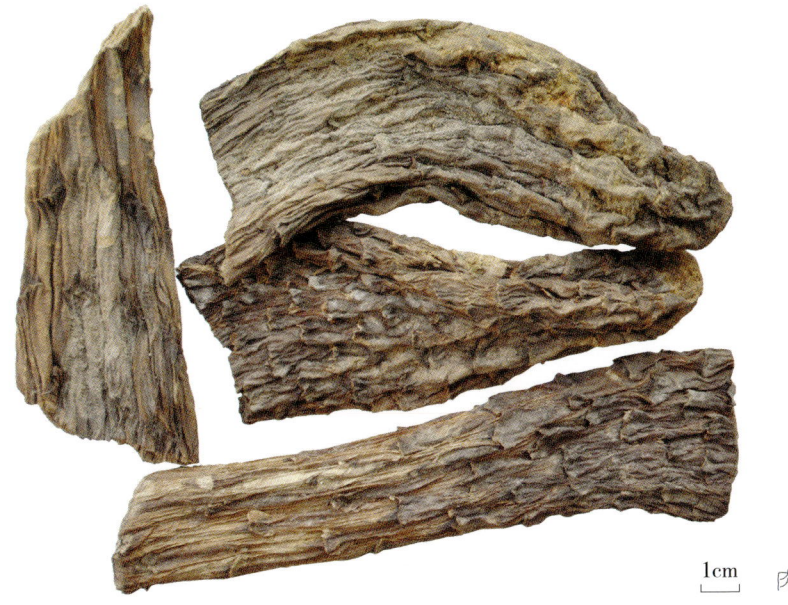

1cm　肉苁蓉

性味	甘、咸，温。
功效	补肾阳，益精血，润肠通便。
主治	肾阳不足，精血亏虚，阳痿不孕，腰膝酸软，筋骨无力，肠燥便秘。
用量用法	6~9g。

附　注：《中国药典》2015年版记载同属植物肉苁蓉与管花肉苁蓉的干燥肉质茎同等入药。

胡麻科

★ 脂麻 *Sesamum indicum* L.

别名：芝麻。| **药材名：**黑芝麻（种子）。

植物形态　一年生草本，全株被短柔毛且具稀疏的黏液腺。茎直立，四棱形。下部叶对生，上部叶均为互生；叶片卵形、长圆形或披针形，全缘或具锯齿，下部叶常3浅裂。花单生或2~3朵生于叶腋；花萼裂片披针形，被柔毛；花冠筒状，二唇形，白色、紫色或淡黄色；雄蕊4枚，二强；子房2室。蒴果长圆状筒形，常具4条纵棱，纵裂，被短柔毛。种子多数，成熟种子有黑、白两色，常以黑色种子入药。花期7~8月，果期8~9月。

生境分布：多生于干燥、肥沃的沙质壤土。除西藏以外，我国其他地区均有栽培。

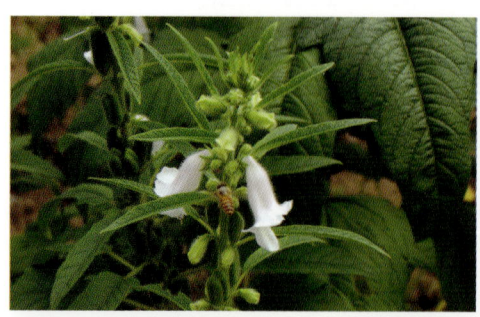
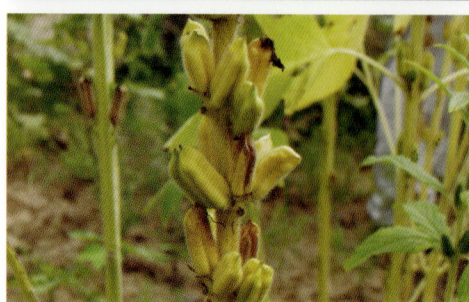
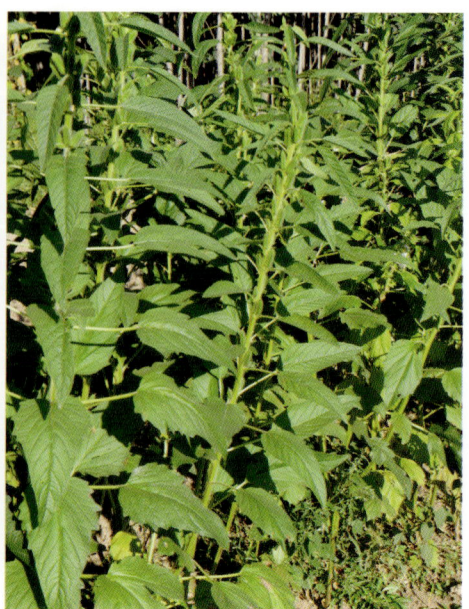

药材性状

黑芝麻

扁卵圆形，长约3mm，宽约2mm。表面黑色，平滑或具网状皱纹。尖端有棕色点状种脐。种皮薄，子叶2枚，白色，富油性。气微，味甘，有油香气。

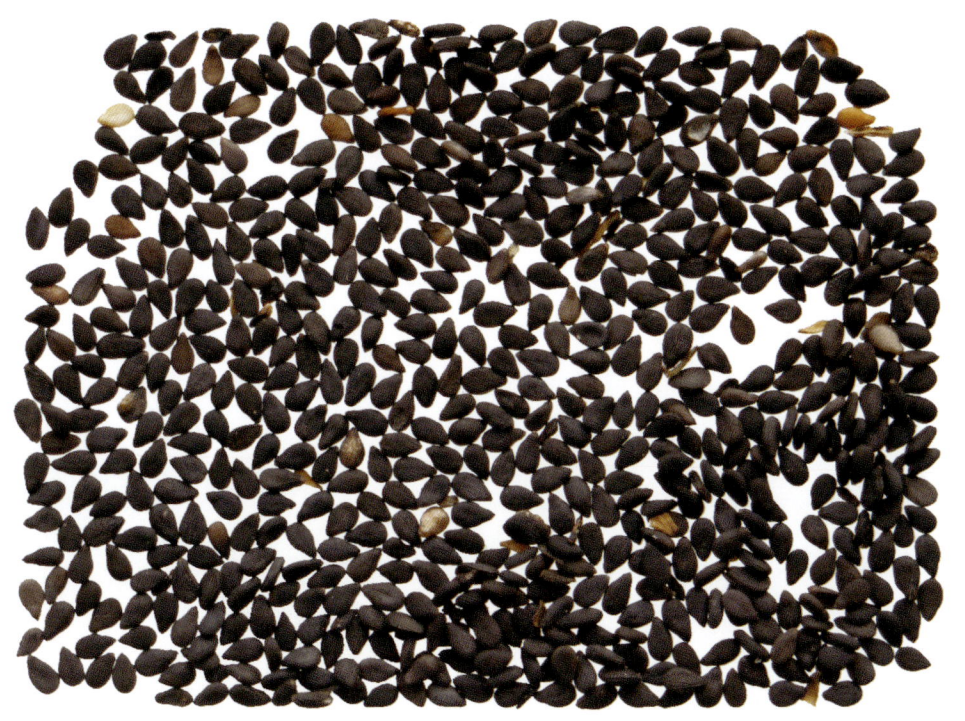

1cm

黑芝麻

性味	甘，平。
功效	补肝肾，益精血，润肠燥。
主治	精血亏虚，头晕眼花，耳鸣耳聋，须发早白，病后脱发，肠燥便秘。
用量用法	9~15g。

紫葳科

★ 美洲凌霄 *Campsis radicans* (L.) Seem.

别名：厚萼凌霄、美国凌霄。| 药材名：凌霄花（花）。

植物形态 藤本，具气生根，长达10m。奇数羽状复叶，小叶9~11枚；小叶片椭圆形至卵状椭圆形，边缘具齿，下表面被毛，至少沿中肋被短柔毛。花萼钟状，鲜红色，先端5浅裂，裂片长为萼筒的1/3，卵状三角形，外向微卷，无凸起的纵肋；花冠筒细长，漏斗状，橙红色至鲜红色，筒部为花萼长的3倍。蒴果长圆柱形，顶端具喙尖，沿缝线具龙骨状突起，具柄，硬壳质。

生境分布：栽培于庭院。分布于北京、江苏、湖南、广东等地。

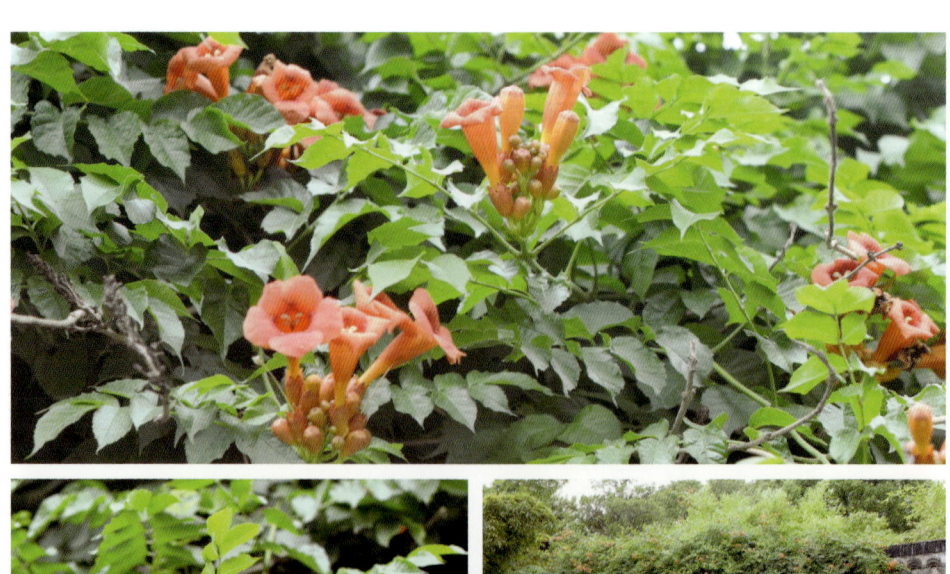

凌霄花

药材性状

多皱缩卷曲，黄褐色或棕褐色，完整花朵长 6~7cm。萼筒长 1.5~2cm，硬革质，先端 5 齿裂，裂片短三角状，萼筒外无明显的纵棱。花冠先端 5 裂，裂片半圆形，下部联合，呈漏斗状，表面可见细脉纹，内表面具明显的深棕色脉纹。雄蕊 4 枚，着生在花冠上，2 长 2 短，花药个字形，花柱 1 个，柱头扁平。气清香，味微苦、酸。

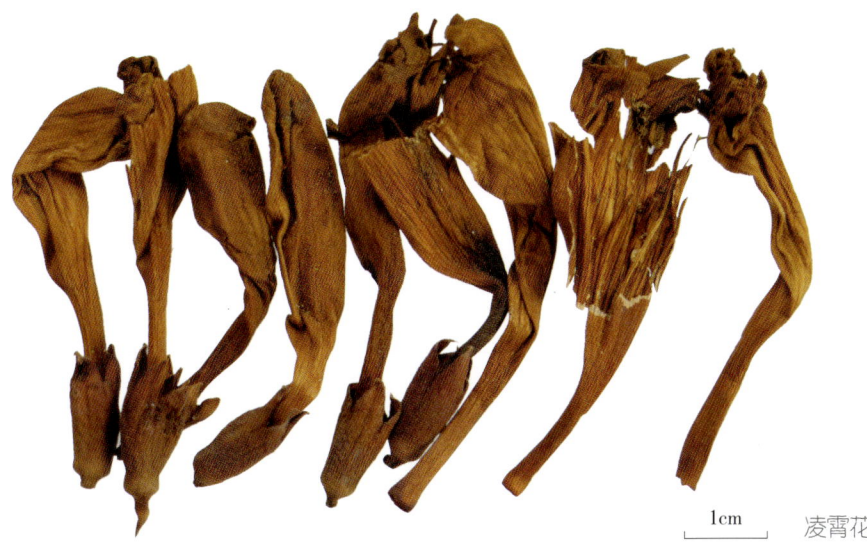

凌霄花

性味	甘、酸，寒。
功效	活血通经，凉血祛风。
主治	月经不调，经闭，癥瘕，产后乳肿，风疹发红，皮肤瘙痒，痤疮。
用量用法	5~9g。孕妇慎用。

附　注：《中国药典》2015 年版记载同属植物凌霄与美洲凌霄的干燥花同等入药。

桔梗科

★ 桔梗 *Platycodon grandiflorus* (Jacq.) A. DC.

别名：铃铛花、和尚头花。| **药材名**：桔梗（根）。

植物形态　多年生草本，具白色乳汁。根粗壮，长圆柱形，表皮黄褐色。叶3枚轮生，有时为对生或互生；叶为卵形或卵状披针形，边缘具尖锯齿，下表面被白粉。花1至数朵；花萼钟状，裂片5枚，三角形；花冠蓝紫色，稀白色，浅钟状，5浅裂，宽三角形；雄蕊5枚，与花冠裂片互生，花丝基部加宽；柱头5裂，裂片线形。蒴果倒卵形，成熟时顶端5瓣裂。种子卵形，具3条棱，黑褐色，具光泽。花期7~9月，果期8~10月。

生境分布：生于山坡、草地、林缘，或栽培。分布于全国各地。

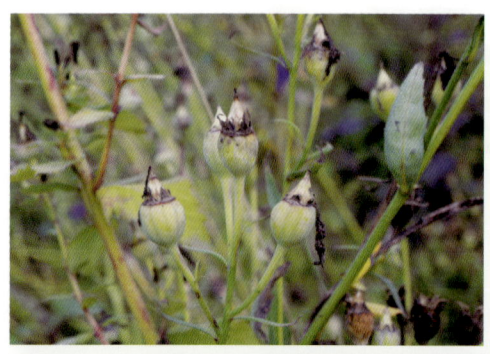
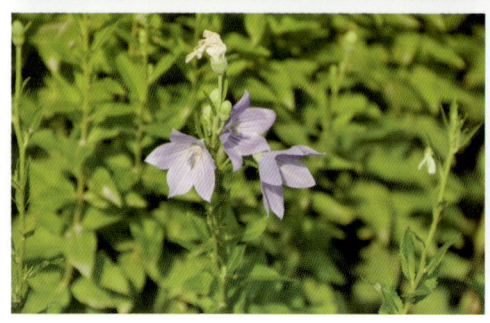
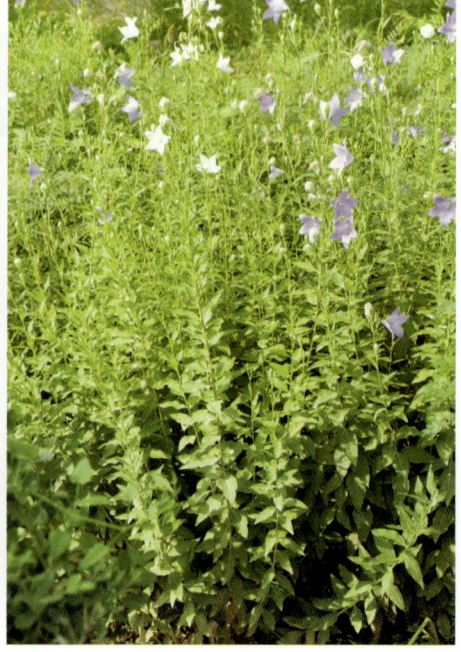

桔梗

药材性状

圆柱形或略呈纺锤形，下部渐细，有的有分枝，略扭曲，长7~20cm，直径0.7~2cm。表面淡黄白色至黄色，不去外皮者表面黄棕色至灰棕色，具纵扭皱沟，并有横长的皮孔样斑痕及支根痕，上部有横纹。有的顶端有较短的根茎或不明显，其上有数个半月形的茎痕。质脆，断面不平坦，形成层环棕色，皮部类白色，有裂隙，木部淡黄白色。气微，味微甜后苦。

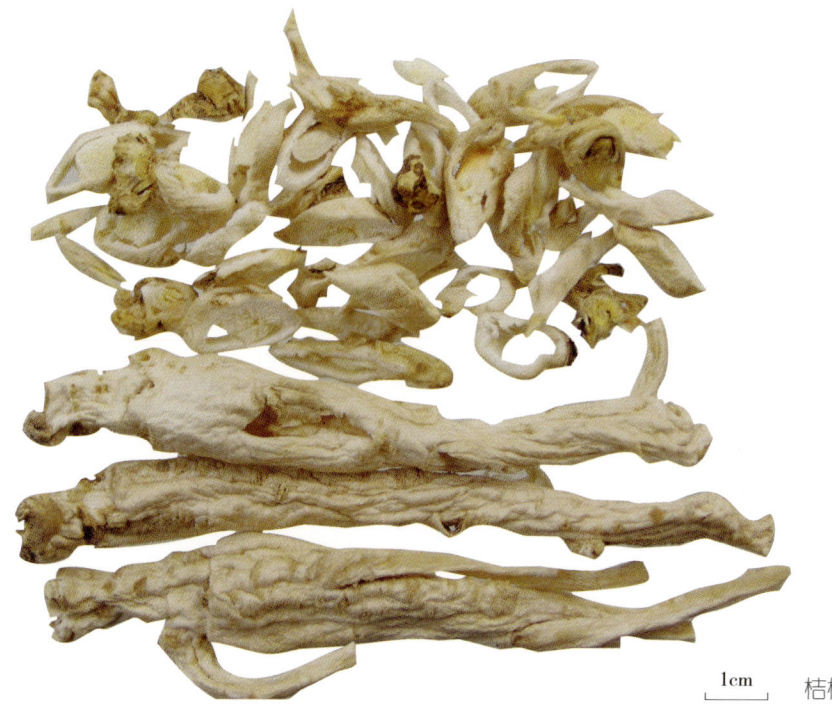

桔梗

性味	苦、辛，平。
功效	宣肺，利咽，祛痰，排脓。
主治	咳嗽痰多，胸闷不畅，咽痛音哑，肺痈吐脓。
用量用法	3~10g。

★ 半边莲 *Lobelia chinensis* Lour.

别名：长虫草、细米草。| **药材名**：半边莲（全草）。

植物形态　多年生草本，具白色乳汁。茎平卧，在节上生根，分枝常直立，无毛。叶狭披针形，全缘或边缘具波状小齿。花通常1朵生于分枝上部的叶腋内；花萼无毛，裂片5枚，狭三角形；花冠粉红色，檐部二唇形或近二唇形，裂片5枚，无毛；雄蕊5枚，下面2个花药顶端具束毛；子房下位，柱头2裂。蒴果，2瓣裂。花期7~9月，果期9~10月。

生境分布：生于水田边、路沟旁及潮湿的阴坡、荒地。分布于江苏、浙江、安徽、四川、湖南、湖北、江西、福建、台湾、广东、广西等地。

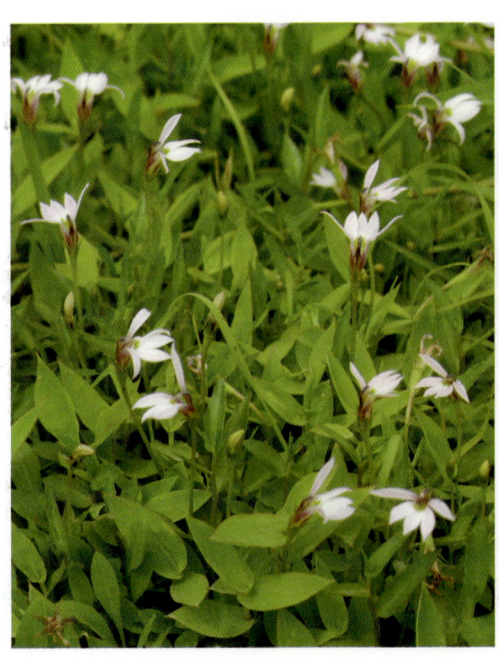
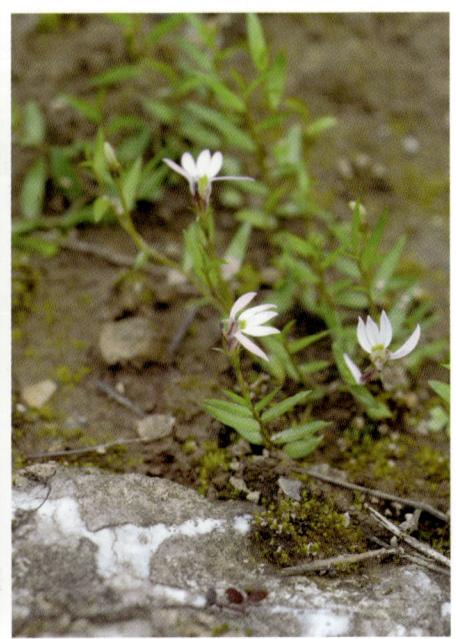

半边莲

药材性状

常缠结成团。根茎直径1~2mm，表面淡棕黄色，平滑或有细纵纹。根细小，黄色，侧生纤细须根。茎细长，有分枝，灰绿色，节明显，有的可见附生的细根。叶互生，无柄，叶片多皱缩，绿褐色，完整者展平后呈狭披针形，长1~2.5cm，宽0.2~0.5cm，边缘具疏而浅的齿。花梗细长；花小，单生于叶腋；花冠基部筒状，上部5裂，偏向一边，浅紫红色，花冠筒内有白色茸毛。气微特异，味微甘而辛。

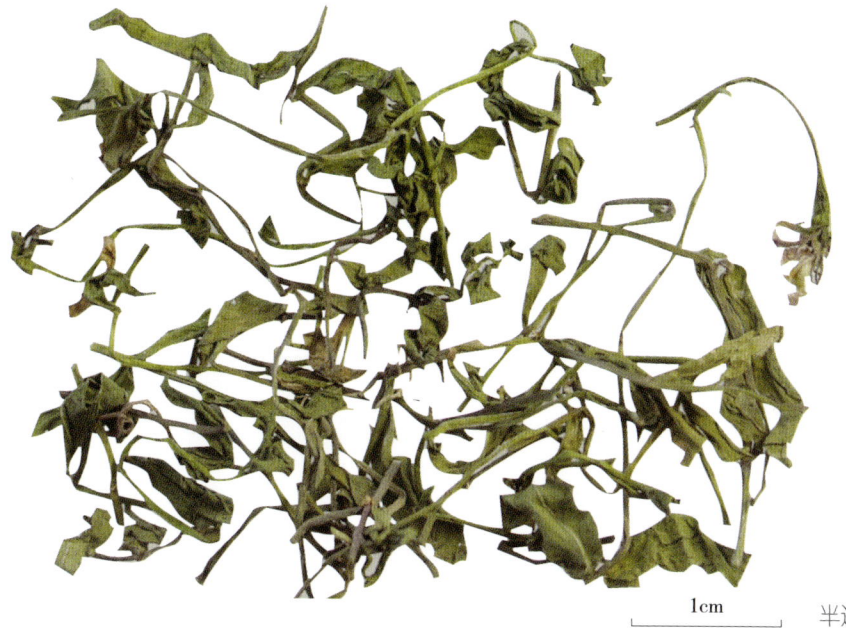

半边莲

性味	辛，平。
功效	清热解毒，利尿消肿。
主治	痈肿疔疮，蛇虫咬伤，臌胀水肿，湿热黄疸，湿疹湿疮。
用量用法	9~15g。

茜草科

★ 钩藤 *Uncaria rhynchophylla* (Miq.) Miq. ex Havil.

别名：双钩藤。| **药材名：**钩藤（带钩茎枝）。

植物形态

攀缘藤本，长达10m。枝褐色，小枝光滑无毛，幼时具白粉；变态枝呈钩状，成对或单生于叶腋，钩长1~2cm，向下弯曲。叶对生；叶片椭圆形，纸质，全缘，下表面在脉腋内常有束毛，稍带白粉，干后变褐红色；托叶2深裂，裂片线状锥形。头状花序，单生于叶腋或为顶生的总状花序；花萼管状，顶端5裂；花冠长管状漏斗形，黄色，先端5裂，裂片近圆形；雄蕊5枚。蒴果倒圆锥形，疏被柔毛。花期5~7月，果期10~11月。

生境分布：生于湿润林下或灌丛。分布于浙江、江西、福建、湖南、广东、广西、四川、贵州等地。

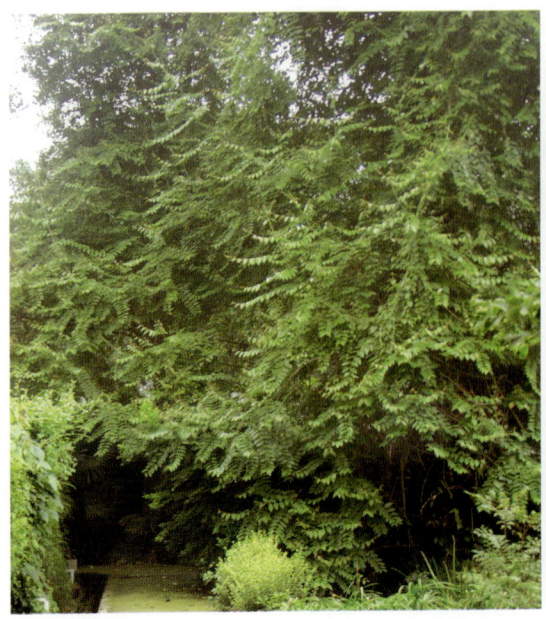
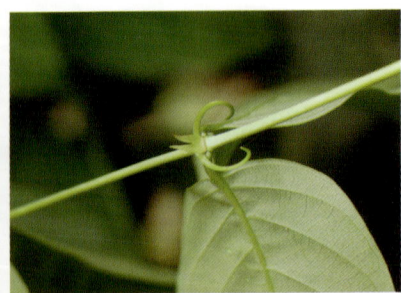
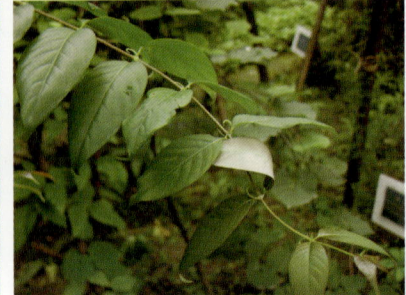

药材性状

钩藤

茎枝呈圆柱形或类方柱形，长2~3cm，直径0.2~0.5cm。表面红棕色至紫红色者具细纵纹，光滑无毛；黄绿色至灰褐色者有的可见白色点状皮孔，被黄褐色柔毛。多数枝节上对生两个向下弯曲的钩（不育花序梗），或仅一侧有钩，另一侧为突起的疤痕；钩略扁或稍圆，先端细尖，基部较阔；钩基部的枝上可见叶柄脱落后的窝点状痕迹和环状的托叶痕。质坚韧，断面黄棕色，皮部纤维性，髓部黄白色或中空。气微，味淡。

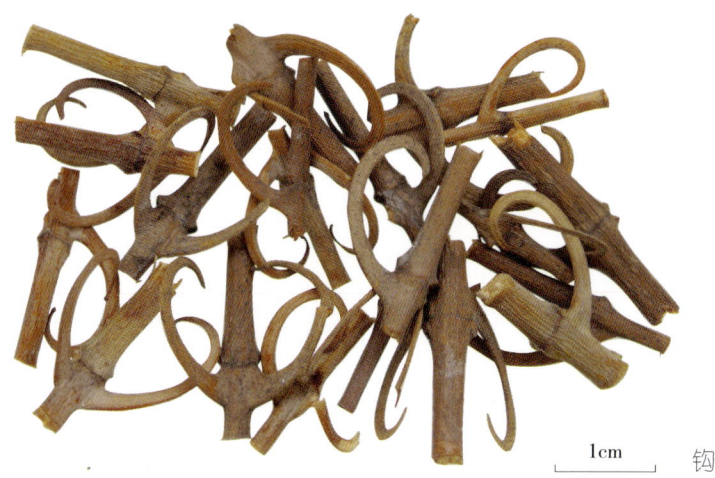

钩藤

性味	甘，凉。
功效	息风定惊，清热平肝。
主治	肝风内动，惊痫抽搐，高热惊厥，感冒夹惊，小儿惊啼，妊娠子痫，头痛眩晕。
用量用法	3~12g，后下。

附 注：《中国药典》2015年版记载同属植物大叶钩藤、毛钩藤、华钩藤、无柄果钩藤与钩藤的干燥带钩茎枝同等入药。

★ 无柄果钩藤 *Uncaria sessilifructus* Roxb.

别名：白钩藤。| **药材名**：钩藤（带钩茎枝）。

植物形态

藤本，长 4~7m。小枝四棱柱形，节上有毛；钩长 1.5~2.5cm，幼时被毛，老时变光滑。叶对生，薄革质，椭圆形至倒卵状矩圆形，下表面常有蜡被，稍带粉白色；脉腋内常具束毛；托叶 2 深裂，裂片条形。头状花序腋生或为顶生的总状花序；花无梗，5 数；萼檐裂片短，圆形，密被绢毛；花冠白色或淡黄色，仅裂片外面被绢毛。蒴果无柄或近无柄，纺锤形。花、果期 3~12 月。

生境分布：生于密林下或山谷灌丛中。分布于广西和云南等地。

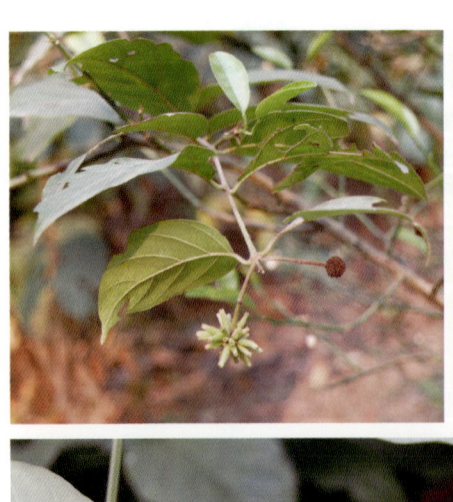
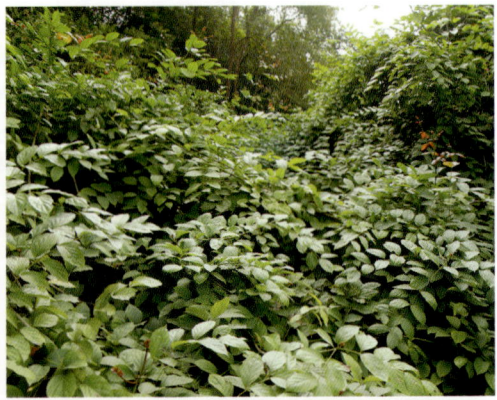
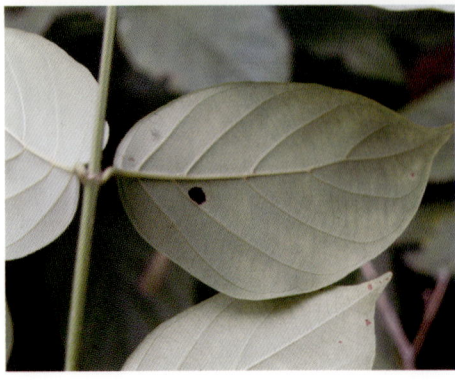
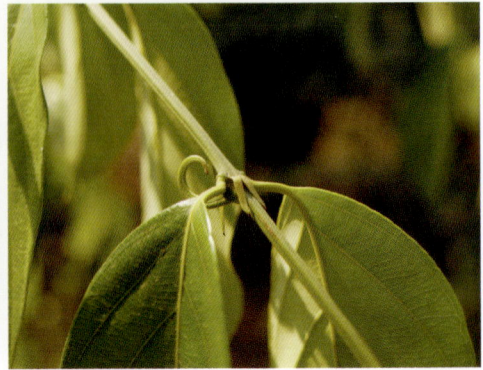

钩藤

药材性状

茎枝呈圆柱形或类方柱形，长 2~3cm，直径 0.2~0.5cm。表面红棕色至紫红色者具细纵纹，光滑无毛；黄绿色至灰褐色者有的可见白色点状皮孔，被黄褐色柔毛。多数枝节上对生两个向下弯曲的钩（不育花序梗），或仅一侧有钩，另一侧为突起的疤痕；钩略扁或稍圆，先端细尖，基部较阔；钩基部的枝上可见叶柄脱落后的窝点状痕迹和环状的托叶痕。质坚韧，断面黄棕色，皮部纤维性，髓部黄白色或中空。气微，味淡。

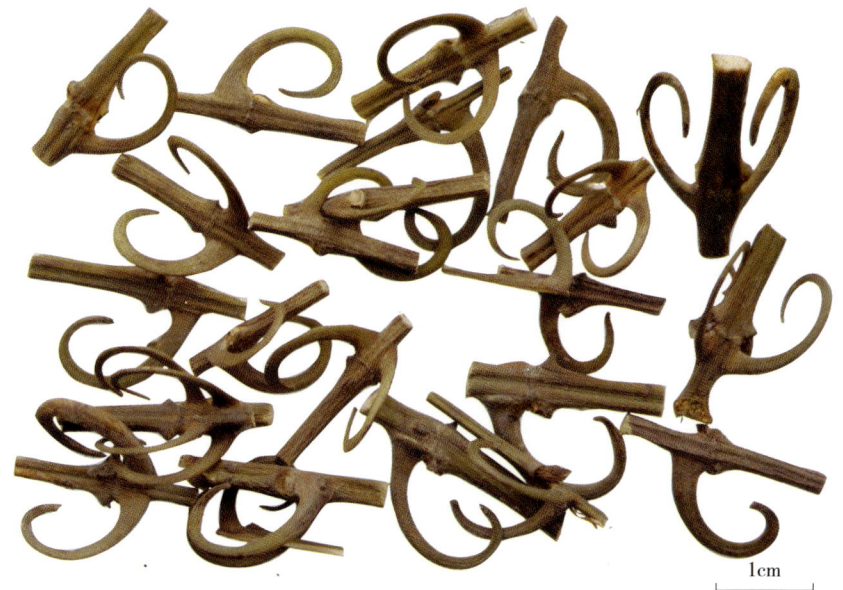

钩藤

性味	甘，凉。
功效	息风定惊，清热平肝
主治	肝风内动，惊痫抽搐，高热惊厥，感冒夹惊，小儿惊啼，妊娠子痫，头痛眩晕。
用量用法	3~12g，后下。

★ 红大戟 *Knoxia valerianoides* Thorel et Pitard

别名：红芽大戟。| **药材名**：红大戟（块根）。

植物形态　直立草本，全株被毛。根肉质肥大，纺锤形，紫色。叶近无柄，披针形或长圆状披针形；托叶短鞘形，基部阔，先端裂片细小且呈披针形。聚伞花序密集成半球形，单个或3~5个组成聚伞花序式；萼管近无毛，长仅1mm，萼檐裂片4枚，三角形，长0.5mm；花冠紫红色、淡紫红色至白色，高脚碟形，花冠管内有浓密的柔毛，裂片长5mm；花丝缺，花药长圆形；花柱纤细，柱头2裂，叉开。蒴果细小，近球形。花期春夏之间。

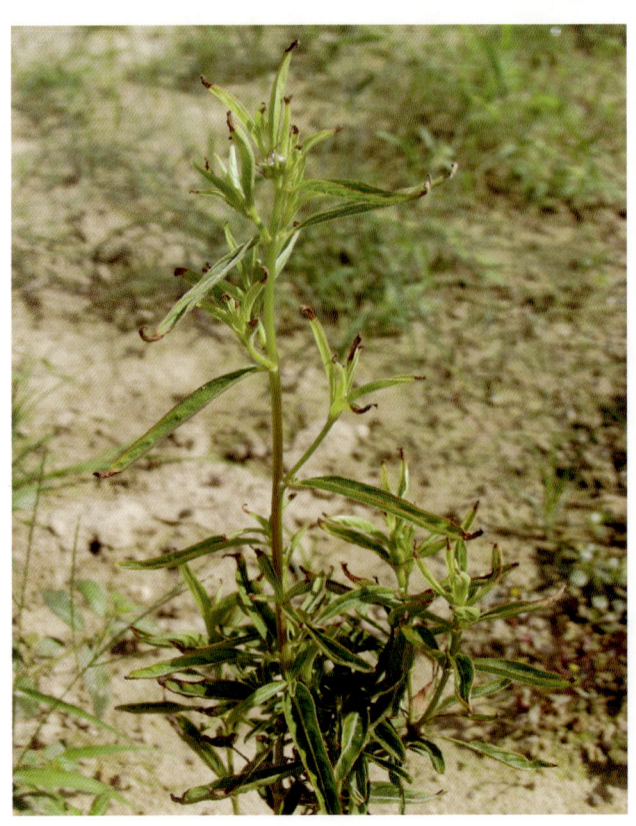

生境分布：生于山坡草地上。分布于福建、广东、海南、广西、云南等地。

药材性状

红大戟

略呈纺锤形,偶有分枝,稍弯曲,长3~10cm,直径0.6~1.2cm。表面红褐色或红棕色,粗糙,有扭曲的纵皱纹。上端常有细小的茎痕。质坚实,断面皮部红褐色,木部棕黄色。气微,味甘、微辛。

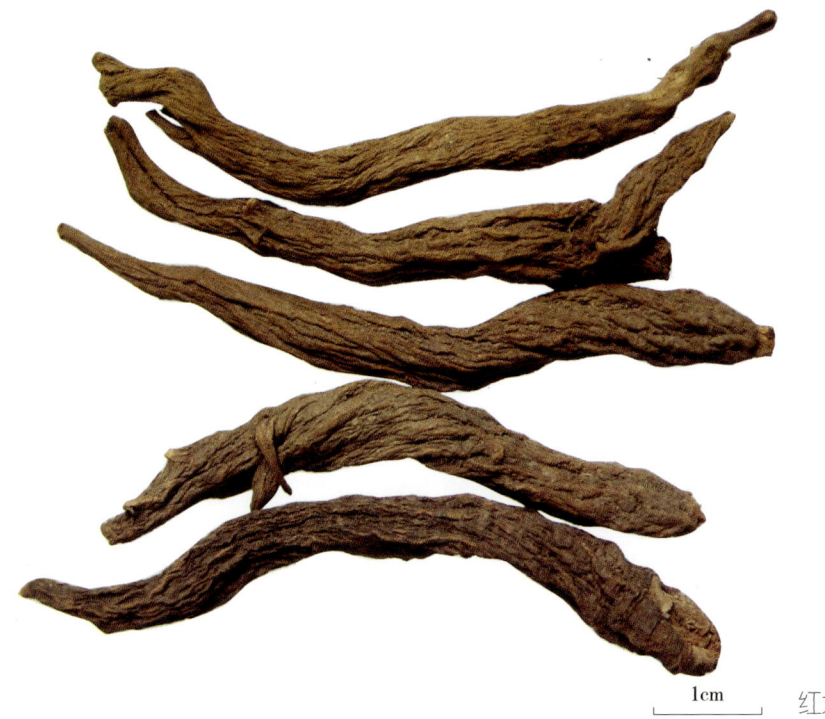

红大戟

性味	苦,寒;有小毒。
功效	泻水逐饮,消肿散结。
主治	水肿胀满,胸腹积水,痰饮积聚,气逆咳喘,二便不利,痈肿疮毒,瘰疬痰核。
用量用法	1.5~3g,入丸、散,每次1g;内服醋制用。外用适量,生用。孕妇禁用。

鸡矢藤 *Paederia foetida* Linnaeus

别名： 鸡屎藤。 | **药材名：** 鸡矢藤（地上部分）。

植物形态

多年生草质藤本。老茎木质，多分枝，近无毛。叶对生，纸质，新鲜时折断有臭气；叶柄长 1.5~7cm；托叶三角形，早落；叶片形状变异很大，宽卵形至披针形，先端急尖至渐尖，基部宽楔形、圆形至浅心形，叶脉处有毛。腋生聚伞花序较疏散，顶生聚伞花序大，排列成圆锥形，有时具叶；花紫色，有短梗；萼管陀螺状，5裂，被短柔毛；花冠5裂，被毛；雄蕊5枚；柱头纤毛状，旋曲。核果球形，绿黄色。花期7~8月，果期9~10月。

生境分布： 生于水沟边、村边、路旁、山坡灌丛中，或缠绕树干上，或攀附岩石上。分布于江苏、浙江、安徽、江西、福建、湖南、湖北、广东、广西、贵州、云南、四川等地。

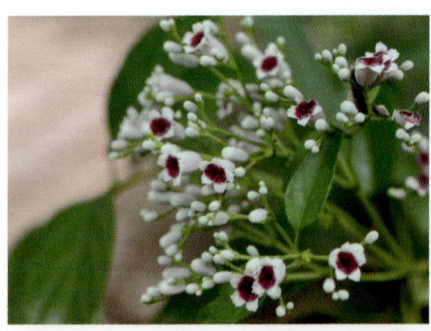
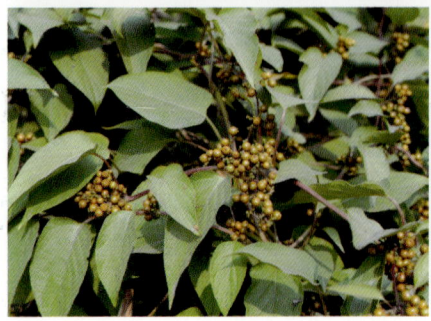
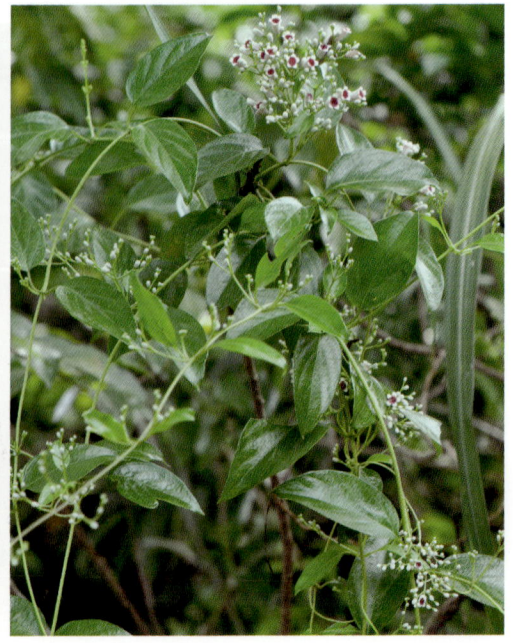

鸡矢藤

药材性状

茎呈扁圆柱形，两面有槽；老茎呈灰棕色，直径0.3~1.2cm，左旋扭曲，易折断，断面平坦，灰黄色；嫩茎黑褐色，直径1~3mm，断面纤维性，灰白色或浅绿色。叶对生；叶片多皱缩或破碎，完整者展平后呈宽卵形或披针形，长5~15cm，宽2~6cm，先端急尖或渐尖，基部宽楔形、圆形或浅心形，上表面灰绿色，下表面灰褐色，叶脉于背面稍凸起，有棕褐色毛茸。聚伞花序，花序轴及花均被疏柔毛。气微，味淡。

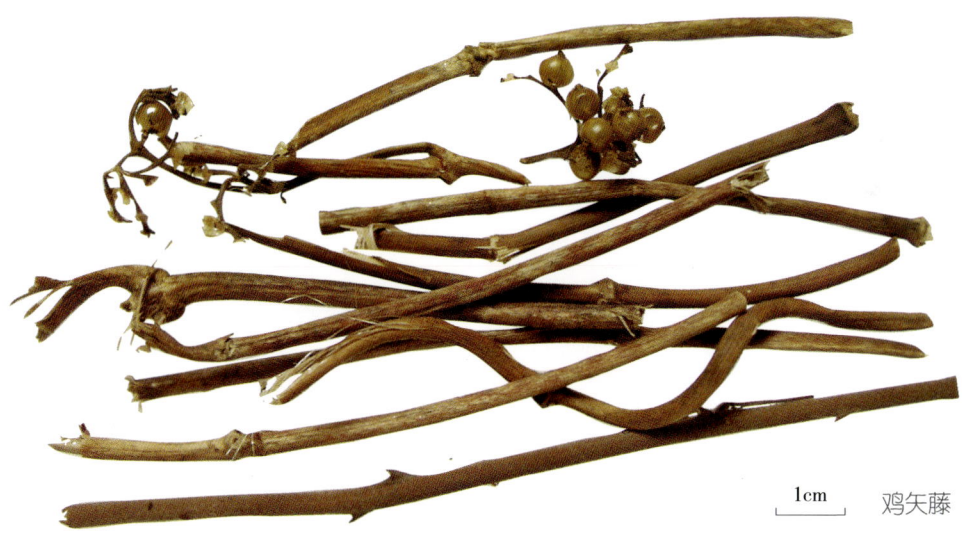

鸡矢藤

性味	甘、微苦，平。
功效	祛风活血，止痛解毒，消食导滞，除湿消肿。
主治	风湿疼痛，腹泻痢疾，脘腹疼痛，气虚浮肿，头昏食少，肝脾肿大，肠痈，疮疡肿毒，跌打损伤等。
用量用法	10~15g。外用适量。

★ 茜草 *Rubia cordifolia* L.

别名：小活血。| **药材名**：茜草（根和根茎）。

植物形态 多年生攀缘草本。根黄赤色。茎四棱形，蔓生，多分枝，茎棱、叶柄、叶缘和叶下表面中脉上都有倒刺。叶通常 4 枚轮生，长卵形至卵状披针形，变异甚大，先端锐尖，基部心形；叶脉 5 条，弧状；叶柄长 1.5~2.5cm。聚伞花序呈圆锥状，顶生和腋生；花小，具短梗；花冠淡黄白色，辐状，5 裂；雄蕊 5 枚；子房无毛。果实肉质，双头形，常 1 室发育，成熟时红色。花、果期 6~9 月。

生境分布：生于山坡、路旁、沟边、林缘。分布于我国大部分地区。

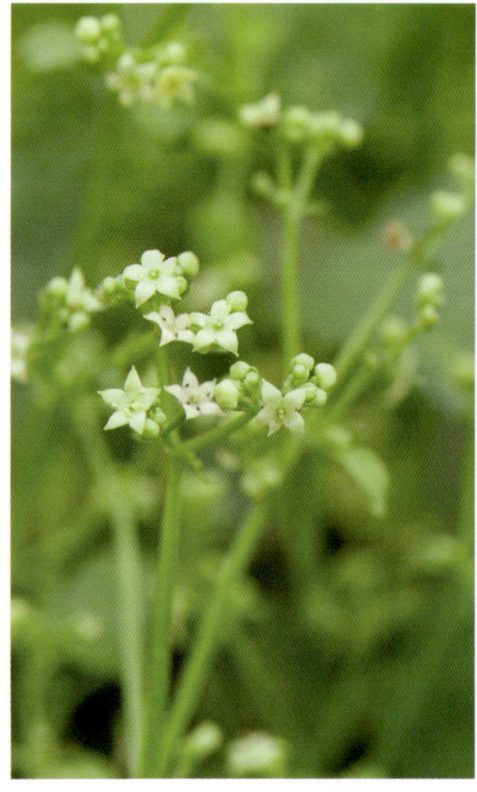
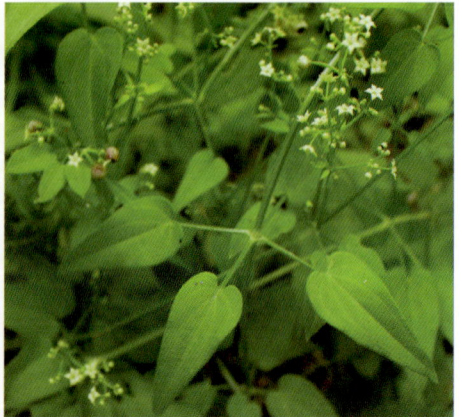
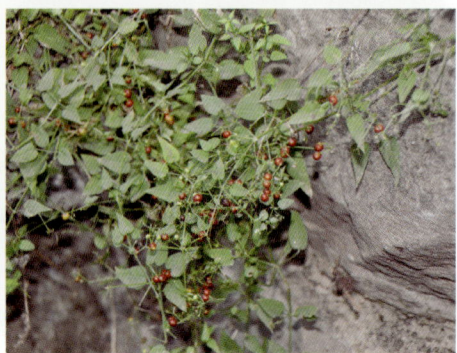

茜草

药材性状

根茎呈结节状，丛生粗细不等的根。根呈圆柱形，略弯曲，长 10~25cm，直径 0.2~1cm；表面红棕色或暗棕色，具细纵皱纹及少数细根痕；皮部脱落处呈黄红色。质脆，易折断，断面平坦，皮部狭，紫红色，木部宽广，浅黄红色，导管孔多数。气微，味微苦，久嚼刺舌。

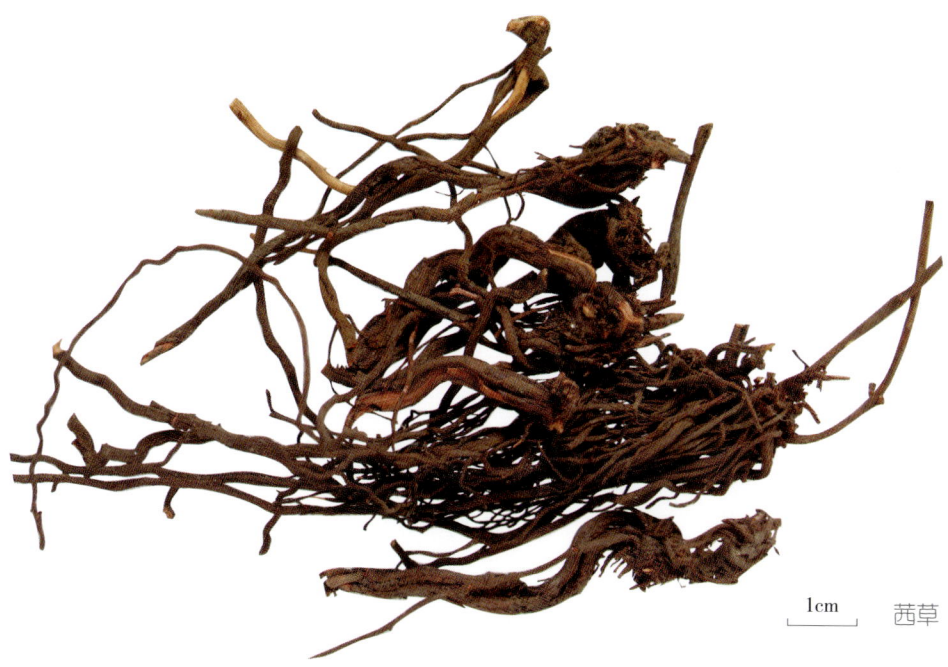

茜草

性味	苦，寒。
功效	凉血，祛瘀，止血，通经。
主治	吐血，衄血，崩漏，外伤出血，瘀阻经闭，关节痹痛，跌打肿痛。
用量用法	6~10g。

忍冬科

★ 灰毡毛忍冬 *Lonicera macranthoides* Hand. -Mazz.

别名：拟大花忍冬。| **药材名**：山银花（花蕾或带初开的花）。

植物形态　藤本。幼枝或其顶梢及总花梗均密被薄绒状短糙伏毛，有时兼有微腺毛。叶革质，卵状披针形，长6~14cm，下表面密被极短糙毛，并散生暗橘黄色微腺毛，网脉明显隆起。萼筒常有蓝白色粉，无毛或有时上半部或全部有毛；花冠长3.5~4.5（~6）cm，连同萼齿背面均密被倒生短糙伏毛和少数橘黄色腺毛，下唇与花冠筒近等长。花期6~7月，果熟期10~11月。

生境分布：生于海拔500~1800m的山谷溪旁、山坡或山顶混交林、灌丛中。分布于安徽、浙江、福建、江西、湖南、广东、广西、云南、贵州、四川、湖北等地。

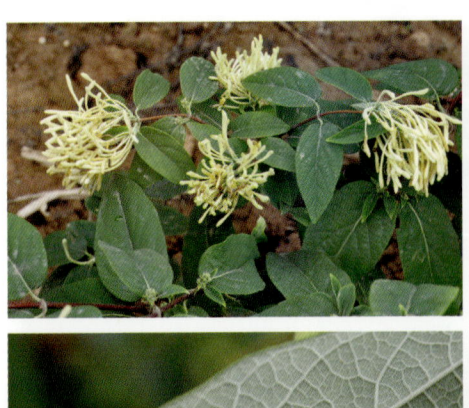
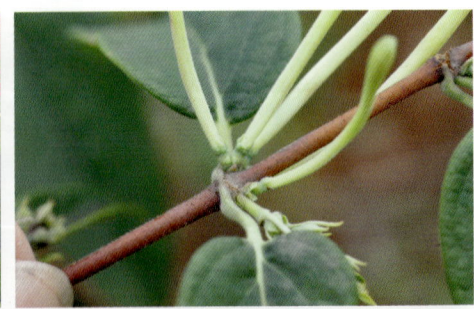
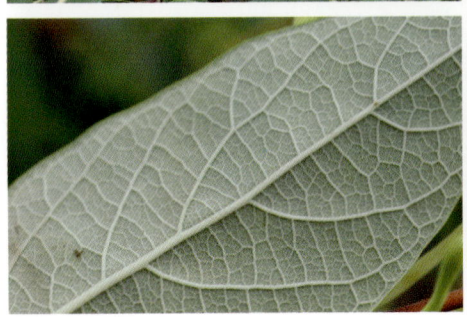
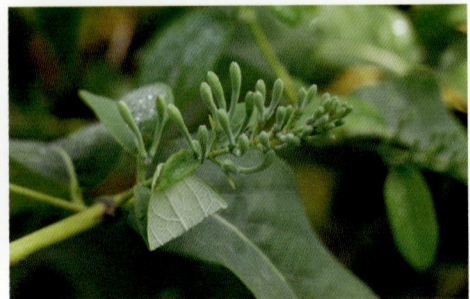

药材性状

山银花

棒状而稍弯曲，长 3~4.5cm，上部直径约 2mm，下部直径约 1mm。表面绿棕色至黄白色。总花梗集结成簇。开放者花冠裂片不及全长的一半。质稍硬，手捏之稍有弹性。气清香，味微苦、甘。

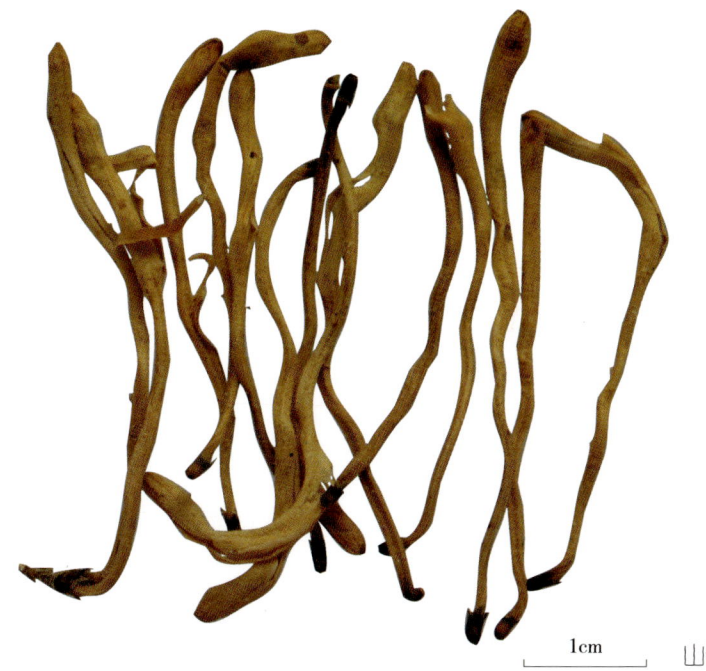

山银花

性味	甘，寒。
功效	清热解毒，疏散风热。
主治	痈肿疔疮，喉痹，丹毒，热毒血痢，风热感冒，温病发热。
用量用法	6~15g。

附　注：《中国药典》2015年版记载同属植物红腺忍冬、华南忍冬、黄褐毛忍冬与灰毡毛忍冬的干燥花蕾或带初开的花同等入药。

菊科

甜叶菊 *Stevia rebaudiana* Hemsl.

别名：甜菊。 | **药材名：**甜叶菊（叶）。

植物形态

多年生草本，高 100~150cm。茎直立，基部半木质化，多分枝。叶对生，无柄，叶片倒卵形至宽披针形，先端钝，基部楔形，上半部叶缘具粗锯齿。头状花序于枝端排成伞房状，每花序具管状花 5 朵；总苞圆筒状，总苞片 5~6 枚，近等长，背面被短柔毛；小花管状，白色，先端 5 裂。瘦果，长纺锤形，黑褐色；冠毛多条，长 4~5mm，污白色。花、果期 8~10 月。

生境分布：原产于南美洲巴拉圭和巴西交界的高山草地，我国北京、河北、陕西、江苏、福建、湖南、云南等地均有引种。

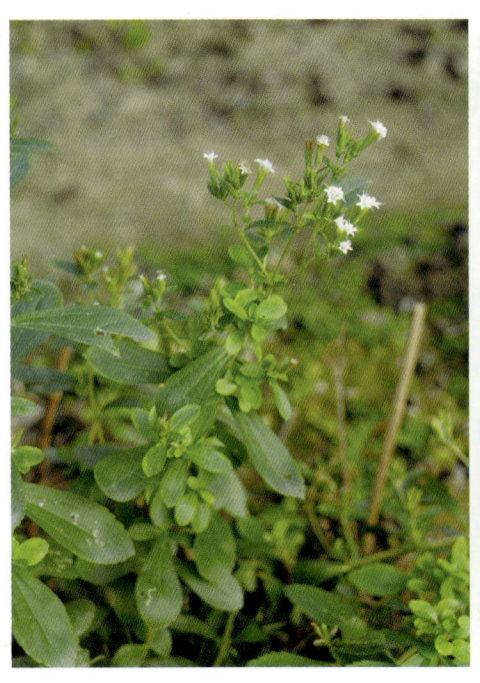
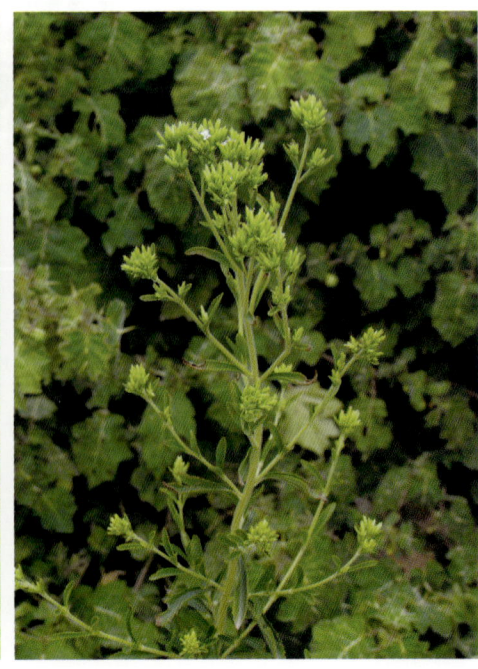

甜叶菊

药材性状

多破碎或皱缩，草绿色。完整者展平后呈倒卵形至宽披针形，长4.5~9.5cm，宽1.5~3.5cm，先端钝，基部楔形，中上部边缘有粗锯齿，下部全缘，两面均有柔毛。叶片常下延至叶柄基部。薄革质，质脆易碎。气微，味极甜。

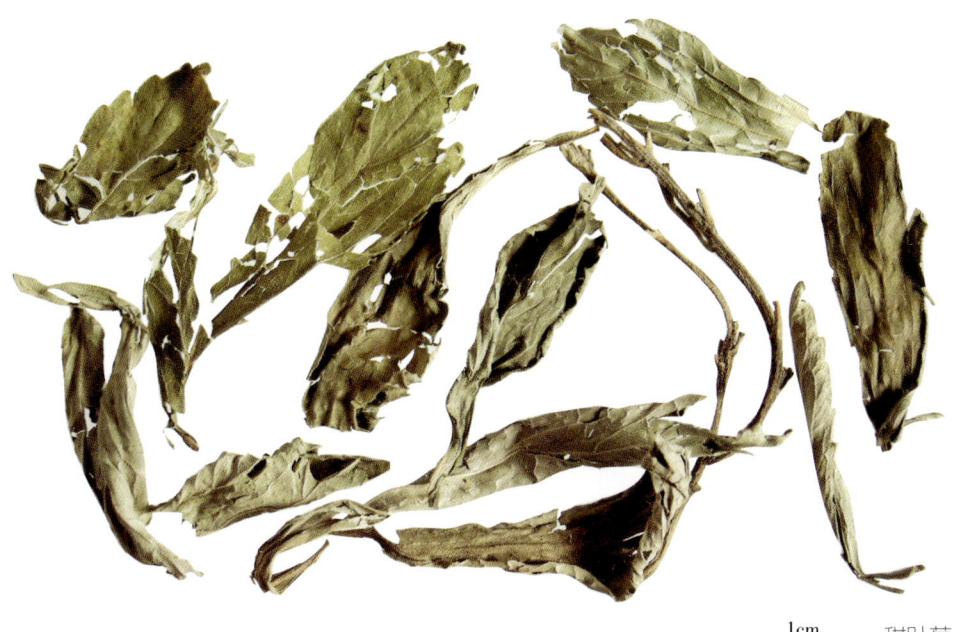

甜叶菊

性味	甘，平。
功效	生津止渴，降血压。
主治	消渴，高血压。
用量用法	3~10g。

羊耳菊 *Inula cappa* (Buch.-Ham.) DC.

别名：白牛胆、白面风。| **药材名**：羊耳菊（全草）。

植物形态

亚灌木。茎全体被污白色、浅褐色绢毛或棉状密茸毛。单叶互生，椭圆形至披针形，基部圆形或近楔形，边缘有小尖头状细齿或浅齿；上表面基部被疣状的密糙毛，下表面被银灰色绢状厚茸毛。头状花序再集成聚伞状复总状花序，被绢状茸毛；总苞钟形；花两型；边缘舌状，舌片3~4裂或无舌片；中央管状花花冠黄色，5裂，子房下位。瘦果长圆筒状，被白色长绢毛，冠毛黄白色。花期6~10月，果期8~12月。

生境分布：生于亚热带、热带低山地或亚高山的湿润或干燥的丘陵地、荒地、灌丛、草地。分布于浙江、江西、福建、湖南、广东、广西、贵州、四川、云南等地。

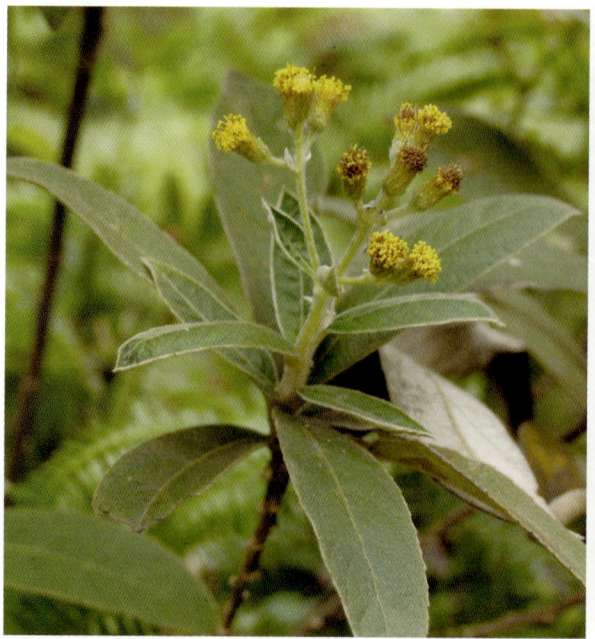
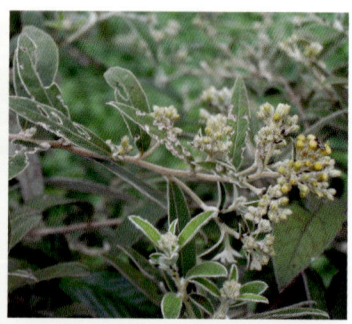
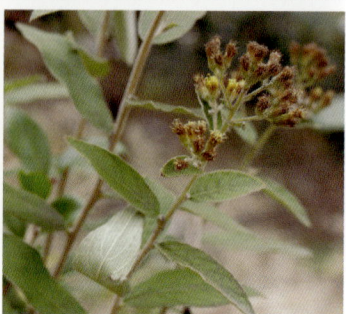

羊耳菊

药材性状

全长40~150cm。根呈圆形，长2~30cm，表面深褐色。茎圆柱形，少分枝，直径0.3~1cm，表面黄绿色或黄棕色，密被短茸毛。单叶互生，完整者展开后呈椭圆形至披针形，先端钝或急尖，基部圆形或近楔形，边缘具细齿或浅齿，叶上表面深绿色，密被糙毛，叶下表面密被银灰色绒毛，叶柄短或几无。头状花序集成聚伞状复总状花序，腋生，花小，为舌状花和管状花。瘦果具棱，有冠毛。气微，味苦、微甜。

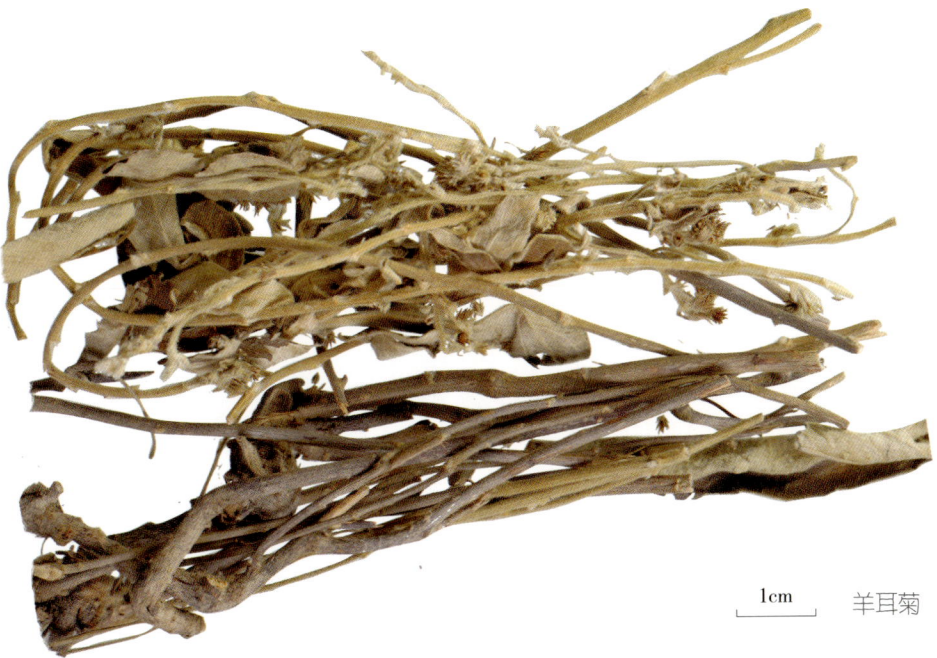

羊耳菊

性味	辛，温。
功效	疏散风热，解毒消肿，止痛。
主治	感冒发热，咽喉肿痛，风湿疼痛，痈疮疔毒，乳腺炎。
用量用法	30~60g。

★ 欧亚旋覆花 *Inula britannica* L.

别名： 旋覆花、大花旋覆花。 | **药材名：** 旋覆花（头状花序）。

植物形态

多年生草本。基生叶和下部茎生叶长椭圆形或披针形；中部叶长椭圆形，先端锐尖或渐尖，基部心形或有耳，半抱茎，边缘有浅或疏齿，上表面无毛或被疏伏毛，下表面密被伏柔毛和腺点；上部叶渐小。头状花序 1~5 个着生于茎顶，呈伞房状。总苞半球形，总苞片 4~5 层，线状披针形至线形，外层较短，被长柔毛，有腺点和缘毛。舌状花黄色，舌片线形；管状花黄色。瘦果，冠毛 1 层，白色。花、果期 7~10 月。

生境分布： 生于山谷、田埂、路边。广泛分布于东北各地。

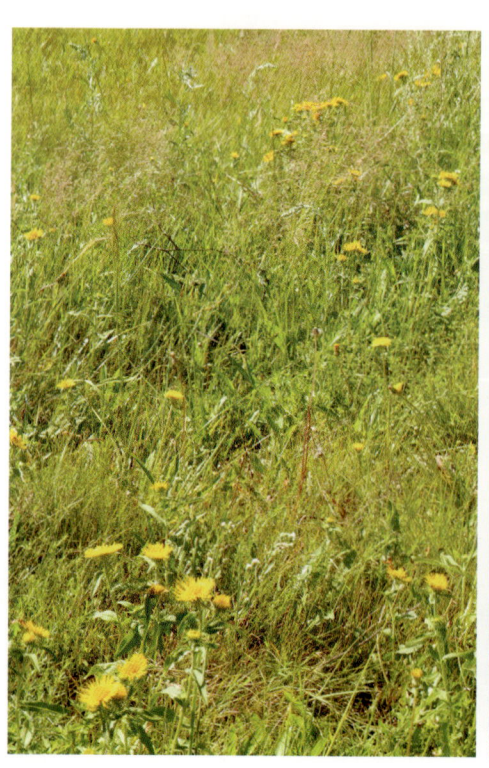
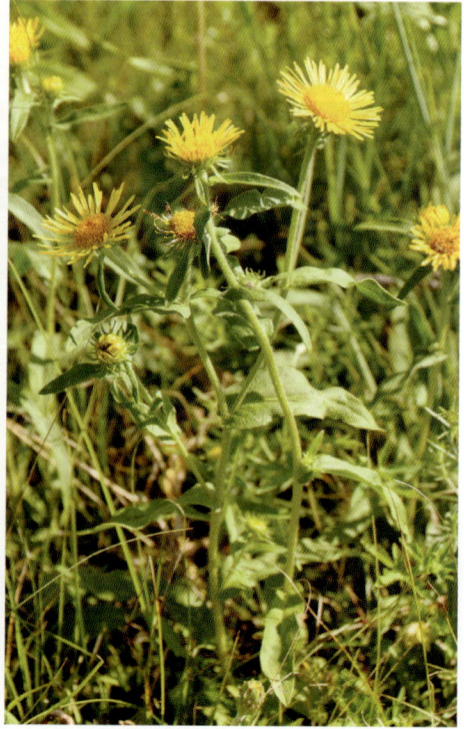

药材性状

旋覆花

扁球形或类球形，直径1~2cm。总苞由多数苞片组成，呈覆瓦状排列，苞片披针形或条形，灰黄色，长4~11mm；总苞基部有时有残留花梗，苞片及花梗表面被白色茸毛，舌状花1列，黄色，长约1cm，多卷曲，常脱落，先端3齿裂；管状花多数，棕黄色，长约5mm，先端5齿裂；子房顶端有多数白色冠毛，长5~6mm。有的可见椭圆形小瘦果。体轻，易散碎。气微，味微苦。

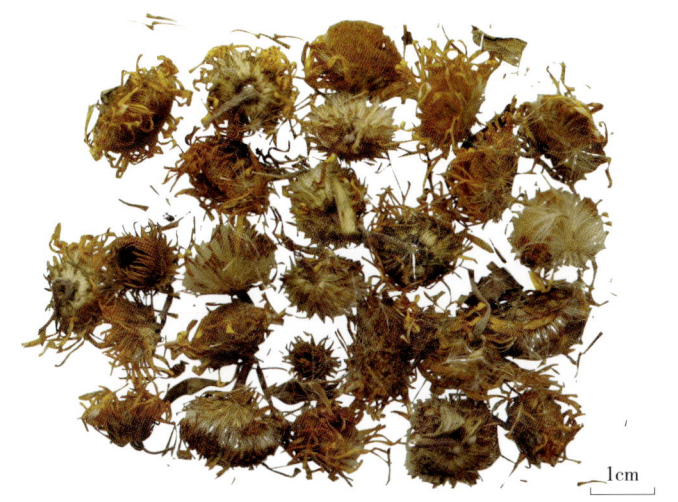

旋覆花

性味	苦、辛、咸，微温。
功效	降气，消痰，行水，止呕。
主治	风寒咳嗽，痰饮蓄结，胸膈痞满，咳喘痰多，呕吐噫气，心下痞硬。
用量用法	3~9g。包煎。

附 注：《中国药典》2015年版记载同属植物旋覆花与欧亚旋覆花的干燥头状花序同等入药。

总状土木香 *Inula racemosa* J. D. Hooker

别名: 总状木香、藏木香 | **药材名:** 土木香(根)。

植物形态

多年生草本,高达 2m。根圆锥形,木质化,多须根。基生叶丛生,有长柄,叶长达 45cm,宽达 20cm,边缘有锯齿,下表面密生绒毛;茎生叶较小,长圆形,几无柄;上部叶抱茎。头状花序排成总状花序;总苞片 4~5 层;边花舌状,黄色,雌性;中央花管状,两性,花冠 5 齿裂,雄蕊 5 枚,聚药。瘦果有浅黄色冠毛,放射状。花期 6~7 月,果期 7~9 月。

生境分布: 生于田边、河谷或沼泽等阴湿处。分布于湖北、新疆、陕西、四川、西藏等地。

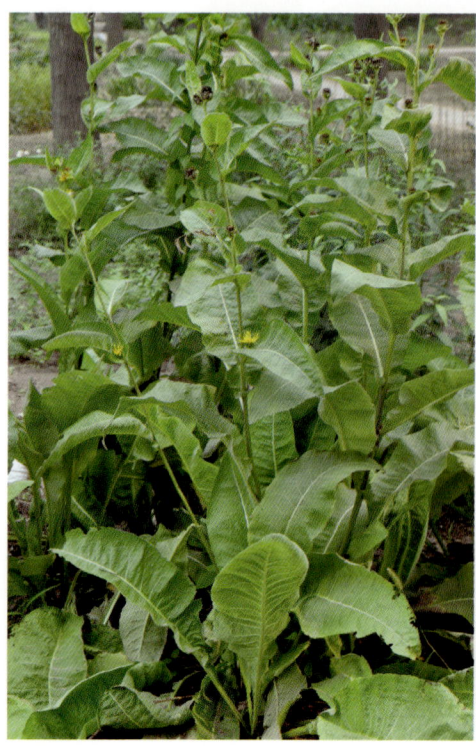
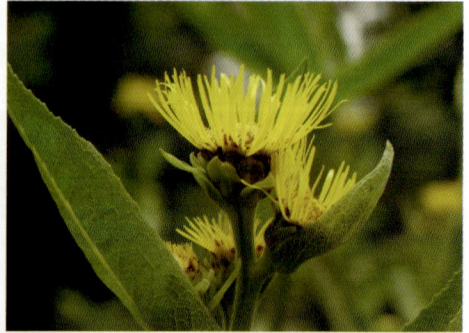
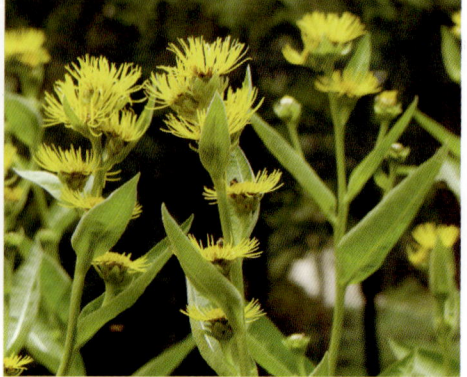

药材性状

土木香

圆锥形，略弯曲，长 5~20cm。表面黄棕色或暗棕色，有纵皱纹及须根痕。根头粗大，顶端有凹陷的茎痕及叶鞘残基，周围有圆柱形支根。质坚硬，不易折断，断面略平坦，黄白色至浅灰黄色，有凹点状油室。气微香，味苦、辛。

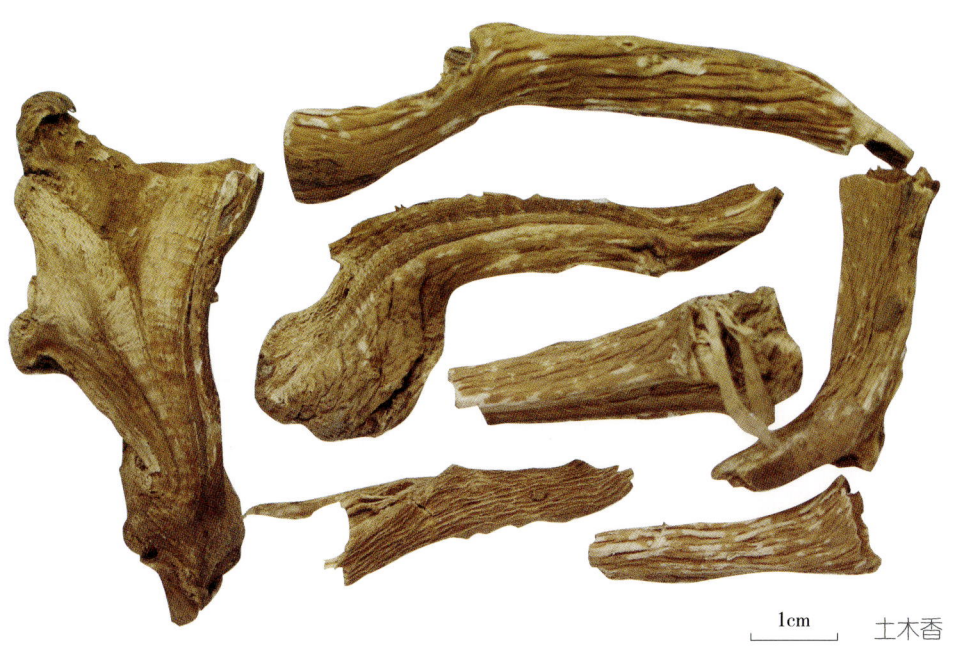

土木香

性味	辛、苦，温
功效	健脾和胃，调气解郁，止痛安胎。
主治	胸胁、脘腹胀痛，呕吐泻痢，胸胁挫伤，岔气作痛，胎动不安。
用量用法	3~9g，多入丸、散。

★ 黄花蒿 *Artemisia annua* L.

别名：臭蒿、臭青蒿。| **药材名**：青蒿（地上部分）。

植物形态　一年生草本。茎直立，具纵沟棱。基部叶及茎下部叶花时常枯萎；中部叶卵形，2~3回羽状全裂，呈栉齿状，小裂片矩圆形或长圆形，全缘或具1~2个锯齿，两面无毛或被微毛，密布腺点；上部叶小。头状花序球形，下垂，基部有线形的苞叶。总苞2~3层；外层苞片狭长圆形，边缘狭膜质；内层苞片卵形或近圆形，边缘宽膜质。花筒状，黄色；边花雌性，10~20朵；中央花两性，10~30朵，均结实。花托长圆形。瘦果长圆形。花、果期8~10月。

生境分布：生于旷野、山坡、路边、河岸。分布于全国各地。

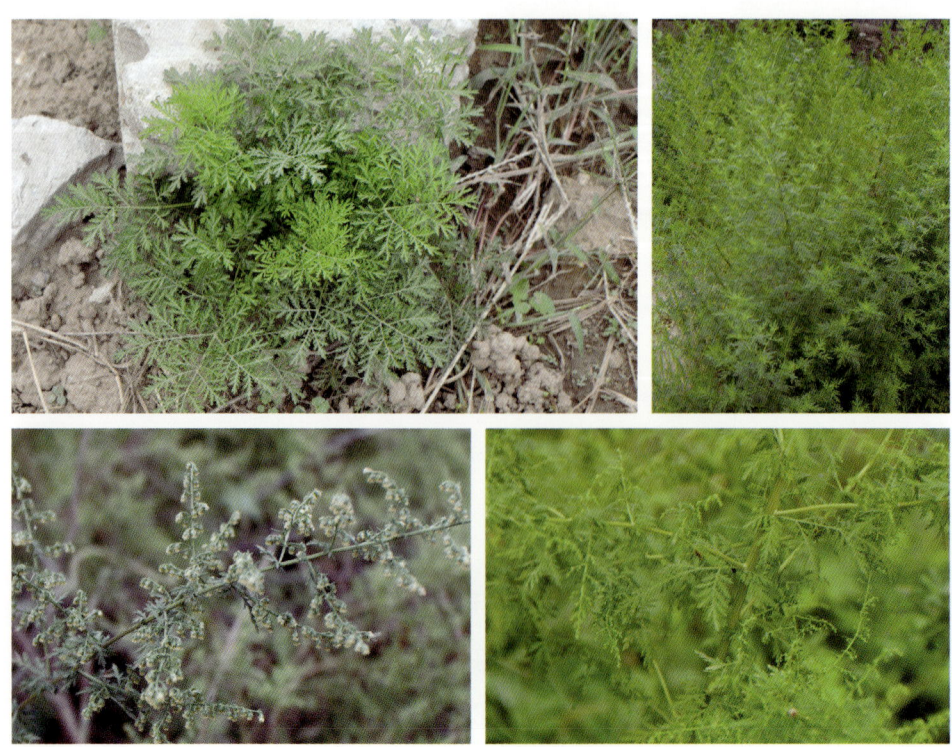

青蒿

药材性状

茎呈圆柱形，上部多分枝，长30~80cm，直径0.2~0.6cm；表面黄绿色或棕黄色，具纵棱线；质略硬，易折断，断面中部有髓。叶互生，暗绿色或棕绿色，卷缩易碎，完整者展平后为3回羽状深裂，裂片及小裂片矩圆形或长椭圆形，两面被短毛。气香特异，味微苦。

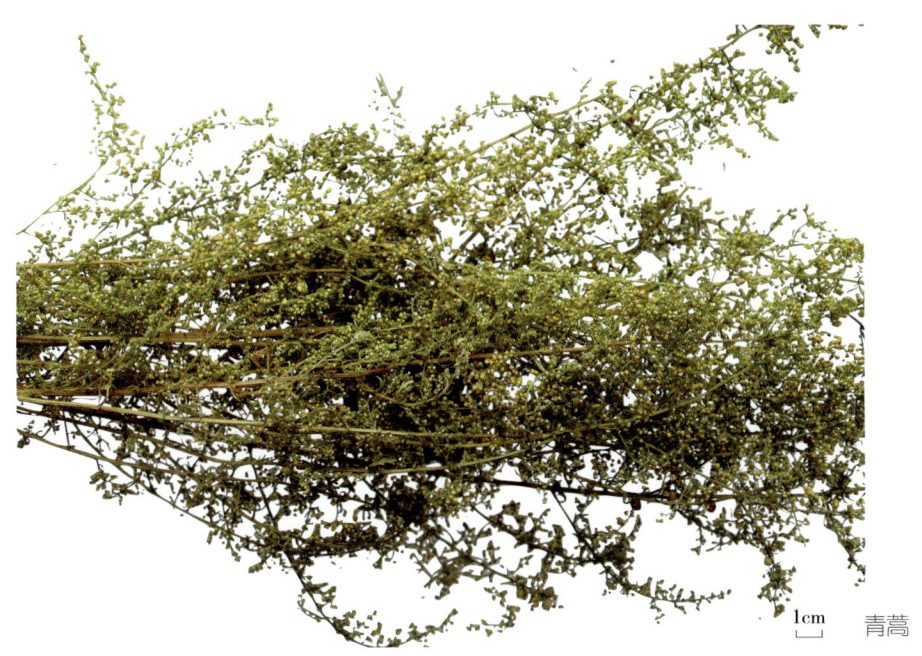

青蒿

性味	苦、辛，寒。
功效	清虚热，除骨蒸，解暑热，截疟，退黄。
主治	温邪伤阴，夜热早凉，阴虚发热，骨蒸劳热，暑邪发热，疟疾寒热，湿热黄疸。
用量用法	6~12g，后下。

附 注：同属植物青蒿易与黄花蒿混淆。

★ 艾 *Artemisia argyi* Lévl. et Vant.

别名：艾蒿。| **药材名**：艾叶（叶）。

植物形态　多年生草本，全株密被灰白色绒毛。茎直立，呈圆形，中部以上分出花序枝。单叶互生；中部叶卵圆状三角形或椭圆形，羽状浅裂或深裂，侧裂片楔形，中裂片边缘具不规则锯齿，上表面有腺点；上部叶披针形或条状披针形。头状花序排列成复总状；总苞卵形，总苞片4~5层，外层苞片较小，边缘膜质，背面被绵毛；边花雌性，无明显花冠；中央为两性花，花冠筒状，顶端5裂。瘦果长圆形。花期7~10月，果期9~11月。

生境分布：生于荒地林缘、路旁沟边。分布于我国东北、华北、华东、西南及陕西、甘肃等地。

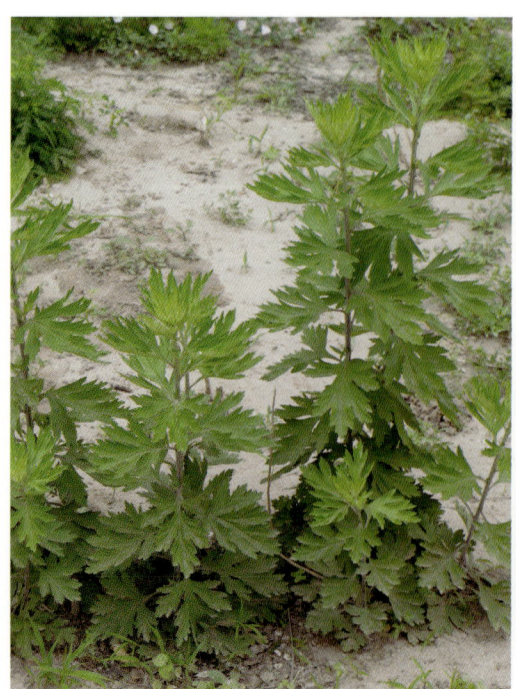
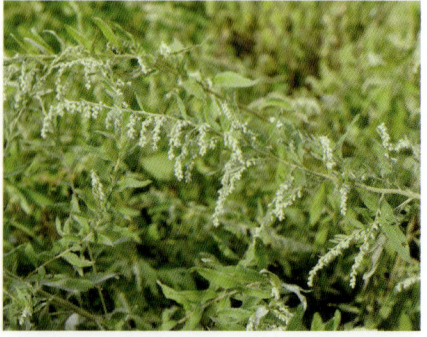
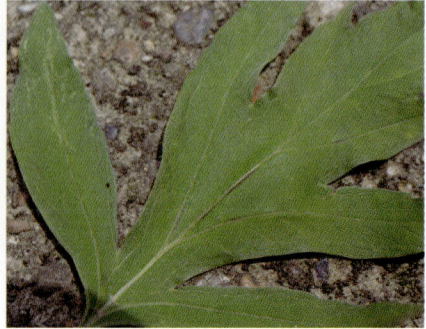

艾叶

药材性状

多皱缩、破碎，有短柄。完整叶片展平后呈卵状椭圆形，羽状深裂，裂片椭圆状披针形，边缘有不规则的粗锯齿，上表面灰绿色或深黄绿色，有稀疏的柔毛及腺点，下表面密生灰白色绒毛。质柔软。气清香，味苦。

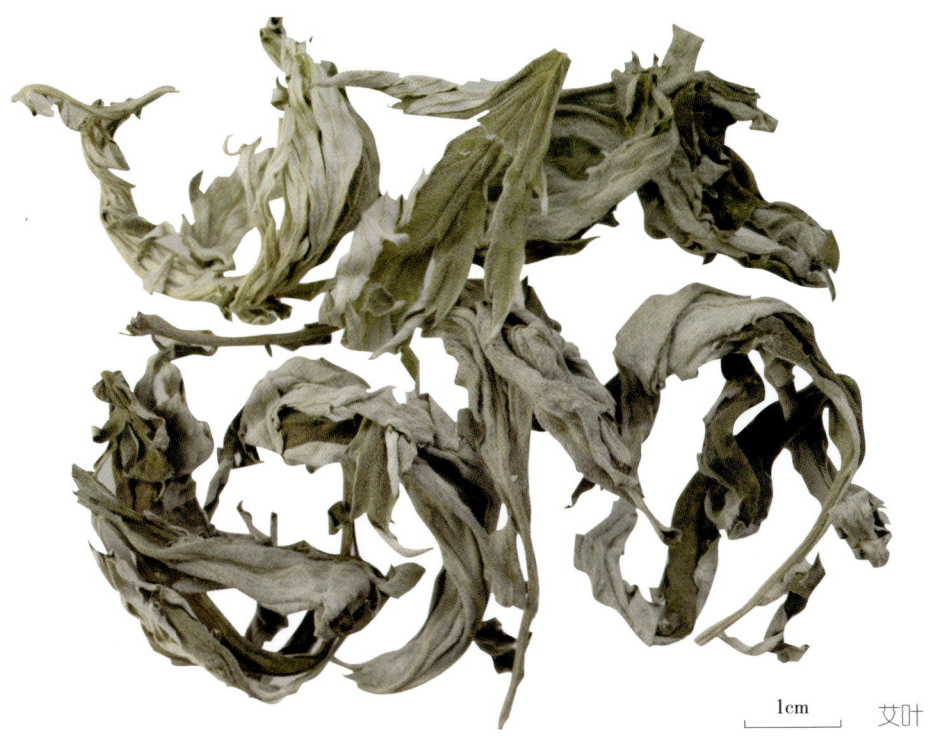

1cm　艾叶

性味	辛、苦，温；有小毒。
功效	温经止血，散寒止痛；外用祛湿止痒。
主治	吐血，衄血，崩漏，月经过多，胎漏下血，少腹冷痛，经寒不调，宫冷不孕，皮肤瘙痒。
用量用法	3~9g。外用适量，供灸治或熏洗用。

★ 鹅不食草 *Centipeda minima* (L.) A. Br. et Aschers.

别名：石胡荽。| **药材名**：鹅不食草（全草）。

植物形态　一年生匍匐草本，微臭，揉碎有辛辣味。茎纤细，基部多分枝，着地生根，无毛或略有细柔毛。叶互生，倒卵状披针形，边缘有不规则疏齿。头状花序单生叶腋，扁球形；总苞片2层，椭圆状披针形，外层较大，边缘膜质；花杂性；淡黄色或黄绿色，全部筒状；雌花位于外围，多列，花冠管细而短，中央为两性花，数朵，花冠管钟状，顶端4裂；雄蕊4枚；子房下位。瘦果椭圆形，具4条棱，边缘有长毛，无冠毛。花期4~8月，果期6~10月。

生境分布：生于路旁、荒野阴湿处。分布于黑龙江、吉林、辽宁、河北、河南、山东、江苏、浙江、安徽、江西、福建、台湾、湖北、湖南、广东、广西、四川、贵州等地。

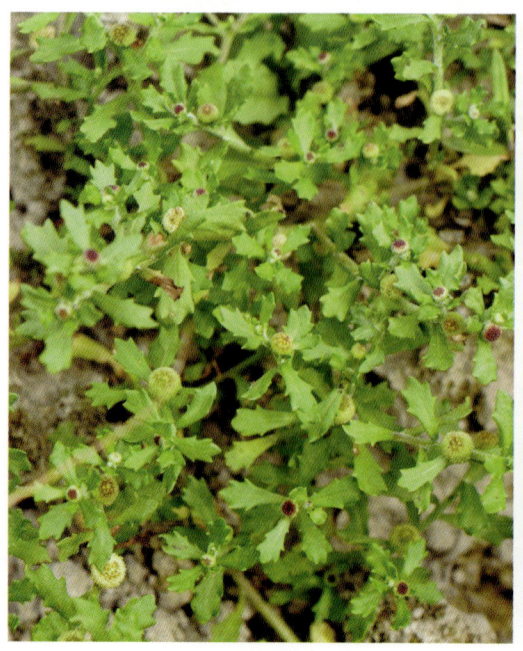
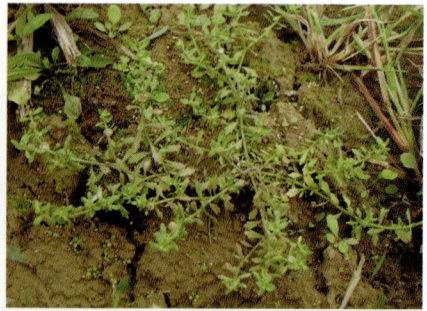
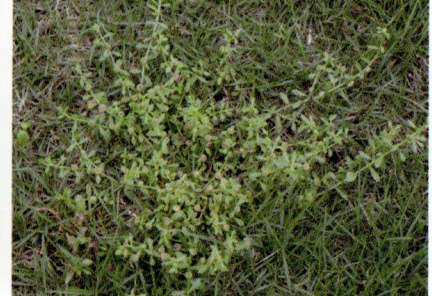

药材性状

鹅不食草

缠结成团。须根纤细，淡黄色。茎细，多分枝；质脆，易折断，断面黄白色。叶小，近无柄；叶片多皱缩、破碎，完整者展平后呈匙形，表面灰绿色或棕褐色，边缘有3~5个锯齿。头状花序黄色或黄褐色。气微香，久嗅有刺激感，味苦、微辛。

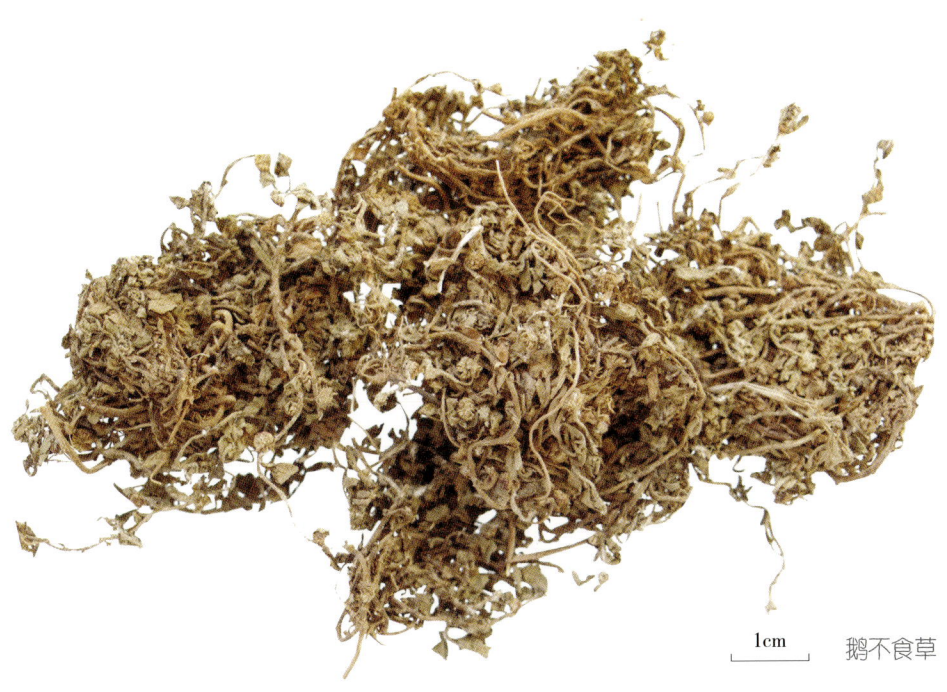

鹅不食草

性味	辛，温。
功效	发散风寒，通鼻窍，止咳。
主治	风寒头痛，咳嗽痰多，鼻塞不通，鼻渊流涕。
用量用法	6~9g。外用适量。

★ 款冬 *Tussilago farfara* L.

别名：冬花。| **药材名**：款冬花（花蕾）。

植物形态　多年生草本。根状茎褐色，横生地下。早春先抽出花葶数条，被疏或密的白色绵毛，具互生鳞片状叶 10 多枚，淡紫褐色。头状花序，顶生；总苞片 1~2 层，薄膜质，披针形，带紫红色，背面有蛛丝状绵毛；花托平；边缘有多层雌花，舌状，黄色；中央有多数两性花，管状，黄色。瘦果，长椭圆形，具棱；冠毛淡黄色。后生出基生叶，阔心形，边缘有波状顶端增厚的黑褐色疏齿，下表面密生白色绒毛，具掌状网脉；叶柄被白色绵毛。花期 3~4 月，果期 5 月。

生境分布：生于河边沙地，多有栽培。分布于全国各地。

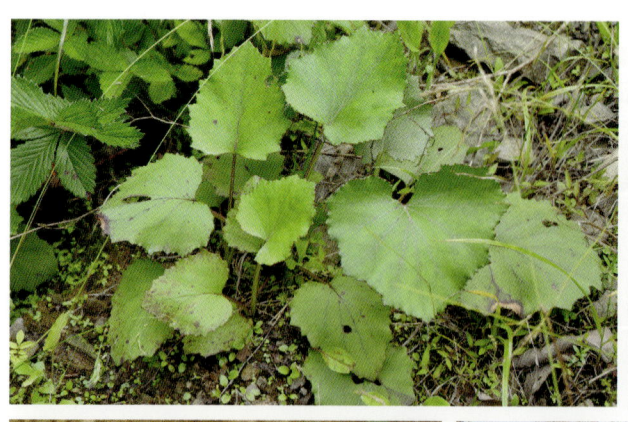
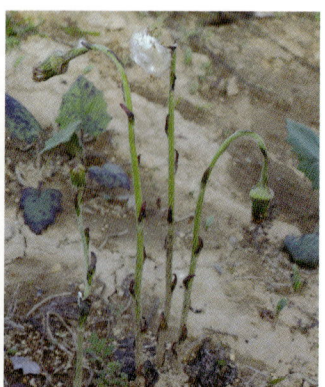
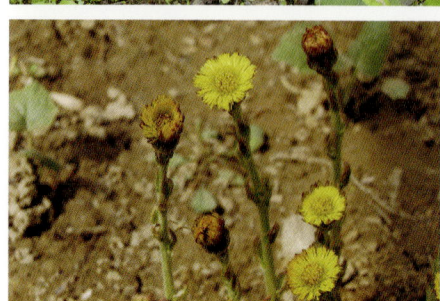
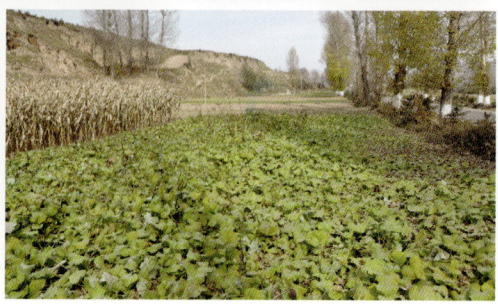

药材性状

款冬花

长圆棒状。单生或 2~3 个基部连生，长 1~2.5cm，直径 0.5~1cm。上端较粗，下端渐细或带有短梗，外面被有多数鱼鳞状苞片。苞片外表面紫红色或淡红色，内表面密被白色絮状茸毛。体轻，撕开后可见白色茸毛。气香，味微苦而辛。

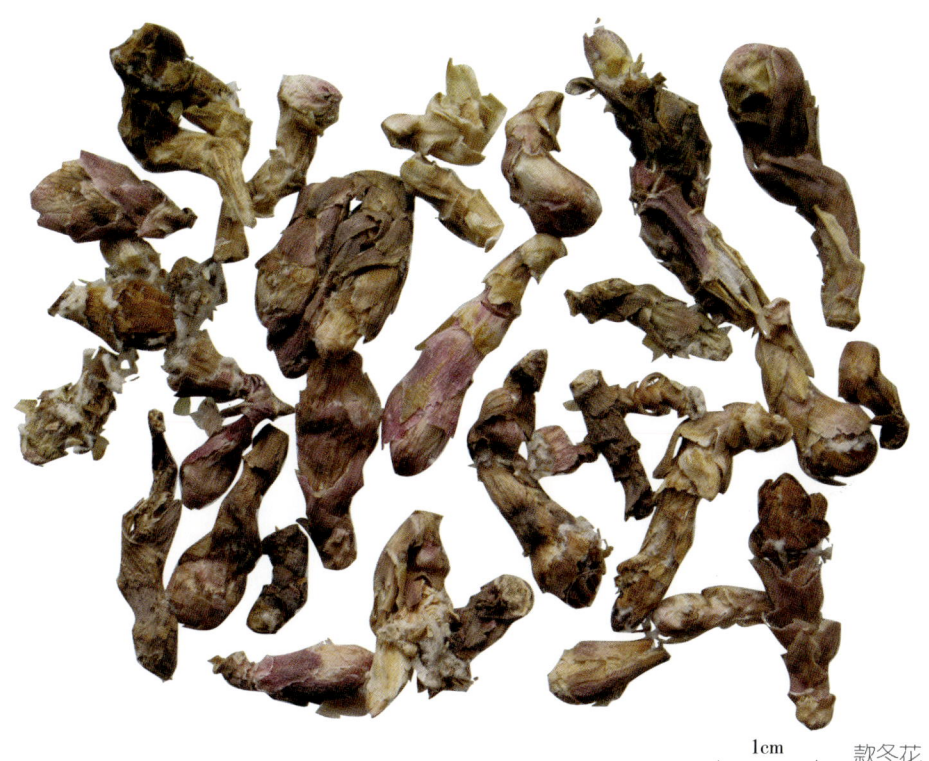

款冬花

性味	辛、微苦，温。
功效	润肺下气，止咳化痰。
主治	新久咳嗽，喘咳痰多，劳嗽咯血。
用量用法	5~10g。

★ 千里光 *Senecio scandens* Buch. -Ham.

别名：九里明、九里光。| **药材名**：千里光（地上部分）。

植物形态　多年生草本。茎圆柱形，曲折，呈攀缘状，具纵纹，茎上部多分枝，幼时有毛，后脱落，下部木质化。叶互生，具短柄，椭圆状三角形或卵状披针形，茎部截形或戟形，边缘浅裂或深裂，稀近全缘，两面均被细毛。头状花序顶生，多数，排列成复总状伞房花序；花梗细；总苞筒状；总苞片1层；舌状花黄色，雌性；管状花黄色，两性。瘦果圆柱形，具棱，棕褐色；冠毛白色。花期9~10月，果期10~11月。

生境分布：生于山坡、林缘、灌丛、沟边、路旁。分布于我国西北部至西南部、中部、东南部等地。

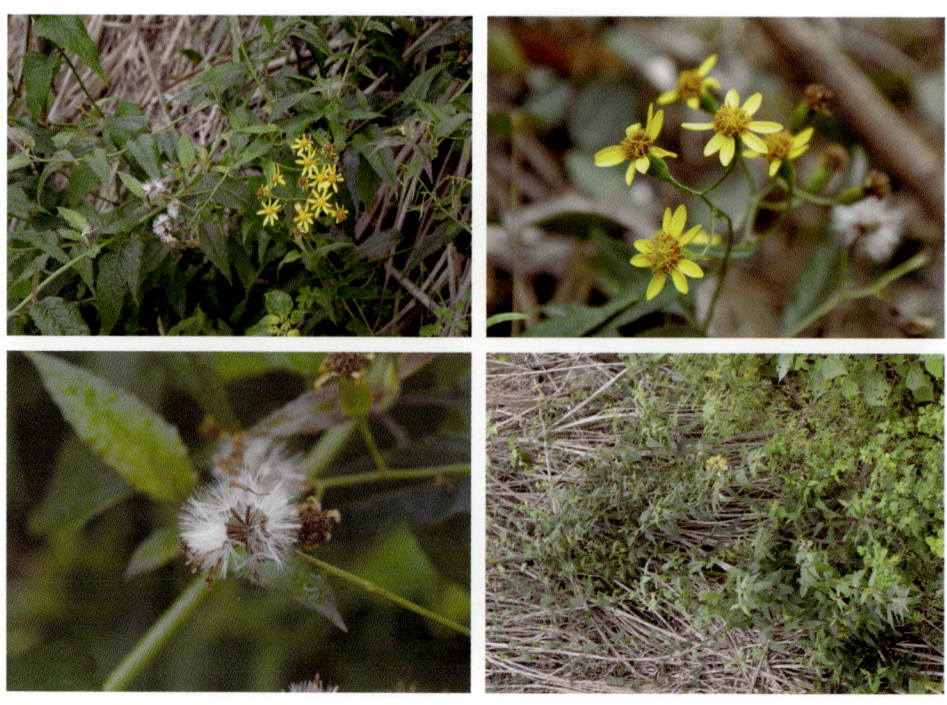

千里光

药材性状

茎呈细圆柱形,稍弯曲,上部有分枝;表面灰绿色、黄棕色或紫褐色,具纵棱,密被灰白色柔毛。叶互生,多皱缩破碎,完整者展平后呈卵状披针形或长三角形,有时具1~6枚侧裂片,边缘有不规则锯齿,基部截形或戟形,两面均被细柔毛。头状花序,总苞钟形;花黄色至棕色;冠毛白色。气微,味苦。

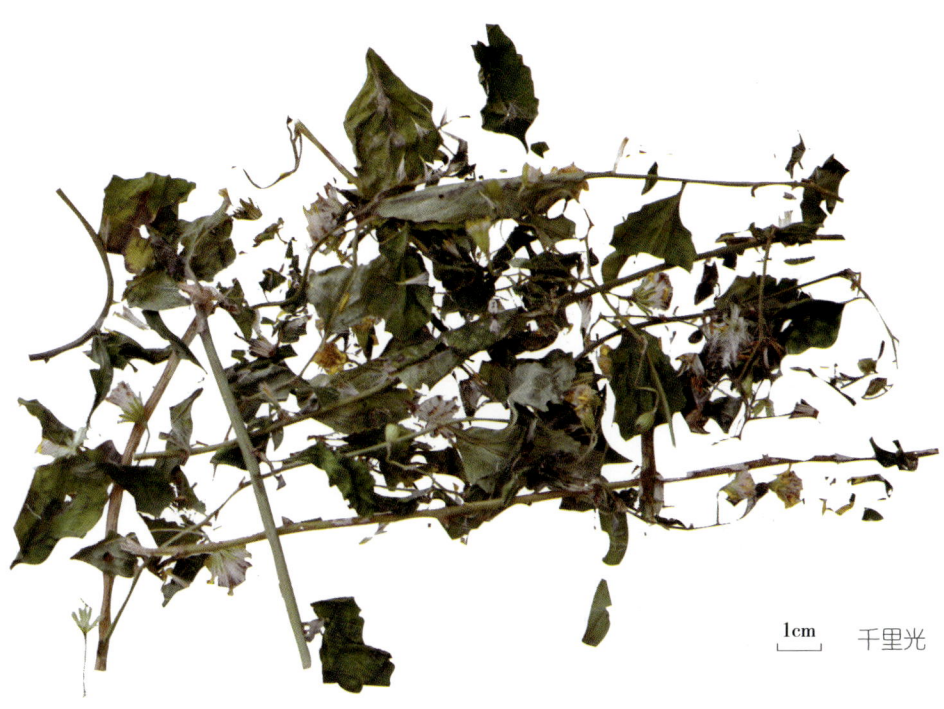

1cm 千里光

性味	苦,寒。
功效	清热解毒,明目,利湿。
主治	痈肿疮毒,感冒发热,目赤肿痛,泄泻痢疾,皮肤湿疹。
用量用法	15~30g。外用适量,煎水熏洗。

★ 华东蓝刺头 *Echinops grijisii* Hance

别名： 格利氏蓝刺头。| **药材名：** 禹州漏芦（根）。

植物形态

多年生草本。茎直立，单生，全部茎枝被密厚的蛛丝状绵毛。叶纸质；基部叶及下部茎叶有长叶柄，椭圆形、长椭圆形、长卵形或卵状披针形，1回羽状深裂，侧裂片4~5（7）对，全部裂片边缘有均匀而细密的刺状缘毛；向上叶渐小；全部茎叶两面异色，下表面被密厚的蛛丝状绵毛。复头状花序单生于枝端或茎顶。全部苞片24~28枚。小花蓝色，花冠5深裂。瘦果倒圆锥状，冠毛长3mm。花、果期7~10月。

生境分布： 生于海拔100~800m的山坡草丛中。分布于辽宁、山东、江苏、浙江、安徽、河南、福建、台湾、广西、江西等地。

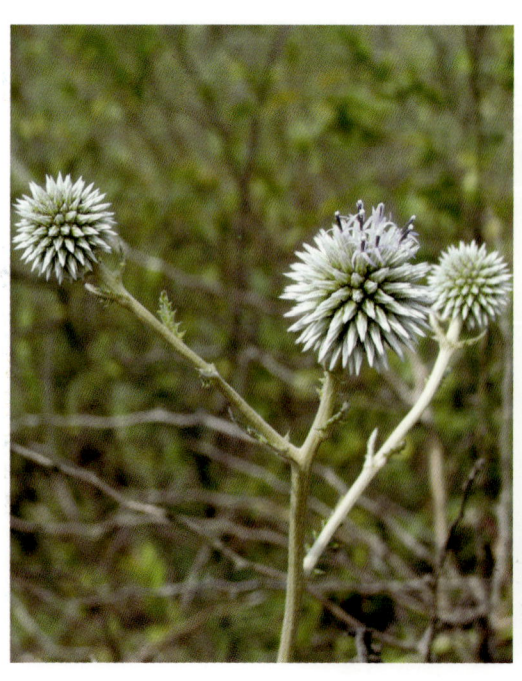
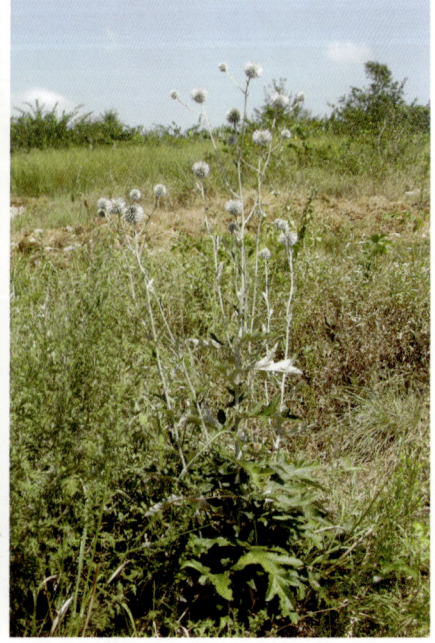

药材性状

禹州漏芦

类圆柱形，稍扭曲，长10~25cm，直径0.5~1.5cm。表面灰黄色或灰褐色，具纵皱纹，顶端有纤维状棕色硬毛。质硬，不易折断，断面皮部褐色，木部呈黄黑相间的放射状纹理。气微，味微涩。

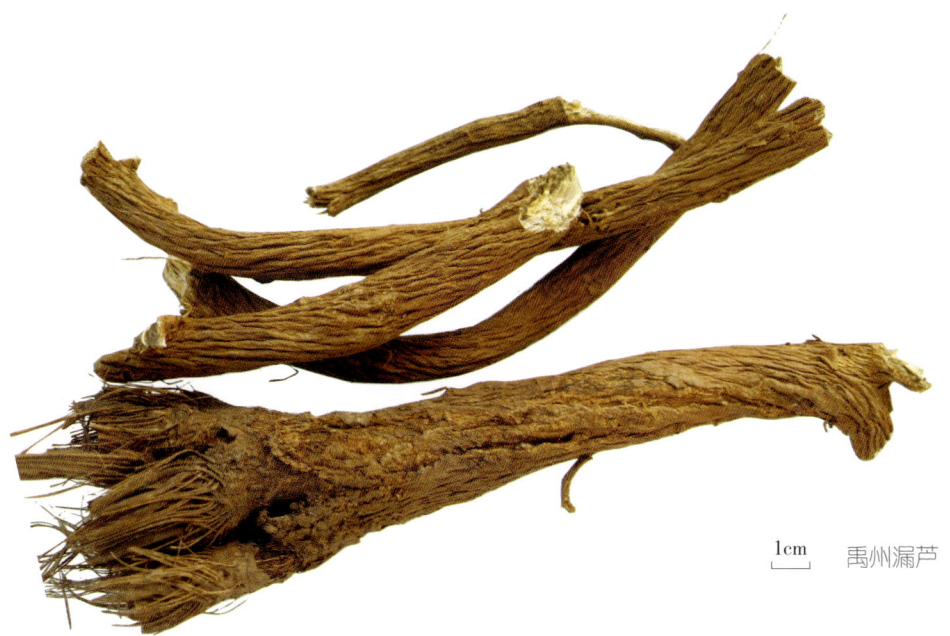

禹州漏芦

性味	苦，寒。
功效	清热解毒，消痈，下乳，舒筋通脉。
主治	乳痈肿痛，痈疽发背，瘰疬疮毒，乳汁不通，湿痹拘挛。
用量用法	5~10g。孕妇慎用。

附注：《中国药典》2015年版记载同属植物蓝刺头与华东蓝刺头的干燥根同等入药。

★ 天山雪莲 *Saussurea involucrata* (Kar. et Kir.) Sch. -Bip.

别名：雪莲花。| **药材名**：天山雪莲（地上部分）。

植物形态

多年生草本。根状茎粗壮，具棕色宿存叶柄。叶密集，基生叶和茎生叶无柄，叶椭圆形或卵状椭圆形，边缘有尖齿，两面均被柔毛；最上部叶苞叶状，宽卵形，边缘有尖齿，膜质，淡黄色，包被总花序。头状花序无柄，10~42个在茎顶密集成球形总花序；总苞半球形，总苞片3~4层，边缘或全部紫褐色；小花紫色。瘦果长圆形；冠毛污白色，2层。花、果期7~9月。

生境分布：生于海拔2400~4100m的山谷、石缝、水边、草甸。分布于新疆。

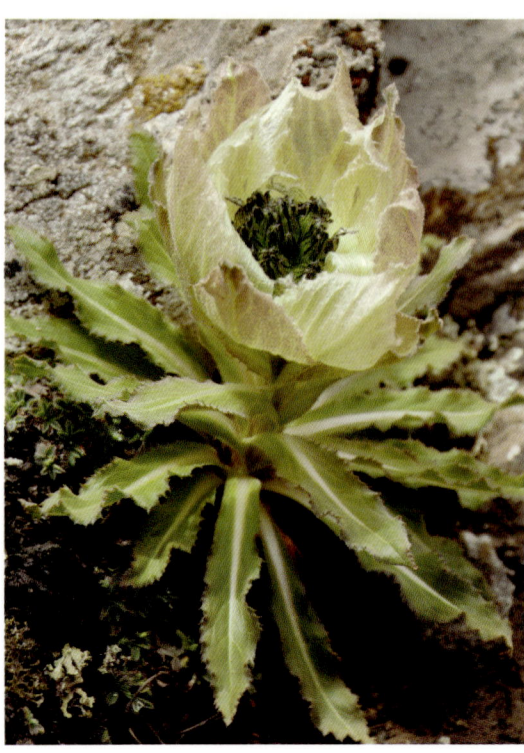
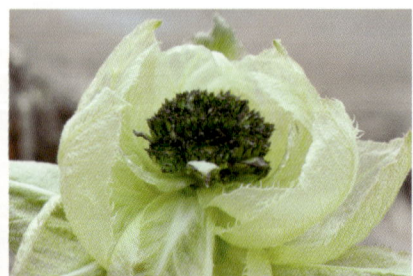
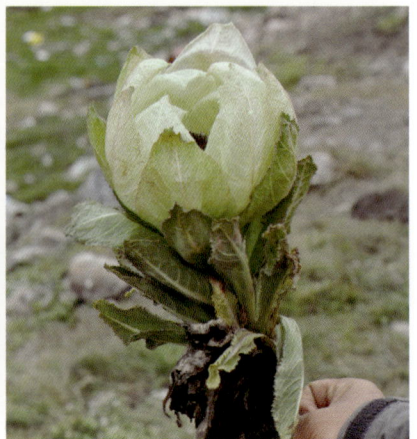

天山雪莲

药材性状

茎呈圆柱形，具纵棱，断面中空。茎生叶密集排列，无柄，或脱落留有残基，完整叶片呈卵状长圆形或广披针形，两面均被柔毛，边缘有锯齿和缘毛，主脉明显。头状花序顶生，10~42个密集成圆球形，无梗。苞叶长卵形或卵形，无柄，中部凹陷呈舟状，膜质，半透明。总苞片3~4层，披针形。花管状，紫红色，柱头2裂。瘦果圆柱形，具纵棱；羽状冠毛2层。体轻，质脆。气微香，味微苦。

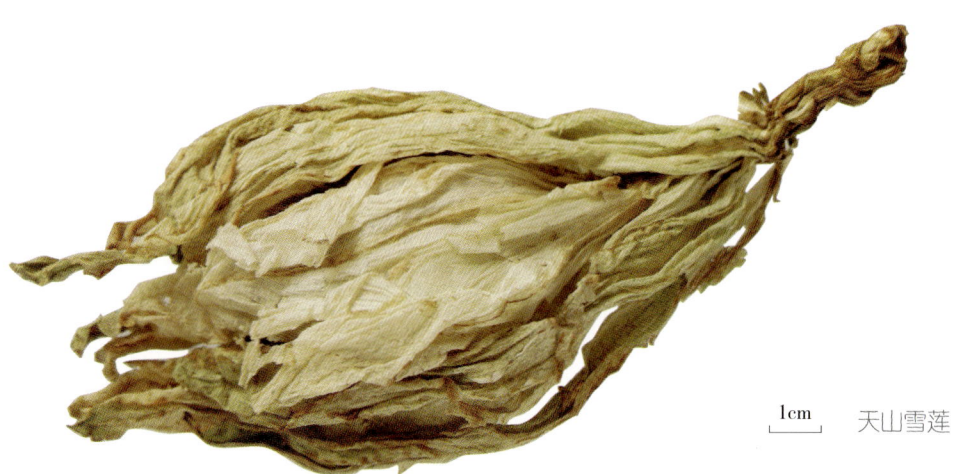

1cm 天山雪莲

性味	微苦，温。
功效	温肾助阳，祛风胜湿，活血通经。
主治	风寒湿痹痛，类风湿关节炎，小腹冷痛，月经不调。
用量用法	3~6g，水煎或酒浸服。外用适量。

★ 川木香 *Vladimiria souliei* (Franch.) Ling

别名：木香。| 药材名：川木香（根）。

植物形态

草本。根坚硬粗壮，圆柱形，外皮褐色。茎极短。叶呈莲座状平铺地面；叶柄被白色茸毛；叶片两面同色（绿色或浅绿色），卵状披针形或长圆状披针形，羽状中裂，具5~7对裂片，裂片下表面被稀疏的伏毛和蛛丝状毛。头状花序数个集生于枝顶；总苞片约6轮，先端具刺状短尖；花全为管状花，紫色；花冠管长约3cm或更长，先端5裂；雄蕊5枚，花药箭形；子房下位。瘦果长7~8mm；冠毛多层。花、果期7~10月。

生境分布：生于海拔3700~4800m的高山草地。分布于四川、西藏等地。

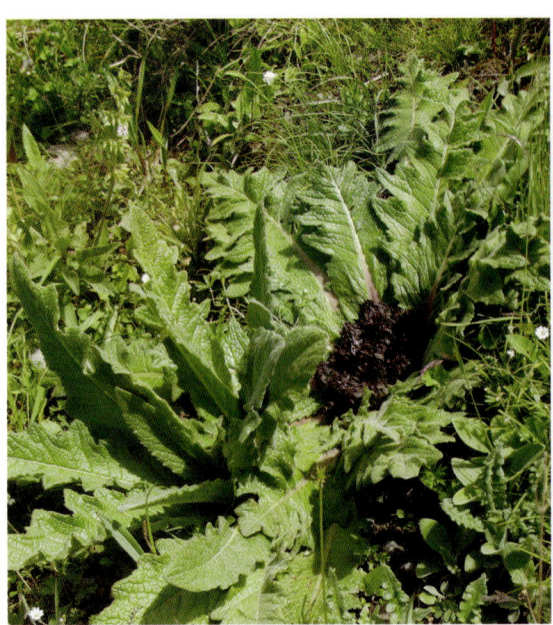
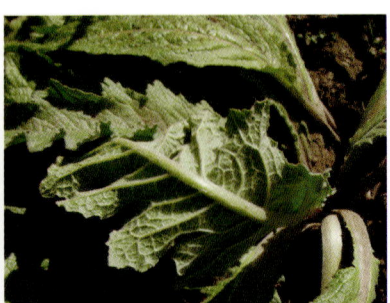
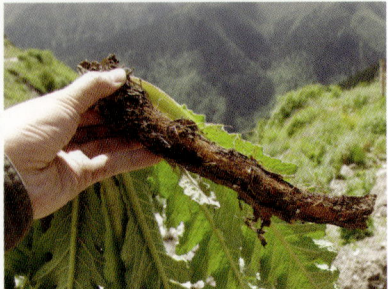

药材性状

川木香

圆柱形或有纵槽的半圆柱形,稍弯曲,长10~30cm,直径1~3cm。表面黄褐色或棕褐色,具纵皱纹,外皮脱落处可见丝瓜络状细筋脉;根头偶有黑色发黏的胶状物,习称"油头"。体较轻,质硬脆,易折断,断面黄白色或黄色,有深黄色稀疏油点及裂隙,木部宽广,有放射状纹理;有的中心呈枯朽状。气微香,味苦,嚼之粘牙。

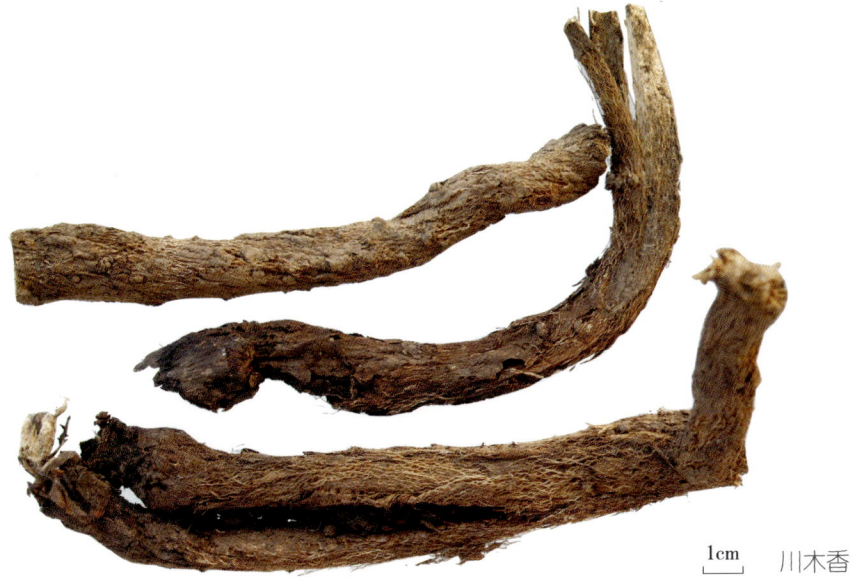

川木香

性味	辛、苦,温。
功效	行气止痛。
主治	胸胁、脘腹胀痛,肠鸣腹泻,里急后重。
用量用法	3~9g。

附 注:《中国药典》2015年版记载同属植物灰毛川木香与川木香的干燥根同等入药。

★ 水飞蓟 *Silybum marianum* (L.) Gaertn.

别名： 奶蓟。 | **药材名：** 水飞蓟（果实）。

植物形态

一年或二年生草本。基生叶大型，莲座状，长椭圆状披针形，羽状深裂或浅裂，边缘有锯齿，齿尖具硬尖刺，上表面光滑，具乳白色斑点，下表面疏生白柔毛；茎生叶较小，披针形，基部抱茎。头状花序顶生或腋生；总苞近球形；总苞片多层，具长刺；花托肉质，具硬托毛；花全为管状花，两性，淡红色至紫红色，少有白色；花冠管纤细，顶端5裂。瘦果椭圆状卵形，棕色至黑褐色。花期5~7月，果期6~8月。

生境分布： 原产于欧洲，我国有引种栽培。

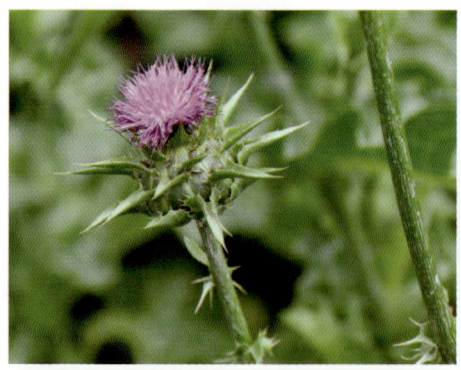

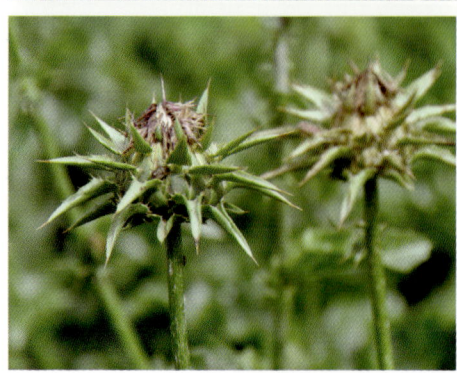

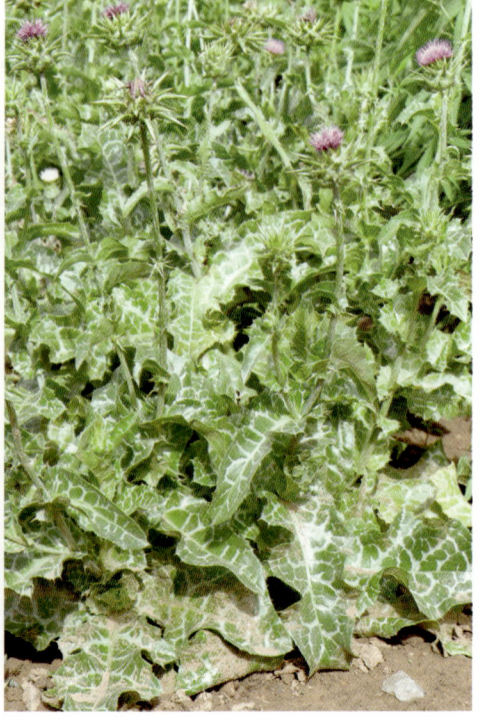

药材性状

水飞蓟

长倒卵形或椭圆形，长 5~7mm，宽 2~3mm。表面淡灰棕色至黑褐色，光滑，有细纵花纹。顶端钝圆，稍宽，有 1 个圆环，中间具残存的点状花柱基，基部略窄。质坚硬。破开后可见子叶 2 枚，浅黄白色，富油性。气微，味淡。

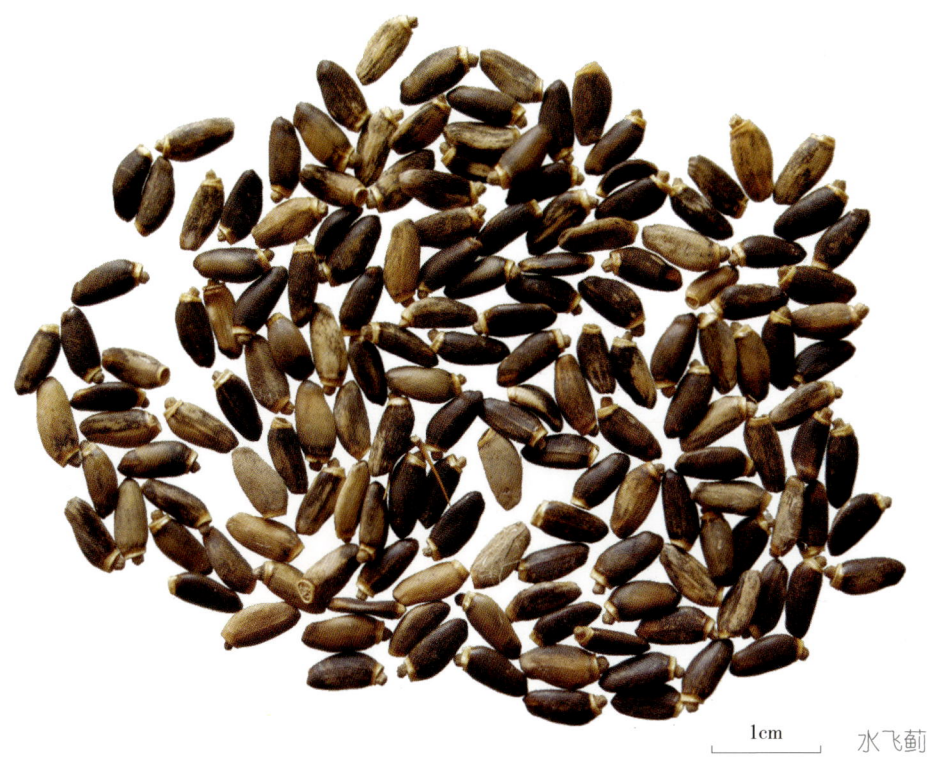

水飞蓟

性味	苦，凉。
功效	清热解毒，疏肝利胆。
主治	肝胆湿热，胁痛，黄疸。
用量用法	供配制成药用。

★ 碱地蒲公英 *Taraxacum borealisinense* Kitam.

别名: 华蒲公英。| **药材名:** 蒲公英(全草)。

植物形态　多年生草本。叶基生,倒卵状披针形或狭披针形,无毛;外面的叶羽状浅裂或具波状牙齿,有时近全缘;里面的叶逆向羽状深裂,顶裂片较大,长三角形或戟状三角形,侧裂片3~7对;叶柄和下表面的叶脉带紫色。花葶数条,比叶长;头状花序下被蛛丝状毛或无毛;总苞片3层,无小角状突起;舌状花黄色。瘦果,上部有刺状突起,下部有短钝的小瘤,喙长4~5mm。花、果期6~8月。

生境分布: 生于稍潮湿的盐碱地或原野上。分布于黑龙江、吉林、辽宁、河北、河南、山西、陕西、甘肃、青海等地。

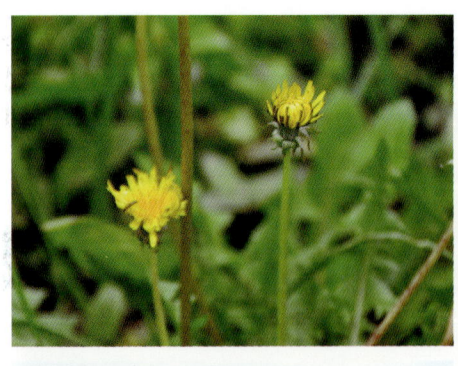

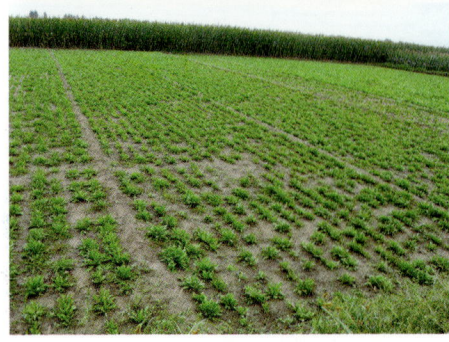

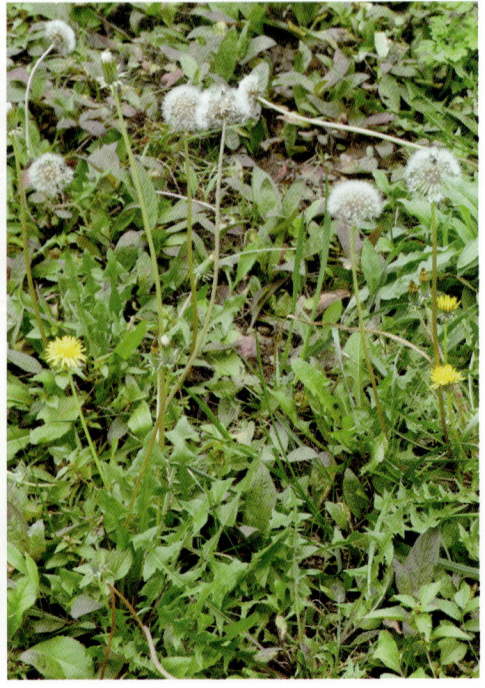

药材性状

蒲公英

皱缩卷曲的团块。根呈圆锥状；表面棕褐色，抽皱；根头部有棕褐色或黄白色的茸毛。叶基生，多皱缩破碎，完整者展开后呈倒披针形，绿褐色或暗灰绿色，先端尖或钝，边缘浅裂或羽状分裂，基部渐狭，下延成柄状，下表面主脉明显。花葶1至数条；总苞片多层，内面1层较长；花冠黄褐色或淡黄白色。气微，味微苦。

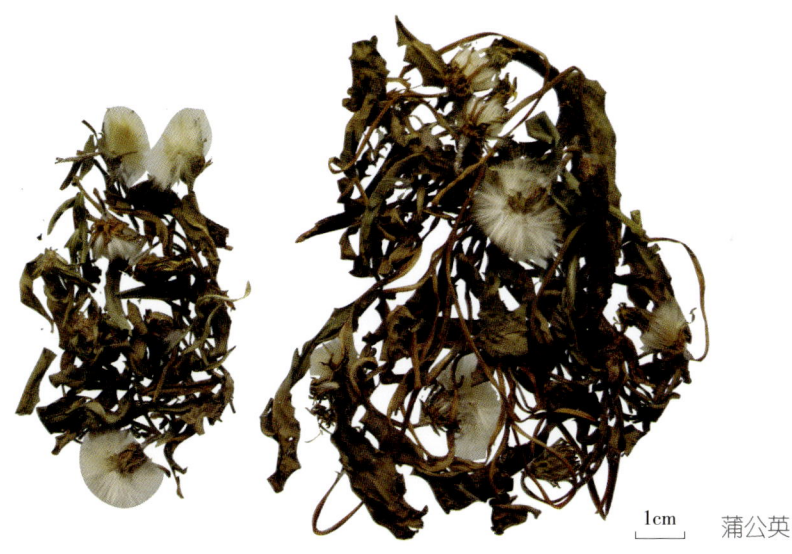

蒲公英

性味	甘、苦，寒。
功效	清热解毒，消肿散结，利尿通淋。
主治	疔疮肿毒，乳痈，瘰疬，目赤，咽痛，肺痈，肠痈，湿热黄疸，热淋涩痛。
用量用法	10~15g。

附　注：《中国药典》2015年版记载同属植物蒲公英与碱地蒲公英的干燥全草同等入药。

棕榈科

★ 槟榔 *Areca catechu* L.

药材名: 槟榔(种子)、大腹皮(果皮)。

植物形态 茎单生,乔木状。叶簇生于茎顶;羽状复叶,光滑,小叶披针状线形或线形,两面光滑。肉穗花序生于最下方1枚叶的叶鞘束下,具佛焰苞状大苞片;花单性,雌雄同株;雄花小,多数,花被6枚,厚而小,三角状阔卵形,雄蕊6枚,花药箭形;雌花较大而少,着生于分枝的下部,花被6枚,排列成2轮,三角状阔卵形,花柱3枚。坚果卵圆形或长圆形,熟时橙黄色。花期3~4月,果期12月至翌年2月。

生境分布: 生于热带地区。栽培于海南、台湾、云南等地。

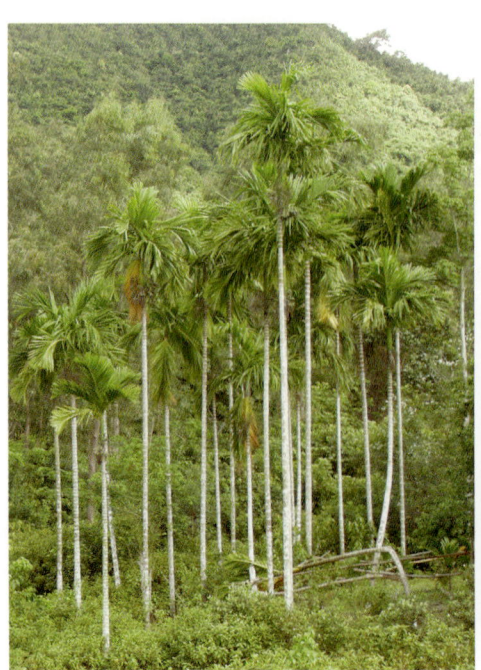
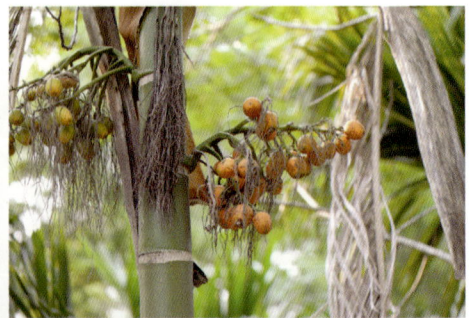
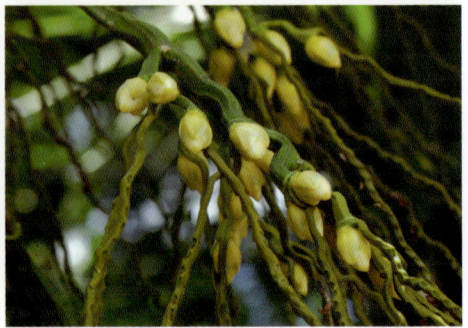

药材性状

槟榔

扁球形或圆锥形，高1.5~3.5cm，底部直径1.5~3cm。表面淡黄棕色或淡红棕色，具稍凹下的网状沟纹，底部中心有圆形凹陷的珠孔，其旁有1个明显疤痕状种脐。质坚硬，不易破碎，断面可见棕色种皮与白色胚乳相间的大理石样花纹。气微，味涩、微苦。

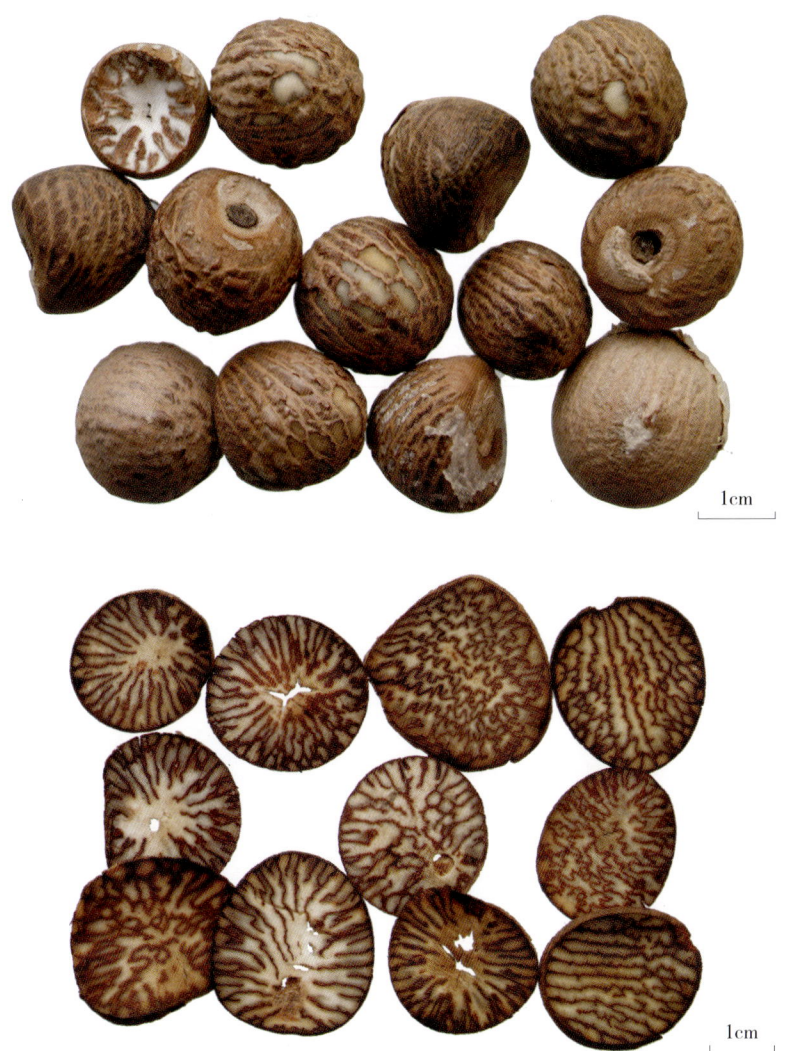

槟榔

炒槟榔

性味	苦、辛，温。
功效	杀虫，消积，行气，利水，截疟。
主治	绦虫病，蛔虫病，姜片虫病，虫积腹痛，积滞泻痢，里急后重，水肿脚气，疟疾。
用量用法	3~10g；驱绦虫、姜片虫 30~60g。

药材性状

大腹皮

略呈椭圆形或长卵形瓢状，长 4~7cm，宽 2~3.5cm，厚 0.2~0.5cm。外果皮深棕色至近黑色，具不规则的纵皱纹及隆起的横纹，顶端有残存的花柱基，基部有果梗及残存的萼片。内果皮凹陷，褐色或深棕色，光滑呈硬壳状。体轻，质硬，纵向撕裂后可见中果皮纤维。气微，味微涩。

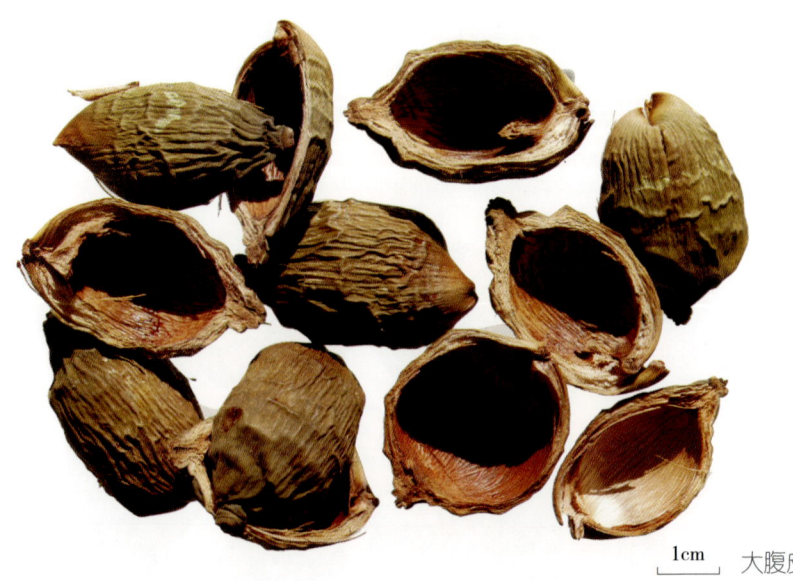

1cm　大腹皮

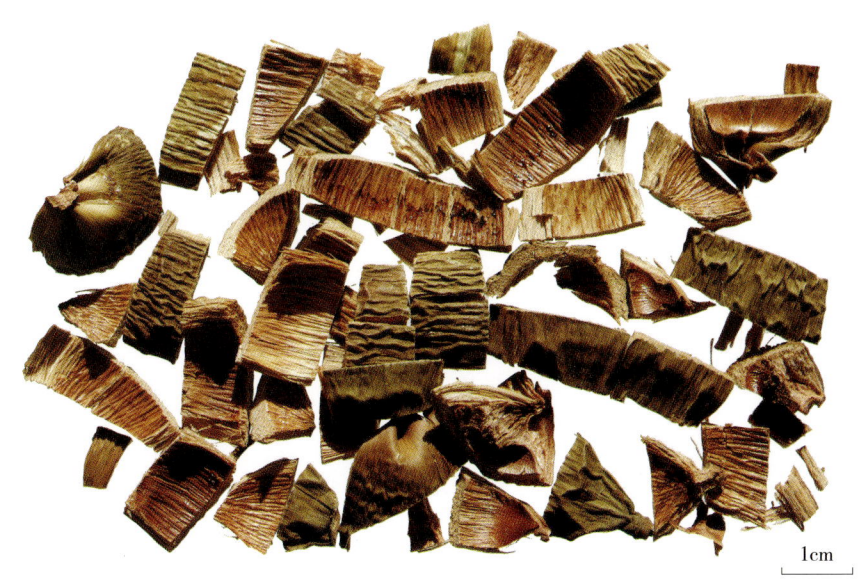

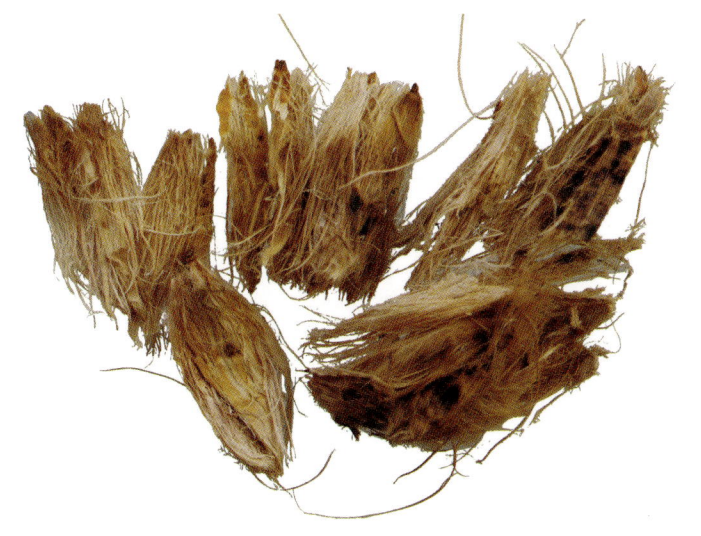

大腹皮
大腹毛

性味	辛，微温。
功效	行气宽中，行水消肿。
主治	湿阻气滞，脘腹胀闷，大便不爽，水肿胀满，脚气浮肿，小便不利。
用量用法	5~10g。

天南星科

★ 独角莲 *Typhonium giganteum* Engl.

别名：禹白附。| 药材名：白附子（块茎）。

植物形态　多年生草本，植株光滑无毛。块茎倒卵形、卵球形或卵状椭圆形，密被褐色鳞片，具6~8条环状节。叶生于块茎顶端，初生叶卷成尖角状，后展开；叶柄肥大，圆柱形，肉质，基部具紫色条斑；叶片三角状长卵形，基部箭形，全缘或波状。佛焰苞基部管状，内侧开裂，边缘折叠，深紫色；肉穗花序；雌花位于下部，雄花位于上部，两者相距2.5cm；雄花序上方有1个棒状附属器，紫色。浆果紫色。花期6~8月，果期7~9月。

生境分布：生于林下、山涧湿地。分布于吉林、辽宁、河北、山西、河南、山东、江苏、湖南、湖北、陕西、宁夏、四川、西藏等地。

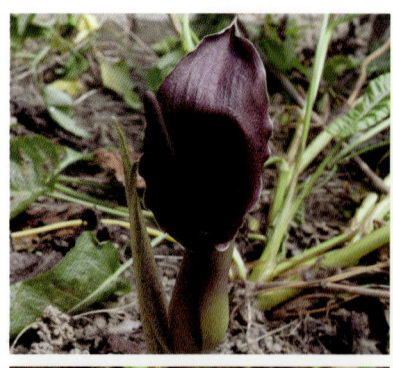
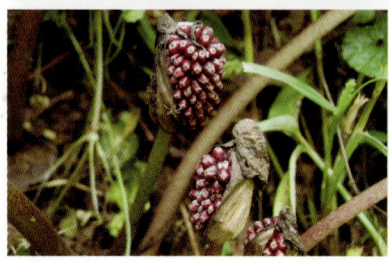
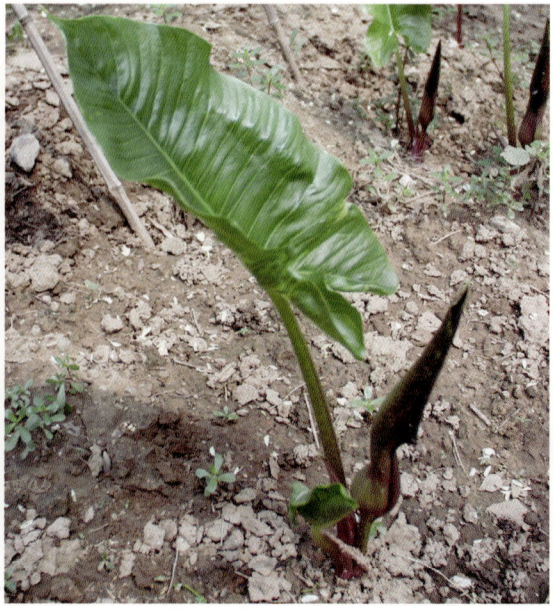

药材性状

白附子

椭圆形或卵圆形，长2~5cm，直径1~3cm。表面白色至黄白色，略粗糙，有环纹及须根痕，顶端有茎痕或芽痕。质坚硬，断面白色，粉性。气微，味淡、麻辣刺舌。

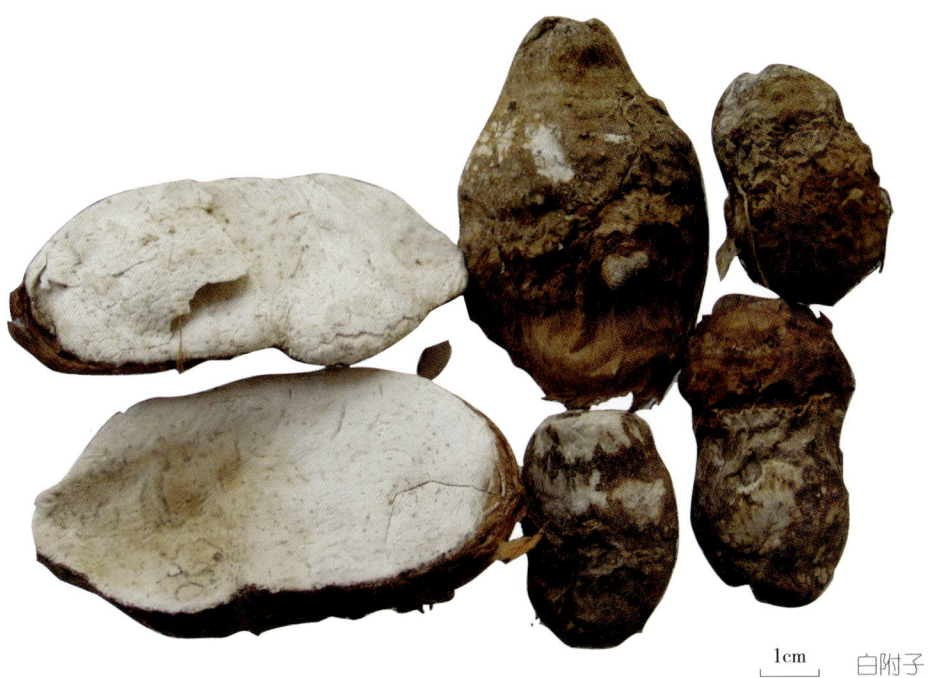

白附子

性味	辛，温；有毒。
功效	祛风痰，定惊搐，解毒散结，止痛。
主治	中风痰壅，口眼㖞斜，语言謇涩，惊风癫痫，破伤风，痰厥头痛，偏正头痛，瘰疬痰核，毒蛇咬伤。
用量用法	3~6g，一般炮制后用。外用生品适量捣烂，熬膏或研末以酒调敷患处。孕妇慎用；生品内服宜慎。

★ 天南星 *Arisaema erubescens* (Wall.) Schott

别名：山苞米、一把伞、一把伞南星。| **药材名**：天南星（块茎）。

植物形态

块茎扁球形。叶1枚，极稀2枚；叶柄长40~80cm；叶片放射状分裂，裂片无定数，多年生植株则多达20枚，常1枚上举，披针形、长圆形至椭圆形。佛焰苞绿色，背面有清晰的白色条纹，或淡紫色至深紫色而无条纹；檐部先端有长5~15cm的线形尾尖或无。肉穗花序单性，雄花序长2~2.5cm，花密；雌花序长约2cm；附属器棒状、圆柱形。雄花具短柄，雄蕊2~4枚；雌花子房卵圆形。浆果红色。花期5~7月，果成熟期9月。

生境分布：生于林下灌丛中。分布于全国各地。

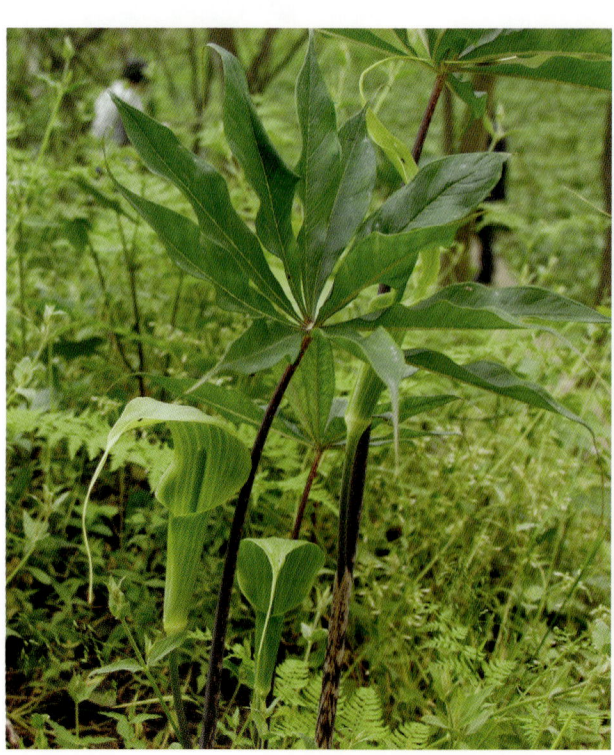
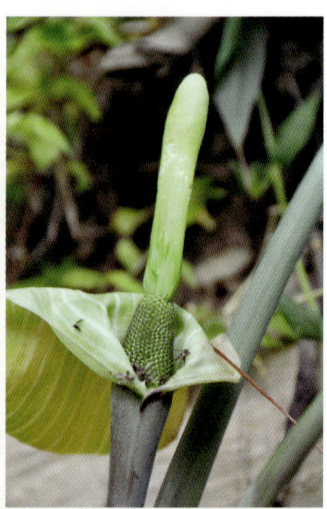
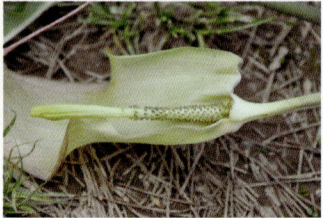

药材性状

天南星

扁球形，高 1~2cm，直径 1.5~6.5cm。表面类白色或淡棕色，较光滑，顶端有凹陷的茎痕，周围有麻点状根痕，有的块茎周边有小扁球状侧芽。质坚硬，不易破碎，断面不平坦，白色，粉性。气微辛，味麻辣。

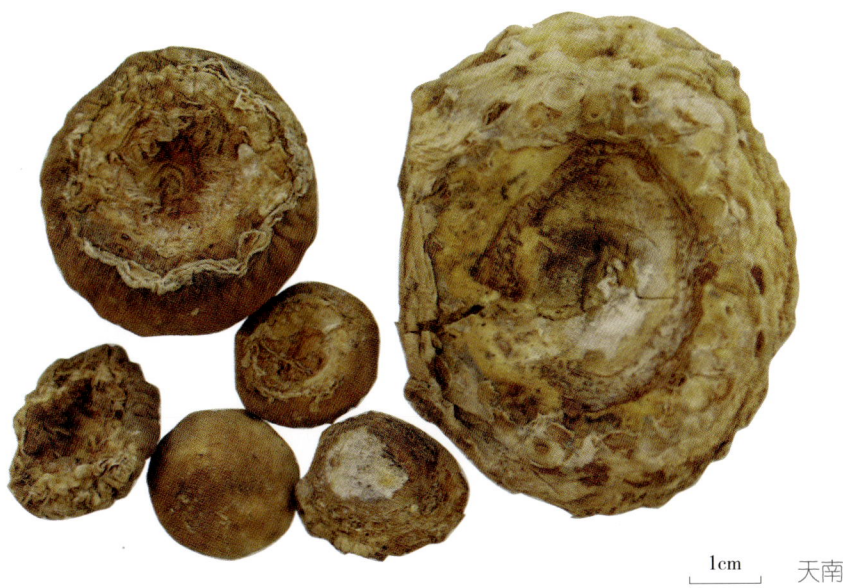

1cm　天南星

性味	苦、辛，温；有毒。
功效	散结消肿。
主治	痈肿，蛇虫咬伤。
用量用法	外用生品适量，研末以醋或酒调敷患处。孕妇慎用；生品内服宜慎。

附　注：《中国药典》2015年版记载同属植物异叶天南星、东北天南星与天南星的干燥块茎同等入药。

鸭跖草科

★ 鸭跖草 *Commelina communis* L.

别名：鸭舌草。| **药材名**：鸭跖草（地上部分）。

植物形态 　一年生草本。茎多分枝，基部枝匍匐而节上生根，上部枝上升。单叶互生；叶片披针形或卵状披针形；叶无柄或几无柄，基部有膜质短叶鞘，白色，有绿脉，鞘口疏生软毛。佛焰苞（总苞片）有柄，心状卵形，边缘对合折叠，基部不相连，被毛；花蓝色，两性，萼片3枚，薄膜质；花瓣3片，侧生2片较大，近圆形；发育雄蕊3枚。蒴果，2室，每室具2粒种子。种子暗褐色，表面有皱纹。花、果期6~10月。

生境分布：生于路旁、田埂、宅旁、山坡及林缘。分布于我国大部分地区。

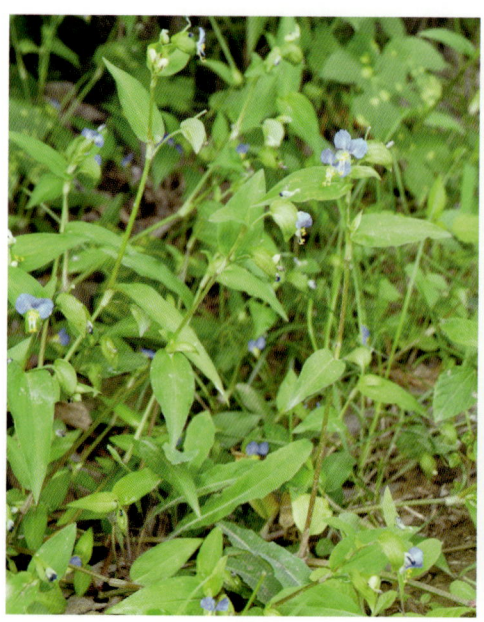
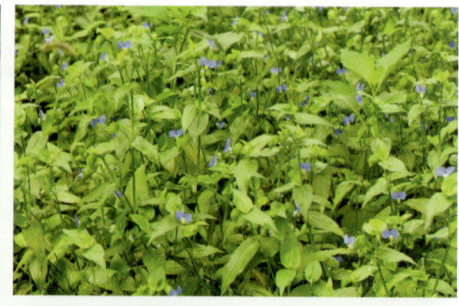
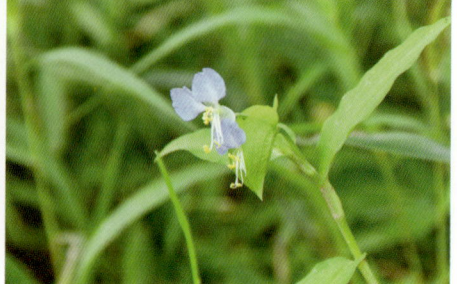

药材性状

鸭跖草

长可达60cm，黄绿色或黄白色，较光滑。茎有纵棱，直径约0.2cm，多有分枝或须根，节稍膨大，节间长3~9cm；质柔软，断面中心有髓。叶互生，多皱缩、破碎，完整者展平后呈卵状披针形或披针形，长3~9cm，宽1~2.5cm；先端尖，全缘，基部下延成膜质叶鞘，抱茎，叶脉平行。花多脱落，总苞佛焰苞状，心形，两边不相连；花瓣皱缩，蓝色。气微，味淡。

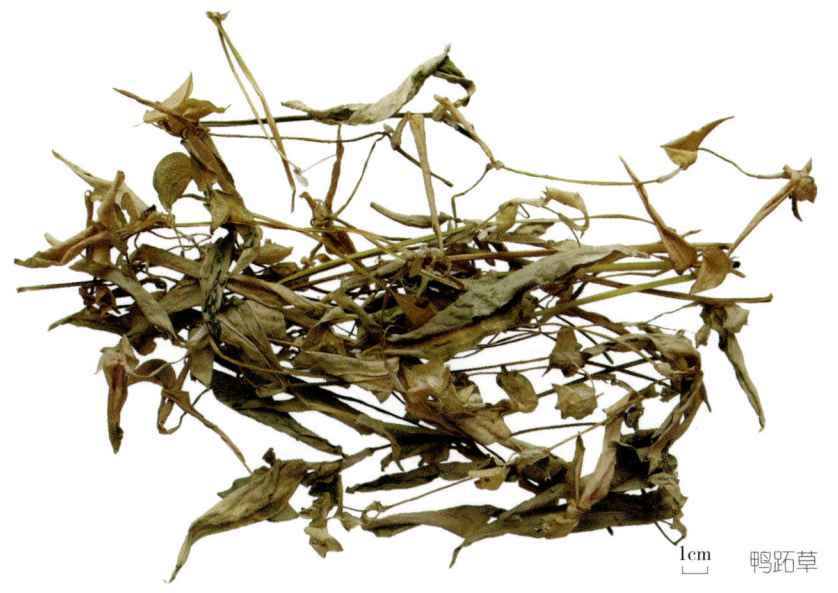

鸭跖草

性味	甘、淡，寒。
功效	清热泻火，解毒，利水消肿。
主治	感冒发热，热病烦渴，咽喉肿痛，水肿尿少，热淋涩痛，痈肿疔毒。
用量用法	15~30g。外用适量。

附 注：同属植物饭包草易与鸭跖草混淆。

蛛丝毛蓝耳草 *Cyanotis arachnoidea* C. B. Clarke

别名：露水草、珍珠露水草。| **药材名**：珍珠露水草（根）。

植物形态　多年生草本，全株被丝状白色绵毛。根数条，稍肉质。基生叶丛生，无柄，叶片带状；茎生叶互生，长卵形，基部下延成膜质叶鞘，全缘。蝎尾状聚伞花序常数个簇生于枝顶或叶腋；总苞片佛焰苞状，密或疏地被蛛丝状毛，通常背面基部很密；萼片线状披针形，外面被蛛丝状毛；花瓣蓝紫色、蓝色或白色，比萼片长；花丝被蓝色蛛丝状毛。蒴果宽长圆状三棱形。花期6~9月，果期10月。

生境分布：生于海拔1100~2700m的山坡、路旁向阳缓坡草地或湿处。分布于福建、台湾、广东、广西、云南等地。

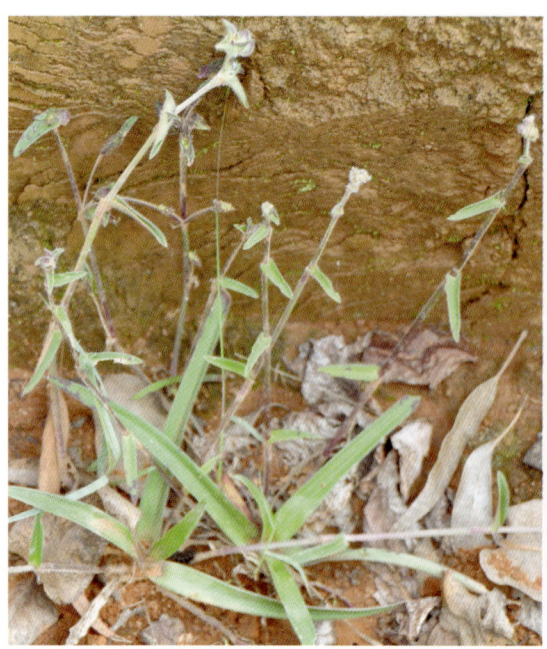
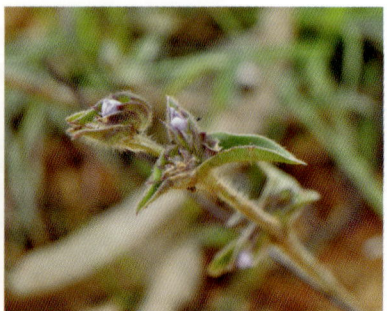
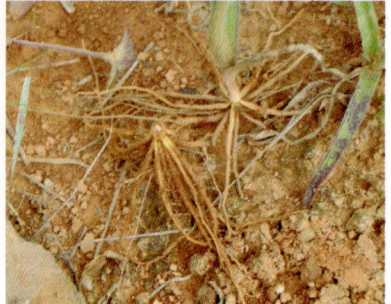

药材性状

珍珠露水草

根茎呈不规则的块状，长 0.1~2cm；上端有茎痕或残留叶鞘茎基，残留叶鞘着生丝状白色绵毛，下端具多数细长的根。根圆柱形，略扭曲，长 10~20cm，直径 1~2mm，稍肉质，表面淡黄色或黄棕色，有纵皱纹及支根

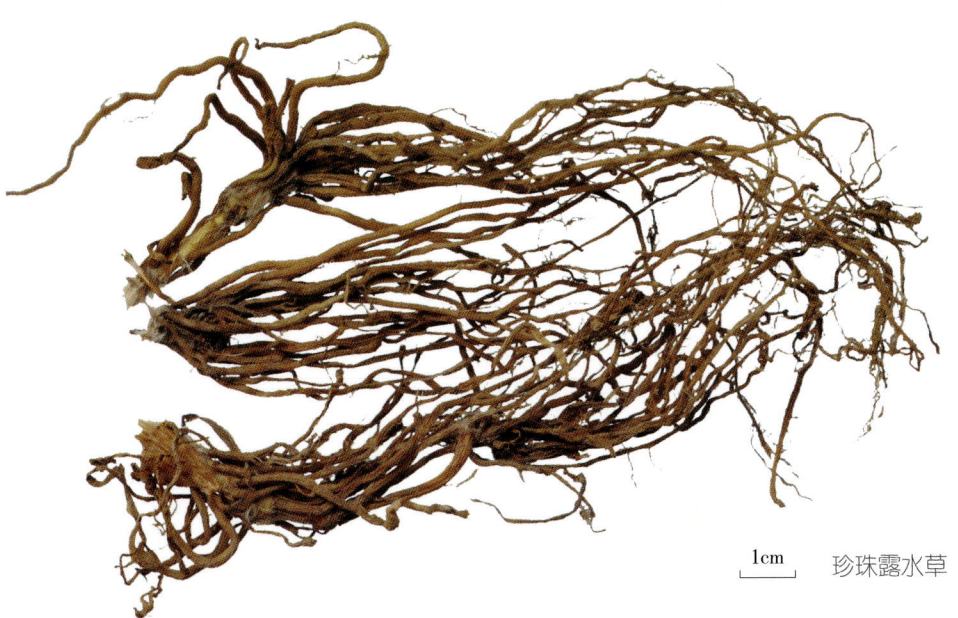

珍珠露水草

性味	辛、微苦，温。
功效	通络止痛，利湿消肿。
主治	风湿痹痛，腰腿痛，四肢麻木，水肿，湿疹。
用量用法	9~15g。外用适量，鲜品捣敷。

莎草科

★ 莎草 *Cyperus rotundus* L.

别名：香附子。| 药材名：香附（根茎）。

植物形态

多年生宿根草本。匍匐根茎细长，顶端或中部膨大成纺锤形块茎；块茎紫黑色，被棕色毛或黑褐色的毛状物。秆直立，三棱形。叶基生，短于秆；叶鞘棕色，常裂成纤维状；叶片窄线形，具平行脉。叶状苞片2~4枚；长侧枝聚伞花序单出或复出，具3~6个开展的辐射枝；小穗线形，3~10个排成伞形；鳞片紧密，中间白色，两侧赤褐色，每鳞片内有花1朵；雄蕊3枚。小坚果椭圆形，具3条棱。花期6~8月，果期7~11月。

生境分布：生于山坡草地、路边荒地、田间沟边等向阳处。分布于辽宁、河北、河南、山东、山西、江苏、安徽、浙江、江西、福建、台湾、湖北、湖南、广东、广西、陕西、甘肃、四川、贵州、云南等地。

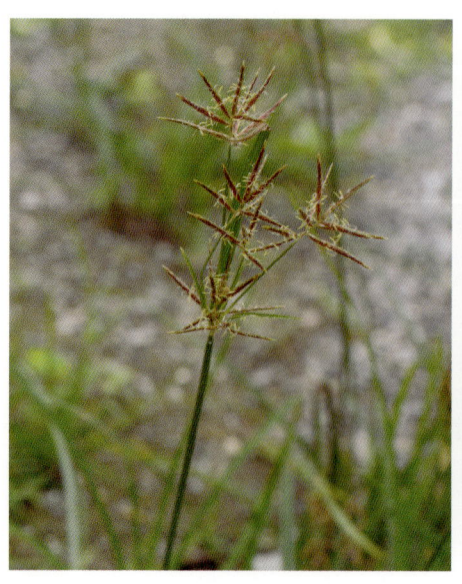
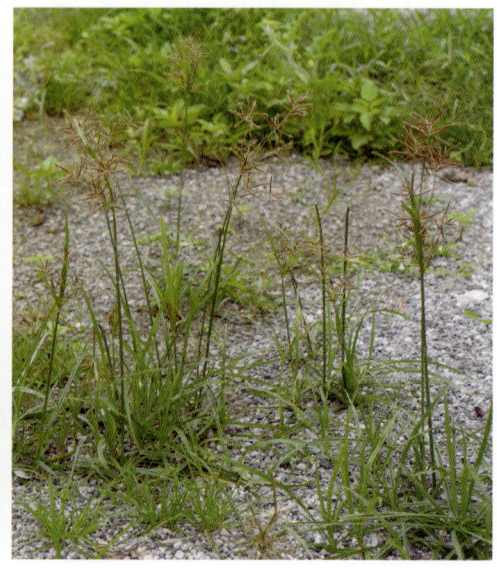

药材性状

香附

多呈纺锤形,有的略弯曲,长 2~3.5cm,直径 0.5~1cm。表面棕褐色或黑褐色,有纵皱纹,并有 6~10 个略隆起的环节,节上有未除净的棕色毛须及须根断痕;去净毛须者较光滑,环节不明显。质硬;经蒸煮者断面黄棕色或红棕色,角质样;生晒者断面色白而显粉性,内皮层环纹明显,中柱色较深,点状维管束散在。气香,味微苦。

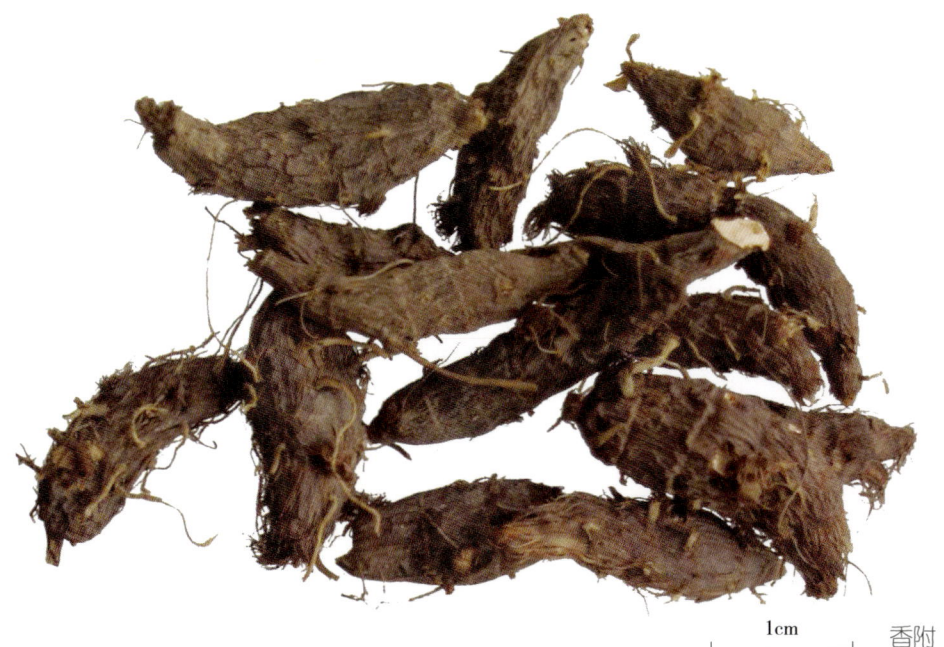

香附

性味	辛、微苦、微甘,平。
功效	疏肝解郁,理气宽中,调经止痛。
主治	肝郁气滞,胸胁胀痛,疝气疼痛,乳房胀痛,脾胃气滞,脘腹痞闷,胀满疼痛,月经不调,经闭痛经。
用量用法	6~10g。

禾本科

★ 淡竹 *Phyllostachys nigra* (Lodd.) Munro var. *henonis* (Mitf.) Stapf ex Rendle

别名：毛金竹。| **药材名**：竹茹（茎秆的中间层）。

植物形态

秆高 4~8m；中部节间长 25~30cm；秆密被细柔毛及白粉，秆环与箨环均隆起。箨鞘背面红褐色或略带绿色，无斑点或常具极微小不易观察的深褐色密集成片斑点，被微量白粉及较密的淡褐色刺毛；箨耳长圆形至镰刀形，紫黑色，边缘生有紫黑色繸毛；箨舌拱形至尖拱形，紫色，边缘生有长纤毛；箨片直立或以后稍开展，绿色，脉呈紫色，三角形至三角状披针形，舟状，微皱曲或呈波状。叶耳不明显，有脱落性鞘口繸毛，叶舌稍伸出；叶片长 7~10cm，宽约 1.2cm。笋期 4 月下旬。

生境分布：生于海拔 1200m 左右的疏林中。分布于湖南、陕西、甘肃、河南、湖北、江西、江苏、安徽、浙江、福建、广东、广西、四川、西藏、云南等地有引种栽培。

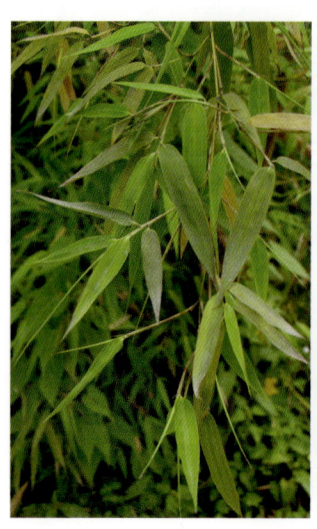
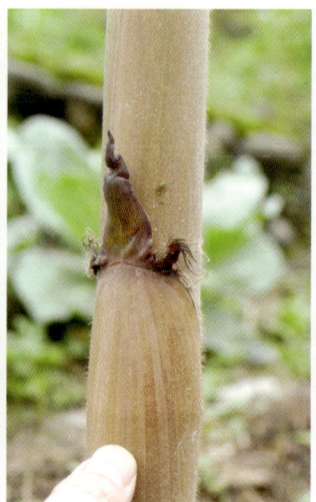
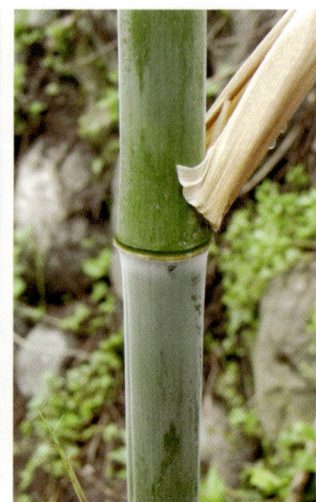

药材性状

竹茹

卷曲成团的不规则丝条或呈长条形薄片状。宽窄厚薄不等，浅绿色或黄绿色。体轻松，质柔韧，有弹性。气微，味淡。

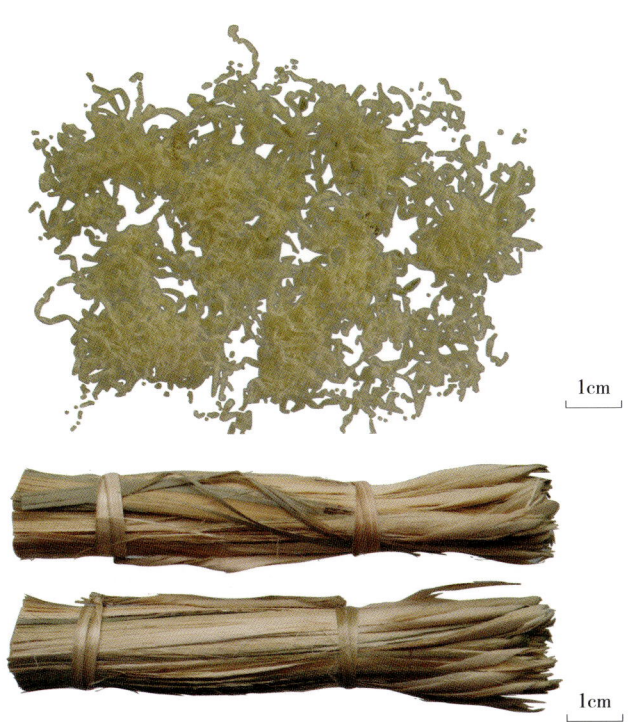

散竹茹
齐竹茹

性味	甘，微寒。
功效	清热化痰，除烦，止呕。
主治	痰热咳嗽，胆火挟痰，惊悸不宁，心烦失眠，中风痰迷，舌强不语，胃热呕吐，妊娠恶阻，胎动不安。
用量用法	5~10g。

附 注：《中国药典》2015年版记载同科植物青秆竹、大头典竹与淡竹的茎秆的干燥中间层同等入药。

金丝草 *Pogonatherum crinitum* (Thunb.) Kunth

别名： 黄毛草。| **药材名：** 金丝草（全草）。

植物形态

多年生小草本。秆丛生，直立或基部稍倾斜，纤细，节明显，节上生白毛。叶互生，排成2列；叶片扁平，条状披针形，两面和叶缘均有微毛；叶鞘秃净，鞘口有毛。穗状花序从秆顶生出，细弱而微弯曲，小穗成对，花乳白色，第二颖约长于第一颖，而第二外稃稍短于第一颖，颖片及外稃顶端延伸成细弱弯曲的芒，构成穗轴上密生金黄色的柔软长芒，形似猫尾。颖果长椭圆形。花、果期5~9月。

生境分布： 生于河边、墙缝、山坡和旷野潮湿地带。分布于浙江、江西、福建、台湾、湖南、广东、四川、云南等地。

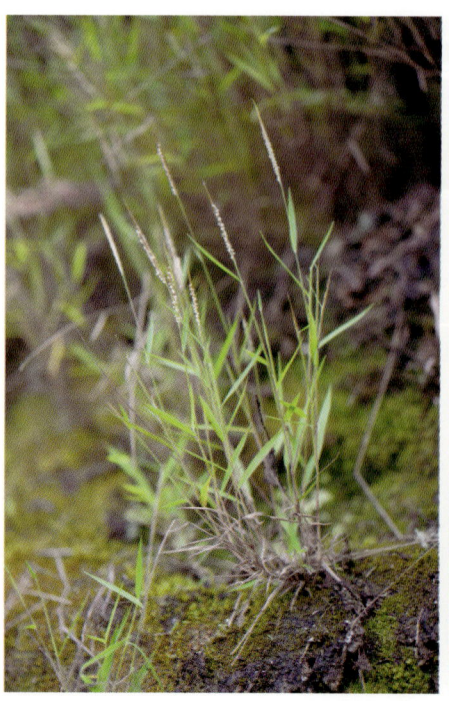
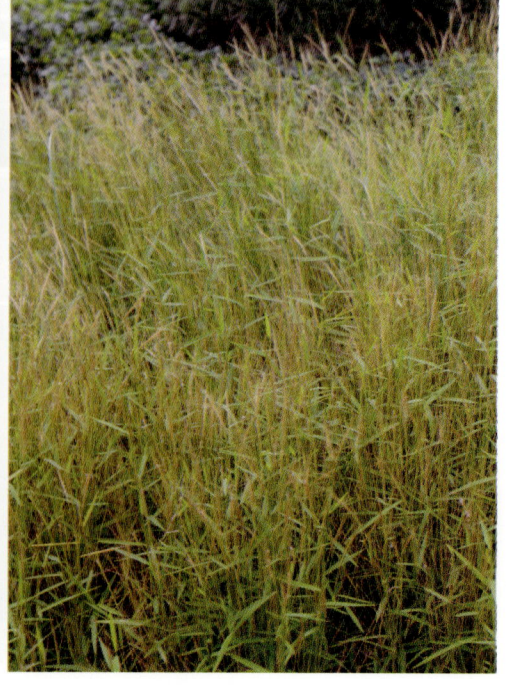

金丝草

药材性状

全草长10~30cm。秆直立,纤细,节明显,节上生白毛,少分枝。叶互生,排成2列;叶片扁平,条状披针形,长2~4 cm,先端尖,两面和叶缘均被微毛;叶鞘及鞘口有毛。穗状花序顶生,柔弱而微弯曲,长1.5~3cm,小穗成对,颖片及外稃顶端延伸成细弱弯曲的芒,构成穗轴上密生金黄色的柔软长芒。体轻,质柔韧。气微,味淡。

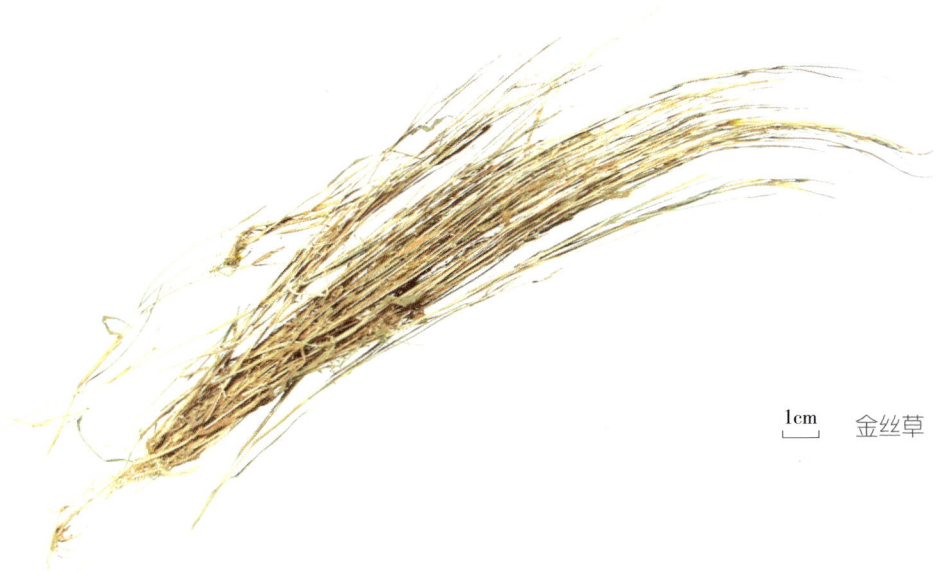

金丝草

性味	甘、淡,寒。
功效	清热解毒,解暑,利尿通淋,凉血。
主治	感冒高热,中暑,尿路感染,肾炎水肿,黄疸型肝炎,糖尿病。
用量用法	15~30g。

★ 淡竹叶 *Lophatherum gracile* Brongn.

别名： 草子山麦冬。 | **药材名：** 淡竹叶（茎叶）。

植物形态

多年生草本。根状茎粗短，稍木质化；须根中部可膨大成纺锤形的块根。茎丛生，直立，中空，表面具细纵纹，节明显。叶互生；叶片广披针形，先端渐尖，基部窄缩成柄状，全缘，两面无毛或有小刺毛；叶鞘光滑或略被纤毛；叶舌短小，质硬，有缘毛。圆锥花序顶生；小穗条状披针形，具极短柄，排列稍偏于穗的一侧，脱节于颖下；不育外稃互相密集包卷并渐狭小，其顶端具长 1~2mm 的短芒，成束而似羽冠。花期 7~9 月，果期 10 月。

生境分布： 生于林下及沟边潮湿处。分布于河南、安徽、江苏、浙江、福建、台湾、广东、广西、江西、湖南、湖北、四川、贵州、云南等地。

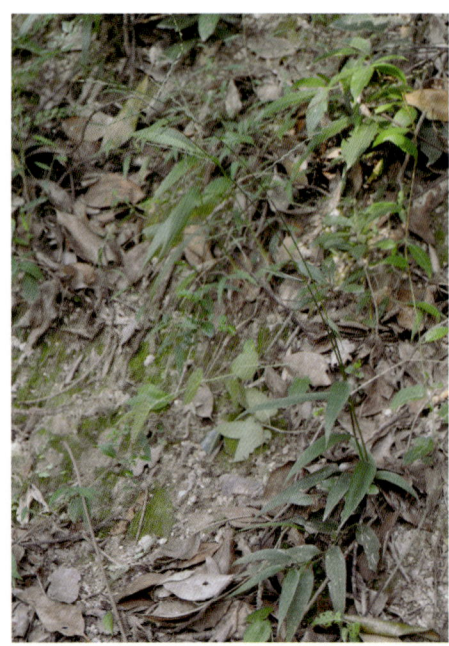
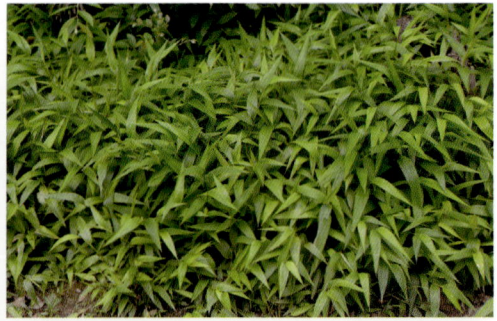
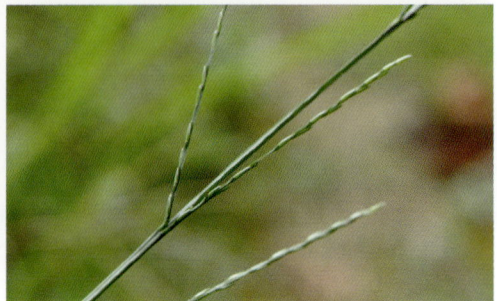

药材性状

淡竹叶

长25~75cm。茎呈圆柱形，有节，表面淡黄绿色，断面中空。叶鞘开裂；叶片披针形，有的皱缩卷曲，长5~20cm，宽1~3.5cm，表面浅绿色或黄绿色，叶脉平行，具横行小脉，形成长方形的网格状，下表面尤为明显。体轻，质柔韧。气微，味淡。

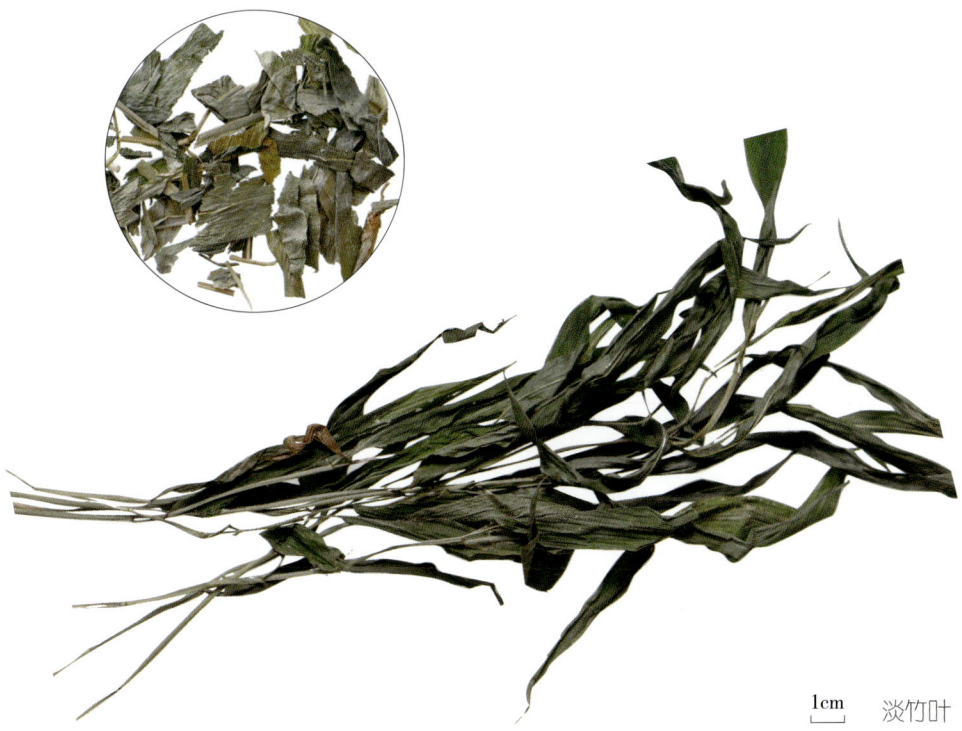

1cm 淡竹叶

性味	甘、淡，寒。
功效	清热泻火，除烦止渴，利尿通淋。
主治	热病烦渴，小便短赤涩痛，口舌生疮。
用量用法	6~10g。

★ 大麦 *Hordeum vulgare* L.

药材名： 麦芽（成熟果实经发芽干燥的炮制加工品）。

植物形态　一年生或二年生草本。秆粗壮，直立，光滑无毛。叶鞘无毛，先端两侧具弯曲钩状的叶耳；叶舌小，膜质；叶片扁平，长披针形，上表面粗糙，下表面较平滑。穗状花序直立，每节生3枚结实小穗；颖线形，无脉，顶端延伸成长8~14mm的芒；外稃无毛，具5条脉，芒粗糙，长8~13cm；颖果成熟后与稃体黏着而不易脱粒，顶端具毛。花期3~4月，果期4~5月。

生境分布： 栽培。分布于全国各地。

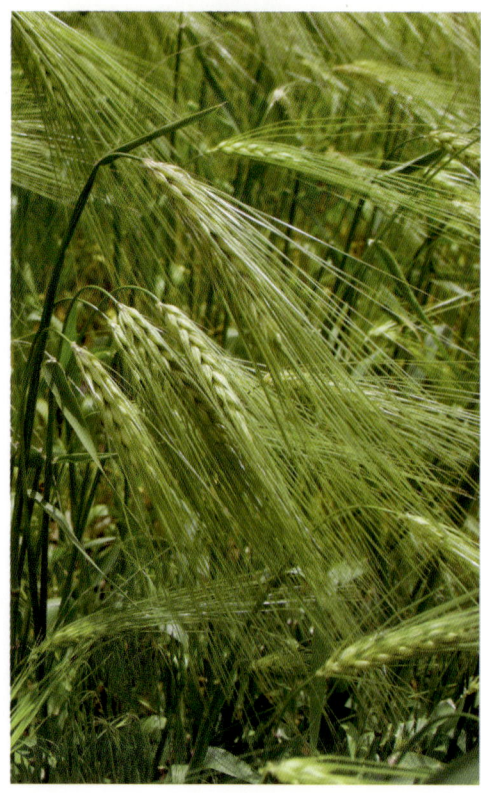
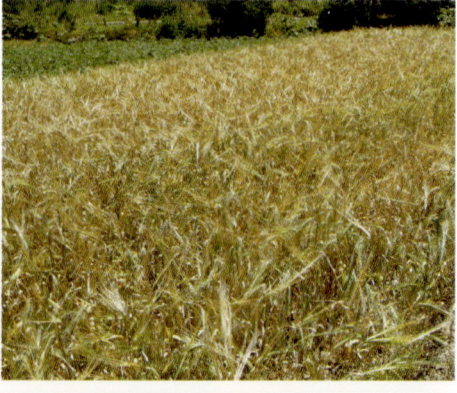
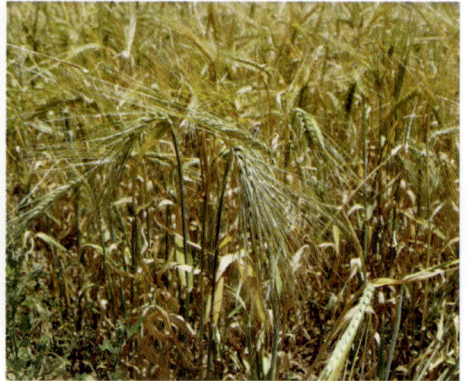

麦芽

药材性状

梭形，长8~12mm，直径3~4mm。表面淡黄色，背面为外稃包围，具5条脉；腹面为内稃包围。除去内、外稃后，腹面有1条纵沟；基部胚根处生出幼芽及须根，幼芽长披针状条形，长约0.5cm。须根数条，纤细而弯曲。质硬，断面白色，粉性。气微，味微甘。

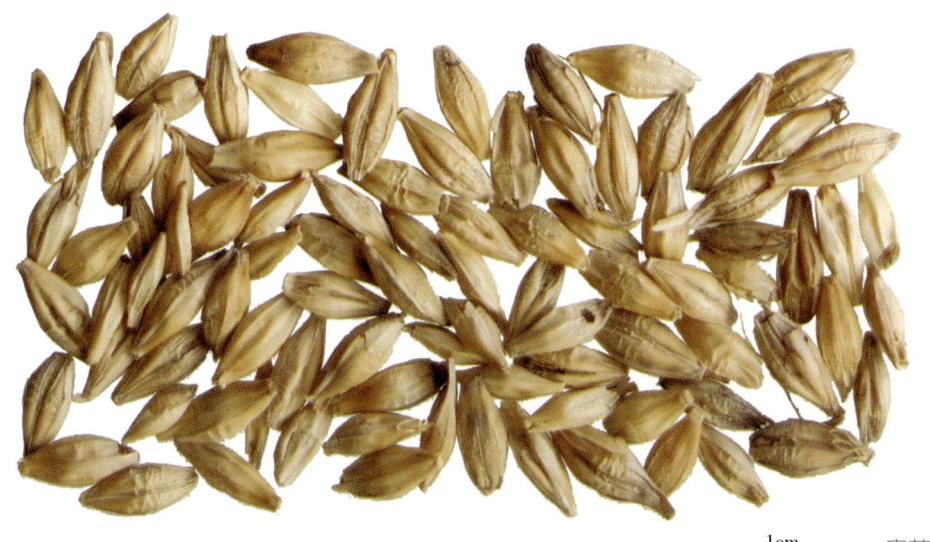

麦芽

性味	甘，平。
功效	行气消食，健脾开胃，回乳消胀。
主治	食积不消，脘腹胀痛，脾虚食少，乳汁郁积，乳房胀痛，妇女断乳，肝郁胁痛，肝胃气痛。
用量用法	10~15g；回乳炒用60g。

黑三棱科

★ 黑三棱 *Sparganium stoloniferum* Buch. -Ham.

别名： 京三棱。| **药材名：** 三棱（块茎）。

植物形态

块茎膨大，比茎粗 2~3 倍，或更粗；根状茎粗壮。茎直立，粗壮，挺水。叶片具中脉，上部扁平，下部背面呈龙骨状凸起。圆锥花序开展，具 3~7 个侧枝，每个侧枝上着生 7~11 个雄性头状花序和 1~2 个雌性头状花序，主轴顶端通常具 3~5 个雄性头状花序；雄花花被片匙形，先端浅裂，花药近倒圆锥形；雌花花被片着生于子房基部，柱头长 3~4mm，子房无柄。果实倒圆锥形，具棱。花、果期 5~10 月。

生境分布： 生于海拔 3600m 以下的水湿低洼地及沼泽地。分布于东北、华北及陕西、宁夏、甘肃、河南、山东、江苏、安徽、浙江、江西、湖北、湖南、贵州、四川、云南等地。

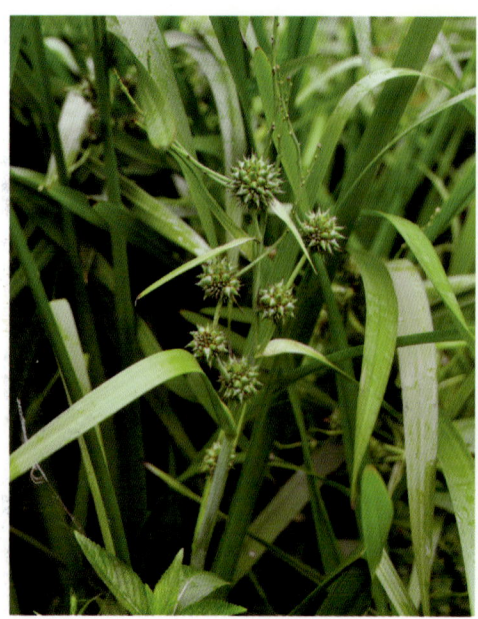
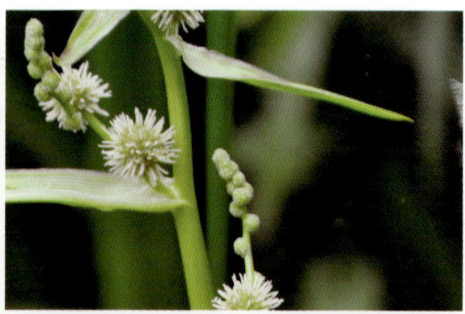
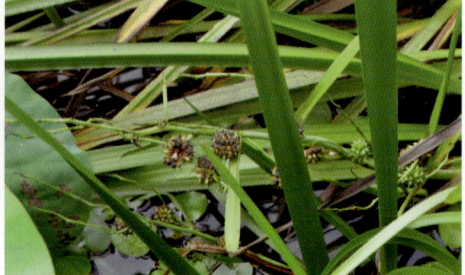

药材性状

三棱

圆锥形,略扁,长2~6cm,直径2~4cm。表面黄白色或灰黄色,有刀削痕,须根痕小点状,略呈横向环状排列。体重,质坚实。气微,味淡,嚼之微有麻辣感。

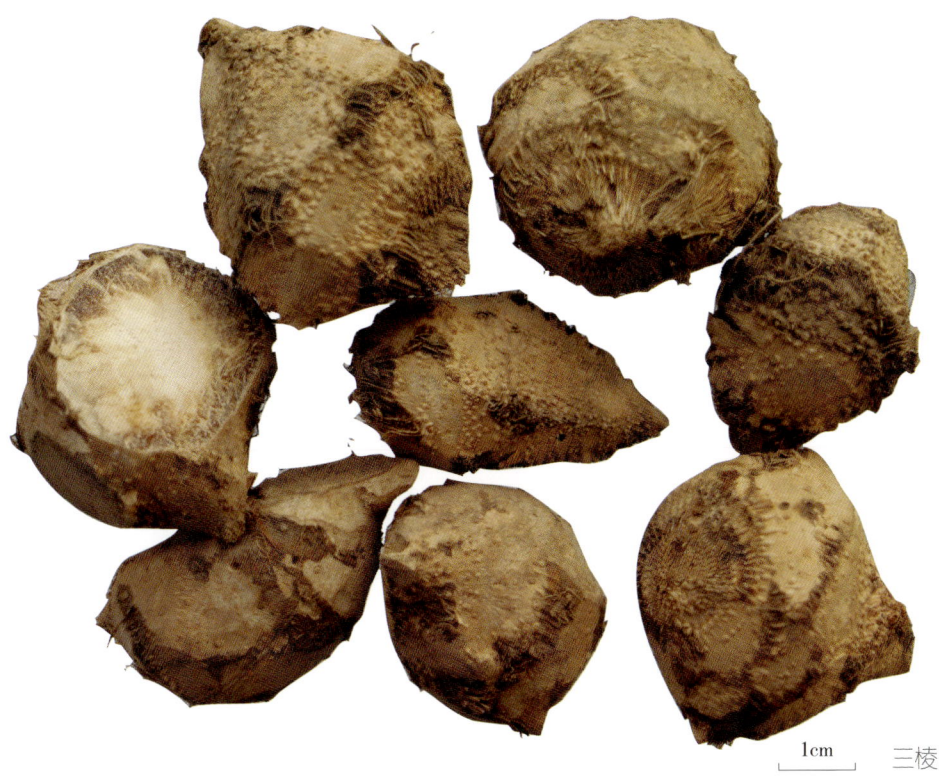

三棱

性味	辛、苦,平。
功效	破血行气,消积止痛。
主治	癥瘕痞块,痛经,瘀血经闭,胸痹心痛,食积腹痛。
用量用法	5~10g。孕妇禁用;不宜与芒硝、玄明粉同用。

香蒲科

★ 水烛香蒲 *Typha angustifolia* L.

别名： 蒲草、窄叶香蒲。| **药材名：** 蒲黄（花粉）。

植物形态　多年生沼生草本植物，株高 1.5~3m。叶线形，宽 5~12mm，下部鞘状，抱茎。肉穗花序，长 30~60cm，雌花序与雄花序间隔一段距离；雄花序在上，雄花具雄蕊 2~3 枚，花药长约 2mm，白色丝状毛着生于子房柄基部，并向上延伸，比花药长，顶端分叉或不分叉；雌花在下，长 10~28cm，基部叶状苞片早落，雌花的小苞片匙形，较柱头短。花、果期 6~9 月。

生境分布： 生于沼泽地、浅水旁。分布于东北、华北、华东及河南、湖北等地。

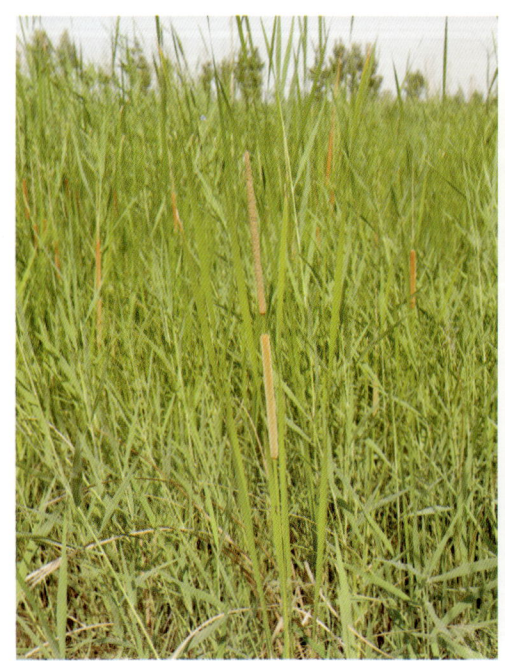
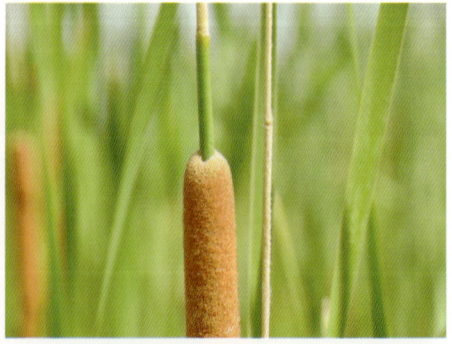
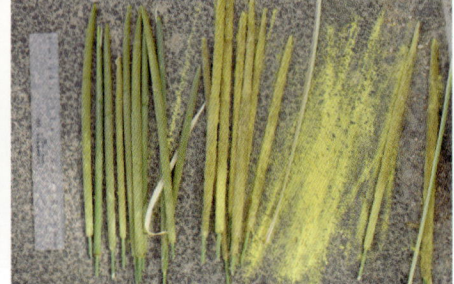

药材性状

蒲黄

黄色粉末。体轻，放水中则漂浮水面。手捻有滑腻感，易附着手指上。气微，味淡。

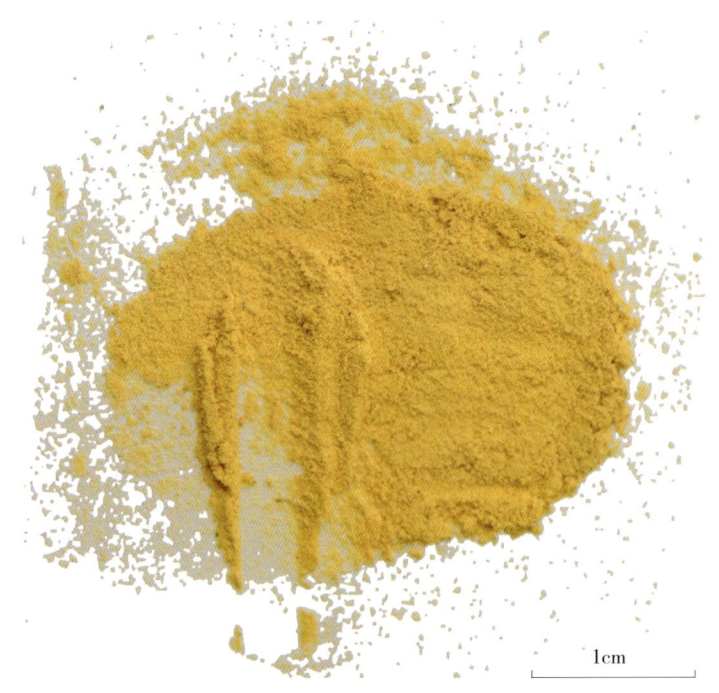

蒲黄

性味	甘，平。
功效	止血，化瘀，通淋。
主治	吐血，衄血，咯血，崩漏，外伤出血，经闭痛经，脘腹刺痛，跌扑肿痛，血淋涩痛。
用量用法	5~10g，包煎。外用适量，敷患处。孕妇慎用。

附 注：《中国药典》2015年版记载同属植物水烛香蒲、东方香蒲或同属其他植物的干燥花粉同等入药。

姜科

★ 蓬莪术 *Curcuma phaeocaulis* Val.

别名：黑心姜、蓝心姜。| **药材名**：郁金（块根）、莪术（根茎）。

植物形态　根茎圆柱形，肉质，切面浅蓝色、浅绿色、浅黄绿色或黄色。根细长或末端膨大成块根。叶直立，椭圆状长圆形至长圆状披针形，长 25~35（~60）cm，宽 10~15cm，中部常有紫斑，无毛。花葶由根茎单独发出，常先叶而生，被疏松、细长的鳞片状鞘数枚；穗状花序阔椭圆形；苞片卵形至倒卵形；花萼白色，顶端 3 裂；花冠管长 2~2.5cm，裂片长圆形，黄色，后方的 1 枚较大，顶端具小尖头；侧生退化雄蕊比唇瓣小；唇瓣黄色，近倒卵形；药隔基部具叉开的距；子房无毛。花期 4~6 月。

生境分布：生于林荫下，亦有栽培。分布于云南，栽培于福建、广东、广西、四川等地。

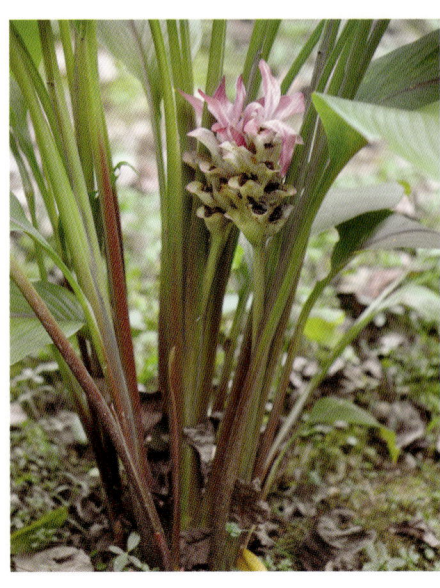
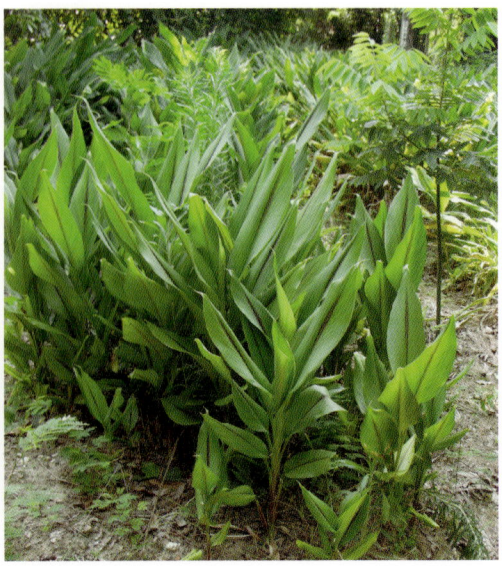

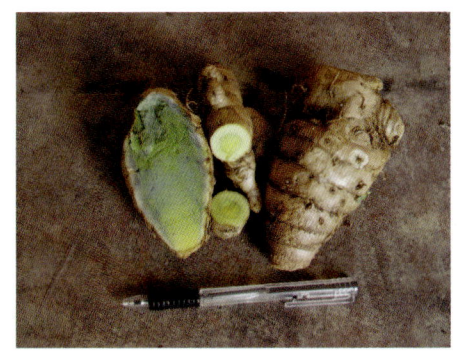
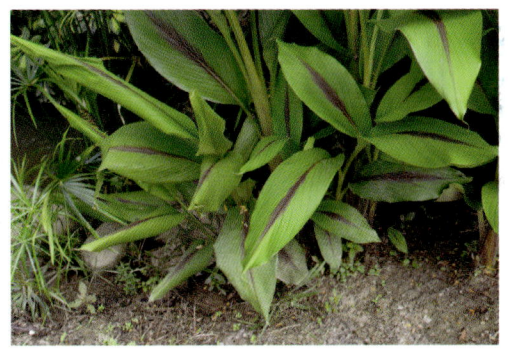

药材性状

郁金

长椭圆形，两端渐尖，长 1.5~3.5cm，直径 1~1.2cm。表面灰褐色或灰棕色，具不规则的纵皱纹，纵纹隆起处色较浅。质坚实，断面灰棕色，角质样；内皮层环明显。气微，味淡。

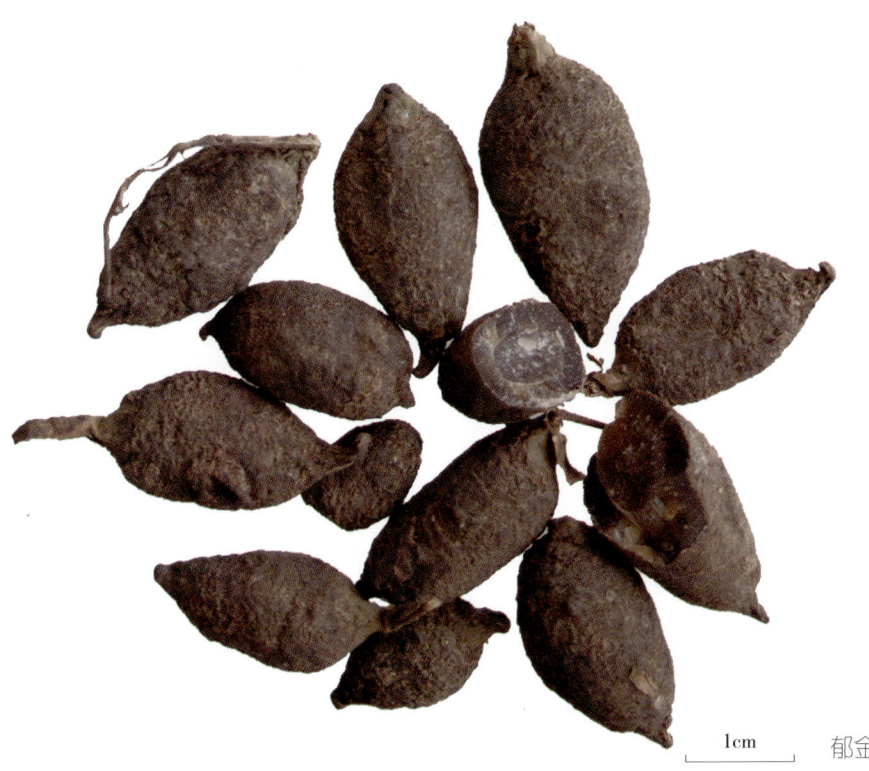

郁金

性味	辛、苦，寒。
功效	活血止痛，行气解郁，清心凉血，利胆退黄。
主治	胸胁刺痛，胸痹心痛，经闭痛经，乳房胀痛，热病神昏，癫痫发狂，血热吐衄，黄疸尿赤。
用量用法	3~10g。不宜与丁香、母丁香同用。

药材性状

莪术

卵圆形、长卵形、圆锥形或长纺锤形，顶端多钝尖，基部钝圆，长2~8cm，直径1.5~4cm。表面灰黄色至灰棕色，上部环节凸起，有圆形微凹的须根痕或有残留的须根，有的两侧各有1列下陷的芽痕和类圆形的侧生根茎痕，有的可见刀削痕。体重，质坚实，断面灰褐色至蓝褐色，蜡样，常附有灰棕色粉末，皮层与中柱易分离，内皮层环纹棕褐色。气微香，味微苦而辛。

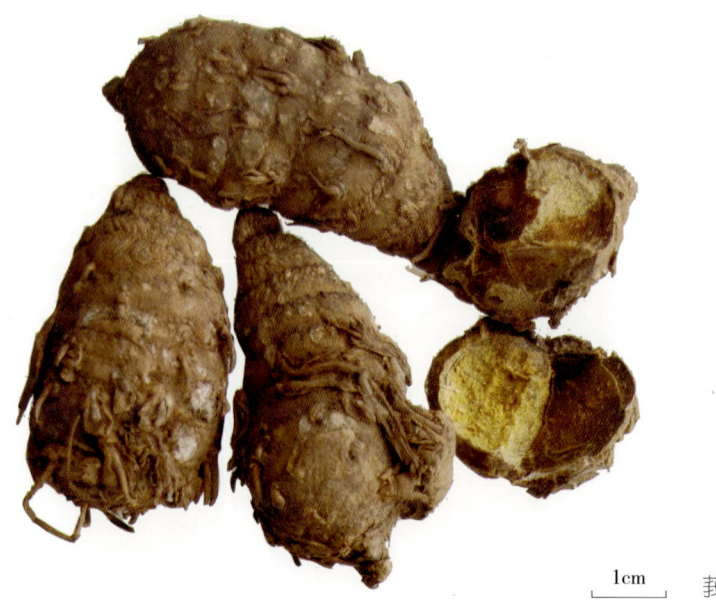

莪术

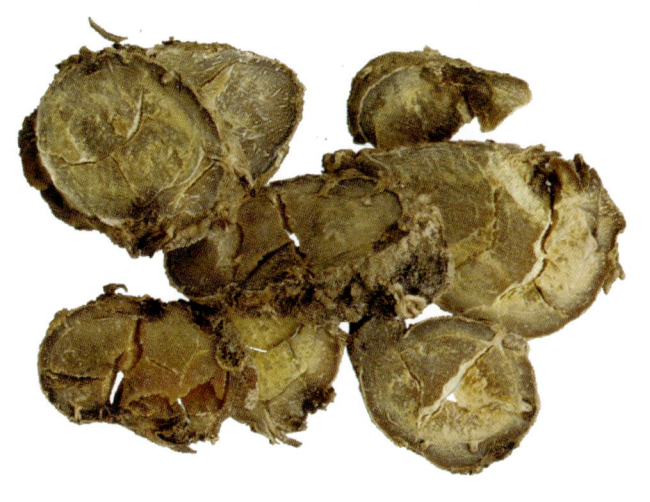

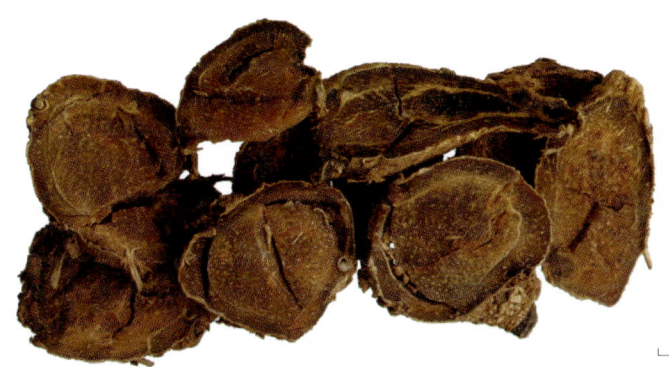

莪术
醋莪术

性味	辛、苦，温。
功效	行气破血，消积止痛。
主治	癥瘕痞块，瘀血经闭，胸痹心痛，食积胀痛。
用量用法	6~9g。孕妇禁用。

附 注：《中国药典》2015年版记载同属植物温郁金、姜黄、蓬莪术与广西莪术的干燥块根同等入药，称"郁金"；温郁金、蓬莪术与广西莪术的干燥根茎同等入药，称"莪术"。

★ 高良姜 *Alpinia officinarum* Hance

别名：良姜、小良姜。| **药材名**：高良姜（根茎）。

植物形态　多年生草本。根状茎圆柱形，有节，节处具环形膜质鳞片，有芳香味。叶2列，叶片线状披针形，全缘或具不明显的疏钝齿；叶鞘抱茎，边缘膜质；叶舌膜质，棕色。圆锥花序顶生；小苞片狭长圆形，宿存；花萼筒状，外面被短毛；花冠管长约1cm，裂片3枚，矩圆形，外面被短毛；唇瓣长圆状匙形，浅红色；发育雄蕊1枚，花丝线形；子房卵圆形，被短毛，3室。蒴果球形，橘红色。种子具干燥的假种皮，有钝棱角，棕色。花期4~10月，果期9~11月。

生境分布：生于路旁、山坡草地。分布于广东、广西、海南、云南及台湾等地。

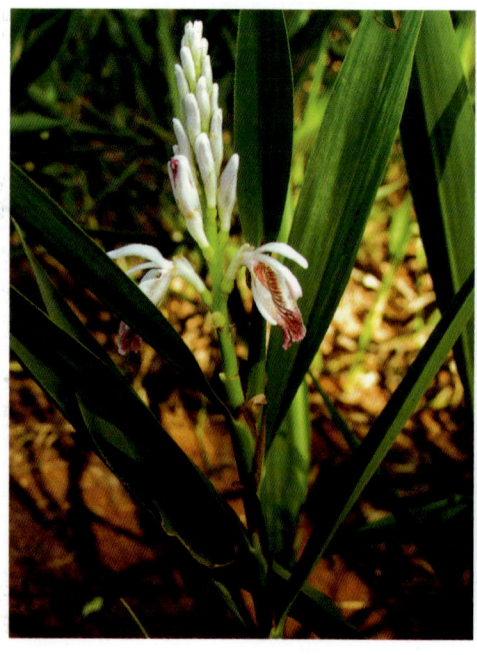
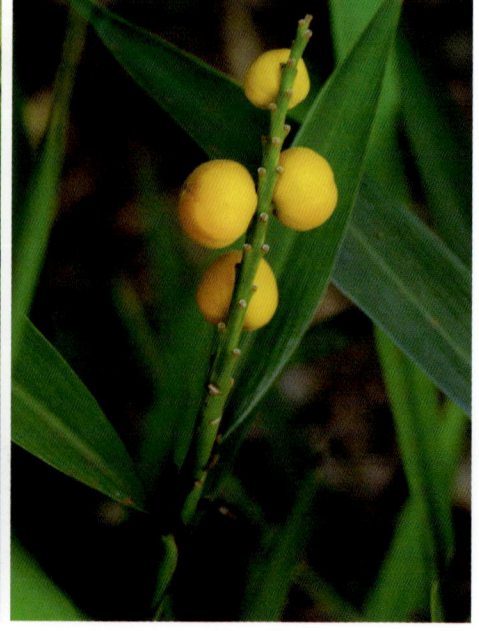

药材性状

高良姜

圆柱形，多弯曲，有分枝，长5~9cm，直径1~1.5cm。表面棕红色至暗褐色，有细密的纵皱纹及灰棕色的波状环节；节间长0.2~1cm，一面有圆形的根痕。质坚韧，不易折断，断面灰棕色或红棕色，纤维性，中柱约占1/3。气香，味辛辣。

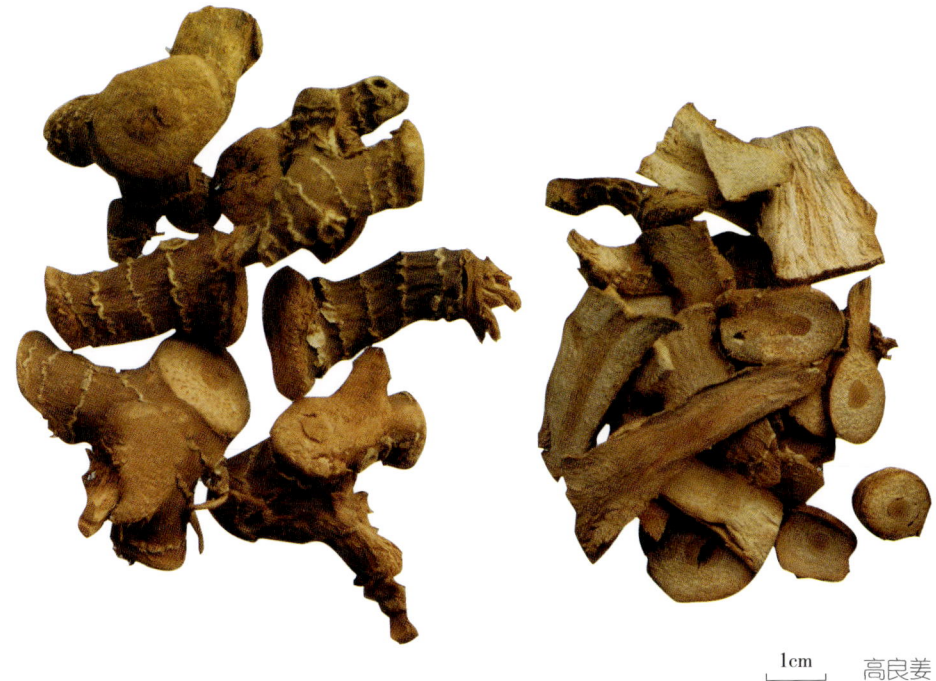

1cm　高良姜

性味	辛，热。
功效	温胃止呕，散寒止痛。
主治	脘腹冷痛，胃寒呕吐，嗳气吞酸。
用量用法	3~6g。

附　注：在云南等地，姜科植物大高良姜的干燥根茎也作高良姜入药使用，因为其根茎较高良姜粗大，故称为大高良姜。

★ 草果 *Amomum tsaoko* Crevost et Lemaire

药材名： 草果（果实）。

植物形态

多年生丛生草本，全株有辛辣气味。根茎短粗，横走，绿白色。茎粗壮，直立或稍倾斜。叶2列；叶鞘抱茎，被疏柔毛，边缘膜质；叶舌先端圆形，膜质，锈褐色，被疏柔毛；叶片长椭圆形或披针状长圆形，边缘干膜质。花序从茎基部抽出，卵形或长圆形，苞片长圆形至卵形，浅橙色；花冠白色；唇瓣中肋两侧具紫红色条纹。蒴果长圆形或卵状椭圆形，顶端具宿存的花柱残基，呈圆柱形突起，果皮熟时红色，干后紫褐色，有不规则的纵皱纹（维管束）。花期4~5月，果期6~9月。

生境分布： 生于山坡疏林下，有栽培。分布于广西、云南和贵州等地。

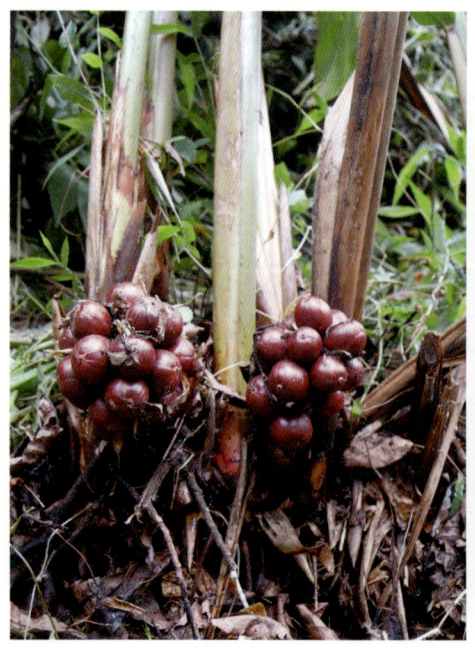
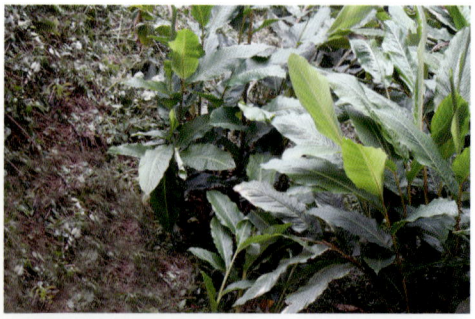
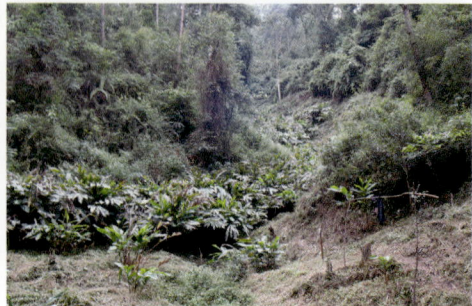

药材性状

草果

长椭圆形，具3条钝棱，长2~4cm，直径1~2.5cm。表面灰棕色至红棕色，具纵沟及棱线，顶端有圆形突起的柱基，基部有果梗或果梗痕。果皮质坚韧，易纵向撕裂。剥去外皮，中间有黄棕色隔膜，将种子团分成3瓣，每瓣有种子多为8~11粒。种子呈圆锥状多面体形，直径约5mm；表面红棕色，外被灰白色膜质的假种皮，种脊为1条纵沟，尖端有凹状的种脐；质硬，胚乳灰白色。有特异香气，味辛、微苦。

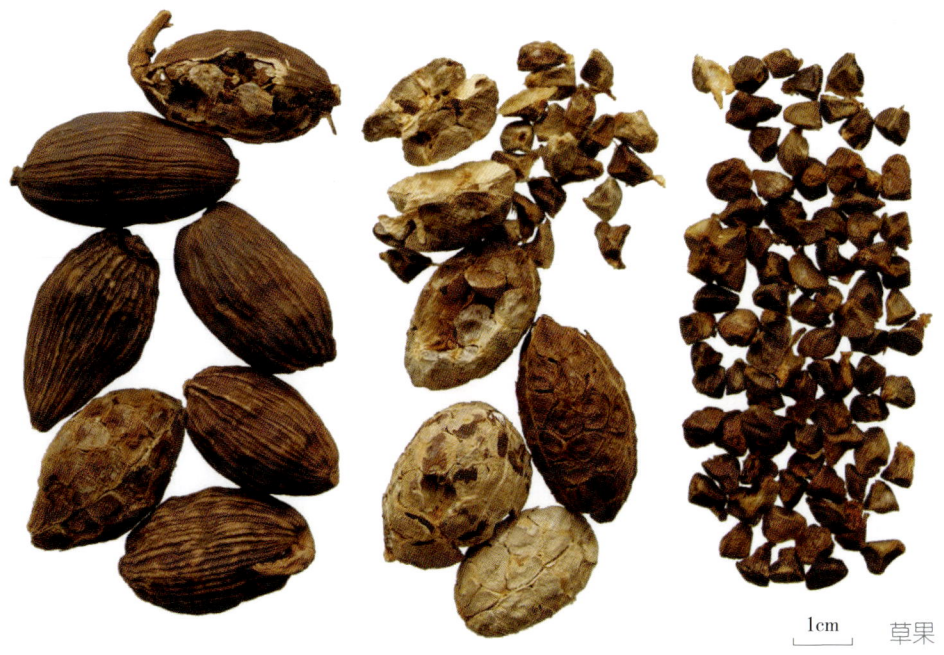

草果

性味	辛，温。
功效	燥湿温中，截疟除痰。
主治	寒湿内阻，脘腹胀痛，痞满呕吐，疟疾寒热，瘟疫发热。
用量用法	3~6g。

★ 绿壳砂 *Amomum villosum* Lour. var. *xanthioides* T. L. Wu et Senjen

别名：缩砂蜜、绿壳砂仁。| **药材名**：砂仁（果实）。

植物形态 多年生草本。叶片披针形或矩圆状披针形；叶舌长 3~5mm；叶鞘上可见凹陷的方格状网纹。穗状花序自根状茎抽出，生于长 4~6cm 的总花梗上；花萼白色；花冠管长 1.8cm，裂片卵状矩圆形，白色；唇瓣圆匙形，顶端具突出、2 裂、反卷、黄色的小尖头，中脉凸起，紫红色，其余白色；药隔顶端附属体半圆形，两边具宽约 2mm 的耳状突起。果矩圆形，成熟时绿色或浅棕色，果皮上的柔刺较扁，干时褐色。花期 3~5 月，果期 7~9 月。

生境分布：生于海拔 600~800m 的山沟林下阴湿处。分布于广西和云南。

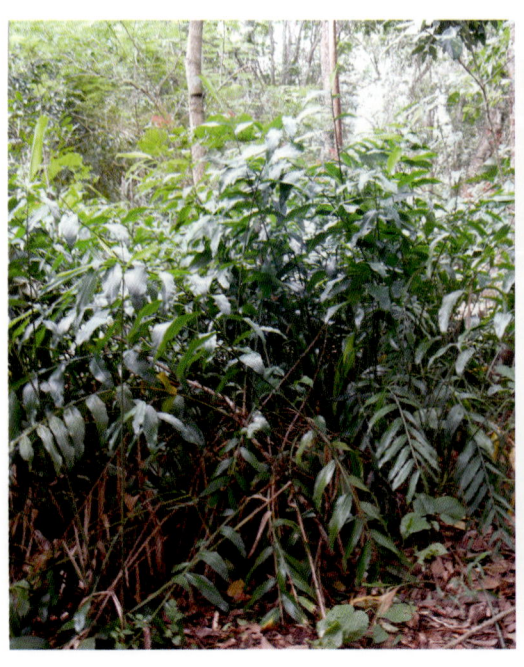
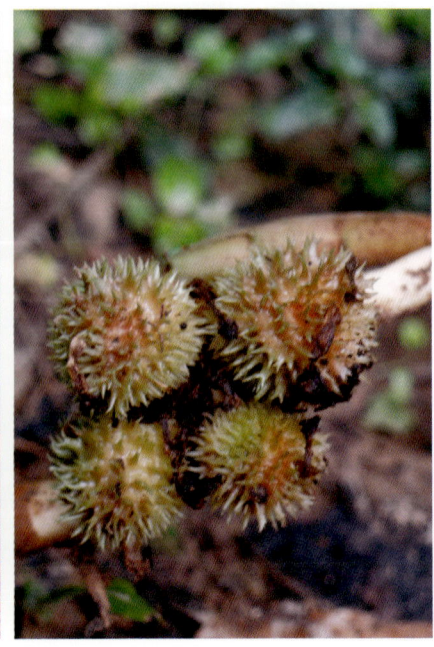

药材性状

砂仁

椭圆形或卵圆形，有不明显的3棱，长1.5~2cm，直径1~1.5cm。表面棕褐色，密生刺状突起，顶端有花被残基，基部常有果梗。果皮薄而软。种子集结成团，具3条钝棱，中有白色隔膜，将种子团分成3瓣，每瓣有种子5~26粒。种子为不规则多面体形，直径2~3mm；表面棕红色或暗褐色，有细皱纹，外被淡棕色膜质假种皮；质硬，胚乳灰白色。气芳香而浓烈，味辛凉、微苦。

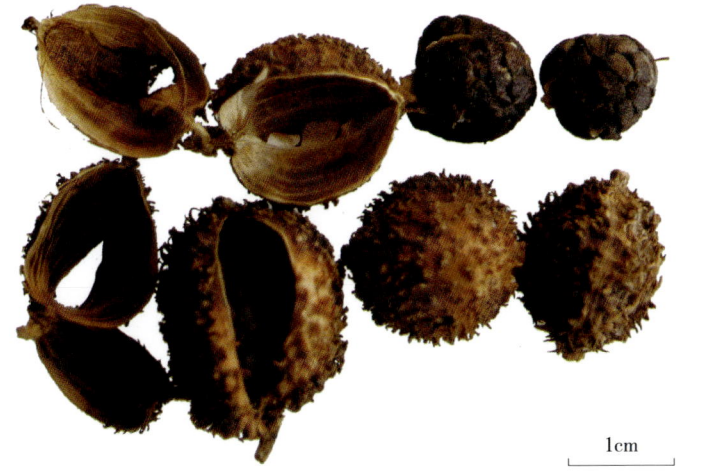

砂仁

性味	辛，温。
功效	化湿开胃，温脾止泻，理气安胎。
主治	湿浊中阻，脘痞不饥，脾胃虚寒，呕吐泄泻，妊娠恶阻，胎动不安。
用量用法	3~6g，后下。

附 注：《中国药典》2015年版记载同属植物阳春砂、海南砂与绿壳砂的干燥成熟果实同等入药。

百合科

★ 好望角芦荟 *Aloe ferox* Mill.

药材名： 芦荟（叶的汁液浓缩干燥物）。

植物形态 多年生肉质草本。植株高大，高 3~6m，叶 30~50 枚，簇生于茎顶。叶片披针形，灰绿色，逐渐带有红色，长 60~80cm，宽约 12cm，两面具刺，叶缘带紫色且具红棕色的齿。花序大型，有数个分枝，总状花序长 25~35cm；花梗长约 3.8cm，黄绿色，呈管状，先端 6 裂，裂片直立，长于花被结合部分；雄蕊 6 枚，花药与花柱外露。蒴果。

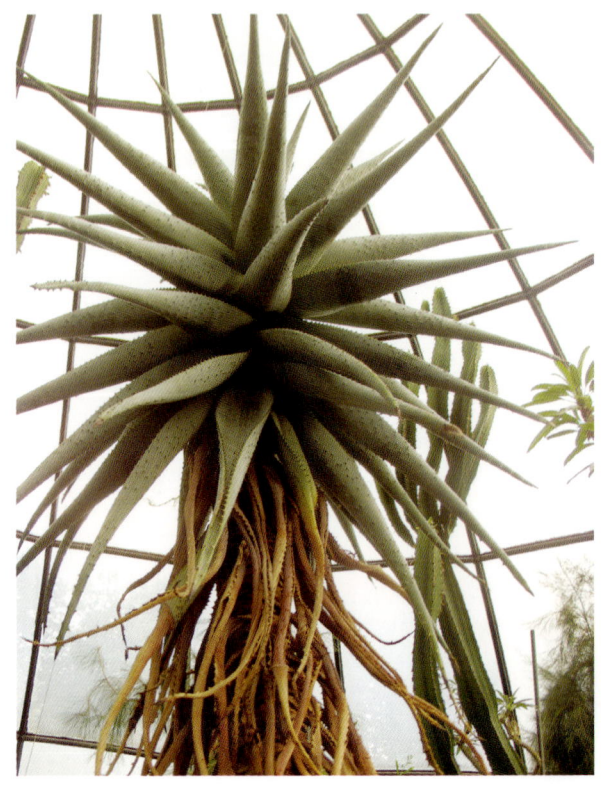

生境分布： 主要分布于非洲南部。

药材性状

芦荟

不规则块状,常破裂为多角形,大小不一。表面呈暗褐色,略显绿色,有光泽。体轻,质松,易碎,断面玻璃样而有层纹。有特殊臭气,味极苦。

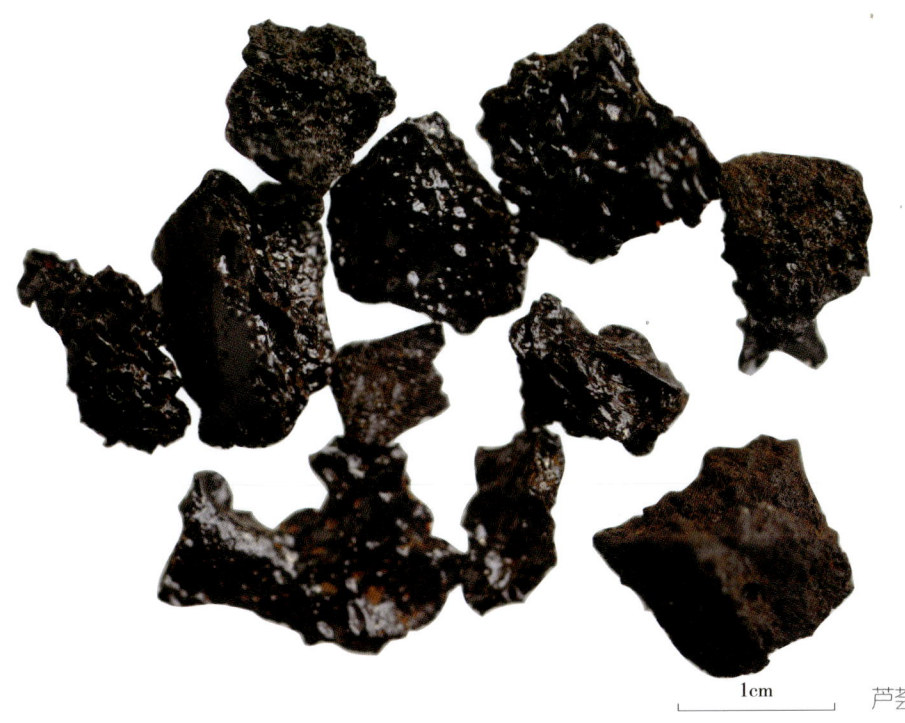

芦荟

性味	苦,寒。
功效	泻下通便,清肝泻火,杀虫疗疳。
主治	热结便秘,惊痫抽搐,小儿疳积,癣疮。
用量用法	2~5g,宜入丸、散。外用适量,研末敷患处。

附 注:《中国药典》2015年版记载同属植物库拉索芦荟、好望角芦荟或其他同属近缘植物叶的汁液浓缩干燥物同等入药。

★ 湖北贝母 *Fritillaria hupehensis* Hsiao et K. C. Hsia

别名： 板贝、窑贝。 | **药材名：** 湖北贝母（鳞茎）。

植物形态

多年生草本。鳞茎扁圆形或圆锥形。叶3~7枚轮生，3至多轮，长圆状披针形，上部叶先端常卷曲。花1（~4）朵，绿黄色或淡紫色，具黄褐色小方格；叶状苞片（1~）3枚轮生，先端明显卷曲；花被片6枚；柱头裂片3枚。蒴果，棱上的翅宽。花期4月，果期5~6月。

生境分布： 生于海拔100~1600m的林下、石灰岩山地的潮湿处，有栽培。分布于安徽、湖南、湖北、江西、浙江、四川等地。

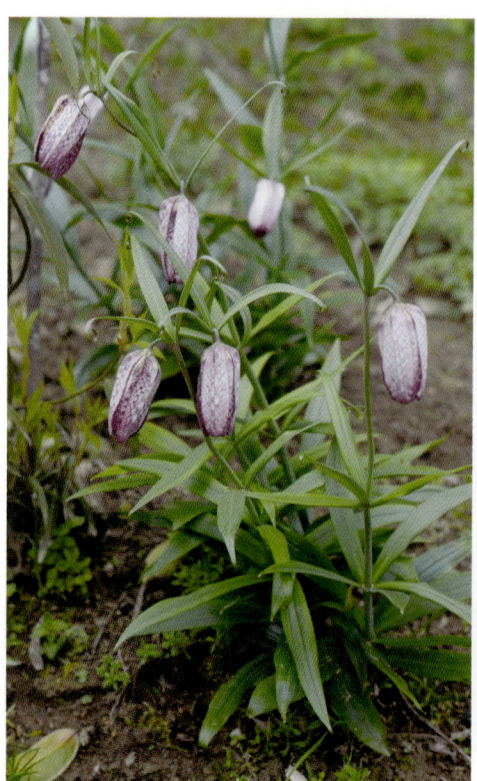
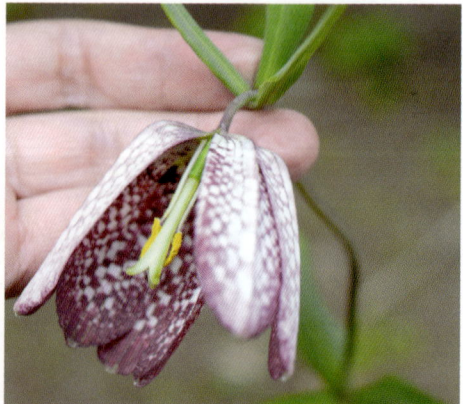
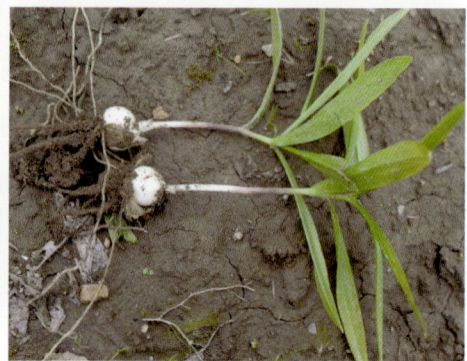

湖北贝母

药材性状

扁圆球形，高 0.8~2.2cm，直径 0.8~3.5cm。表面类白色至淡棕色。外层鳞叶 2 瓣，肥厚，略呈肾形，或大小悬殊，大瓣紧抱小瓣，顶端闭合或开裂；内有鳞叶 2~6 枚及干缩的残茎。内表面淡黄色至类白色，基部凹陷，呈窝状，残留有淡棕色表皮及少数须根。单瓣鳞叶呈元宝状，长 2.5~3.2cm，直径 1.8~2cm。质脆，断面类白色，富粉性。气微，味苦。

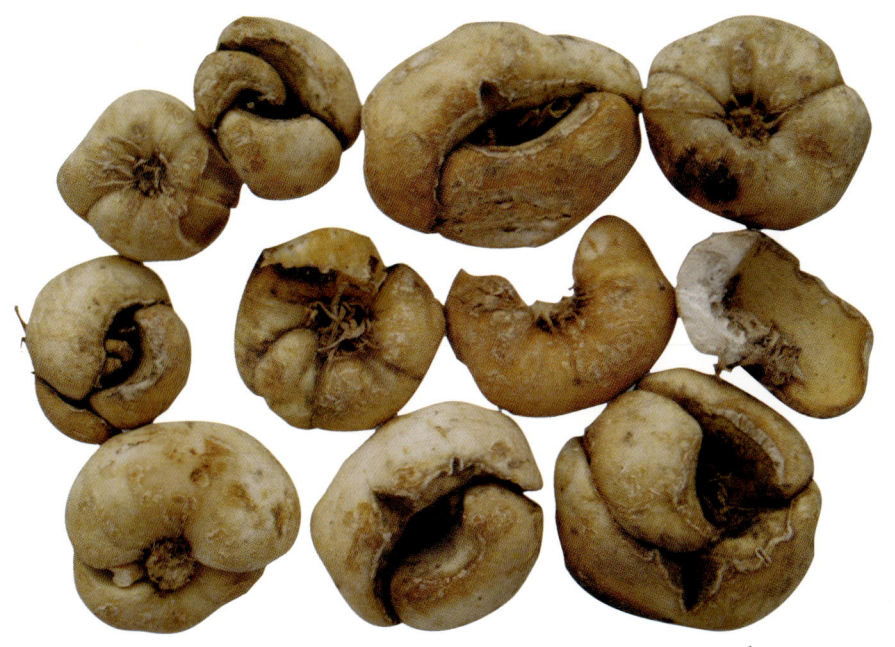

湖北贝母

性味	微苦，凉。
功效	清热化痰，止咳，散结。
主治	热痰咳嗽，痰核瘰疬，痈肿疮毒。
用量用法	3~9g。研粉冲服。不宜与川乌、制川乌、草乌、制草乌、附子同用。

★ 太白贝母 *Fritillaria taipaiensis* P. Y. Li

药材名: 川贝母(鳞茎)。

植物形态 鳞茎由2枚鳞叶组成,直径1~1.5 cm。叶通常对生,有时中部兼有3~4枚轮生或散生的,条形至条状披针形,先端通常不卷曲,有时稍弯曲。花单朵,绿黄色,无方格斑,通常仅在花被片先端近两侧边缘有紫色斑带;每花有3枚叶状苞片,苞片先端有时稍弯曲;花被片长3~4cm,外面3枚狭倒卵状矩圆形,内面3枚近匙形,蜜腺窝几乎不凸出或稍凸出。蒴果长1.8~2.5cm。花期5~6月,果期6~7月。

生境分布: 生于海拔2000~3200m的灌丛、草地上。分布于山西、陕西、宁夏、甘肃、四川、湖北、河南等地。

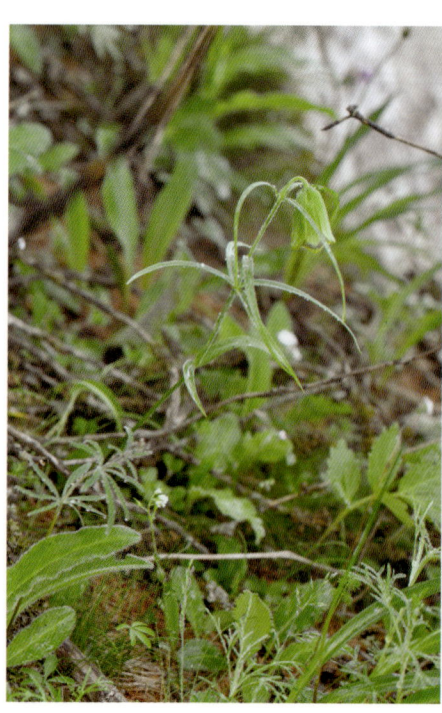
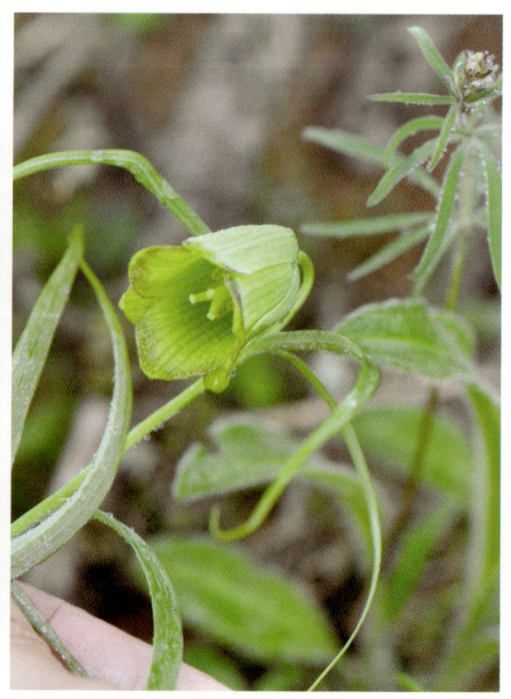

川贝母

药材性状

类扁球形或短圆柱形,高 0.5~2cm,直径 1~2.5cm。表面类白色或浅棕黄色,稍粗糙,有的具浅黄色斑点。外层鳞叶 2 瓣,大小相近,顶部开裂而较平。质硬而脆,断面白色,富粉性。气微,味微苦。

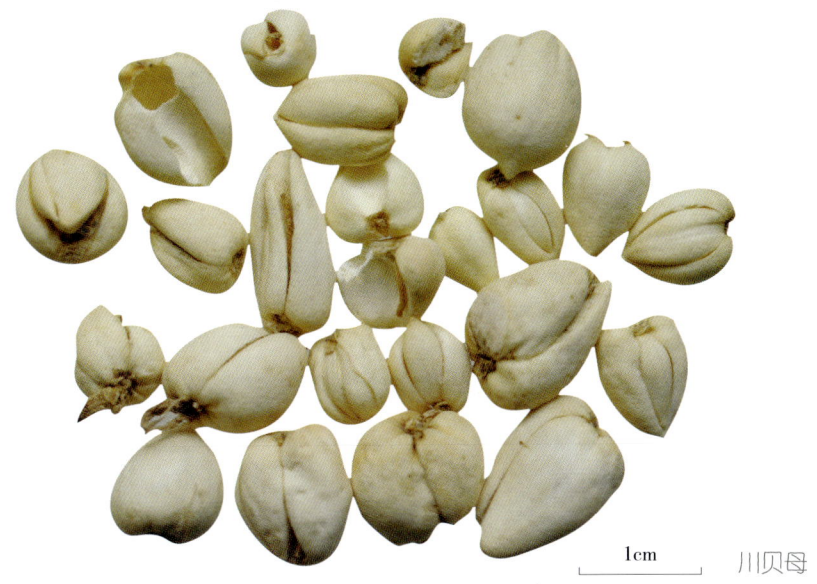

川贝母

性味	苦、甘,微寒。
功效	清热润肺,化痰止咳,散结消痈。
主治	肺热燥咳,干咳少痰,阴虚劳嗽,痰中带血,瘰疬,乳痈,肺痈。
用量用法	3~10g;一次 1~2g,研粉冲服。不宜与川乌、制川乌、草乌、制草乌、附子同用。

附 注:《中国药典》2015年版记载川贝母、暗紫贝母、甘肃贝母、瓦布贝母的干燥鳞茎同等入药。

★ 平贝母 *Fritillaria ussuriensis* Maxim.

别名：平贝。| **药材名**：平贝母（鳞茎）。

植物形态　多年生草本。鳞茎扁圆形。茎高 40~60cm。叶轮生或对生，中上部的叶常兼有互生，线形，先端不卷曲或稍卷曲。花 1~3 朵，紫色，具浅色小方格，顶端的花具叶状苞片 4~6 枚，先端极卷曲；外轮花被片长约 3.5cm，宽约 1.5cm，内轮花被片稍短而狭，蜜腺窝在背面明显凸出；雄蕊 6 枚；花柱具乳突，柱头 3 深裂，裂片长约 5mm。蒴果宽倒卵形，具圆棱。花期 5~6 月。

生境分布：生于林下、草甸或河谷地。分布于黑龙江、吉林、辽宁等地。

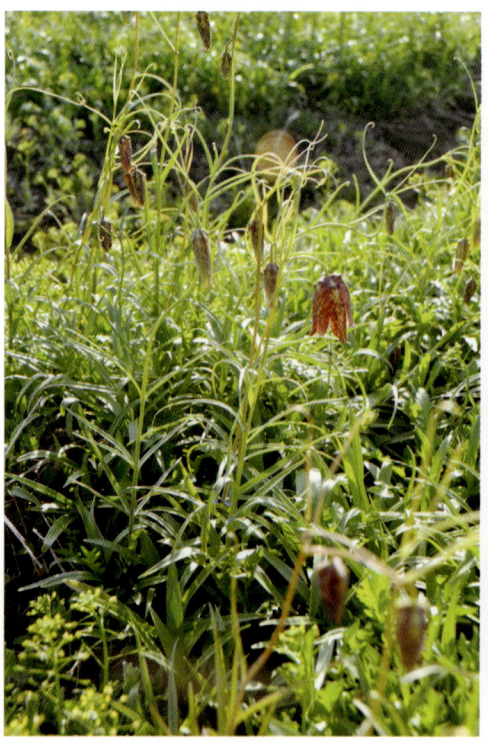
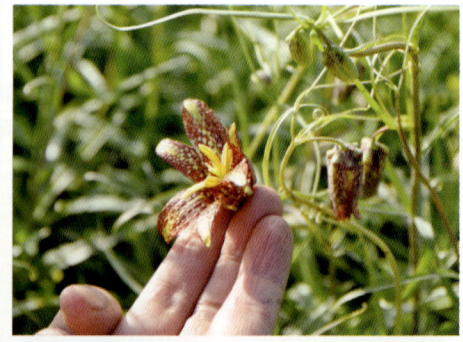
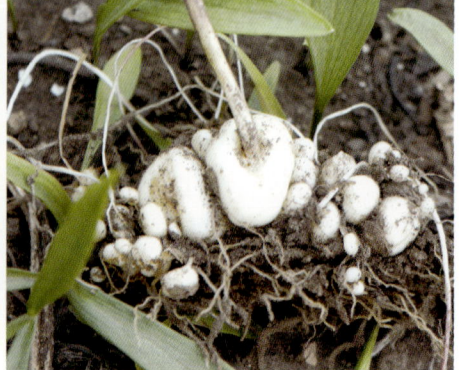

平贝母

药材性状

扁球形，高0.5~1cm，直径0.6~2cm。表面乳白色或淡黄白色，外层鳞叶2瓣，肥厚，大小相近或一瓣稍大抱合，顶端略平或微凹入，常稍开裂；中央鳞片小。质坚实而脆，断面粉性。气微，味苦。

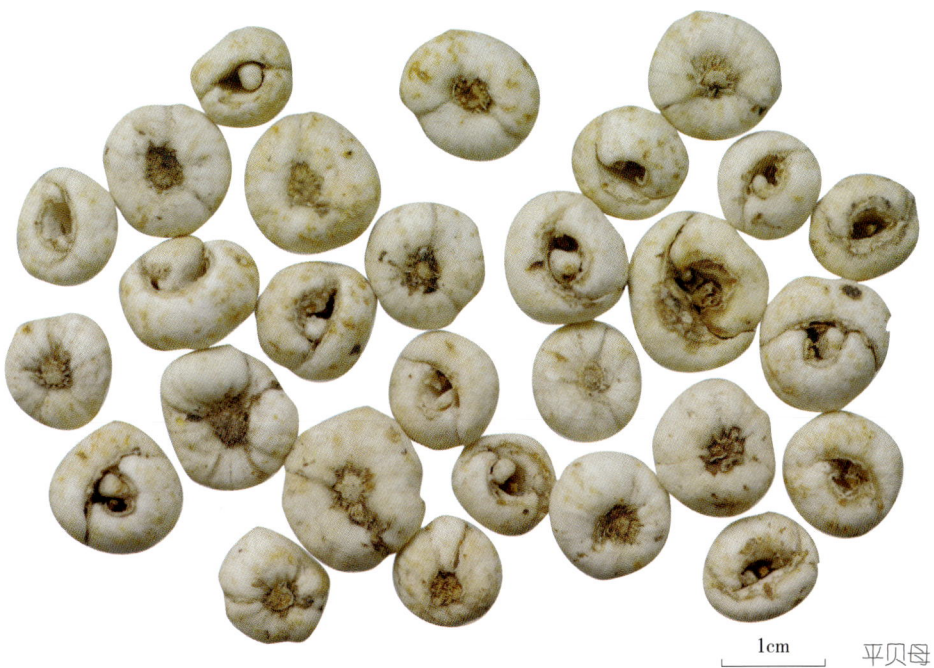

1cm　平贝母

性味	苦、甘，微寒。
功效	清热润肺，化痰止咳。
主治	肺热燥咳，干咳少痰，阴虚劳嗽，咳痰带血。
用量用法	3~9g；一次1~2g，研粉冲服。不宜与川乌、制川乌、草乌、制草乌、附子同用。

★ 细叶百合 *Lilium pumilum* DC.

别名：山丹。| 药材名：百合（肉质鳞叶）。

植物形态

鳞茎圆锥形或长卵形，具薄膜；鳞茎瓣矩圆形或长卵形，白色。茎高 40~60cm。叶条形，无毛，有 1 条明显的脉。花 1 至数朵，下垂，鲜红色，花被片长 3~4.5cm，宽 5~7mm，内花被片稍宽，反卷，无斑点或有少数斑点，蜜腺两边密被毛，有乳头状突起；花丝长 2.5~3cm，花药长椭圆形，黄色，具红色花粉粒；子房圆柱形。蒴果近球形。花期 7~8 月，果期 9~10 月。

生境分布： 生于向阳山坡，亦有栽培。分布于黑龙江、吉林、辽宁、河北、河南、山东、山西、内蒙古、陕西、宁夏、甘肃、青海等地。

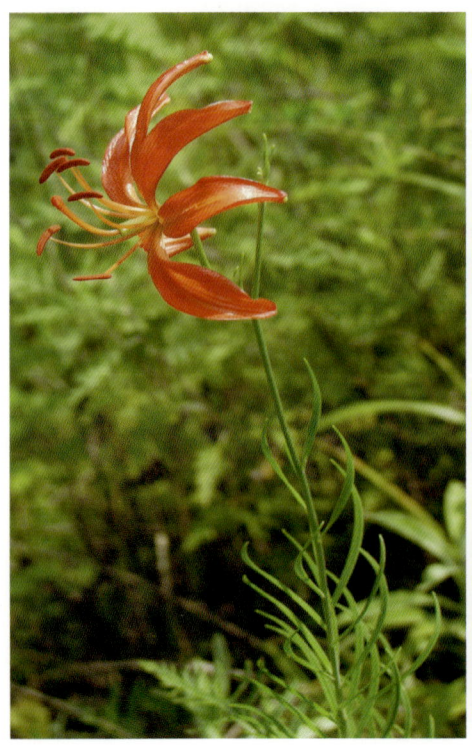
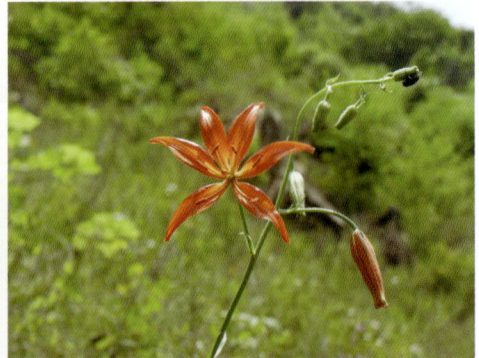
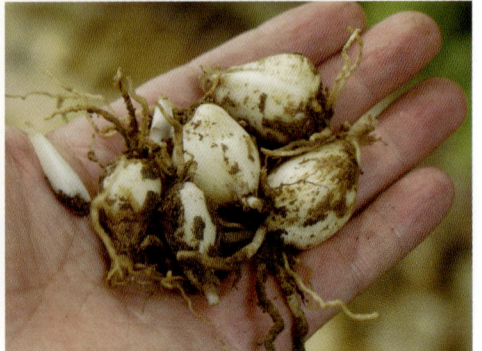

药材性状

百合

长椭圆形，长2~5cm，宽1~2cm，中部厚1.3~4mm。表面类白色、淡棕黄色或微带紫色，有数条纵直平行的白色维管束。顶端稍尖，基部较宽，边缘薄，微波状，略向内弯曲。质硬而脆，断面较平坦，角质样。气微，味微苦。

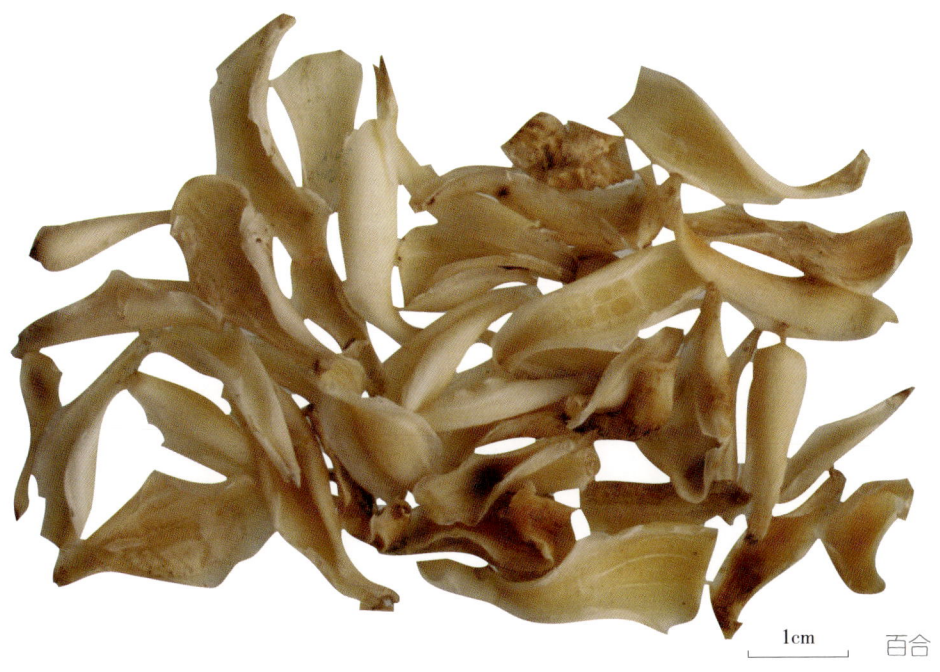

百合

性味	甘，寒。
功效	养阴润肺，清心安神。
主治	阴虚燥咳，劳嗽咯血，虚烦惊悸，失眠多梦，精神恍惚。
用量用法	6~12g。

附 注：《中国药典》2015年版记载同属植物卷丹、百合、细叶百合的干燥肉质鳞叶同等入药。

★ 小根蒜 *Allium macrostemon* Bge.

别名：野葱、小蒜。| **药材名**：薤白（鳞茎）。

植物形态

多年生草本。鳞茎近球形，外皮灰黑色，纸质。叶多为半圆柱形或条形，中空，上面具沟槽，比花葶短。花葶圆柱状，下部被叶鞘；总苞2裂；伞形花序半球形至球形，花多而密集，或间具珠芽；花柄基部具小苞片；珠芽暗紫色，基部也具小苞片；花淡紫色或淡红色；花被片长圆状卵形至长圆状披针形；雄蕊6枚；子房近球形。蒴果，近球形。花、果期5~7月。

生境分布：生于田间、草地或山坡草丛中。分布于东北、华北、华东、中南、西南等地。

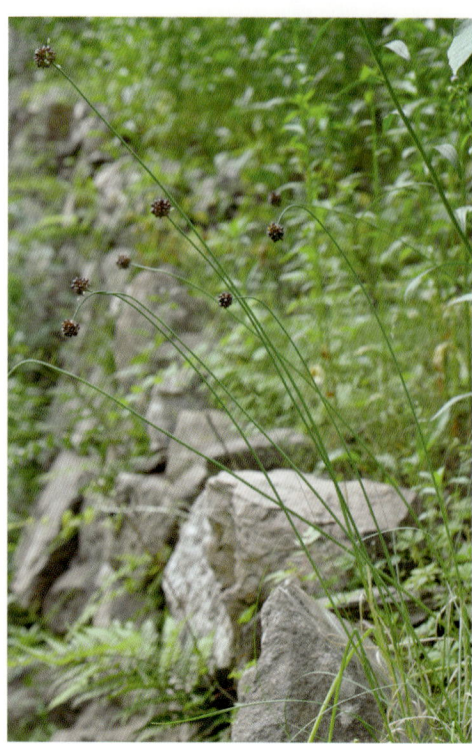
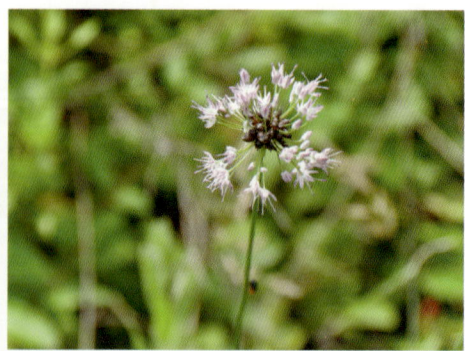
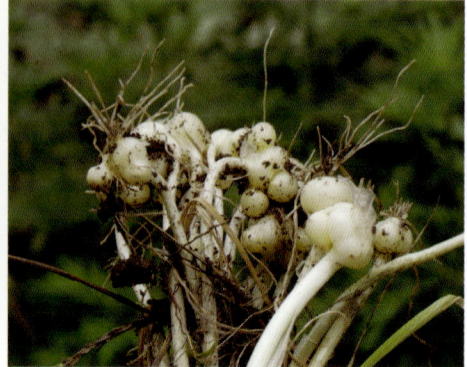

药材性状

薤白

不规则卵圆形，高 0.5~1.5cm，直径 0.5~1.8cm。表面黄白色或淡黄棕色，皱缩，半透明，有类白色膜质鳞片包被，底部有突起的鳞茎盘。质硬，角质样。有蒜臭，味微辣。

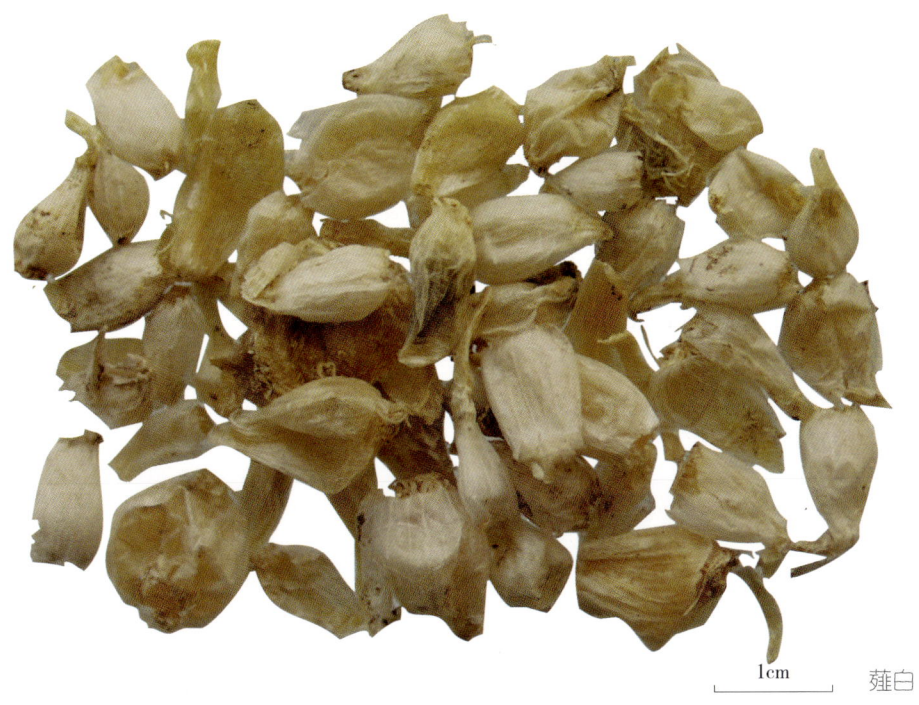

薤白

性味	辛、苦，温。
功效	通阳散结，行气导滞。
主治	胸痹心痛，脘腹痞满胀痛，泻痢后重。
用量用法	5~10g。

附　注：《中国药典》2015年版记载薤与小根蒜的干燥鳞茎同等入药。

★ 玉竹 *Polygonatum odoratum* (Mill.) Druce

别名：地管子、铃铛菜。| **药材名**：玉竹（根茎）。

植物形态　多年生草本。根状茎圆柱形，具节。茎直立，具7~12枚叶。叶互生，椭圆形或卵状长圆形，近无柄，先端尖，全缘，下表面带灰白色，有时仅在下表面脉上呈乳头状粗糙。花序腋生，具花1~4朵，最多可达8朵；花白色至黄绿色；花被筒钟形，先端6裂；雄蕊6枚；子房长3~4mm，3室，柱头3裂。浆果球形，熟时蓝黑色。种子7~9粒。花期6~7月，果期7~9月。

生境分布：生于林下、林缘、山坡灌丛中。分布于黑龙江、吉林、辽宁、河北、山西、内蒙古、陕西、甘肃、青海、河南、湖北、湖南、江西、山东、安徽、江苏、浙江、台湾等地。

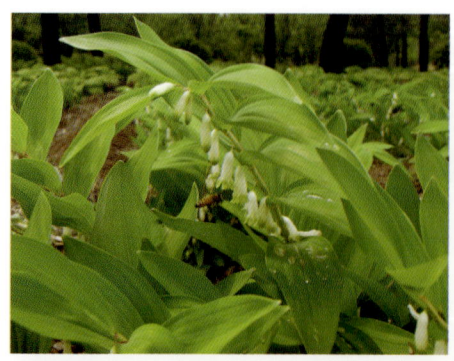
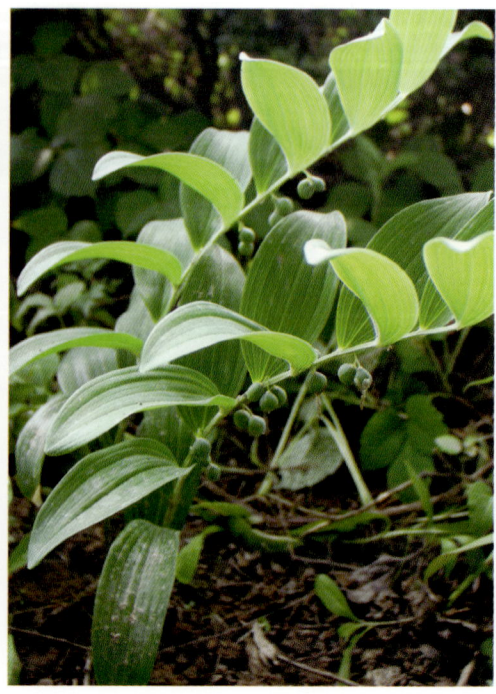
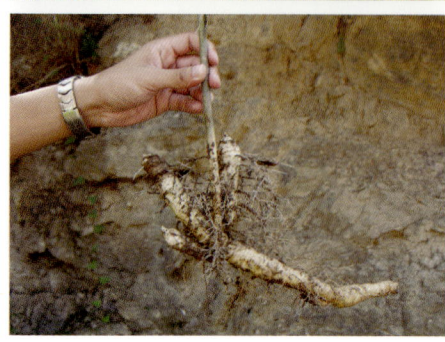

药材性状

玉竹

长圆柱形，略扁，少有分枝，长 4~18cm，直径 0.3~1.6cm。表面黄白色或淡黄棕色，半透明，具纵皱纹及微隆起的环节，有白色圆点状的须根痕和圆盘状茎痕。质硬而脆或稍软，易折断，断面角质样或显颗粒性。气微，味甘，嚼之发黏。

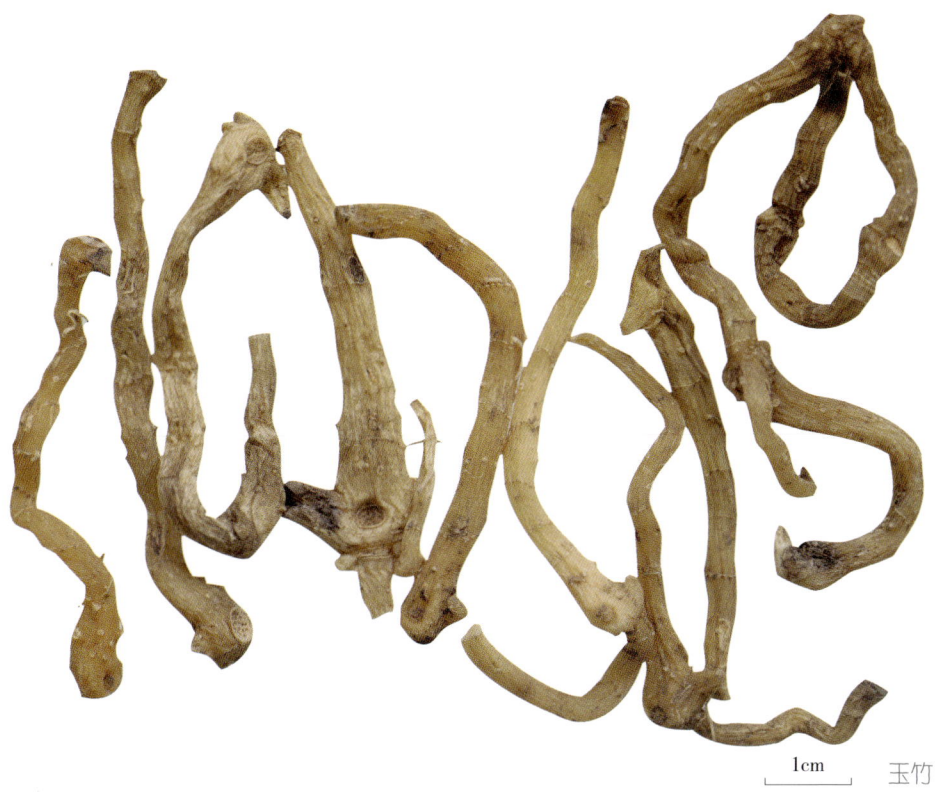

1cm

玉竹

性味	甘，微寒。
功效	养阴润燥，生津止渴。
主治	肺胃阴伤，燥热咳嗽，咽干口渴，内热消渴。
用量用法	6~12g。

★ 短葶山麦冬 *Liriope muscari* (Decne.) Baily

别名：阔叶山麦冬。| **药材名**：山麦冬（块根）。

植物形态

根细长，有时局部膨大成纺锤形或椭圆形的肉质小块根。根状茎短，木质。茎短。叶基生，密集成丛，禾叶状，革质，具9~11条脉，有时具明显的横脉。花葶通常长于叶；花（3~）4~8朵簇生于苞片腋内；苞片近刚毛状；小苞片卵形，干膜质；花被片6枚，矩圆状披针形或近矩圆形，紫色或红紫色；雄蕊6枚，花药披针形；子房上位，近球形，3裂。种子球形。花期7~8月，果期9~11月。

生境分布：生于海拔100~1400（~2000）m的山地林下。分布于广东、广西、福建、江西、安徽、浙江、江苏、山东、河南、湖南、湖北、四川、贵州等地。

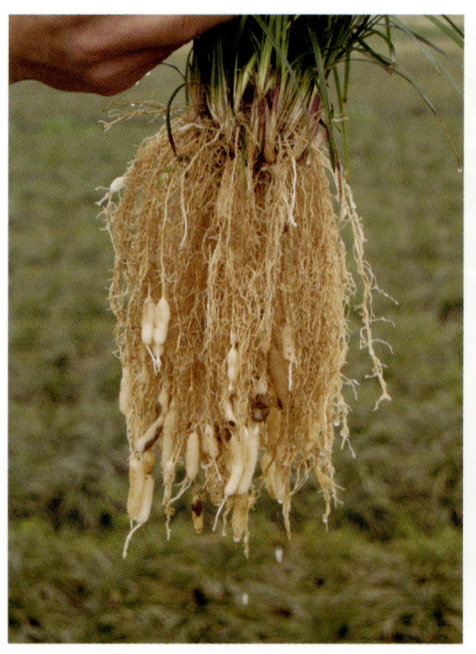
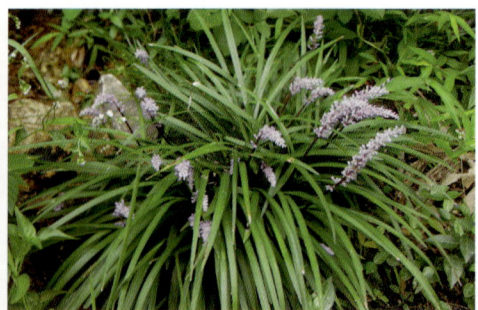
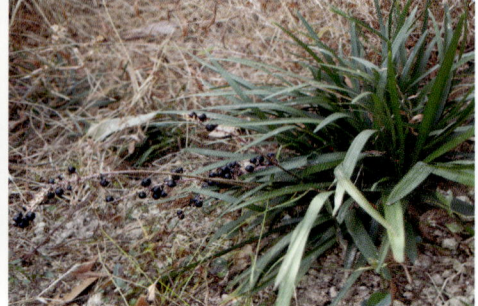

山麦冬

药材性状

纺锤形，稍扁，长2~5cm，直径0.3~0.8cm。表面淡黄色至棕黄色，具粗纵纹。质柔韧，干后质硬脆，易折断，断面淡黄色至棕黄色。味甘、微苦。

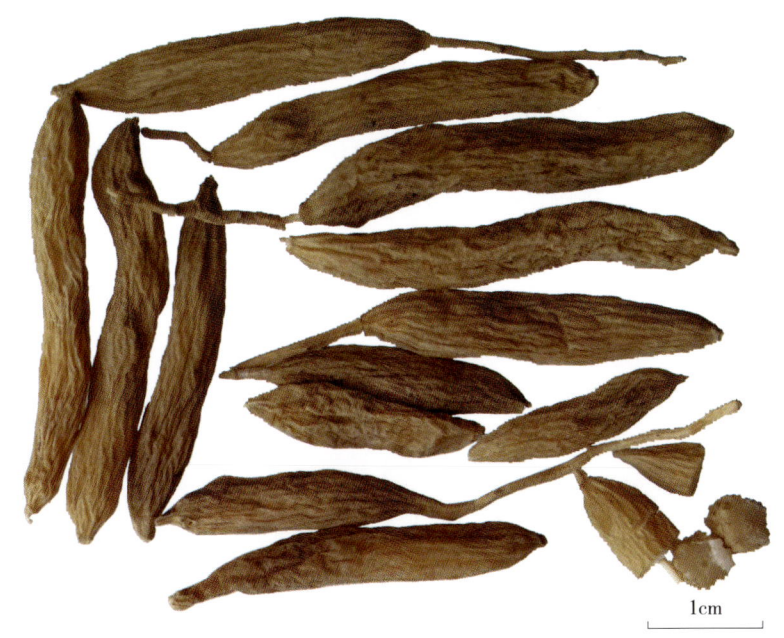

山麦冬

性味	甘、微苦，微寒。
功效	养阴生津，润肺清心。
主治	肺燥干咳，阴虚痨嗽，喉痹咽痛，津伤口渴，内热消渴，心烦失眠，肠燥便秘。
用量用法	9~15g。

附 注：《中国药典》2015年版记载同属植物湖北麦冬与短葶山麦冬的干燥块根同等入药。

★ 光叶菝葜 *Smilax glabra* Roxb.

别名：羊舌藤、千尾根、山遗粮。| **药材名**：土茯苓（根茎）。

植物形态

攀缘灌木，无刺。茎具分枝，圆柱形，光滑。叶柄长5~15（~30）mm，狭鞘长为叶柄长的1/4~3/5，有卷须，脱落点位于近顶端。叶片椭圆形至卵状披针形。单个伞形花序，花序具10~30（~60）朵花，小苞片多数；雄花花被绿白色，稍六棱状球形，外花被片宽倒卵状圆形，兜状，背面中央具纵槽，内花被片边缘有不规则的齿；雌花内花被片边缘无齿，具3枚退化雄蕊。浆果熟时紫黑色，具粉霜。花期7~11月，果期11月至次年4月。

生境分布：生于海拔300~1800 m以下的林中、灌丛、河岸或山谷中。分布于长江流域以南各地。

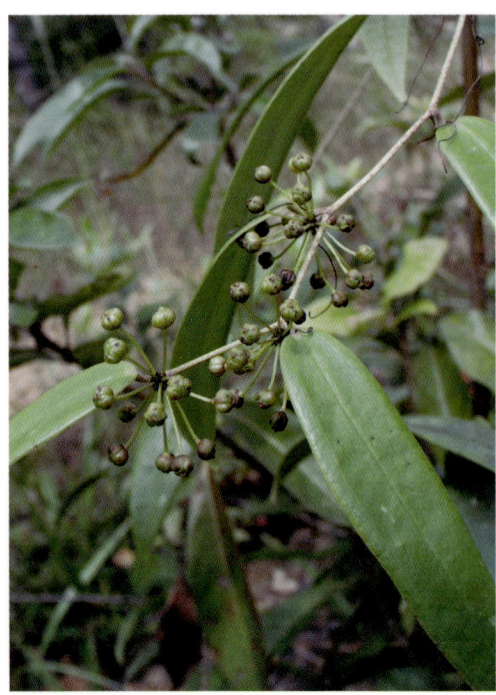
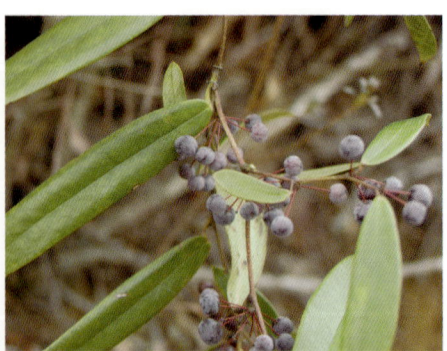
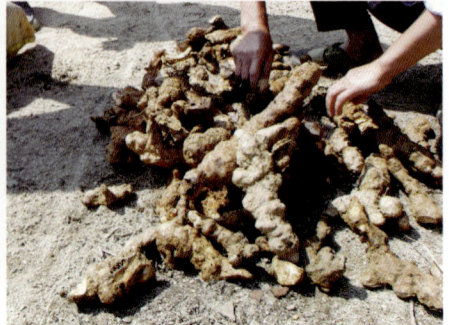

土茯苓

药材性状

略呈圆柱形，稍扁或呈不规则条块，有结节状隆起，具短分枝，长5~22cm，直径2~5cm。表面黄棕色或灰褐色，凹凸不平，有坚硬的须根残基，分枝顶端有圆形芽痕，有的外皮现不规则裂纹，并有残留的鳞叶。质坚硬。切片呈长圆形或不规则，厚1~5mm，边缘不整齐；切面类白色至淡红棕色，粉性，可见点状维管束及多数小亮点；质略韧，折断时有粉尘飞扬，以水湿润后有黏滑感。气微，味微甘、涩。

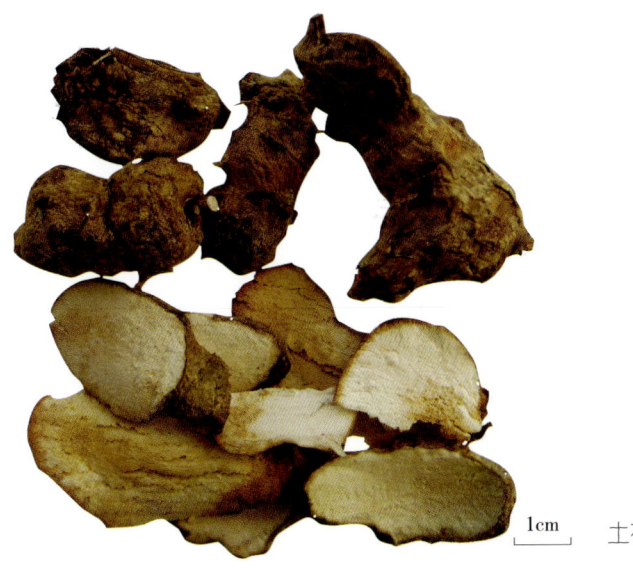

土茯苓

性味	甘、淡，平。
功效	解毒，除湿，通利关节。
主治	梅毒及汞中毒所致的肢体拘挛，筋骨疼痛；湿热淋浊，带下，痈肿，瘰疬，疥癣。
用量用法	15~60g。

附 注：百合科植物菝葜常与光叶菝葜的干燥根茎混淆。

石蒜科

★ 仙茅 *Curculigo orchioides* Gaertn.

别名：地棕。｜**药材名**：仙茅（根茎）。

植物形态 多年生草本。根状茎向下直生，圆柱形，肉质，外皮褐色；地上茎不明显。叶基生，3~6枚，披针形，基部下延成柄，柄基部扩大成鞘状，两面疏生长柔毛，后渐光滑。花葶极短，隐藏于叶鞘内；花杂性，上部为雄花，下部为两性花；苞片披针形，膜质，被长柔毛；花黄色，下部花筒线形，上部6裂，裂片披针形，被长柔毛；雄蕊6枚；子房被长柔毛，柱头棒状。浆果长矩圆形，稍肉质。种子稍呈球形，亮黑色，有喙，表面有波状沟纹。

生境分布：生于海拔1600m的林下草地或荒坡上。分布于浙江、福建、江西、台湾、湖南、湖北、广东、广西、四川、贵州、云南等地。

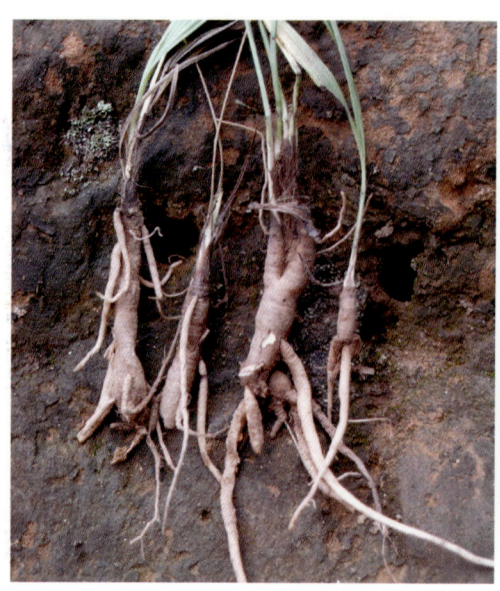
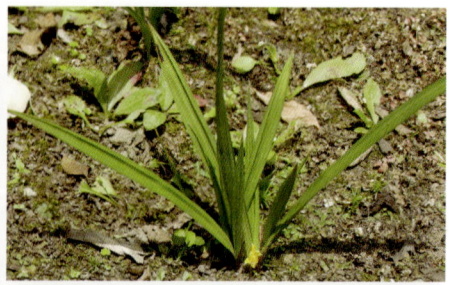
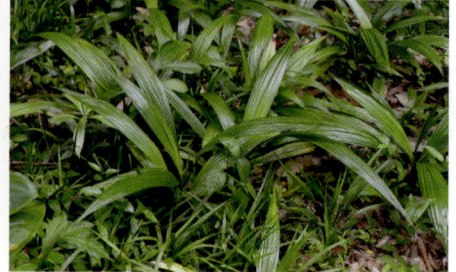

药材性状

仙茅

圆柱形，略弯曲，长 3~10cm，直径 0.4~1.2cm。表面棕色至褐色，粗糙，有细孔状的须根痕及横皱纹。质硬而脆，易折断，断面不平坦，灰白色至棕褐色，近中心处色较深。气微香，味微苦、辛。

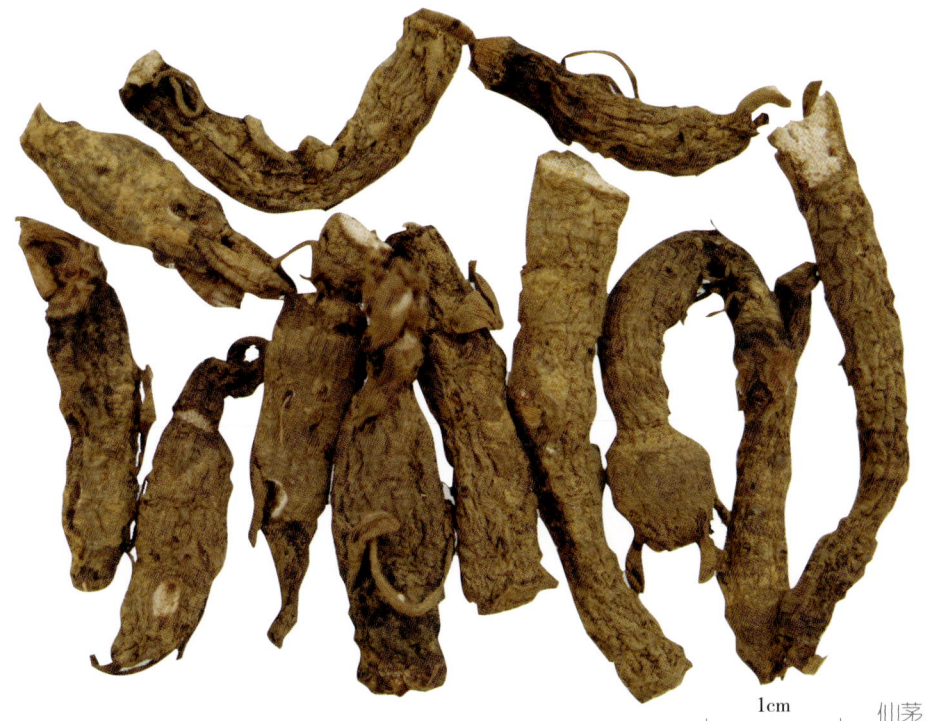

仙茅

性味	辛，热；有毒。
功效	补肾阳，强筋骨，祛寒湿。
主治	阳痿精冷，筋骨痿软，腰膝冷痛，阳虚冷泻。
用量用法	3~10g。

石蒜 *Lycoris radiata* (L. Hérit.) Herb.

别名： 老鸦蒜、龙爪花、蟑螂花。| **药材名：** 石蒜（鳞茎）。

植物形态　多年生草本。须根丛生；地下鳞茎肥厚，广椭圆形或近球形，膜质鳞茎皮紫褐色，肉白色。叶于花后生出，基生，条形或带形，肉质，全缘。花葶单生，高约30cm；伞形花序顶生，具花4~6朵；总苞片2枚，披针形；花两性，鲜红色或具白色边缘；花被片6枚，花被筒极短，喉部有鳞片，裂片狭披针形，长约4cm，边缘皱缩，向外反卷；雄蕊6枚，长为花被裂片的2倍，花药线形；雌蕊6枚，柱头圆形。蒴果常不成熟，成熟者背裂。种子多数。花期9~10月，果期10~11月。

生境分布： 生于阴湿山坡、河岸草丛。分布于山东、江苏、安徽、浙江、江西、福建、湖北、湖南、广东、广西、陕西、甘肃、四川、贵州、云南等地。

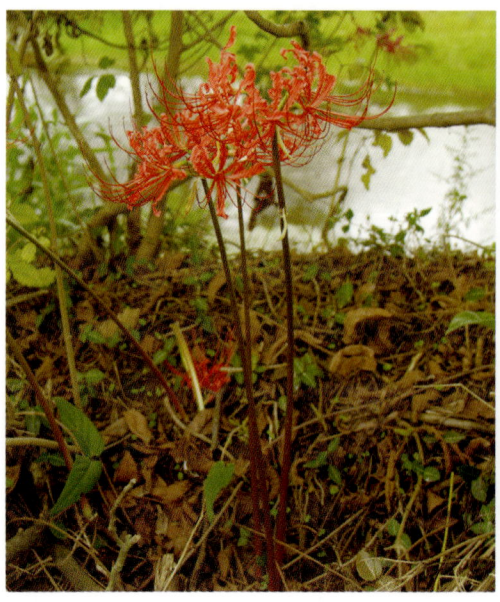
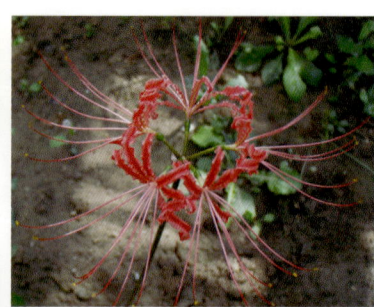
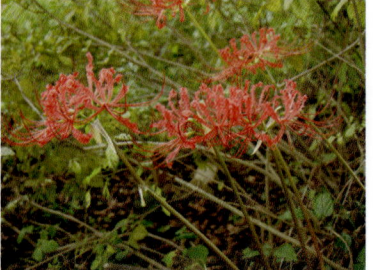

药材性状

石蒜

鳞茎呈椭圆形或近球形，长 4~5cm，直径 1.4~3.5cm，顶端有长约 3cm 的残留叶基，基部具多数白色须根。外面包有 2~3 层黑棕色的膜质鳞片，内有 10~20 层白色的肉质鳞片，着生于鳞茎盘上，中央有黄白色芽。气特异，味辣而苦。

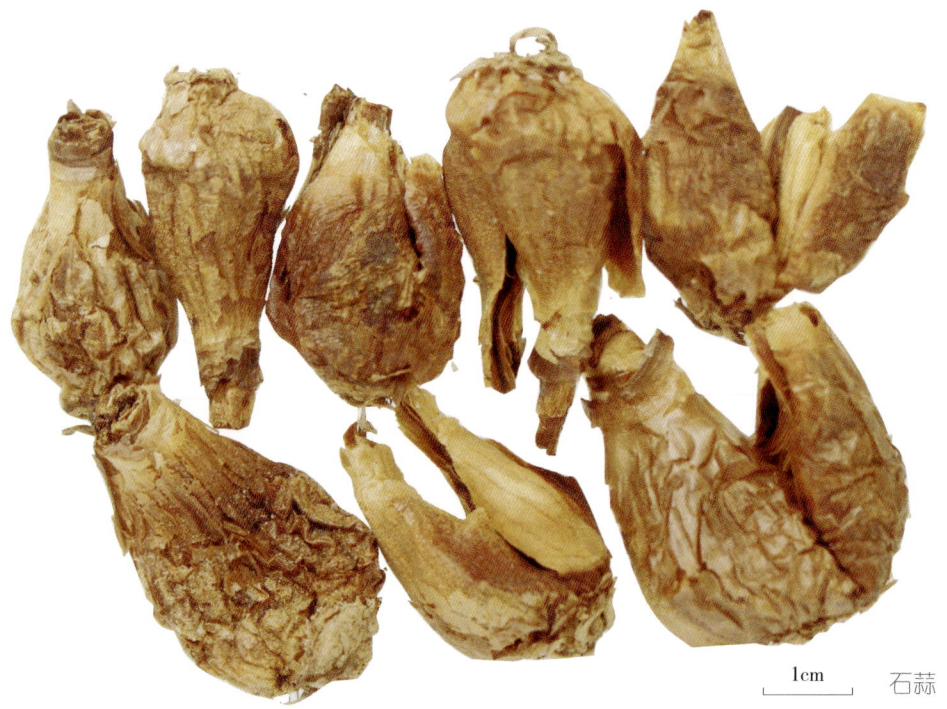

石蒜

性味	辛，平；有小毒。
功效	消肿，解毒，催吐，杀虫，祛痰。
主治	咽喉肿痛，痈肿疮毒，咳嗽痰喘，淋巴结结核，风湿关节痛等。
用量用法	1.5~3g。

鸢尾科

★ 番红花 *Crocus sativus* L.

别名：藏红花。 | **药材名：**西红花（花柱头）。

植物形态　多年生草本。无地上茎，地下茎球形。叶自球茎生出，9~15枚；无柄；叶片线形，叶缘反卷。花顶生，直径2.5~4cm；花被不分化，6枚，倒卵圆形，淡紫色，花筒细管状；雄蕊3枚，花药大，黄色，基部箭形；雌蕊3枚，心皮3个合生成3室，花柱细长，黄色，顶端3深裂，伸出花被外，下垂，紫红色，柱头顶部略膨大成漏斗状，边缘有不整齐的锯齿，一侧具一裂隙。蒴果长圆形，具3条钝棱。种子多数，球形。

生境分布：原产于欧洲南部，我国各地常见栽培。

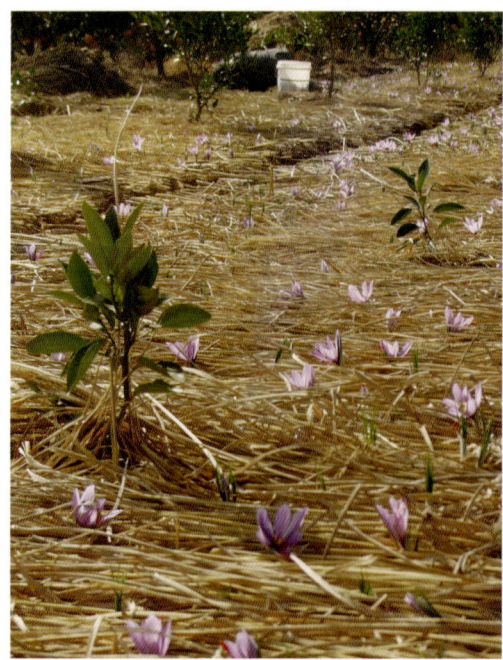
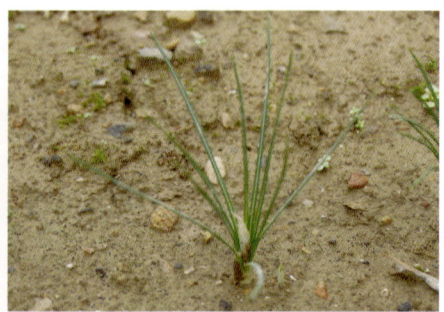
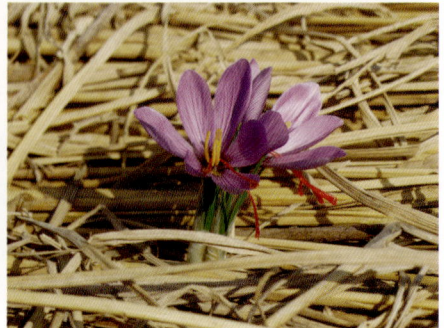

药材性状

西红花

线形，三分枝，长约3cm。暗红色，上部较宽而略扁平，顶端边缘呈不整齐的齿状，内侧有一短裂隙，下端有时残留一小段黄色花柱。体轻，质松软，无油润光泽，干燥后质脆易断。气特异，微有刺激性，味微苦。

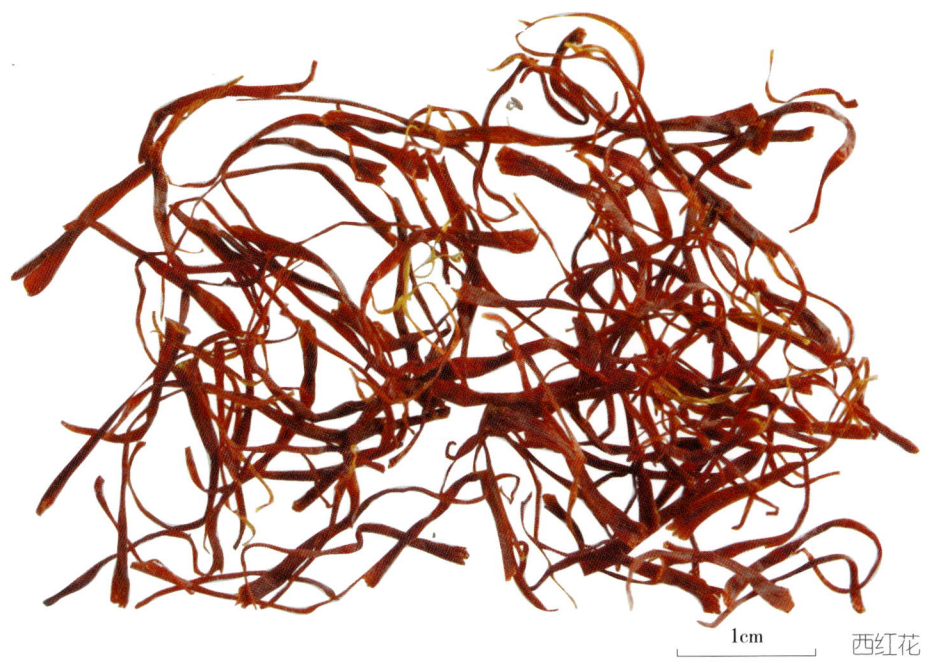

西红花

性味	甘，平。
功效	活血化瘀，凉血解毒，解郁安神。
主治	经闭癥瘕，产后瘀阻，温毒发斑，忧郁痞闷，惊悸发狂。
用量用法	1~3g，煎服或沸水泡服。孕妇慎用。

附 注：菊科植物红花的花入药称"红花"，与西红花名称相近，容易混淆。

白花马蔺 *Iris lactea* Pall.

别名: 蠡实、马莲。 | **药材名:** 马蔺子(种子)。

植物形态

多年生草本。叶基生,成丛,叶鞘枯死后常裂成细长纤维状的残留物;叶片条形,灰绿色,基部带紫色,全缘,两面具7~10条突起的平行脉。花葶高10~30cm,顶端具花1~3朵;苞片3枚,叶状,窄矩圆状披针形;花蓝紫色,花被6枚,外轮3枚,花被片匙形,向外弯曲而下垂,中部有黄色条纹,内轮3枚,花被片倒披针形,直立。蒴果长椭圆形,具6条纵肋。种子近球形或不规则形。花期5~6月,果期6~9月。

生境分布: 生于向阳山野、路旁、沟边、草地及草甸,也常栽种于庭院中、花圃旁。分布于黑龙江、吉林、辽宁、河北、河南、山西、内蒙古、山东、江苏、安徽、江西、福建、台湾、陕西、宁夏、甘肃、青海、新疆、西藏等地。

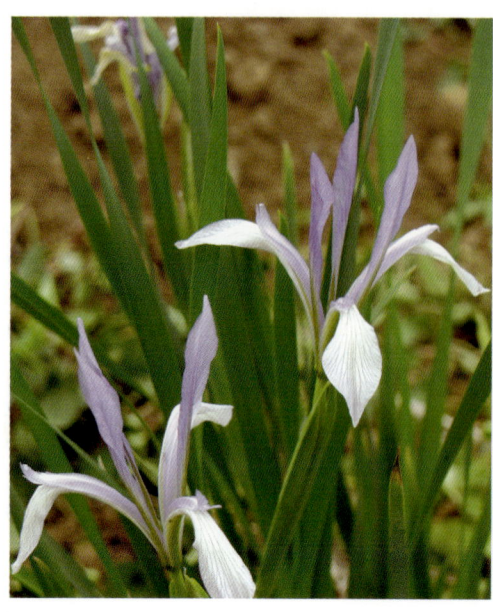
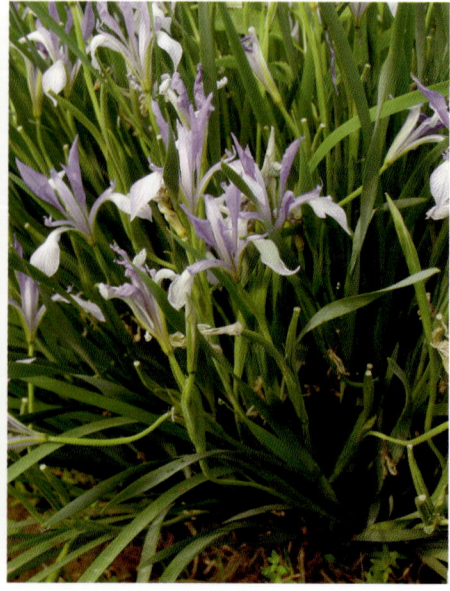

药材性状

马蔺子

不规则多面体形，长约5mm，宽3~4mm。表面红棕色至黑棕色，略有细皱纹，基部有浅色种脐，质坚硬不易碎裂。切断面胚乳发达，灰白色，角质，胚位于种脐的一端，白色，细小弯曲。气微弱，味淡。

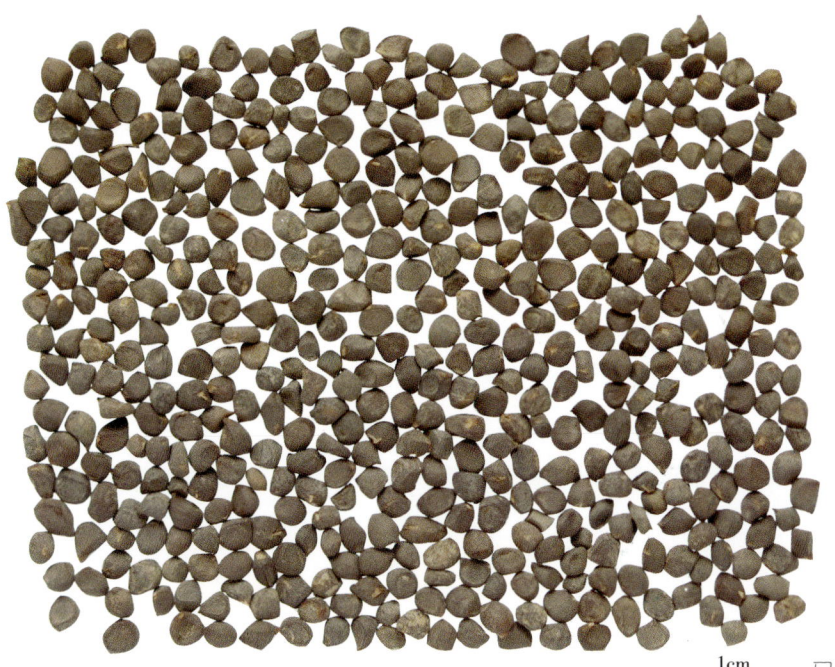

1cm 马蔺子

性味	甘，平。
功效	清热利湿，解毒杀虫，止血定痛。
主治	黄疸，淋浊，小便不利，肠痈，虫积，疟疾，风湿痛，喉痹，牙痛，吐血，衄血，便血，崩漏，疮肿，瘰疬，疝气，痔疮，烫伤，蛇伤。
用量用法	3~9g。外用适量，捣敷。

★ 鸢尾 *Iris tectorum* Maxim.

别名： 紫蝴蝶、扁竹花。 | **药材名：** 川射干（根茎）。

植物形态　根状茎斜伸，粗壮；须根较细而短。叶基生，排成扇形，黄绿色，宽剑形，基部围有纤维。花茎不分枝或有 1~2 个侧枝，茎生叶片 1~2 枚；花蓝紫色；花被管细长，长达 3cm，外花被裂片圆形或宽卵形，中脉上有不规则的鸡冠状附属物，附属物的边缘为不整齐的缝状裂，顶端微凹，内花被裂片椭圆形，花盛开时向外平展；子房圆柱形。蒴果长椭圆形或倒卵形。种子黑褐色，梨形。花期 4~5 月，果期 6~8 月。

生境分布： 生于海拔 500~3500m 的向阳坡地、林缘及水边湿地。分布于山西、陕西、甘肃、湖北、湖南、江西、江苏、浙江、安徽、福建、广东、广西、西藏、云南、四川、贵州等地。

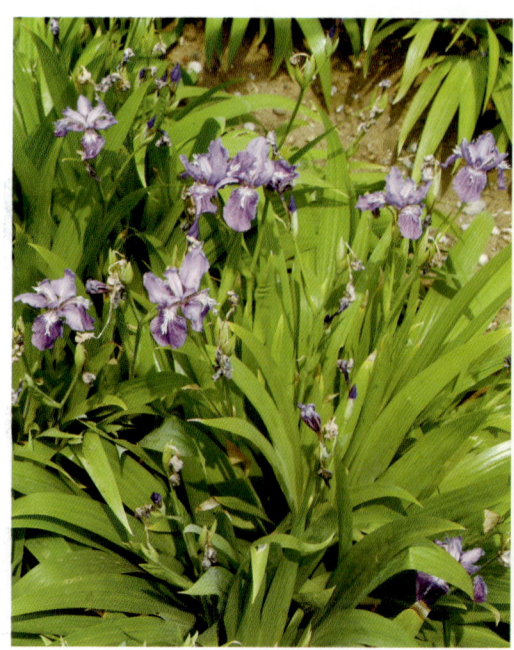
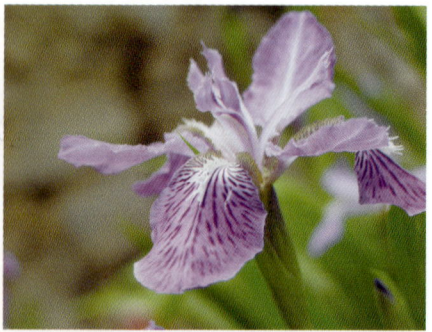
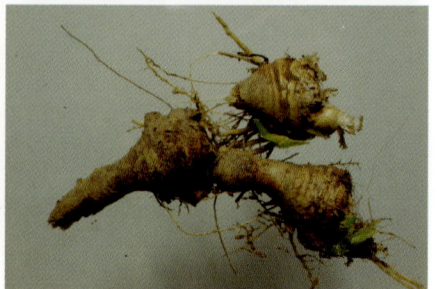

药材性状

川射干

不规则条状或圆锥形，略扁，有分枝，长 3~10cm，直径 1~2.5cm。表面灰黄褐色或棕色，有环纹和纵沟。常有残存的须根及凹陷或圆点状突起的须根痕。质松脆，易折断，断面黄白色或黄棕色。气微，味甘、苦。

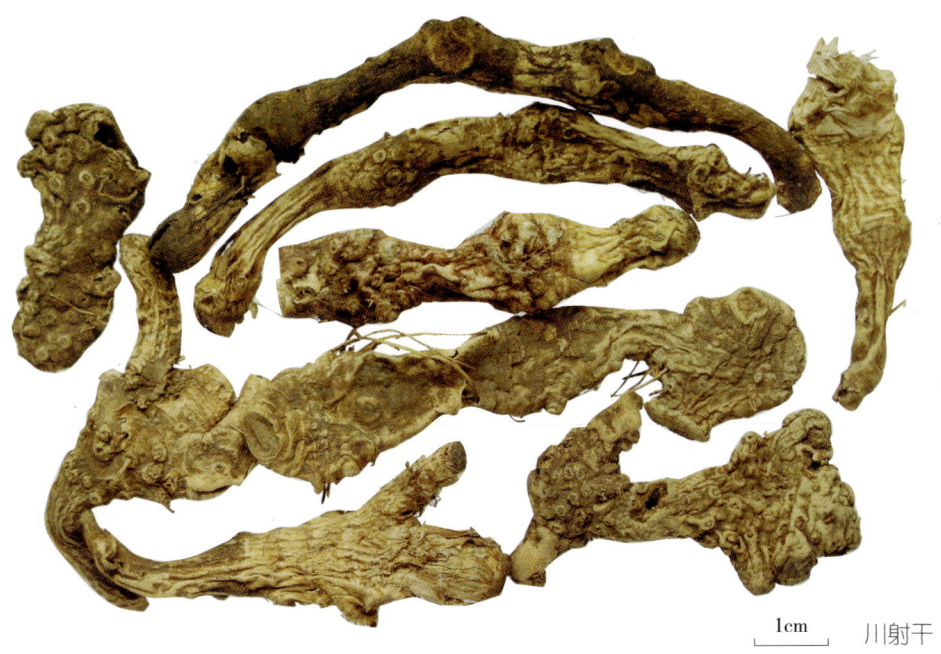

川射干

性味	苦，寒。
功效	清热解毒，祛痰，利咽。
主治	热毒痰火郁结，咽喉肿痛，痰涎壅盛，咳嗽气喘。
用量用法	6~10g。

百部科

★ 直立百部 *Stemona sessilifolia* (Miq.) Miq.

别名：百部袋。| **药材名**：百部（块根）。

植物形态 多年生草本。块根肉质，常呈纺锤形，数个至数十个簇生。茎直立，不分枝。叶常 3~4 枚轮生，偶有 5 枚，或 2 枚对生；叶片卵形或椭圆形，基部渐窄成短柄或近无柄，全缘；主脉 3~5（~7）条，中间 3 条明显。花多数生于茎下部鳞叶腋间；雄蕊 4 枚，紫色，药隔先端膨大成披针形附属物，花药线形，顶端具窄卵形附属物；子房三角形。蒴果扁卵形，2 裂。花期 4~5 月，果期 7 月。

生境分布：生于山地林下或栽培。分布于河南、山东、安徽、浙江、江西、福建、湖南等地。

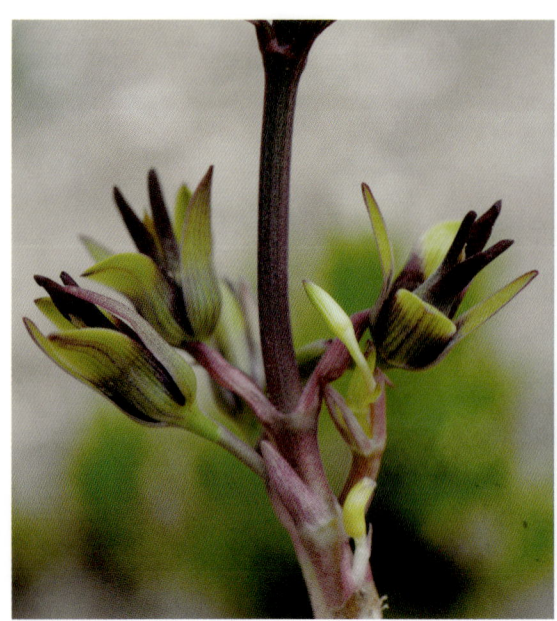
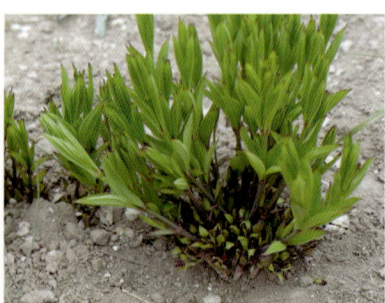
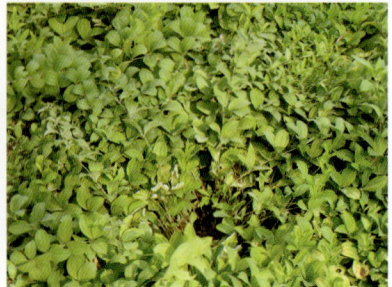

百部

> **药材性状**
>
> 纺锤形，上端较细长，皱缩弯曲，长5~12cm，直径0.5~1cm。表面黄白色或淡棕黄色，有不规则深纵沟，间或有横皱纹。质脆，易折断，断面平坦，角质样，淡黄棕色或黄白色，皮部较宽，中柱扁缩。气微，味甘、苦。

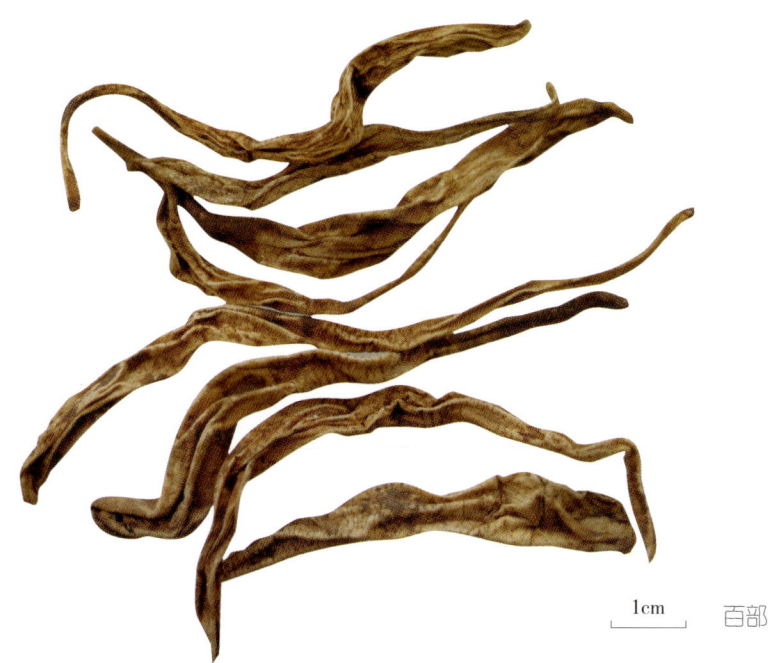

百部

性味	甘、苦，微温。
功效	润肺下气止咳，杀虫灭虱。
主治	新久咳嗽，肺痨咳嗽，顿咳，头虱，体虱，蛲虫病，阴痒。
用量用法	3~9g。外用适量，水煎或酒浸。

附　注：《中国药典》2015年版记载同属植物蔓生百部、对叶百部与直立百部的干燥块根同等入药。

薯蓣科

★ 粉背薯蓣 *Dioscorea hypoglauca* Palibin

别名： 黄草薢。| **药材名：** 粉萆薢（根茎）。

植物形态　缠绕藤本。根状茎横生，竹节状，断面黄色。茎无毛，有时密生黄色短柔毛。单叶互生，叶片三角形或卵圆形，边缘波状或近全缘；下表面沿叶脉着生白色刺毛。花雌雄异株。雄花序穗状，单生或2~3束簇生于叶腋；雄花单生或2~3朵簇生；雄蕊3枚，着生于花被筒上；花药卵圆形。蒴果成熟后反曲下垂，翅宽超过长或近于等长，蒴果两端平截。种子四周围有薄膜状的翅，通常两两叠生于果实每室的中央。花期7~9月。

生境分布： 生于海拔200~1300m 的山坡、沟边和石山灌丛中。分布于河南、湖北、湖南、江西、安徽、浙江、福建、台湾、广东、广西等地。

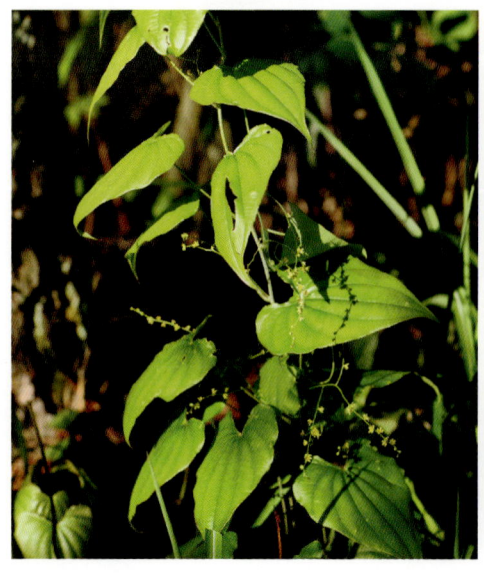
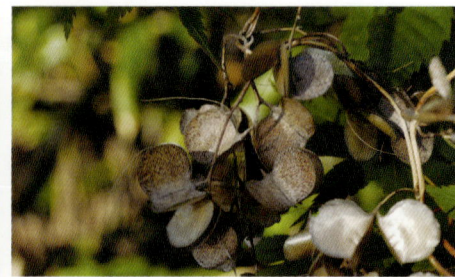
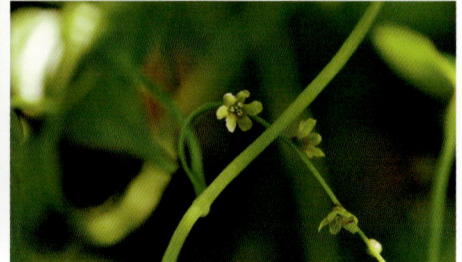

药材性状

粉萆薢

不规则的薄片，边缘不整齐，大小不一，厚约0.5mm。有的有棕黑色或灰棕色的外皮。切面黄白色或淡灰棕色，维管束呈小点状散在。质松，略有弹性，易折断，新断面近外皮处显淡黄色。气微，味辛、微苦。

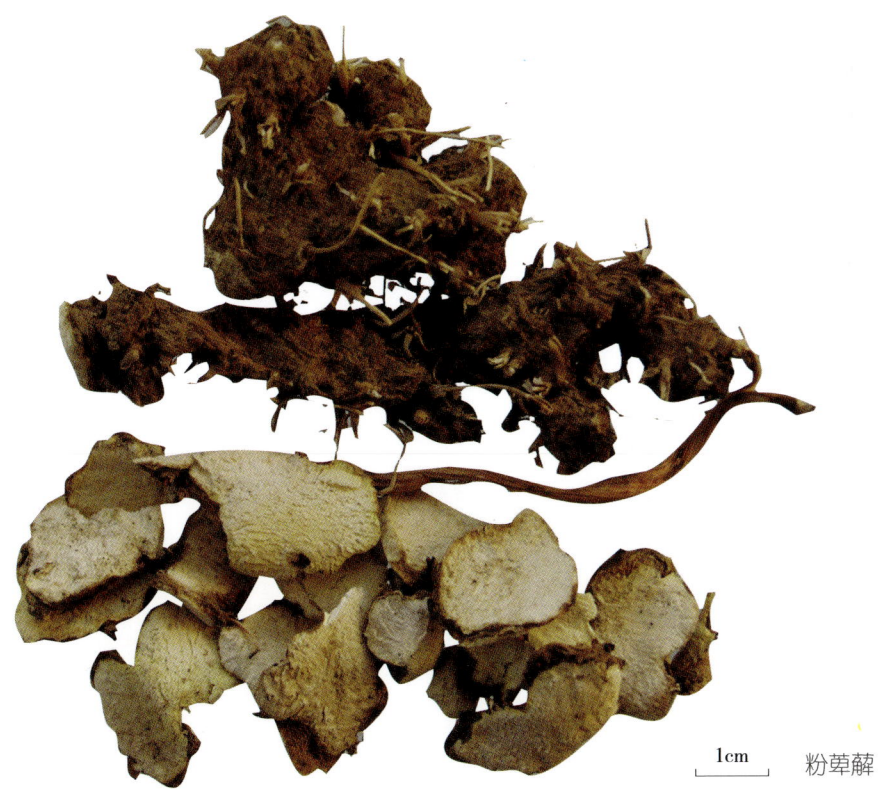

粉萆薢

性味	苦，平。
功效	利湿去浊，祛风除痹。
主治	膏淋，白浊，白带过多，风湿痹痛，关节不利，腰膝疼痛。
用量用法	9~15g。

★ 绵萆薢 *Dioscorea spongiosa* J. Q. Xi, M. Mizuno et W. L. Zhao

别名：萆薢、大萆薢。| **药材名**：绵萆薢（根茎）。

植物形态　根状茎横走，质地疏松。茎左旋，无毛。单叶互生；叶干后浅绿色，叶下表面灰白色，三角形或卵状心形，有时茎基部叶为掌状心形，边缘 5~9 深裂，下表面密被毛，基出脉 9 或 11 条，网脉凸起，有些叶片全缘或边缘微波状。雄花序穗状，腋生；雄花单生或间为 2 朵成对着生；花被橘黄色，裂片在开花时伸展，长圆状披针形；雄蕊 6 枚，直立。雌花序穗状；雌花退化雄蕊丝状。蒴果棕褐色。种子四周有薄膜状翅。花期 6~8 月，果期 7~10 月。

生境分布：生于海拔 400~800m 的山坡疏林或灌丛中。分布于浙江、江西、福建、湖南、广东、广西等地。

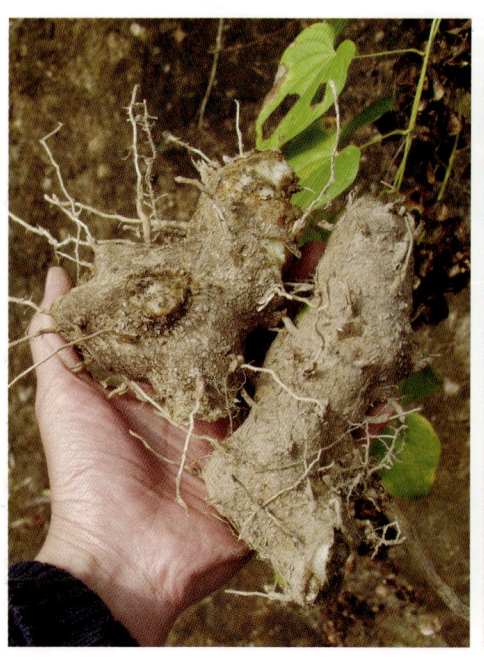
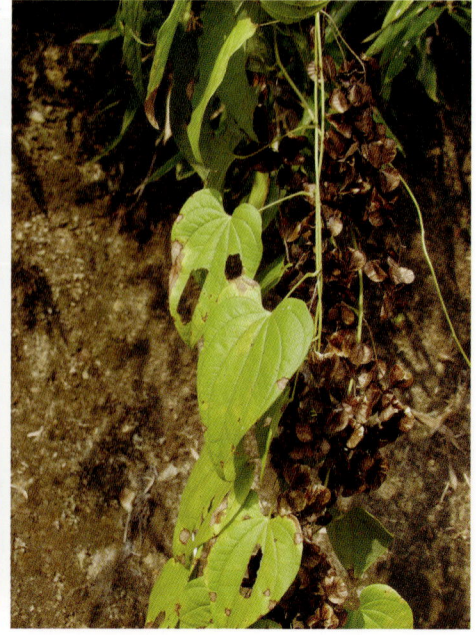

药材性状

绵萆薢

不规则的斜切片，边缘不整齐，大小不一，厚2~5mm。外皮黄棕色至黄褐色，有稀疏的须根残基，呈圆锥状突起。质疏松，略呈海绵状，切面灰白色至浅灰棕色，黄棕色点状维管束散在。气微，味微苦。

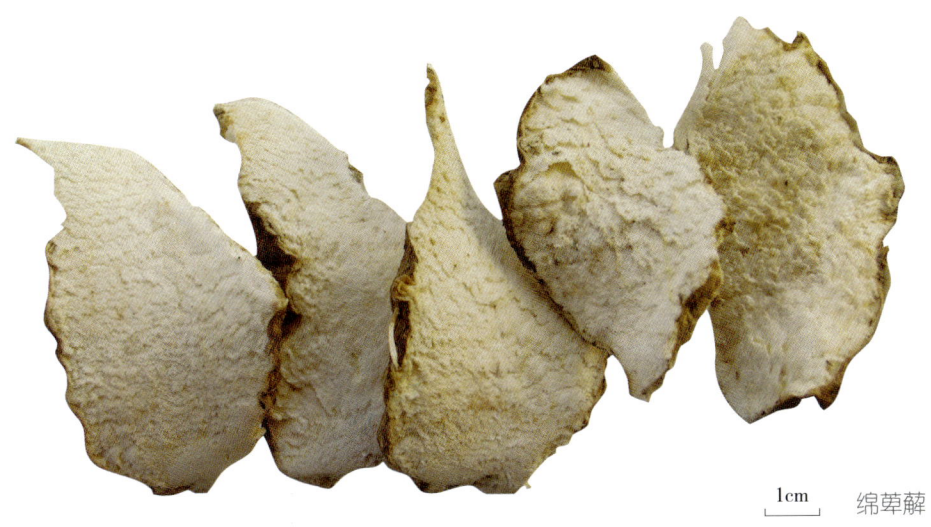

1cm 　绵萆薢

性味	苦，平。
功效	利湿去浊，祛风除痹。
主治	膏淋，白浊，白带过多，风湿痹痛，关节不利，腰膝疼痛。
用量用法	9~15g。

附 注：《中国药典》2015年版记载同属植物福州薯蓣与绵萆薢的干燥根茎同等入药。

兰科

台湾银线兰 *Anoectochilus formosanus* Hayata

别名： 台湾金线莲、金线莲。| **药材名：** 台湾金线莲（全草）。

植物形态

植株高约 20cm。茎肉质，圆柱形。叶 2~4 枚，卵形或卵圆形，上表面呈绒毛状墨绿色，具白色美丽的网脉，下表面带红色。总状花序具 3~5 朵花；子房圆柱形，扭转，被毛；花不甚张开，倒置；花瓣白色，呈斜歪的镰状，近先端骤狭成尾状，与中萼片黏合成兜状；唇瓣呈"Y"字形，基部具圆锥状距，前部扩大并 2 裂，裂片白色，中部淡黄色，收狭成两侧各具 5 条略向上弯曲、长 5mm 的丝状长流苏裂条的爪。花期 10~11 月。

生境分布： 生于海拔 500~1600m 的阴湿森林或竹林内。分布于台湾，广东、福建等地有栽培。

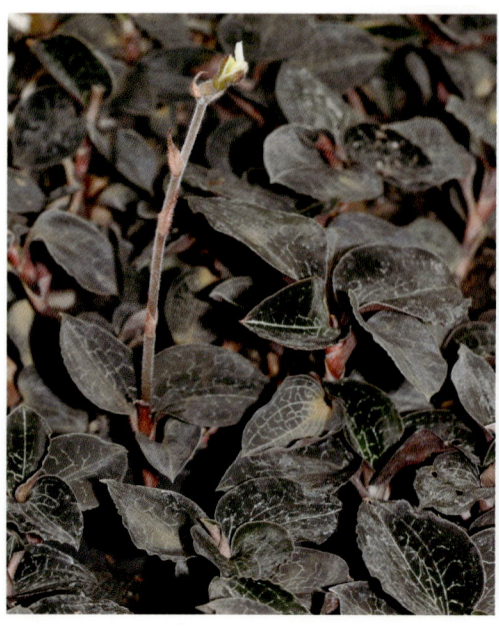
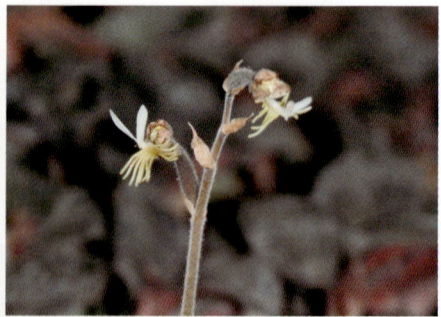
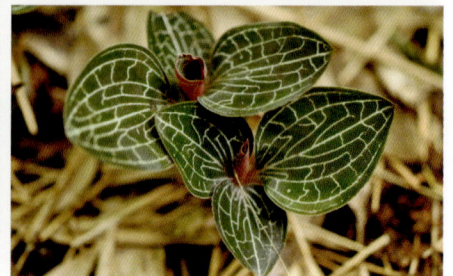

药材性状

台湾金线莲

干缩卷曲的全草，展直后长达20cm。根状茎圆柱形，肉质，表面棕褐色；茎节明显，顶部常有残存花葶。叶互生，皱缩，展平后呈卵形或卵圆形，长2.7~4cm，宽2.5~3.5cm，先端急尖，基部圆形，上表面呈绒毛状墨绿色，具白色的网脉，下表面带红色。偶见总状花序顶生。气微，味淡。

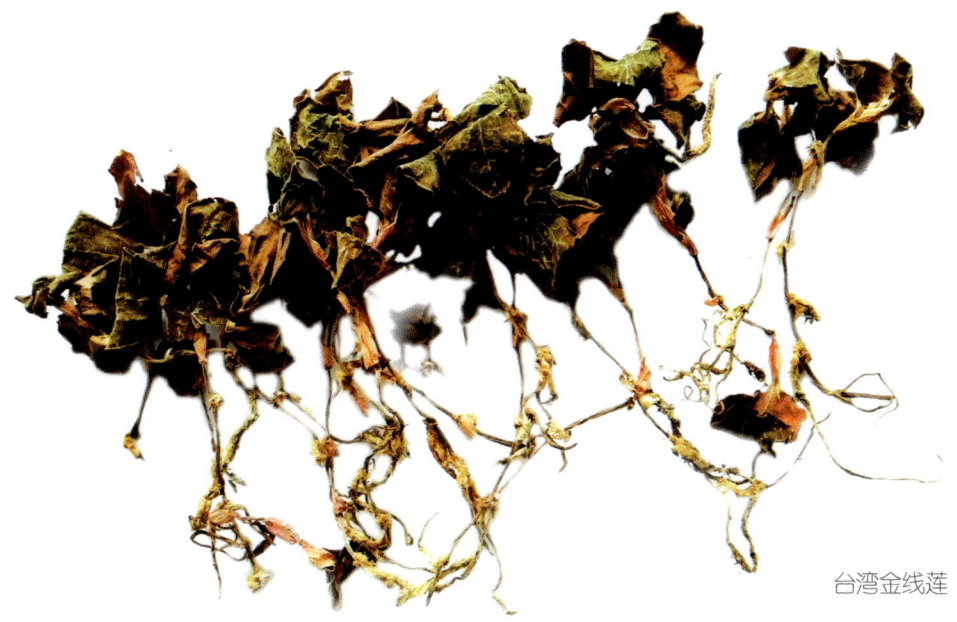

台湾金线莲

性味	甘，平。
功效	清热凉血，除湿解毒。
主治	肺结核咯血，糖尿病，肾炎，膀胱炎，重症肌无力，风湿性及类风湿关节炎，毒蛇咬伤。
用量用法	9~15g。外用适量，鲜品捣敷。

手参 *Gymnadenia conopsea* R. Br.

别名：佛手参、虎掌参。| **药材名**：手参（块茎）。

植物形态 植株高 20~60cm。块茎椭圆形，下部掌状分裂。叶 3~5 枚，条状舌形或狭舌状披针形，基部成鞘抱茎。总状花序具多数密生的小花，排成圆柱状；花苞片披针形，顶端近丝状；花粉红色，罕淡白色；中萼片矩圆形、椭圆形或矩圆状卵形，钝或略呈兜状，侧萼片斜卵形，反折，边缘外卷；花瓣较宽，斜卵状三角形，边缘有细锯齿；唇瓣阔倒卵形，前部 3 裂，中裂片稍大，顶端钝；距丝状，细而长，内弯，长明显超过子房。花期 7 月。

生境分布：生于海拔 260~4700m 的山坡林下、草地或砾石滩草丛中。分布于黑龙江、吉林、辽宁、内蒙古、河北、山西、陕西、甘肃、四川、云南、西藏等地。

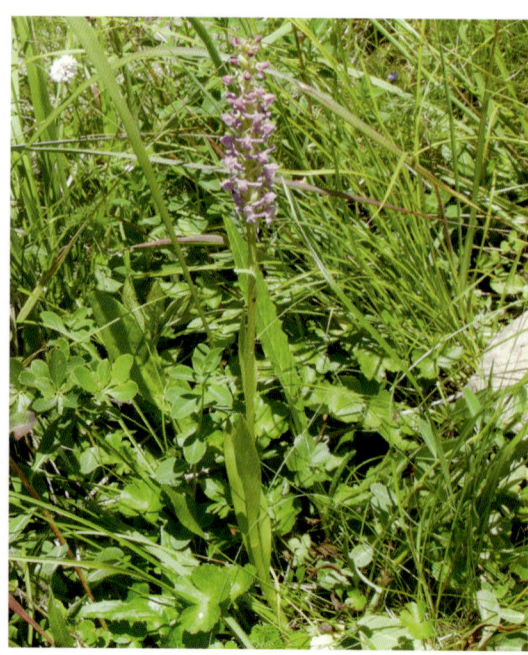
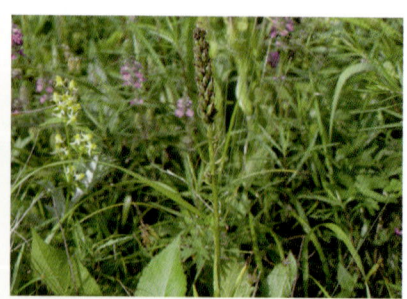
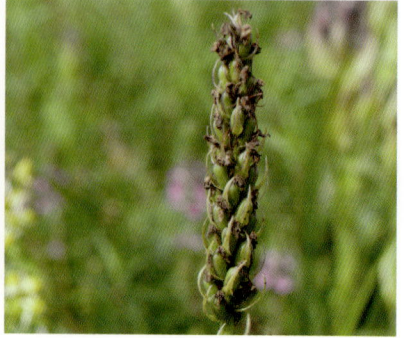

手参

药材性状

稍扁,下部通常4~6指状分裂或多至12裂,形如手掌,长1~4.5cm,直径1~3cm。表面浅黄色至暗棕色,有细短横皱纹;顶端有茎残基或残痕,其周围偶有须根痕。质坚硬,不易折断,断面黄白色,角质样。无嗅,味淡,嚼之发黏。

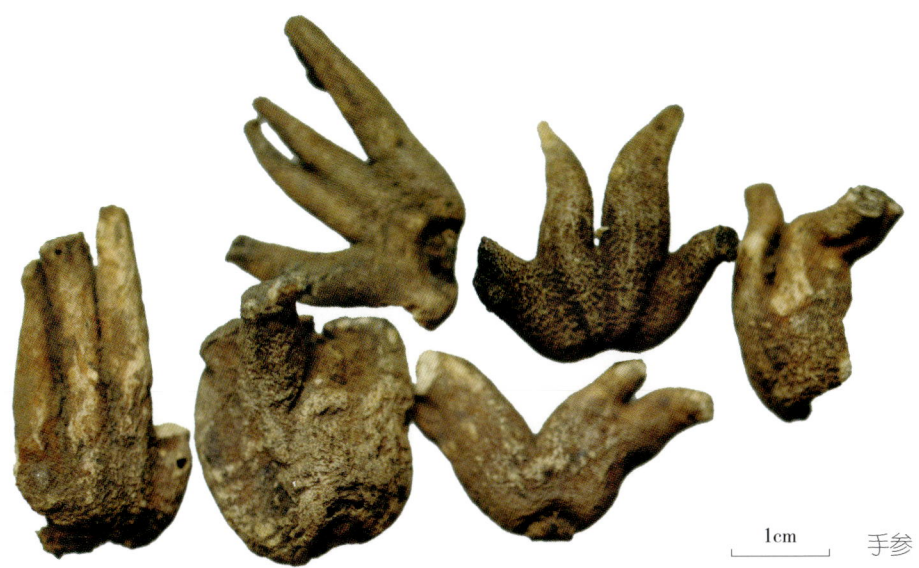

手参

性味	甘、微苦,凉。
功效	补肾益气,生津止渴润肺。
主治	肺虚咳嗽,虚痨消瘦,神经衰弱,久泻,失血,带下,乳少,慢性肝炎。
用量用法	3~9g。

★ 独蒜兰 *Pleione bulbocodioides* (Franch.) Rolfe

别名：金扣子、一粒珠。| **药材名**：山慈菇（假鳞茎）。

植物形态　假鳞茎上端有颈，顶生 1 枚叶。叶窄椭圆状披针形或近倒披针形；叶柄长 2~6.5cm。花葶生于无叶假鳞茎基部，下部包在圆筒状鞘内，顶端具花 1（2）朵；苞片长于花梗和子房；花粉红至淡紫色；花瓣倒披针形，稍斜歪，唇瓣倒卵形，3 微裂，上部边缘撕裂状，基部楔形，稍贴生于合蕊柱，常具 4~5 条褶片，褶片啮蚀状；合蕊柱长 2.7~4cm。花期 4~6 月。

生境分布：生于海拔 900~3600m 的常绿阔叶林下、灌木林缘或苔藓覆盖的岩石上。分布于陕西、甘肃、安徽、浙江、江西、河南、湖北、湖南、广西、贵州、四川、云南及西藏等地。

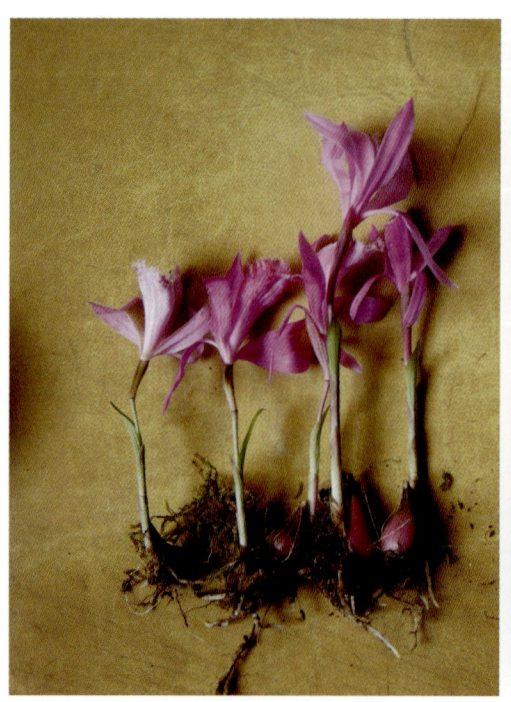
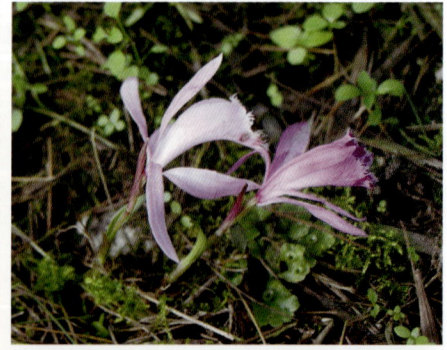
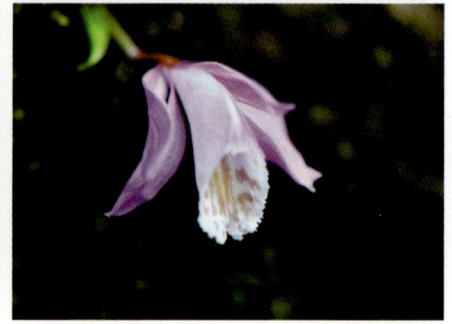

山慈菇

药材性状

圆锥形、瓶颈状或不规则团块，直径 1~2cm，高 1.5~2.5cm。顶端渐尖，尖端断头处呈盘状，基部膨大且圆平，中央凹入，有 1~2 条环节，多偏向一侧。撞去外皮者表面黄白色，带表皮者浅棕色，光滑，有不规则皱纹。质坚硬，难折断，断面浅黄色，角质半透明。气微，味淡，带黏性。

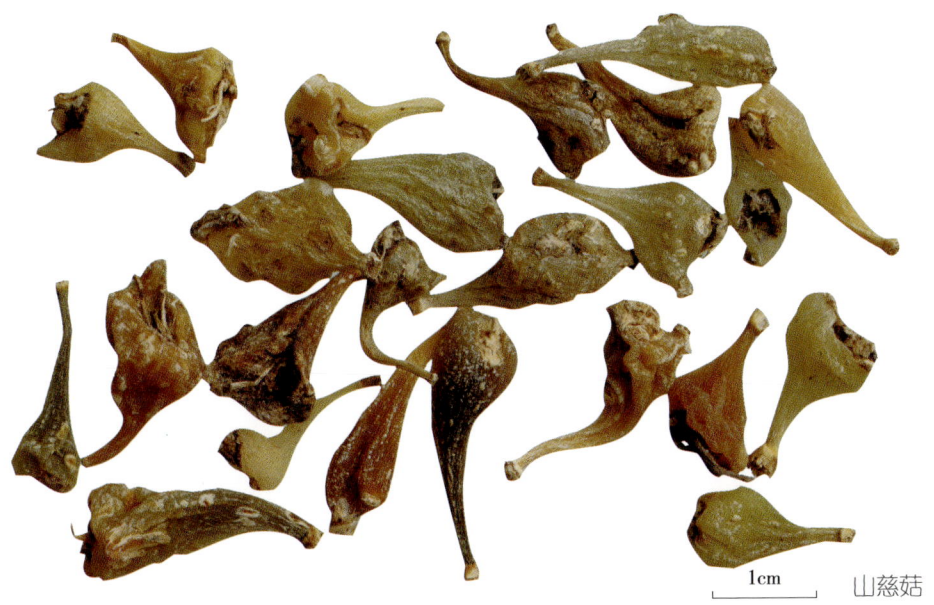

山慈菇

性味	甘、微辛，凉。
功效	清热解毒，化痰散结。
主治	痈肿疔毒，瘰疬痰核，蛇虫咬伤，癥瘕痞块。
用量用法	用量 3~9g。外用适量。

附　注：《中国药典》2015 年版记载同科植物杜鹃兰、云南独蒜兰与独蒜兰的干燥假鳞茎同等入药。

★ 鼓槌石斛 *Dendrobium chrysotoxum* Lindl.

别名：金弓石斛。| **药材名**：石斛（茎）。

植物形态　茎丛生，棒状或卵状纺锤形，中部直径达 2.3cm，具 3~8 节，干后金黄色，表面具波状纵条纹。叶革质，2~3 枚，顶生，矩圆形，先端略钩转，基部收窄为短柄，但不下延为抱茎鞘；花期具叶。总状花序近下垂，具多数花；总苞片 4~5 枚，鞘状，近革质；花苞片膜质；花质厚，金黄色；中萼片长圆形；萼囊短圆锥形；花瓣倒卵形，顶端圆形；唇瓣黄色，具红色条纹，近圆形，先端微凹，边缘具流苏，上表面密被柔毛。花期 3~5 月。

生境分布：生于海拔 520~1620m 的常绿阔叶疏林中的树干上或林下岩石上。分布于云南。

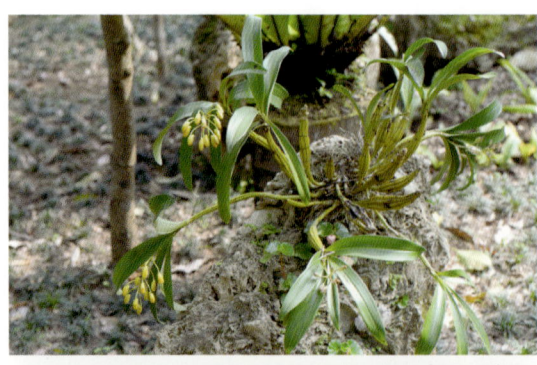
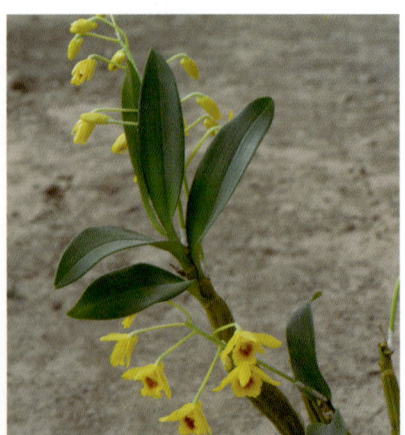
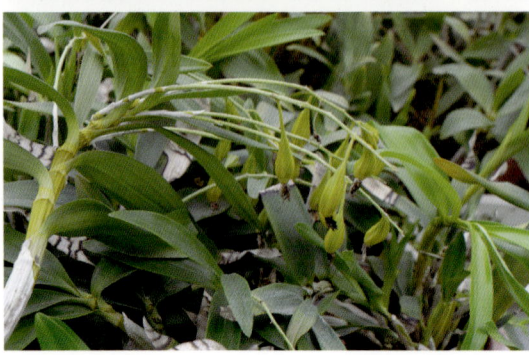
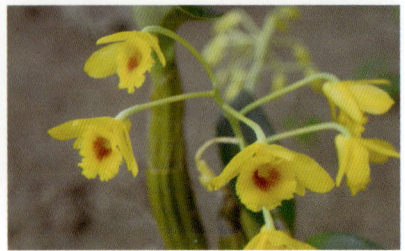

药材性状

石斛

粗纺锤形，中部直径1~3cm，具3~7节。表面光滑，金黄色，有明显凸起的棱。质轻而松脆，断面海绵状。气微，味淡，嚼之有黏性。

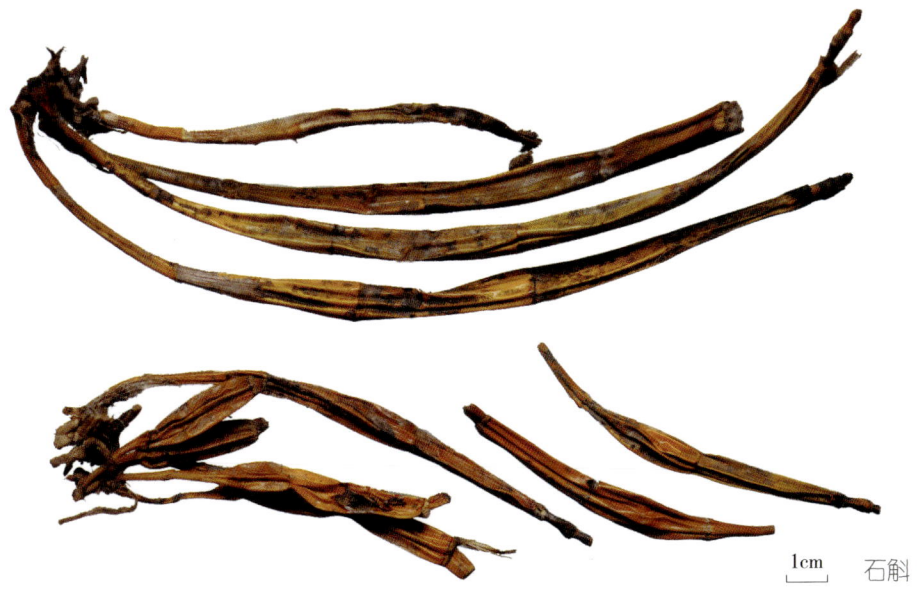

石斛

性味	甘，微寒。
功效	益胃生津，滋阴清热。
主治	热病津伤，口干烦渴，胃阴不足，食少干呕，病后虚热不退，阴虚火旺，骨蒸劳热，目暗不明，筋骨痿软。
用量用法	6~12g，鲜品15~30g。

附 注：《中国药典》2015年版记载同属植物金钗石斛、流苏石斛与鼓槌石斛的栽培品及其同属植物近似种的新鲜或干燥茎同等入药。

★ 铁皮石斛 *Dendrobium officinale* Kimura et Migo

别名：耳环石斛、黑节草。| **药材名**：铁皮石斛（茎）。

植物形态　茎直立，圆柱形。叶2列，纸质，长圆状披针形，先端钝并且略钩转，基部下延为抱茎的鞘；叶鞘常具紫斑。总状花序具（1~）3~8朵花；花苞片卵形；萼片和花瓣黄绿色，长圆状披针形，具5条脉；萼囊圆锥形；唇瓣白色，基部具1个绿色或黄色的胼胝体，卵状披针形，比萼片稍短，中部反折，中部以下两侧具紫红色条纹，边缘略呈波状；唇盘密布细乳突状的毛，并且在中部以上具1个紫红色斑块。花期3~6月。

生境分布：附生于山中潮湿的岩石上。分布于安徽、浙江、福建、广西、四川、云南等地。

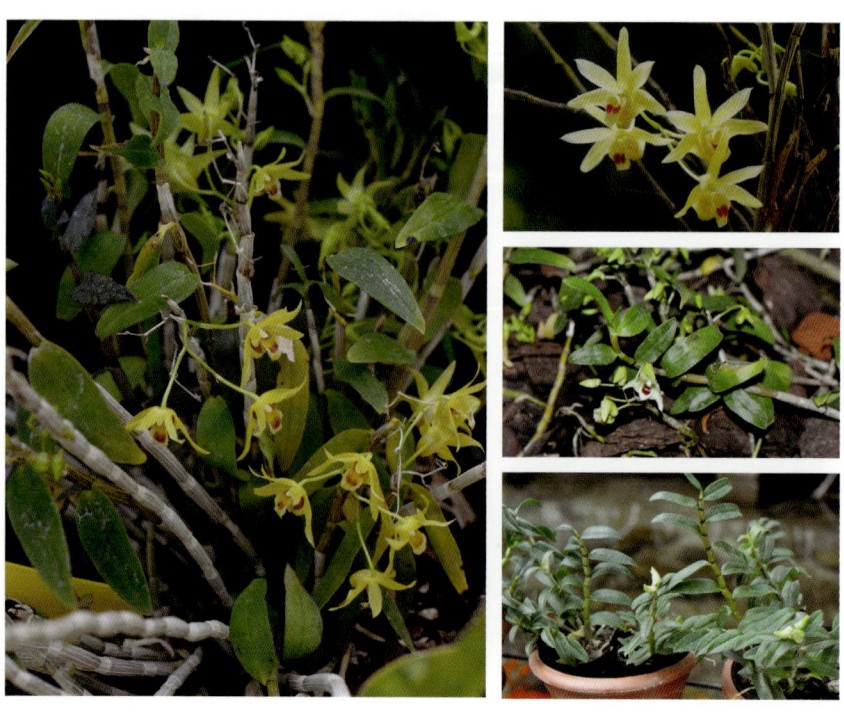

铁皮石斛

药材性状

铁皮枫斗呈螺旋形或弹簧状,通常为2~6个旋纹,茎拉直后长3.5~8cm,直径0.2~0.4cm。表面黄绿色或略带黄色,有细纵皱纹,节明显,节上有时可见残留的灰白色叶鞘;一端可见茎基部留下的短须根。质坚实,易折断,断面平坦,灰白色至灰绿色,略角质状。气微,味淡,嚼之有黏性。铁皮石斛呈圆柱形的段,长短不等。

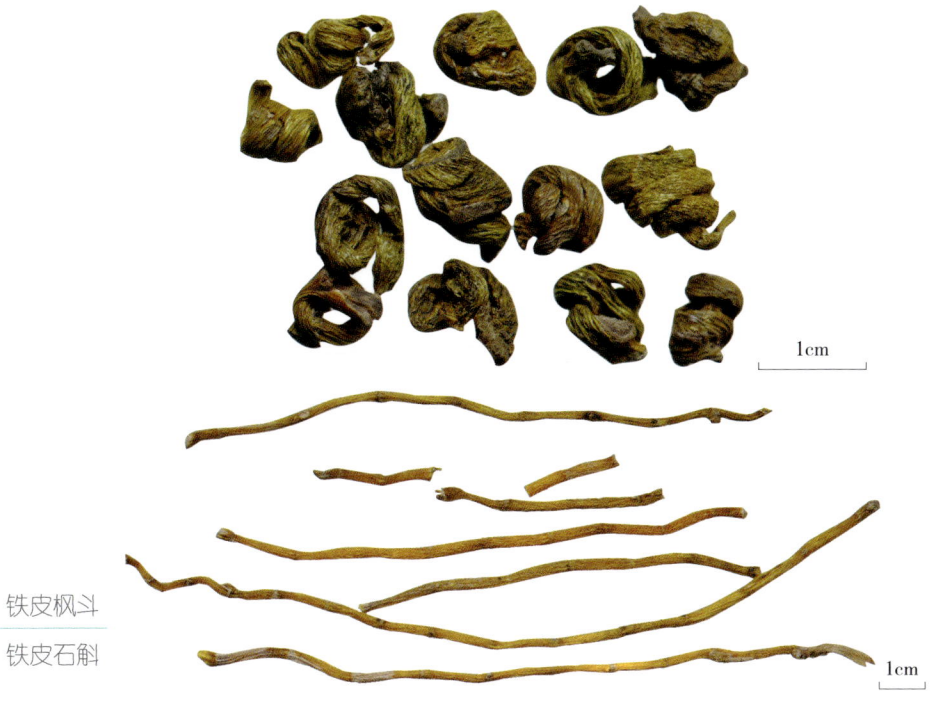

铁皮枫斗
铁皮石斛

性味	甘,微寒。
功效	益胃生津,滋阴清热。
主治	热病津伤,口干烦渴,胃阴不足,食少干呕,病后虚热不退,阴虚火旺,骨蒸劳热,目暗不明,筋骨痿软。
用量用法	6~12g。

附录 常见病验方速查

内科·肺系疾患

支气管哮喘：沉香 1.5g，侧柏叶 3g，共研细末，睡前顿服。

急慢性支气管炎：罗汉果 15g，百合 9g，水煎服。

慢性支气管炎：①知母、藕节、桔梗、南沙参各 10g，款冬花 9g，水煎服。②淫羊藿以总量的 80% 煎取浓汁，以 20% 研成细粉，两者混合后制成丸。每日用量相当于生药 30g，分 2 次服。③玉竹、藕片、百合、北沙参各 10g，水煎服。④南沙参、枇杷叶、石仙桃、洋玉兰叶各 15g，水煎服。⑤洋金花 15g，研为极细末，倒入 500ml 60 度粮食白酒中，摇匀，密封存放 7 日后开始服用。每日 3 次，每次服 1~2ml。⑥白果、黄芩、地龙干各 9g，水煎服。⑦紫菀、党参、芙蓉花各 10g，款冬花 9g，陈皮 6g，水煎服。⑧诃子、甘草、桔梗各 8g，百部、百合各 12g，水煎服。⑨佛手、姜半夏各 8g，水煎服。

支气管扩张咯血：①白茅根 30g，苇茎、鱼腥草、侧柏叶各 15g，水煎服。②白及、白茶花、石榴花各 10g，百合 9g，仙鹤草 15g，水煎服。

肺结核：垂盆草 30~60g，冬瓜仁、薏苡仁、鱼腥草各 15g，水煎服。

肺结核咯血：白头翁、白石榴花、白木槿花各 15g，水煎服。

肺脓肿：合欢皮 15g，水煎温服。

肺炎：穿心莲、十大功劳各 15g，陈皮 6g，水煎服。

肺热咳嗽：①白薇、麦冬、天冬、炒栀子各 9g，藕片 15g，水煎服。②天冬、麦冬各 10g，藕片 15g，水煎服。

肺燥咯血：生地黄 15g，川贝母、山茶花、藕节各 10g，水煎服。

肺气肿咯血：白薇、白茶花、白石榴花各 15g，水煎服。

无痰干咳：野菊花、白茅根各 30g，水煎 2 次，取汁加白糖 30g，早晚各服 1 次。

咳嗽：①儿茶 60g，细辛 12g，共研末，猪胆 1 个，取胆汁炼熟，三药共为丸，每丸 3g，空腹含化，每日 4 次，每次 1 丸。②桔梗、前胡各 10g，石仙桃 15g，水煎服。③白前、桔梗、前胡各 10g，鱼腥草 15g，杏仁 9g，水煎服。

④百部 10g，连钱草、积雪草、枇杷叶各 15g，甘草 5g，水煎服。⑤紫菀 10g，枇杷叶、连钱草各 15g，水煎服。

燥咳：苦杏仁、百部各 9g，川贝母 8g，百合、生地黄各 15g，水煎服。

久嗽不止：①粟壳去筋，蜜炙为末，每次 3g，蜜汤送服。②明党参 15g，北沙参、麦冬各 10g，天冬 9g，水煎服。

久咳咽干：款冬花 9g，山麦冬、北沙参、玄参各 10g，水煎服。

久咳痰稀、浑身无力：人参 15g，蜜黄芪 30g，五味子、煮半夏各 9g，水煎服。

久咳声音嘶哑：百合、北沙参各 15g，石斛 10g，乌梅 1 枚，水煎服。

久咳无痰或少痰：①北沙参、藕片各 15g，天冬、麦冬各 10g，水煎服。②乌梅肉 9g（焙干），罂粟壳 3g，共研末，睡前用蜜水送服。

久咳肺燥：川贝母 10g，梨 1 只，冰糖适量，炖服。

久咳虚喘：五味子 6g，山茱萸 10g，熟地黄、山药各 15g，水煎服；或人参 10g，蛤蚧 1 对，五味子 6g，研末，每次 5g，每日 2 次。

肺虚久咳：冬虫夏草、麦冬、款冬花各 10g，百合、沙参、熟地黄各 15g，水煎服。

痰饮咳喘，不得平卧：炒牵牛子 9g，紫苏子 10g，葶苈子 6g，杏仁 8g，水煎服。

咳嗽痰黄：山豆根 6g，浙贝母 10g，桔梗 9g，鱼腥草、枇杷叶各 15g，水煎服。

咳嗽痰多：①香橼 9g，半夏、陈皮各 8g，茯苓 15g，紫苏子 12g，水煎服。②南沙参 15g，桔梗、浙贝母各 10g，水煎服。③浙贝母、桔梗、旋覆花各 10g，鱼腥草 15g，水煎服。④制天南星、浙贝母、桔梗各 10g，鱼腥草 15g，水煎服。

哮喘：①厚朴、旋覆花各 10g，佛手柑 6g，紫苏子、葶苈子各 9g，水煎服。②罗汉果 15g，百合 9g，水煎服。

百日咳：①侧柏叶、百部、麦冬各 9g，炙甘草 3g，水煎服。②白前、前胡、一枝黄花、一点红各 6g，杏仁、百部各 3g，水煎服。③苦杏仁 3g，沙参、麦冬各 8g，紫菀、款冬花各 6g，水煎服。④枇杷叶、桑白皮各 15g，地骨皮 9g，甘草 3g，水煎服。或枇杷叶 1000g，百部 250g，蜂蜜、桑白皮各 500g，制成糖浆 2000ml。1 岁以下小儿每次 10ml，3~4 岁每次 20~30ml，5~6 岁每次 30~50ml，每日 3~5 次。⑤款冬花、天冬、紫菀、爵床各 6g，百部 5g，水煎服。⑥紫菀、桔梗、鱼腥草、穿心莲各 6g，百部 5g，水煎服。

内科·脾胃系疾患

腹胀：①薄荷、防风、紫苏、全蝎（研粉）各3g，和葱一起捣烂，均匀地摊在纱布上，烤热，敷脐部。②火麻仁12g，大黄6g，枳实、厚朴各8g，水煎服。③郁李仁、火麻仁各9g，枳壳6g，水煎服。④生莱菔子9g，捣汁，皂荚末6g，开水冲服。

食积腹胀：炒莱菔子、炒麦芽、厚朴各9g，水煎服。

浅表性胃炎：蒲公英40g，加水300ml，煎取150ml，加白及粉30g，调成糊状，分2次于早晚空腹服，连续6周。

单纯性胃炎：广藿香、佩兰、半夏、黄芩各9g，陈皮6g，制川厚朴5g，水煎服。食积加麦芽15g；呕吐剧烈加姜竹茹9g，黄连3g；腹痛加木香6g。

慢性胃炎：①鲜佛手20g，开水冲泡，代茶饮；或佛手、延胡索各6g，水煎服。②石菖蒲、大腹皮、川厚朴各9g，蒲公英15g，水煎服。③沉香、三七各3g，黄连、川贝母各5g，白及15g，共研末为散，装入胶囊中备用。每次8粒（含生药4.5g），每日3次，空腹服，3个月为一疗程。

消化性胃溃疡：①大枣500g（蒸熟去皮核），红糖250g（炒焦），鲜生姜120g（捣烂取汁），花椒或白胡椒60g（研细末），一并纳入新鲜猪肚内，缝合，文火蒸2小时，放冰箱冷藏，每餐饭前食用1~2匙，7日为一疗程。②洋金花1朵（0.4~0.5g），炒白芍21g，陈皮12g，煅瓦楞子15g，白及、贝母、甘草粉各9g，水煎浓缩至100ml，每次50ml，每日2次。③浙贝母、甘草各15g，海螵蛸30g，一起研细粉，拌匀，每次5g，调温水服。④沉香、三七各3g，黄连、川贝母各5g，白及15g，共研末为散，装入胶囊中备用。每次8粒（含生药4.5g），每日3次，空腹服，3个月为一疗程。

胃溃疡出血：白及粉、海螵蛸粉各6g，水调服。

胃出血：①地榆10g，侧柏叶、紫珠叶各15g，水煎服。②三七粉1g，生大黄粉2g，调水服。

胃痛：①徐长卿10g，枳壳9g，木香6g，鸡矢藤15g，水煎服。②千年健、神曲、谷芽、麦芽各15g，延胡索9g，水煎服。③木香3g，制香附、南山楂、神曲各9g，水煎服。④制香附10g，川木香5g，延胡索9g，荜澄茄3g，金银花15g，水煎服。⑤延胡索、制香附各 10g，川木香 5g，神曲 15g，水煎服。

气滞胃痛： 乌药、制香附各 9g，川木香 3g，水煎服。

胃寒疼痛： 肉桂 2g，荜澄茄 6g，水煎服。

心下（胃脘）大痛： 胡椒 49 粒，乳香 3g，研匀，男用生姜、女用当归，酒送服。

胃脘冷痛，得温则减： 花椒、干姜各 6g，党参 12g，水煎温服。

胃脘冷痛、反胃呕吐： 草果 5g，附子、生姜各 6g，红枣 10 枚，水煎服。

胃脘寒痛、呕吐食少： 檀香 3~5g，研为极细末，干姜汤泡服。

胃冷恶心（进食即想吐）： 豆蔻仁 3 枚捣细，温酒送服，数服以后即见效。

胃脘疼痛： 鲜枫香叶 30g，绞汁冲服。

胃脘胀痛： ①陈皮、苍术各 8g，厚朴 10g，水煎服。②鲜香橼 500g，食盐 60g，腌制，用时每次取 6g，水煎服或开水泡服；或香橼、枳壳、生姜各 9g，黄连 1g，水煎服。

脐下绞痛： 木瓜 1~2 片，桑叶 7 片，大枣 3 枚（碎之），加水 2L，煮取 0.5L，顿服。

腹痛： ①白芷、荜澄茄、制香附各 15g，共研末，调水敷脐部。②延胡索 10g，川楝子、娑罗子、乌药各 9g，水煎服。

顽固性呃逆： 粉葛根、党参各 9g，旋覆花、白术、附子各 6g，茯苓 4.5g，豆蔻、半夏、橘核各 3g，丁香 1.5g，煨姜 3 片为引，水煎服。

呃逆、噫气： 属寒者，柿蒂、丁香各 8g，生姜、陈皮各 6g，水煎频服、热服；属热者，柿蒂、竹茹各 10g，黄连 6g，代赭石 15g，水煎凉服；属虚者，柿蒂、旋覆花各 8g，党参、大枣各 15g，水煎服。

寒湿中阻之脘腹冷痛、吐清涎酸水： 草豆蔻、吴茱萸各 6g，高良姜 5g，水煎服。

胃寒气逆呕吐： 陈皮、生姜各 6g，半夏 8g，水煎服。

反胃呕吐： 胡椒 1g（末），生姜 30g，煎服，每日 3 次。

反胃： 豆蔻、缩砂仁各 10g，丁香 5g，水煎，加姜汁适量，慢慢含服。

呕吐、吞酸： 吴茱萸 4.5g，黄连 2g，水煎，少量频服。

寒湿吐泻： 花椒、草豆蔻、砂仁各 6g，苍术 10g，水煎服。

食欲不振： ①茯苓 10g，白术 9g，太子参 15g，甘草、陈皮各 6g，水煎服。②炒谷芽、炒麦芽各 12g，啤酒花 5g，炒神曲 9g，水煎服。③白术、太子参、茯苓各 10g，甘草 5g，陈皮 6g，山楂 9g，水煎服。

食欲不振、脘腹痞满：佛手、陈皮各 6g，麦芽、神曲各 10g，水煎服。

积滞内停而脘腹痞满、嗳腐不食：枳实、厚朴、白术各 9g，麦芽 15g，半夏 6g，陈皮 8g，水煎服。

肉食积滞、嗳腐、便溏：炒山楂、炒麦芽各 12g，陈皮 6g，水煎服。

脾虚食少、消化不良：谷芽、麦芽各 12g，炒扁豆、白术、党参各 15g，陈皮 6g，水煎服。

谷劳病（饱食便卧，四肢烦重）：大麦 150g，花椒 30g，干姜 60g，捣末，每次 2~3g，每日 3~4 次。

脾虚腹泻：木香、白术各 6g，太子参、茯苓、葛根各 9g，甘草、砂仁各 3g，水煎服。

脾胃虚寒腹泻：①太子参 30g，白术 10g，桂枝 6g，生姜 3 片，红枣 5 枚，水煎服。②山药、党参各 15g，白术 9g，茯苓 10g，炙甘草 6g，砂仁 3g，水煎服。

肠胃虚寒腹泻：白术、党参、茯苓各 10g，荜澄茄 6g，水煎服。

慢性腹泻：草乌、吴茱萸各适量，研细粉，水调成药饼，贴肚脐上。

秋季腹泻：青蒿 20~25g，水煎，分 3 次温服（过热易致恶心呕吐），至体温恢复正常，消化道症状消失即停药。

胃肠功能紊乱腹泻：党参 24g，白术、荜澄茄各 9g，豆蔻 6g，水煎服。

腹泻：薏苡仁、白术各 12g，苍术、陈皮各 10g，水煎服。

五更泻：①吴茱萸、五味子各 4.5g，肉豆蔻 10g，补骨脂 8g，水煎服。②补骨脂、肉豆蔻各 15g，吴茱萸、五味子各 6g，水煎服。③菟丝子、益智仁、补骨脂、乌药各 10g，肉豆蔻、荜澄茄各 6g，水煎服。

腹泻、脘腹胀满、不思饮食：草豆蔻、苍术各 8g，陈皮、木香各 6g，水煎服。

脾虚腹泻、食少：芡实、白术、党参、淮山药各 12g，陈皮、山楂各 8g，水煎服；或芡实、莲子各 20g，煮粥食用。

久泻：①菟丝子、益智仁、补骨脂、乌药各 10g，肉豆蔻、荜澄茄各 6g，水煎服。②莲子 50g，胡椒 10g，炖猪肚服；如小儿食少，莲子、芡实、淮山药、茯苓各适量，炒黄研末，每次 1 小匙炖米粉食用。

久泻久痢：①煨诃子 5g，研末吞服；或煨诃子、罂粟壳各 5g，党参、白术各 10g，肉豆蔻、木香各 6g，水煎服。②肉豆蔻 10g，刀豆壳 30g，烧灰存性，每次 6g，水煎送服。

虚寒久泻：草果 50g，胡椒 30g，研细末，装入胶囊，清晨饭前温开水送服，每次 3 粒。

肠炎水泻：车前子、茯苓各 15g，藿香、黄连各 6g，水煎服。

水样腹泻不止：罂粟壳 1 枚，乌梅肉、大枣肉各 10 枚，水煎温服。

里急后重，泻而不爽：莱菔子、木香各 9g，大黄 8g，水煎服。

大便干燥：川贝母 10g，生地黄 30g，大枣 15g，水煎服。

大便燥结难解，或伴头痛目赤、牙龈肿痛：胖大海 4 枚，沸水泡，代茶饮。

便秘：①紫苏子、亚麻子、决明子各 12g，水煎服。②紫苏子、火麻仁各 9g，洗净，研极细，用水再研，取汁 50ml，分 2 次，煮粥服。③生地黄 30g，生大黄 10g，草决明 15g，大枣 5 个，水煎服。④火麻仁 15g，水煎服；或火麻仁 10g，当归、生地黄、肉苁蓉各 12g，水煎服。⑤郁李仁、火麻仁各 9g，枳壳 6g，水煎服。⑥牵牛子 6g，枳实 10g，水煎服。⑦虎杖、生地黄各 30g，火麻仁、郁李仁各 15g，水煎服。⑧枳实、厚朴、芒硝（冲服）各 9g，大黄 8g，水煎服。⑨生莱菔子 9g，捣汁，皂荚末 6g，开水冲服。⑩罗汉果 3 个，打碎或切片，兑入蜂蜜少许，开水冲泡当茶饮。

风热气秘：炮三棱、郁李仁、酒陈皮各 30g，共捣为散，每次 6g，煎水空心服。

寒积便秘急症：巴豆霜 0.1g，冷开水送服。

慢性结肠炎：①穿心莲 60g，生地榆 30g，加水浓煎得 100~150ml 药液，晚上临睡前保留灌肠 1 次，14 日为一疗程。②乌梅 15g，水煎加适量白糖，每日 1 剂，当茶饮。

急性胃肠炎：佩兰、藿香、苍术、三颗针各 9g，水煎服。

急性肠炎：①白头翁、马齿苋、神曲、凤尾草各 15g，水煎服。②厚朴 9g，鱼腥草 15g，凤尾草 30g，水煎服。③黄连、葛根各 9g，神曲、谷芽、麦芽、凤尾草各 15g，水煎服。

肠炎：鸡冠花 15g，石榴皮 9g，刺黄柏 6g，水煎服。

痢疾：①白头翁、神曲、谷芽、麦芽各 15g，水煎服。②海金沙（全草）、凤尾草各 24g，水煎服。③石菖蒲 9g，鱼腥草 10g，马齿苋、凤尾草各 15g，水煎服。

细菌性痢疾：马齿苋、铁苋菜、仙鹤草、凤尾草各 15g，水煎服。

内科·心系疾患

心脾痛：高良姜、槟榔各等量，炒后，研末，米汤调服。

胸闷：郁金、丝瓜络各10g，枳壳、紫苏梗各9g，水煎服。

失眠：①百合、合欢皮、夜交藤、绞股蓝、酸枣仁各15g，水煎服。②灵芝10g，蜜枣仁、茯神、小春花各15g，远志9g，水煎服。③远志9g，茯神、柏子仁、蜜枣仁各10g，水煎服。④钩藤、蜜枣仁、茯神、小春花各15g，五味子10g，远志9g，水煎服。⑤南五味子6g，生地黄、麦冬、丹参各15g，酸枣仁10g，水煎服。

心烦胁痛不眠：郁金、千里光各10g，炒栀子9g，阴地蕨15g，水煎服。

烦闷不眠：淡豆豉、生栀子各10g，水煎服。

心烦口渴：麦冬、天花粉各12g，甜瓜子9g，水煎服。

心热吐血口干：小蓟根汁、生藕汁、生牛蒡汁、生地黄汁各15g，白蜜1匙，搅匀服用。

热病心烦：生栀子9g，淡豆豉15g，水煎服；或生栀子5粒，去外壳，炖糯米饭。

神经衰弱、失眠健忘：龙眼肉、黄芪、党参、当归各12g，远志8g，夜交藤、酸枣仁各10g，水煎服。

神经衰弱、失眠多梦：酸枣仁15g，研末，睡前开水冲服。

健忘：远志9g，胡桃肉15g，西洋参10g，水煎服。

冠状动脉粥样硬化性心脏病（冠心病）：①葛根15g，丹参、赤芍各10g，盐肤木30g，水煎服。②檀香3g，砂仁5g，丹参30g，水煎服。③生山楂、葛根、菊花各12g，水煎服。

冠心病心绞痛：①川芎、丹参、薤白各10g，三七6g，瓜蒌15g，郁金9g，水煎服。②西红花1g，泡开水代茶饮。③丹参15g，三七6g，薤白10g，瓜蒌24g，水煎服。

冠心病气急：薤白12g，栝楼实24g，白酒适量，水煎温服。

冠心病胸痛彻背：薤白9g，栝楼实24g，半夏12g，白酒适量，水煎服。

心肌劳累：西洋参、蜜枣仁、茯神各15g，五味子9g，当归6g，柏子仁10g，水煎服。

心悸：①龙眼肉30g，鸡蛋炖服。如病后体虚偏热，加西洋参5g，炖服。②远志 9g，绿心豆 30g，放入洗净的猪心内，水炖服。③南五味子 6g，生地黄、麦冬、丹参各 15g，酸枣仁 10g，水煎服。

肺源性心脏病心力衰竭、喘急肿满：葶苈子 9g，紫苏子 12g，杏仁 6g，半夏、陈皮各 8g，大枣 10 枚，水煎服。

内科·肾系疾患

小便不利：①茯苓皮、赤小豆、泽泻各 15g，水煎服。②木通 6g，地肤子、车前子、滑石各 15g，甘草 3g，水煎服。

夜尿多：生黄芪 30g，枸杞子、菟丝子各 15g，水煎服。

肾虚夜尿多：制首乌、枸杞子、桑椹、菟丝子各 15g，水煎服。

尿频：①白果 10 个，煨熟食，每日 1 次。②覆盆子 15g，焙干研末服；或覆盆子、山茱萸、芡实各 15g，益智仁、鸡内金各 10g，水煎服。

老人夜尿频多：补骨脂、覆盆子、山药各 15g，鸡内金、桑螵蛸各 10g，水煎服。

肾虚尿频：锁阳、枸杞子、桑椹、金樱子各 15g，水煎服。

肾气虚尿频：制黄精、太子参各 24g，枸杞子、何首乌各 15g，淫羊藿 10g，水煎服。

小便不禁：①仙茅、枸杞子、菟丝子、覆盆子各 10g，水煎服。②芡实、金樱子各 15g，莲须 10g，水煎服。

遗尿：①南五味子 6g，山茱萸、菟丝子、覆盆子各 15g，水煎服。②覆盆子 15g，焙干研末服；或覆盆子、山茱萸、芡实各 15g，益智仁、鸡内金各 10g，水煎服。③莲子 15g 或莲须 5g，沙苑子、金樱子、鹿角霜各 15g，水煎服。④鲜金樱子 30g，益智仁 9g，水煎服。⑤山茱萸、鹿角霜各 12g，金樱子、鸡内金各 10g，水煎服。

尿急、尿痛：①木通 6g，地肤子、车前子、滑石各 15g，甘草 3g，水煎服。②车前子、白茅根各 15g，紫花地丁、栀子各 10g，水煎服。

尿路感染：①石韦、蒲公英、马齿苋各 30g，苦参 9~15g，柴胡 9~18g，黄柏 9g，水煎服。②泽泻、一点红、爵床、猫须草各 15g，半边莲 30g，水煎服。③芦根 30g，蒲公英、车前草、半枝莲各 15g，水煎服。④赤芍 9g，槟榔（焦）6g，为末，每次 3g，水煎，空腹服。⑤粉草薢、穿心莲、半边莲、白花蛇舌草各15g，一点红30g，水煎服。⑥猪苓、蒲公英、半枝莲、薏苡根、爵床各15g，水煎服。⑦车前子、白茅根各15g，紫花地丁、栀子各10g，水煎服。⑧海金沙、车前草、石斛、金银花、一点红各15g，水煎服。⑨鸡冠花、萹蓄各15g，鸭跖草6g，水煎服。⑩黄柏、泽泻、车前草各10g，赤小豆15g，薏苡根24g，水煎服。

腹水：葶苈子、防己、大黄各9g，椒目6g，水煎服。

尿潴留：鲜青蒿200~300g，捣碎（不让汁水流掉），旋即敷于脐部，外覆塑料薄膜及棉垫，固定，待排尿后去药。

水肿：①干香薷9g，煎汤，冲白术细粉6g，每日3次。②郁李仁、桑白皮各9g，大腹皮12g，大黄6g，水煎服。③商陆9g，车前草15g，泽泻10g，水煎服。④泽兰、积雪草各30g，一点红25g，水煎服；或泽兰、防己各等量，研末，每次6g。⑤白扁豆适量，炒黄，磨成粉，三餐前服，大人9g，小儿3g，灯心草汤调服。

特发性水肿：淡竹叶10~20g，开水冲泡当茶饮，连用1个月。

肾炎水肿：①芦根、猫须草、赤小豆各30g，香茹15g，水煎服。②京大戟研末，每次2g，水调服。③泽泻、车前草各15g，薏苡根、赤小豆各30g，水煎服。④灯心草、胜红蓟、猫须草各30g，嫩鲜茶叶15g，水煎服。⑤防己、泽泻、猪苓各10g，车前草15g，水煎服。⑥猪苓、茯苓皮、泽泻、五加皮各15g，赤小豆30g，水煎服。⑦通草、茯苓皮各15g，泽泻5g，猪苓、香茹各10g，白术9g，赤小豆30g，水煎服。⑧海金沙、泽泻、车前草各15g，猪苓、香茹各10g，水煎服。⑨粉草薢、猫须草、车前草、泽泻各15g，鲜茶叶10g，水煎服。

泌尿系统结石：①金钱草、海金沙各20~30g，石韦15~20g，水煎服，每日1剂，平均服药21剂。②石韦20g，金钱草30g，巴戟天15g，生大黄、生甘草各10g。每日1剂，水煎服。绞痛重者加延胡索、琥珀；血尿重者加白茅根、三七。③萹蓄、海金沙藤、车前草各30g，水煎服。④广金钱草24g，小茴香、大茴香各5g，大黄15g（后下），萹蓄30g，水煎服。

慢性肾盂肾炎：车前子、滑石各15g，金银花、蒲公英各20g，水煎服。

内科·肝胆系疾患

胆石症：①茵陈、鸡内金各 15g，枳壳 9g，水煎服。②川楝子、延胡索各 30g，研细末，每次 3g，每日 2~3 次。

肝肿大：丹参 15g，积雪草、叶下珠各 24g，鸡内金 10g，枳壳 9g，水煎服。

肝热目赤、羞明多泪：蔓荆子、青葙子、栀子各 9g，水煎服。

湿热黄疸：鸡骨草、田基黄各 15g，山栀子 12g，水煎，分 3 次服。

肝炎：灵芝、绵茵陈各 15g，田基黄、积雪草各 30g，水煎服。

黄疸型肝炎、面目身黄：生栀子、鲜茵陈各 15g，垂盆草 20g，水煎服。

胆囊炎：龙胆 10g，蒲公英 15g，青皮 9g，半枝莲 24g，水煎服。

急性病毒性肝炎黄疸：①白茅根、白毛藤各 30g，茵陈 15g，水煎服。②白芍 18g，绵茵陈、积雪草各 30g，水煎服。③伸筋草、茵陈、积雪草各 15g，水煎服。

气血瘀滞之胸胁、心腹痛：降香 1~2g，研末服。

胸胁疼痛：乌药、丝瓜络各 10g，柴胡 9g，三叉苦 15g，水煎服。

胁肋胀痛：香橼、川楝子、柴胡、香附、川芎各 9g，水煎服。

胸闷胁痛：白前、紫苏梗、丝瓜络各 10g，枳壳 9g，水煎服。

肝郁胁痛：蒺藜、香附各 9g，当归、川芎各 8g，川楝子、延胡索各 12g，水煎服。

瘰疬：①连翘 15g，夏枯草、玄参各 30g，水煎服。②芥子研末，加等量葱白捣成泥状，调敷患处。

颈淋巴结结核：①海藻、昆布各 15g，水煎服。②白附子研粉，加大黄粉，加水调匀敷患处。

甲状腺肿大：昆布 15g，射干 9g，黄药子、白芍各 10g，水煎服。

癥瘕痞块：千金子霜 0.3g，青黛 3g，装胶囊服。

各种痞结：西红花每次 1 朵，冲汤服。忌油、盐。

腹中包块：三棱、丹参各 9g，皂角刺 3g，水煎服。

癌肿：山慈菇 6g，重楼 8g，龟甲 15g，水煎服。

肝硬化、晚期血吸虫病腹水：千金子霜 0.5g，研末，装胶囊，冷开水送服。

肝硬化腹水：①京大戟、商陆根各适量，共研细粉，以开水调药粉，敷脐部。②通草 24g，半边莲 30g，马鞭草、车前草各 15g，大腹皮 10g，水煎服。③昆布 15g，薏苡根、半边莲各 30g，猫须草 24g，水煎服。

内科·杂病

砒霜中毒：生白扁豆捣烂，加水绞汁服。
疟疾：①干姜、高良姜各等量，研末，每次 6g，水冲服。②高良姜、白姜各等量，火煅存性，研末，每次 10g，加雄猪胆 1 个，温水和胆汁调服。③威灵仙 15g，酒煎温服。④常山、北柴胡各 9g，草果 6g，水煎服。
醉酒或伤酒呕吐、干渴：陈皮、葛花各 9g，水煎代茶。

内科·气血津液疾患

衄血：赤芍适量，研为末，开水送服，每次 3g。
衄血不止：麦冬、生地黄，每次 30g，水煎服。
咯血：①明党参 18g，藕节、白石榴花各 15g，水煎服。②鲜半枝莲 30~60g，洗净，捣烂绞汁，调入蜂蜜少许，炖热温服，每日 2 次。
吐血：鲜半枝莲 30~60g，洗净，捣烂绞汁，调入蜂蜜少许，炖热温服，每日 2 次。
便血：侧柏叶炭 12g，荷叶、生地黄、百草霜各 9g，水煎服。
下痢脓血：鸦胆子仁分装胶囊，每次 10 粒，每日 3 次，饭后服，服 7~10 日。
热毒下血：生粉葛、鲜藕各适量，分别捣汁和服。
血尿：①白茅根 30g，车前草、蒲公英各 15g，水煎服。②柿蒂 30g，烧灰存性，每次 5g，白茅根 30g，煎汤送服。
尿血：①马齿苋、鲜爵床各 60~95g，水煎服。②白薇 12g，车前草、旱莲草、荠菜各 15g，水煎服。③地榆 10g，车前草、旱莲草、半边莲各 15g，水煎服。④墨旱莲 30g，大蓟根 20g，爵床 12g，水煎服。
乳糜尿：甘草、荠菜各 24g，车前草 15g，水煎服。
白浊：①白果 9g（或银杏根 30g），白鸡冠花 15g，炖猪脊骨或乌鸡服。②莲子 15g 或莲须 5g，沙苑子、金樱子、鹿角霜各 15g，水煎服。

血淋：土茯苓、茶根各 15g，水煎服，白糖调服。

消渴（糖尿病）：①粉草薢、女贞子、淮山药、天花粉各 15g，水煎服。②绵草薢、女贞子、淮山药、天花粉各 15g，水煎服。③赤小豆 120g，猪脾 1 个，同煮，炖服。④太子参 30g，淮山药、天花粉、枸杞子各 15g，水煎服。⑤淮山药 40g，积雪草 20g，旱莲草、女贞子各 15g，水煎服。

消渴（糖尿病）口渴：①天冬、麦冬、石斛各 10g，水煎服。②北沙参 18g，石斛、玄参各 10g，积雪草、女贞子、石仙桃各 15g，水煎服。

消渴（糖尿病）口干、四肢无力：人参、旱莲草、女贞子各 15g，生黄芪 24g，积雪草 18g，水煎服。

消渴（糖尿病）浑身无力：西洋参、枸杞子、山茱萸各 15g，生黄芪 30g，水煎服。

高脂血症：①茵陈、泽泻、葛根各 15g，水煎服或制成糖衣片，分 3 次口服。②檀香、丹参、砂仁、山楂、何首乌各适量，水煎服，1 个月为一疗程。③山楂、玉米须各 12g，水煎代茶。④泽泻、北山楂、草决明各 15g，水煎服。

贫血：①生地黄、鸡血藤、党参各 15g，当归 10g，水煎服。②大枣 10 枚，当归、熟地黄各 12g，党参 15g，水煎服。③党参 30g，当归 9g，鸡血藤 24g，水煎服。④生黄芪、羊肉各 30g，当归 6g，同炖服。

血小板减少性紫癜：紫草、茜草各 6g，海螵蛸 15g，水煎服。

阴虚发热：女贞子、墨旱莲各 15g，地骨皮、银柴胡各 10g，水煎服。

病后疲劳：西洋参 15g，五味子 9g，麦冬 10g，水煎服。

病后体虚：冬虫夏草、白术、茯苓各 10g，党参 15g，蜜黄芪 24g，水煎服。

干燥综合征：①玉竹、旱莲草、芦根、女贞子各 10g，水煎服。②北沙参、旱莲草各 18g，黑芝麻、生地黄各 15g，麦冬 10g，水煎服。③天冬 10g，旱莲草 30g，生地黄、黑芝麻各 15g，水煎服。

内科·肢体经络疾患

脚气：苍术、泽泻、茯苓、川牛膝各 10g，薏苡仁 30g，紫苏叶、木瓜各 9g，水煎服。

脚气肿满：大腹皮、槟榔、郁李仁各 30g，木香 15g，木通、桑白皮、炒牵牛子各60g，捣筛为散，每次12g，入生姜、葱白适量，水煎送服。

筋骨疼痛、脚膝肿痛、跌打损伤：月季花瓣研末，每次3g，酒冲服。

风寒背脊酸痛：藁本、防风、骨碎补、桑枝各10g，桂枝6g，威灵仙9g，水煎服。

腰膝酸软：山茱萸、熟地黄、淮山药各12g，杜仲、附子、淫羊藿各10g，水煎服。

腰酸痛：续断10g，骨碎补15g，盐肤木30g，水煎服。

急性腰扭伤：红花10g，鸡蛋2枚，以红花拌鸡蛋加油炒熟（不加盐）食用。

腰痛：①八角茴香100g，微炒，研成细粉，黄酒60ml，加温备用，每日2次，每次6g，黄酒冲服。②杜仲、骨碎补各15g，盐肤木30g，水煎服。

风湿腰痛：①桑寄生、骨碎补、狗脊各15g，炒杜仲10g，盐肤木24g，水煎服。②五加皮、狗脊、骨碎补各15g，炒杜仲、川牛膝各10g，水煎服。③川牛膝、炒杜仲各10g，骨碎补、狗脊各15g，盐肤木根30g，水煎服。④骨碎补、肖梵天花各30g，炒杜仲、荜澄茄各15g，水煎服。⑤续断、淫羊藿各15g，猪脚节一具，同炖服。

肾虚腰痛：①炒小茴香研末，猪腰子1个，切开剖薄片（不切断），层层掺药末，油纸裹紧，煨熟，细嚼，酒送服。②巴戟天、炒杜仲、菟丝子、山茱萸各15g，水煎服。③补骨脂、杜仲各15g，附子9g，牛膝10g，川芎、当归各12g，水煎服。④肉苁蓉15g，炒杜仲、续断各10g，盐肤木24g，水煎服。⑤沙苑子、杜仲各15g，炖猪腰常服。

腰脚疼痛：威灵仙150g，捣为散，每次3g，饭前温酒调服。

风湿致手足腰膝不能举动：木瓜1枚，去皮脐，开窍，填吴茱萸3g，去梗，蒸熟细研，入青盐15g，细研后和为小丸如梧桐子大，每次服40丸，茶酒送服。

四肢关节酸痛：炒苍术、骨碎补、狗脊各10g，桂枝6g，川牛膝9g，水煎服。

四肢麻木：天麻、川牛膝各10g，桑寄生15g，秦艽9g，水煎服。

膝关节肿痛：川牛膝、千年健、川木瓜各10g，鸡血藤24g，桑寄生15g，水煎服。

风湿痹痛：①苍耳子或苍耳全草9g，威灵仙、川芎各8g，水煎服或浸酒服。②伸筋草、独活、木瓜各12g，红花、桂枝各6g，水煎服，药渣趁热揉搓患处。③路路通、海风藤、秦艽、薏苡仁各9g，水煎服。

风湿骨痛：土茯苓50g，去皮，和猪肉炖烂，分2次服。

风湿关节痛：①防风10g，千年健15g，威灵仙9g，穿山龙24g，水煎服。②秦芫、徐长卿各 10g，无花果根、忍冬藤各 30g，水煎服。③牛膝、千年健、鸡血藤各 15g，当归 6g，薜荔 30g，水煎服。

风湿性关节炎：①羌活、小牛膝、狗脊各 10g，徐长卿、防风各 9g，桂枝 6g，水煎服。②漏芦、忍冬藤各 30g，水煎服。③独活、川牛膝各 10g，穿山龙、鸡血藤各 24g，山鸡椒 15g，水煎服。④防己、骨碎补、鸡血藤各 15g，川牛膝、威灵仙各 10g，水煎服。⑤制川乌、鸡血藤、威灵仙各 15g，盐肤木 30g，将药浸于白酒内 50 日，每次服药酒 5ml，每日 1~2 次。⑥桑寄生 30g，当归、木瓜、独活各 9g，生黄芪 24g，川牛膝 10g，水煎服。⑦千年健、鸡血藤、鸡矢藤、骨碎补各 15g，水煎服。⑧香加皮、虎杖根、海桐皮、海风藤、土牛膝各 30g，水煎熏洗患处。⑨虎杖、梵天花、忍冬藤各 30g，穿山龙 24g，水煎服。⑩鸡血藤 30g，狗脊、骨碎补各 15g，川牛膝 10g，穿山龙 24g，防风 9g，水煎服。⑪苏木 30g，水煎服。⑫骨碎补、忍冬藤、薜荔各 30g，穿山龙 24g，水煎服。

类风湿关节炎：①细辛、制附子（先煎）各 10~30g，豨莶草 30~100g，随证加味。每剂水煎 2 次，每次煎 40 分钟，取汁共 200ml，分 4 次服。②制川乌、鸡血藤、威灵仙各 15g，盐肤木 30g，将药浸于白酒内 50 日，每次服药酒 5ml，每日 1~2 次。

颈椎病：①葛根、鸡血藤各 18g，丹参、赤芍各 10g，桑寄生 15g，水煎服。②络石藤、葛根、鸡血藤、骨碎补各 15g，丹参、赤芍各 10g，水煎服。

腰椎间盘突出：续断 10g，肖梵天花根 30g，狗脊 15g，穿山龙 24g，水煎服。

肩周炎：①千年健、白茄根各 15g，穿山龙、忍冬藤各 24g，水煎服。②川乌、羌活、红花、大黄各适量，共研粉，调酒敷患处。

肋间神经痛：①木香 6g，川楝子 9g，三叉苦、七叶莲各 15g，水煎服。②络石藤、千年健各 15g，延胡索 9g，紫苏梗、丝瓜络各 10g，水煎服。

腿皮受凉、风湿肿痛：用生芥末调热醋摊布上，包患处。

各种瘀血肿痛：苏木 9g，桃仁 6~9g，水煎服。血虚无瘀者不宜，孕妇忌服。

腓肠肌痉挛：白芍 15g，虎杖 30g，猪脚节一具，水炖服。

静脉炎局部热痛：鲜垂盆草洗净捣烂，加酒精调敷患处。

外科疾患

跌打肿痛： ①鲜白蔹根适量，捣烂敷患处。②威灵仙（炒）150g，生川乌、五灵脂各 120g，研末，醋盐汤送服，每次 1~2g。③香加皮、忍冬藤、鸡血藤各 30g，水煎熏洗患处。④白及粉、生大黄粉各适量，用水调成糊状，再加入白酒少许拌匀，涂敷患处。

跌打损伤： ①生大黄粉、白芷粉、栀子粉各适量，酒、水各半，调敷患处。②生川乌、独活各 15g，鸡血藤 24g，红花 10g，同浸于白烧酒内 14 日，然后取药酒涂擦患处。（此药液有毒，不可内服。）③草乌、鹅不食草、积雪草各 15g，北细辛 10g，共研细末，水调敷患处。④降香、紫金皮、补骨脂、无名异（酒淬）、川续断、琥珀（另研）、牛膝（酒浸一宿）、桃仁、当归、蒲黄各 30g，大黄（湿纸裹煨）、朴硝（另研）各 45g。上药共研细末，过筛，装瓶备用。每次 6g，以苏木、当归煎汤，加酒适量送服。⑤三七粉、生大黄粉各适量，水、酒各半调敷患处。⑥西红花适量，水煎取汁，加入白酒少许，外洗患处。

骨折： 合欢皮 120g，芥子（炒）30g，共为细末，酒调服，临睡服，粗渣外敷。

疮痈肿痛： ①牛蒡子 10g，黄芩 9g，升麻、蒲公英各 12g，水煎服。②土茯苓 50g，去皮，和猪肉炖烂，分 2 次服。③鲜月季花适量，捣烂外敷。

痈疮初起未成脓： 制马钱子 0.3g，炮穿山甲 10g，僵蚕 12g，研末服。

痈肿初起： 皂角刺、炮穿山甲各 10g，紫花地丁 30g，水煎服。

痈肿： ①白附子研粉，调猪胆汁敷患处。②芥子末，汤和敷纸上贴患处。

痈疽疔疖： 穿心莲 9~15g，水煎服。

痈疽肿毒： 山慈菇 6g，蒲公英 15g，水煎服；或山慈菇、黄柏、白及各 30g，研末茶油调敷。

痈疽发背、无名肿毒： 紫花地丁草适量，捣烂，加面粉和匀，盐醋浸一夜，贴患处。

无名肿毒： ①鲜京大戟适量，捣烂敷患处。②鲜商陆根适量，捣烂敷患处。③鲜水半夏块茎适量，捣烂敷患处。

疔疮疖肿： ①鲜玄参根适量，捣烂敷患处。②鲜何首乌根适量，磨汁涂敷患处。

疔疮肿毒： 紫花地丁草适量，捣汁服。

疔疮痈肿： 甘遂（研粉）、大黄粉各适量，水调成糊状，加蜜少许，敷患处。

热毒疮痈红肿热痛： 连翘、金银花各 10g，紫花地丁 15g，水煎服。

恶疮： 紫花地丁适量，晒干，烧烟，熏疮，出黄水。

漏疮恶秽： 大腹皮适量，煎水洗。

杨梅疮毒： 土茯苓 15~30g，水酒浓煎服。

外伤出血： 苏木适量，研成细粉，清创后敷于患处。

丹毒： 火麻仁 20g，地榆 15g，黄连 10g，大黄 12g，研末，加麻油或猪油调敷患处。

急慢性丹毒： 马钱子 1 份，麸皮 2 份，研末，茶油调涂。

烧烫伤： ①鲜芦荟捣烂，绞汁，取汁涂患处。②火麻仁 20g，地榆 15g，黄连 10g，大黄 12g，研末，加麻油或猪油调敷患处。③鲜大蓟根洗净切细，捣烂取汁，与食用菜油调成糊状，装瓶备用。治疗时取药涂抹患处。④鲜侧柏叶 300~500g，洗净，捣成泥，加 75% 乙醇（酒精）少许调成糊状，外敷。

肛裂： 赤小豆 60g，当归（炒）15g，煮汤内服，每日早、晚各 1 次。

脱肛： ①升麻、枳壳各 9g，仙鹤草根 30g，猪大肠 60g，水炖服。②五倍子 9g，石榴皮 30g，白矾 3g，煎水洗患处，或研末，清洗肛门后外敷。

痔疮： ①白蔹适量研末，调蜜敷患处。②大蓟、花椒各 40g，黄柏 50g，连翘 35g。上药加水，先用武火烧开 15 分钟后，改用文火煎煮 15~20 分钟，如此煎 3 次，将煎得的 3 次药液混合，趁热熏患处，待稍凉，皮肤可以耐受时坐浴，每次 15~30 分钟，每日中午、晚上各熏 1 次，1 剂可连用 2~3 日。③海藻 30g，荔枝草 60g，水煎服。

痔疮出血： ①秦皮 10g，仙鹤草、白木槿花各 15g，瓜蒌 30g，水煎服。②苦参适量，水煎熏洗患处。③商陆 9g，旱莲草 15g，水煎服。④苦楝皮、一点红、野菊花、木芙蓉叶各适量，水煎熏洗患处。⑤皂角刺 10g，侧柏叶 15g，一枝黄花 24g，水煎服。

痔疮肿痛： 香加皮、苦参、板蓝根各 30g，水煎熏洗患处。

寒疝腹痛： ①吴茱萸、乌药各 4.5g，川楝子、小茴香各 10g，水煎服。②胡芦巴、乌药、小茴香各 9g，吴茱萸 6g，荔枝核 15g，水煎服。③小茴香 6g，川楝子 12g，木香 9g，吴茱萸 3g，水煎服。

疝气痛： 川楝子、橘核各 9g，乌药、小茴香各 8g，水煎服。

瘢痕疼痛： 蒺藜、山栀子各等份，研末醋调涂。

蜘蛛咬伤： 合欢皮适量，捣为末，和墨、生油调涂。

毒蛇咬伤： ①鲜半枝莲60g，洗净，捣烂绞汁，调黄酒少许温服；伤口常规冲洗排毒后用药渣敷患处。②徐长卿10g，一枝黄花、盐肤木各30g，水煎服。③鲜佩兰叶适量，洗净，捣烂，局部清理吸出蛇毒后敷药，每日换药2~3次。④鲜水半夏、鲜一枝黄花、鲜半边莲各适量，一同捣烂，敷患处。

下肢静脉曲张、溃疡： 白鲜皮、土荆皮、半枝莲各适量，水煎浸洗患处。

湿疹： ①白鲜皮10g，徐长卿、白蒺藜各9g，苍耳子15g，水煎服。②鲜芦荟捣烂，绞汁，取汁调黄连粉涂患处。③防风、苍耳子、蛇床子、鬼针草各30g，水煎洗患处。④独活24g，徐长卿15g，忍冬藤、豨莶草各30g，水煎，熏洗患处。⑤蛇床子或全草30g，煎汤外洗；或蛇床子、苦参、黄柏、枯矾、硼砂各适量，研末麻油调涂。

风疹： 白鸡冠花、向日葵各9g，冰糖30g，开水炖服。

风疹瘙痒： 地肤子、荆芥各15g，蝉蜕6g，生地黄20g，水煎服。

皮肤瘙痒： 荆芥、苦参各15~30g，水煎洗患处。

老年皮肤瘙痒： 艾叶90g，雄黄、花椒各6g，防风30g；或艾叶30g，花椒9g，地肤子、白鲜皮各15g。水煎熏洗患处，每日1剂，每剂熏洗2次，一般用药3~6剂。

疥癣瘙痒： ①土荆皮、槟榔研末，醋调或酒泡，蒸热，外涂；或配明矾、蛇床子研末，酒调外涂。②萹蓄适量，水煎洗，或捣烂取汁涂搽患处。

浑身瘙痒： 苦参、白鲜皮、蒺藜、苍耳子各30g，水煎洗。

麻疹不透： ①荆芥、防风、浮萍各6g，芦根、紫草各9g，水煎服。②牛蒡子、葛根各6g，蝉蜕、荆芥各3g，水煎服。

预防麻疹： 紫草9g，甘草3g，水煎，每日服2次。

黄褐斑： 桑叶500g，隔水蒸煮消毒，干燥后备用。每日15g，沸水浸泡后代茶饮。一般15日后即可显效。

痤疮： 枇杷叶、桑白皮、黄柏各9g，黄连、甘草、人参各6g，水煎服。

斑疹： 紫草茸、钩藤各等量，共为细末，每次3g，温酒调下，不计时。

斑秃： 骨碎补、陈皮、生姜各适量，浸入60度烧酒内2周，取药酒涂搽患处。

带状疱疹： ①伸筋草60g，焙干研末，茶油调涂患处。②鲜墨旱莲适量，洗净，绞汁涂擦患处，每日 2~3 次，直至痊愈。③鲜前胡叶、鲜乌蔹莓叶各适量，同捣烂加雄黄粉少许，榨汁涂患处。

癣：①苦参适量，水煎熏洗患处。②生天南星磨酸醋，涂患处。③土荆皮适量，浸酒涂擦或研末，用醋调敷患处。

顽癣：千金子取仁研末调水，外涂患处。

头癣：苦楝皮、羊蹄根、乌桕木根皮各适量，共研细粉，调茶油涂患处。

股癣：①苦楝皮、羊蹄根各适量，浸 75% 乙醇（酒精）2 周，取药液涂患处。②百部 50g，一枝黄花 30g，用白醋浸泡一周，取药液涂患处。

手足癣：白蔹、一枝黄花各 30g，水煎加明矾少许，浸泡患处 30~40 分钟，每日 1~2 次。

足癣：①鲜前胡、一枝黄花各适量，水煎，浸泡局部约 30 分钟，每日 1~2 次。②常山全草适量，水煎，浸泡患足。③鲜独角莲全草适量，水煎浸泡患脚。

鸡眼：鸦胆子仁适量，捣敷。

赘疣：①鸦胆子仁适量，捣敷。②千金子取仁研末调水，外涂患处。

寻常疣：鲜广藿香叶数片，擦揉患处 3~5 分钟。

甲沟炎：①鲜蒲公英适量，洗净晾干，捣烂呈糊状。患处常规消毒后，敷患处，每日换药 1 次。②鲜水半夏块茎、鲜木芙蓉叶各适量，一同捣烂，敷患处。

神经性皮炎：五倍子、大风子、苍术、黄柏、苦参、防风、白鲜皮、独活各等量，上药拌匀后分装两布袋，放蒸笼内蒸热，敷于皮肤上，冷却后另换一袋，交替热敷 1 小时左右，每日 1 次，直至痊愈。

稻田性皮炎：下田前将鲜墨旱莲搓烂外擦手足，至皮肤上染的药汁发黑。

乳头溃疡：天花粉 6g，研细末，鸡蛋清调敷。

阴囊湿疹：①五加皮、大腹皮、薏苡仁各适量，水煎熏洗患处。②地肤子、蛇床子、白鲜皮、苦参各 30g，白矾 15g，水煎，熏洗，每日 2 次。

银屑病：槐花炒黄，研成细粉，每次 5g，每日 2 次，饭后温开水送服。

预防褥疮：红花 3g，加水 100ml，冬天浸泡 2 小时，夏天浸泡半小时，待浸液呈玫瑰红色后即可使用。用时取 4ml 浸出液于手掌心，轻轻揉擦褥疮好发部位，每次揉擦 10~15 分钟。

男科疾患

前列腺炎：灯心草 30g，蒲公英、半枝莲、车前草各 15g，水煎服。
肾虚遗精：制黄精 24g，五味子、白果各 10g，熟地黄 30g，水煎服。
阳痿、遗尿、遗精，伴腰膝酸软：①菟丝子、枸杞子、杜仲各 15g，莲子须、韭菜子各 10g，五味子 6g，水煎服。②沙苑子、淫羊藿、补骨脂、芡实各 10g，水煎服。
阳痿：①仙茅、枸杞子各 15g，肉苁蓉、淫羊藿、女贞子各 10g，水煎服。②冬虫夏草、雪莲花各 3g，泡酒饮用。③肉苁蓉、熟地黄、桑椹、金樱子、菟丝子各 15g，山茱萸 10g，水煎服。④锁阳、肉苁蓉、枸杞子各 15g，熟地黄 24g，水煎服。⑤山茱萸、熟地黄、淮山药各 12g，杜仲、附子、淫羊藿各 10g，水煎服。
阳痿早泄：巴戟天、枸杞子、桑椹各 15g，补骨脂 9g，水煎服。
阳痿、不育：①覆盆子 60g，雄蚕蛾 10g，人参 15g，蛤蚧 1 对，焙干研末，浸入白酒 1000ml，每次 5~20ml，每日 2 次。②蛇床子、菟丝子各 15g，淫羊藿、熟地黄各 12g，金樱子、肉桂各 9g，水煎服。③制黄精、炙黄芪、党参各 24g，枸杞子、菟丝子各 15g，水煎服。
遗精：①南五味子 6g，山茱萸、菟丝子、覆盆子各 15g，水煎服。②芡实、金樱子各 15g，莲须 10g，水煎服。③覆盆子 15g，焙干研末服；或覆盆子、山茱萸、芡实各 15g，益智仁、鸡内金各 10g，水煎服。④莲子 15g 或莲须 5g，沙苑子、金樱子、鹿角霜各 15g，水煎服。⑤金樱子、墨旱莲、桑椹各 15g，水煎服。⑥山茱萸、鹿角霜各 12g，金樱子、鸡内金各 10g，水煎服。

妇科疾患

产后多汗：紫苏子、火麻仁各 9g，洗净，研极细，用水再研，取汁 50ml，分 2 次煮粥。
产后心痛：蒲黄（炒）、五灵脂（酒研）各等量，共研为末，醋调熬膏，水煎，饭前热服。

产后瘀血腹痛：①泽兰、赤芍、延胡索、蒲黄各9g，丹参12g，水煎服。②桃仁、川芎、赤芍各9g，益母草15g，红花3g，水煎服。

产后发热：炒麦芽15g，研细末，开水调服。

产后腹中臌胀：麦芽30~60g，研末，和酒服食。

瘀血腹痛，产后恶血不行：苏木9g，益母草15~20g，水煎服。

阴道炎：淡竹叶100g，置沙锅内加水浸泡10分钟，先用武火煎沸，再用文火慢煎10分钟，分早晚2次冷服。

念珠菌阴道炎：马鞭草30g，水煎，滤取药液，待温坐浴。每次浸泡阴道10分钟，同时用手指套以消毒纱布清洗阴道皱褶。每日1次，5日为一疗程。

痛经：①牡丹皮、延胡索各10g，川芎、川楝子、乌药各9g，水煎服。②制香附10g，川楝子、延胡索、乌药各9g，丹参6g，水煎服。③乌药、白芍各10g，川楝子、延胡索各9g，当归6g，水煎服。④生艾叶10g，红花5g，加开水300ml冲服。经来前1日或经值时服2剂。⑤川芎、延胡索、乌药各9g，水煎服。⑥马鞭草30g，香附、益母草各15g，水煎服。⑦延胡索10g，丹参、川芎各6g，川楝子、白芍、乌药各9g，水煎服。⑧鸡血藤18g，制香附10g，川芎6g，延胡索、乌药、川楝子各9g，水煎服。⑨月季花30~90g，炖鸡服，每月行经期服1剂。⑩苏木6g，黑豆125g，加红糖适量，炖服。⑪桃仁、红花各9g，丹参15g，牛膝12g，水煎服。⑫王不留行、当归、川芎各9g，水煎服。⑬红花6g，鸡血藤24g，水煎调酒服用。⑭胡芦巴、当归、川芎各9g，艾叶12g，炮姜6g，水煎，加红糖、红酒适量冲服。⑮蒺藜、香附各9g，当归、川芎各8g，川楝子、延胡索各12g，水煎服。

闭经：①制香附、王不留行各10g，鸡血藤18g，川芎、路路通、莪术各9g，水煎服。②鸡血藤30g，桃仁、王不留行各10g，红花6g，川芎、莪术各9g，水煎服。③月季花30~90g，炖鸡服，每月行经期服1剂。④牛膝、桃仁、王不留行各10g，红花6g，鸡血藤24g，水煎服。⑤当归、王不留行、路路通各10g，鸡血藤18g，川芎9g，水煎服。⑥蒺藜、香附各9g，当归、川芎各8g，川楝子、延胡索各12g，水煎服。

经闭腹痛：泽兰、铁刺苓各9g，马鞭草、益母草各15g，土牛膝3g，水煎服。

血滞经闭：桃仁、红花各9g，丹参15g，牛膝12g，水煎服。

月经过多：①茜草、龙芽草、旱莲草、紫珠叶各 15g，水煎服。②蒲黄 90g（微炒），龙骨 75g，艾叶 30g，捣为末，炼蜜和丸，每次 6~9g，煎米汤送服。③棕榈炭、山茱萸、乌贼骨各 10g，黄芪 15g，水煎服。

崩漏：①地榆炭、紫珠叶、阿胶各 15g，槐花 10g，龙芽草 24g，水煎服。②棕榈炭、山茱萸、乌贼骨各 10g，黄芪 15g，水煎服。③益智仁（炒）研细，米饮入盐服，每次 0.3g。

功能失调性子宫出血：①仙鹤草 40g，炒焦贯众、草血竭各 30g，炒艾叶 15g，加水 600ml，煎至 200ml，顿服。②鸡冠花 15g，海螵蛸 12g，白扁豆花 6g，水煎服。

月经不调：月季花、益母草各 9g，水煎服。

带下：①赤芍、香附各 6g，研末，加盐 1g，水煎，饭前服。②白果 9g（或银杏根 30g），白鸡冠花 15g，炖猪脊骨或乌鸡服。③莲子 15g 或莲须 5g，沙苑子、金樱子、鹿角霜各 15g，水煎服。④金樱子或金樱子根 1kg，煎煮去渣，文火熬成膏，每次 15g；或鲜金樱子花 30g，鸡蛋炖服。

赤白带下：炒白扁豆适量，研末，米汤调服，每次 6g。

带下阴痒：地肤子、蛇床子、白鲜皮、苦参各 30g，白矾 15g，水煎，熏洗，每日 2 次。

妇人阴痒：小蓟煎汤，每日洗 3 次。

白带异常：①炒苍术 10g，薏苡仁、一点红各 30g，水煎服。②白术、苍术、白果各 10g，薏苡仁 30g，芡实 15g，大青叶 24g，水煎服。③诃子 9g，黄芪、白术各 12g，五味子、蛇床子各 6g，杜仲、山茱萸各 15g，水煎服。

白带量多清稀：①薏苡仁、芡实、淮山药各 15g，水煎服。②沙苑子、莲须各 12g，白果 10g，鹿角霜 15g，水煎服。

白带过多：鸡冠花 15g，海螵蛸 12g，白扁豆花 6g，水煎服。

妊娠呕吐：①干姜、人参各 30g，法半夏 60g，研末，用生姜汁和丸（如玉米粒大），每次 10 丸，每日 3 次。②砂仁不拘多少，研为细末，每次 6g，以姜汁少许，沸点服（用开水冲服）。

卵巢排卵功能减退：巴戟天、党参、覆盆子各 15g，当归 9g，淫羊藿 10g，水煎服。

乳汁不通、乳房胀痛：路路通、丝瓜络各 9g，猪蹄半具，炖服。

乳汁不通：①王不留行、穿山甲各15g，当归、黄芪各12g，炖猪蹄同食。②炒麦芽15g，研细末，开水调服。

乳汁缺少：通草24g，路路通、丝瓜络各10g，当归9g，水煎服。

乳痈（乳腺炎）初起：王不留行、蒲公英、瓜蒌各15g，水煎服。

急性乳腺炎：①甘遂粉、大黄粉、重楼粉各适量，调水敷患处。②槐花30g，重楼、生甘草各15g，烘干研末，分早晚2次，以水、酒送服，并配合局部热敷。

乳腺炎：①漏芦、蒲公英、金银花各15g，炮穿山甲9g，连翘10g，爵床30g，水煎服。②广金钱草、积雪草鲜品各适量，洗净，捣烂敷患处。

乳腺炎初起：皂角刺、炮穿山甲、赤芍各10g，金银花15g，筋骨草30g，水煎服。

轻度乳腺增生：八角茴香1枚，核桃1个（取仁），饭前嚼烂吞下，每日3次，连用1个月。

乳腺小叶增生：柴胡、丝瓜络、郁金、丹参、枳壳各9g，水煎服。

不孕症：①月季花30~90g，炖鸡服，每月行经期服1剂。②肉苁蓉、枸杞子各15g，当归6g，熟地黄、太子参各18g，川芎9g，水煎服。③锁阳、熟地黄、党参各15g，五味子、白芍、川芎各9g，当归6g，水煎服。④制黄精、炙黄芪、党参各24g，枸杞子、菟丝子各15g，水煎服。⑤蛇床子、菟丝子各15g，淫羊藿、熟地黄各12g，金樱子、肉桂各9g，水煎服。

先兆流产：炒杜仲、枸杞子、阿胶各15g，党参24g，当归6g，4味药（除阿胶外）水煎，阿胶烊化后以药液冲服。

习惯性流产：菟丝子、桑寄生、续断各15g，苎麻根12g，水煎，用阿胶15g（烊化）冲服。

更年期综合征：①银柴胡、绿梅花各10g，徐长卿、三角麦各15g，水煎服。②仙茅、枸杞子、绿萼梅各10g，桑寄生15g，五味子9g，水煎服。③淫羊藿30g，女贞子10g，灵芝2.5g，五味子1g，维生素B_1 0.1g，制成糖浆100ml。每次10ml，每日3次，月经干净后服，3个月为一疗程。

更年期多汗症：地骨皮、生地黄、桑寄生各15g，淫羊藿10g，水煎服。

儿科疾患

小儿腹泻：麻黄 2~4g，前胡 4~8g，水煎取汁 300ml，稍加白糖，频频口服。

小儿慢性腹泻：乌梅肉（炒炭）、神曲各 10g，研末，炖服，每次 3~5g。

小儿咳喘：麻黄粉、胡椒粉按 7∶3 混匀。在麻油铅丹炼制的膏基制成的膏药上，每张置 0.1g 药粉，合拢备用。用时烘热贴肺俞穴，每日换药 1 次。

小儿脾疳：芦荟、使君子各等量，研末服，每次 3~6g。

小儿疳积、面黄肌瘦：①芡实 15g，陈皮 3g，猪肚 1 个，炖烂食用。②炒使君子每岁 1 粒，嚼服，槟榔 5g，神曲 8g，麦芽 10g，水煎服。

小儿食欲不振：太子参 9g，白术、茯苓、鸡内金、神曲各 6g，陈皮、甘草各 3g，水煎服。

小儿便秘：沉香、槟榔、炒乌药、陈皮、厚朴花、枳壳、木香各 4g，生大黄 3g（另包，泡服），水浓煎，每日 1 剂，分多次喂服。

婴幼儿腹泻：丁香、白胡椒、吴茱萸、干姜各 1 份，肉桂 2 份，研细末，混匀。每次取药粉 4~6g，加适量凡士林调成糊状，敷于脐部。每日 1 次，3 日为 1 个疗程。

婴儿阴部湿疹及皮肤破损：仙鹤草 60g（研末，过 120 目筛），滑石 40g（水飞粉末），在 150ml 麻油中浸泡 24 小时后，置文火上加热搅拌均匀，沸后 5 分钟冷却，装瓶备用。用时先以温水洗患处，再涂擦药油，并注意避免局部的摩擦和刺激。

小儿心热，便赤淋痛，口糜舌疮：木通、生地黄、生甘草各等量，研为末，每次 9g，竹叶煎水送服。

小儿夜间磨牙：灯心草、一点红各 10g，淡竹叶 6g，水煎服。

小儿流涎：生天南星磨酸醋涂敷涌泉穴。

小儿神经性尿频：金钱草、车前、凤尾草、地锦草各 10g，通草、甘草、灯心草各 3g，水煎服。

小儿遗尿：益智仁、白茯苓各等份，研末，每次服 0.3g，米汤调下。

小儿肾虚遗尿：补骨脂、覆盆子、山药各 15g，鸡内金、桑螵蛸各 10g，水煎服。

头面五官科疾患

头晕： ①银柴胡、向日葵、刺五加各 10g，水煎服。②白芍、蛇不见各 15g，菊花 10g，石决明 30g，水煎服。

头晕耳鸣： 山茱萸、熟地黄、淮山药各 12g，杜仲、附子、淫羊藿各 10g，水煎服。

高血压头痛眩晕： ①决明子、钩藤、夏枯草各 12g，水煎服；或决明子适量，炒黄捣成粗粉，泡开水服，每次 3g，每日 3 次。②夏枯草、决明子、钩藤各 12g，水煎服。③北豆根 10g，芦根、龙葵、车前草各 15g，水煎服。④豨莶草 30g，地骨皮 10g，加水浓煎，分 2~3 次服；或鲜豨莶草、臭牡丹根各 30g，水煎服。⑤月季花 9~15g，开水泡服。⑥生山楂、葛根、菊花各 12g，水煎服。⑦炒杜仲、豨莶草、生地黄、桑寄生各 15g，绿心豆 30g，水煎服。⑧灵芝、豨莶草、夏枯草各 15g，龙葵 24g，水煎服。⑨蒺藜、牛膝、代赭石各 9g，天麻、钩藤各 10g，水煎服。⑩钩藤、豨莶草、夏枯草、车前草各 15g，水煎服。⑪制天麻 10g，豨莶草、夏枯草各 15g，水煎服。⑫青葙子、决明子、菊花各 10g，石决明 15g，水煎服。

气血不足头晕： 当归 9g，蜜黄芪 30g，羊肉 500g，水炖服。

贫血头晕： 龙眼肉 30g，鸡蛋炖服。如病后体虚偏热，加西洋参 5g，炖服。

头痛： ①白芷、蔓荆子、菊花、鸡肫花各 9g，葛根 15g，水煎服。②升麻、鸡肫花、菊花各 9g，水煎服。③白芍、蛇不见各 15g，菊花 10g，石决明 30g，水煎服。④天麻 10g，川芎 9g，白芷 6g，六棱菊 15g，水煎服。

偏头痛： 白芷、川芎各 9g，藁本 6g，水牛角丝 15g，水煎服。

风寒头痛： ①细辛研末，加面粉及白酒调成糊状，敷太阳穴。②藁本、防风、蔓荆子各 9g，白芷 6g，水煎服。

风热头痛： 菊花、石膏、川芎各 9g，研细末，每次 4.5g，茶调服。

风湿头痛： ①防风、佩兰叶各 10g，生薏苡仁 15g，石菖蒲、川芎、白芷各 9g，水煎服。②秦艽、鸡肫花各 10g，川芎、炒苍术、蔓荆子各 9g，水煎服。③防己、蔓荆子各 10g，石菖蒲 6g，白芷、炒苍术各 9g，水煎服。

风邪头痛： 苍耳子、白芷、防风各 9g，水煎服。

中暑头痛： 佩兰、青蒿、菊花各 9g，水煎服。

神经性头痛： 蒺藜、牛膝、代赭石各9g，天麻、钩藤各10g，水煎服。

脑血管神经性头痛： 川芎、鸡肶花各10g，石仙桃30g，水煎服。

流行性腮腺炎： ①牛蒡子10g，黄芩9g，升麻、蒲公英各12g，水煎服。②野菊花15g，水煎代茶饮。

腮腺炎： ①绵马贯众10g，板蓝根、金银花各15g，水煎服。②鲜芦荟捣烂绞汁，取汁调青黛少许，涂患处。

白喉及急性喉炎引起的喉头梗阻： 巴豆霜0.3g，朱砂1g，研末吹喉排痰。

脾经湿热口臭： 佩兰10~15g，开水冲泡，代茶常饮。

喉痹咽肿： 制马钱子0.5g，山豆根10g，研末吹喉。

咽喉肿痛： ①荆芥6g，桔梗4.5g，甘草3g，水煎服。②连翘、黄芩各10g，玄参、板蓝根各15g，水煎服。③半枝莲、马鞭草各24g，射干6g，食盐少许，水煎服；或半枝莲、鹿茸草、一枝黄花各9g，水煎服。④北豆根9g，玄参4g，桔梗6g，金银花10g，水煎服。⑤木蝴蝶24g，胖大海9g，蝉蜕3g，甘草6g，冰糖适量，水煎服。

咽喉炎： ①芦根24g，大青叶、卤地菊各15g，水煎服。②鲜垂盆草60g，洗净，捣烂绞汁，含漱并服下。

急性咽喉炎： ①黄芩10g，大青叶15g，胖大海6g，水煎服。②黄柏、穿心莲各10g，芦根24g，金银花15g，水煎服。③大青叶、金银花、穿心莲各15g，马勃10g，水煎服。④射干、金银花各10g，穿心莲、牛蒡子各9g，大青叶15g，水煎服。

咽炎： 桔梗10g，大青叶、一枝黄花各15g，水煎服。

慢性咽喉炎： ①知母、玄参、麦冬各10g，胖大海5g，水煎服。②木蝴蝶3g，金银花、菊花、沙参、麦冬各9g，煎水代茶饮。③川牛膝、牛蒡子各9g，玄参、麦冬各10g，水煎服。④麦冬、金银花、菊花、沙参各9g，木蝴蝶3g，煎水代茶。⑤桔梗10g，胖大海6g，玄参9g，一点红15g，水煎服。⑥胖大海1枚，金银花6g，菊花5g，人参叶8g，甘草3g，开水泡代茶，慢慢含咽，可续水多次泡，至味淡为止。⑦明党参、一枝黄花各15g，玄参、桔梗、大青叶各9g，水煎服。

急性咽炎： 山豆根6g，金银花10g，甘草3g，水煎服。

慢性咽炎： ①玄参10g，桔梗、金银花各9g，胖大海3g，水煎服。②玉竹、玄参各 10g，胖大海 3g，水煎服。

扁桃体炎：鲜垂盆草 60g 洗净，捣烂绞汁，含漱并服下。

急性扁桃体炎：①黄芩 10g，一点红、一枝黄花各 15g，水煎服。②金银花 15~30g，山豆根 9~15g，硼砂（冲服）15g，甘草 9g，水煎服。③射干 10g，牛蒡子 9g，爵床、一点红各 15g，甘草 3g，水煎服。④山豆根 6g，牛蒡子、射干各 9g，爵床、大青叶、金银花各 15g，水煎服。⑤北豆根 10g，一点红、大青叶各 15g，水煎服。⑥胖大海 1 枚，金银花 6g，菊花 5g，人参叶 8g，甘草 3g，开水泡代茶，慢慢含咽，可续水多次泡，至味淡为止。

风火牙痛：龙胆 10g，石膏、芦根各 30g，知母 9g，水煎服。

各种牙痛：萹蓄、夏枯草各 30g，玄参 15g，细辛 5g，水煎分 2 次服。以龋齿牙痛效佳。

牙龈出血：麦冬、茯苓各 3g，人参 2.5g，水煎温服。

口腔溃疡：①柴胡 9g，鱼腥草、一点红、积雪草各 15g，水煎服。②升麻 9g，金银花、爵床、积雪草各 15g，水煎服。③黄柏、桔梗、牛蒡子各 9g，卤地菊 15g，水煎服。④玄参 10g，桔梗、牛蒡子各 9g，积雪草 15g，甘草 3g，水煎服。⑤甘草、积雪草、大青叶各 15g，水煎服。

口疮：茵陈 20g，煎沸 10 分钟，代茶饮。

牙疳口疮：儿茶、硼砂各等量，研末搽。

口舌生疮：黄连 6g，穿心莲、玄参、生地黄各 10g，水煎服。

舌上忽出血如钻孔者：香薷适量，煎汤服，每日 3 次。

鼻出血：①牡丹皮、侧柏叶各 10g，旱莲草 15g，仙鹤草 5g，水煎服。②地骨皮 5g，侧柏叶、紫珠草各 10g，白茅根 15g，水煎服。③茜草、玄参、白茶花各 10g，生地黄 15g，甘草 5g，水煎服。④棕榈炭，研极细末，随左右吹之。

鼻塞不闻香臭：①苍耳子 3g，研末，湿棉签蘸末塞入鼻腔。②辛夷、皂角、石菖蒲各等份，研细末，绵裹塞鼻中，待片刻取出。

鼻窦炎：鱼腥草 50g，炒苍耳子、辛夷各 25g，桔梗 20g，白芷、甘草各 15g。每 2 日 1 剂，水煎分 3 次服。

急慢性鼻窦炎：辛夷 9g，苍耳草 15g，薄荷 6g，水煎服；渣再煎取浓汁，加入葱汁适量，滴鼻。

酒渣鼻：生白果适量，捣烂涂敷。

流行性出血性结膜炎（俗称"红眼病"）：银柴胡 9g，爵床、叶下珠各 15g，水煎服。

急性结膜炎：①黄芩、菊花各 10g，叶下珠 24g，水煎服。②黄连泡于适量开水中，取纱布或棉花，蘸黄连水，敷于眼睑上。③秦皮、野菊花各 10g，木贼、桑叶各 9g，生地黄、叶下珠各 15g，水煎服。④青葙子 15g，蒲公英 20g，水煎服。

目赤头眩、眼花面肿：菊花（焙）、白英（焙）、甘草（炮）各 3g，研末，晚上睡前温水调服，每次 3g。

目赤肿痛：鲜女贞叶适量，朴硝少许，捣烂敷眼周围。

目昏不明：茺蔚子 6g，沙苑、青葙子各 9g，共研细末，每次 3g，每日 2 次。

腰膝酸软、须发早白、视物昏花：女贞子、墨旱莲、枸杞子、何首乌各 15g，水煎常服。

眼睛红肿、怕光流泪：决明子、夏枯草、栀子各 12g，水煎服。

角膜炎：青葙子 15g，蒲公英 20g，水煎服。

夜盲：①青葙子 15g，酌加鸡肝或乌枣，水煎服。②豨莶草叶焙干研末，每次 3g，和鸡肝（猪肝亦可）15g 共煎服，每日 1 剂。

耳鸣：①草乌、石菖蒲各适量，共研细末，水调成小药丸大，包于纱布内，塞外耳道。②石菖蒲、白芍各 9g，柴胡 6g，仙鹤草 24g，积雪草 15g，水煎服。

中耳炎：鲜西红花、鲜薄荷叶各适量，捣烂绞汁，加入白矾末少许，搅匀，滴耳。

其他

预防中暑：赤小豆 500g，食盐 30g，水 500ml 煮至豆烂，待凉后饮用。

青少年白发：制首乌、生地黄各 30g，旱莲草 15g，水煎服。

腋臭：丁香 18g，红升丹 27g，石膏 45g，研细粉，过筛后装瓶备用。用时以棉花蘸药粉涂搽腋窝部，每日 1 次，连用 5 日，腋臭消失后，再用 10 日巩固疗效。

植物中文名正名、别名笔画索引

一画

一白草 /118
一把伞 /346
一把伞南星 /346
一粒珠 /414

二画

十样景天 /70
人苋 /172
八角 /36
八角金盘 /52
八角茴香 /36
八角莲 /52
九里光 /328
九里明 /328

三画

三叶崖爬藤 /186
三花龙胆 /236
土人参 /72
土大黄 /80
土元胡 /62
土黄连 /60
土藿香 /268
大三叶升麻 /38
大山麻 /86
大山楂 /112

大飞扬草 /180
大马勃 /4
大叶千斤拔 /144
大叶龙胆 /234
大叶半枝莲 /264
大叶黄杨 /168
大叶紫珠 /260
大发 /84
大麦 /360
大花旋覆花 /316
大豆 /138
大秃马勃 /4
大乳汁草 /180
大茴香 /36
大料 /36
大海 /84
大草藓 /408
万字果 /182
小叶小檗 /48
小决明 /130
小李仁 /122
小良姜 /370
小活血 /308
小根蒜 /386
小黄连刺 /48
小蒜 /386
山川柳 /94

山木通 /46
山丹 /384
山芝麻 /86
山合欢 /128
山杏 /126
山里红 /112
山苞米 /346
山茄 /88
山松 /20
山油麻 /86
山砒霜 /170
山莨菪 /244
山铁线莲 /46
山遗粮 /392
山槐 /128
山薄荷 /270
千里光 /328
千里香 /272
千尾根 /392
千筋拔 /144
川木香 /334
川故子 /146
川楝 /202
川楝实 /202
川楝树 /202
广防风 /268
广豆根 /132

447

女贞 /280
飞扬草 /180
马尾松 /20
马莲 /400

四画

天山雪莲 /332
天仙藤 /58
天青地白 /64, 118
天茄子 /250
天南星 /346
无柄果钩藤 /302
无柄紫堇 /62
云连 /42
云南黄连 /42
木香 /334
木槿 /90
五加皮 /216
支柱蓼 /76
不留子 /68
太白贝母 /380
巨马勃 /4
瓦氏胡椒 /30
日本远志 /188
中华栝楼 /100
中华槲蕨 /16
中国旌节花 /92
中麻黄 /23
内蒙紫草 /256
水飞蓟 /336

水莽草 /170
水烛香蒲 /364
水黄连 /60
水蔓青 /286
手参 /412
手柑 /210
牛膝 /66
毛山蒟 /30
毛叶淫羊藿 /50
毛豆 /138
毛金竹 /354
毛牵牛 /254
毛姜 /16
毛葫芦 /246
长虫草 /298
风轮菜 /270
乌拉尔甘草 /150
凤仙花 /214
勾来 /252
巴仁 /174
巴豆 /174
双边栝楼 /100
双钩藤 /300

五画

玉竹 /388
打结花 /156
正木 /168
甘草 /150
艾 /322

艾蒿 /322
石茶 /14
石胡荽 /324
石南藤 /30
石蒜 /396
石榴 /160
石蟾蜍 /54
龙爪花 /396
龙葵 /250
平贝 /382
平贝母 /382
北大黄 /82
北山楂 /112
北枳椇 /182
生毛消 /246
仙茅 /394
仙桃草 /288
白牛胆 /314
白瓜 /96
白花马蔺 /400
白花树 /104
白花前胡 /228
白附子 /40
白英 /246
白屈菜 /60
白面风 /314
白钩藤 /302
白榄 /192
瓜子金 /188
印度黄芩 /264

冬瓜 /96
冬花 /326
冬青 /280
冬青卫矛 /168
冬凌草 /276
半边莲 /298
汉防己 /54
奶蓟 /336
对座草 /106
台湾金线莲 /410
台湾银线兰 /410
丝线吊金钟 /186

六画

老虎獠子 /216
老鸦胆 /200
老鸦蒜 /396
老蟹眼 /258
老鹳草 /212
地丁 /148
地丁树 /194
地瓜藤 /242
地枫皮 /34
地黄 /282
地梢瓜 /242
地梢花 /242
地椒 /272
地棕 /394
地管子 /388
耳环石斛 /418

亚呼鲁 /56
芝麻 /292
过路黄 /106
西芎 /224
西伯利亚杏 /126
西南鬼灯檠 /110
西洋参 /220
有柄石韦 /14
百里香 /272
百部袋 /404
灰毡毛忍冬 /310
光叶丁公藤 /252
光叶菝葜 /392
回生草 /6
伏生紫堇 /62
华东蓝刺头 /330
华蒲公英 /338
血见愁 /172
向天盏 /264
朵花椒 /205
朵椒 /205
多序岩黄芪 /152
冰凌草 /276
决明 /130
羊耳菊 /314
羊舌藤 /392
羊蹄 /80
关白附 /40
米口袋 /148
安石榴 /160

防风草 /268
好望角芦荟 /376
羽叶七 /218
羽叶三七 /218
红三七 /76
红大戟 /304
红芽大戟 /304
红芪 /152
红玫瑰 /120
红枣树 /184
红果 /112
红桃 /124
红柴胡 /222
红梅消 /115

七画

麦蓝菜 /68
远志 /190
远志草 /188
拟大花忍冬 /310
芫花 /154
芫花叶白前 /240
花旗参 /220
苎麻 /64
苏丹红 /88
杜虹花 /258
杠板归 /78
佛手 /210
佛手参 /412
佛手柑 /210

迎春树 /32
沙消 /240
没药树 /194
怀牛膝 /66
良姜 /370
诃子 /164
诃黎勒 /164
补骨脂 /146
鸡爪树 /182
鸡矢藤 /306
鸡屎藤 /306
鸡脚前胡 /228

八画

武当玉兰 /32
青松 /20
玫瑰 /120
玫瑰茄 /88
拐枣 /182
苦木 /198
苦皮树 /198
苦参子 /200
苦胆木 /198
苦楝子 /202
直立百部 /404
茄 /248
茄子 /248
茅莓 /115
板贝 /378
枫榔 /34

刺五加 /216
刺玫瑰 /120
刺桐 /136
枣 /184
枣树 /184
郁李 /122
欧亚旋覆花 /316
鸢尾 /402
虎掌参 /412
虎掌草 /44
昆明沙参 /72
岩陀 /110
帕如拉 /162
和尚头花 /296
委陵菜 /118
金弓石斛 /416
金毛狗 /10
金毛狗脊 /10
金毛狮子 /10
金丝草 /356
金扣子 /414
金松 /18
金线吊葫芦 /186
金线莲 /410
金剑草 /134
金钱松 /18
金铁锁 /72
金锁匙 /188
京三棱 /362
疙瘩七 /218

闹鱼花 /154
虱子草 /230
线叶婆婆纳 /286
细叶百合 /384
细叶远志 /190
细叶婆婆纳 /286
细米草 /298
贯众 /12

九画

珍珠露水草 /350
指甲花 /214
垫状卷柏 /6
茜草 /308
荜茇 /26
草子山麦冬 /358
草玉梅 /44
草果 /372
胡椒 /28
药鱼草 /154
枳椇 /182
枸头橙 /207
柳叶秦 /278
柽柳 /94
厚萼凌霄 /294
鸦胆子 /200
毗黎勒 /162
骨碎补 /16
钩藤 /300
香瓜 /98

香附子 /352
重齿毛当归 /226
重齿当归 /226
鬼白 /52
禹白附 /344
胖大海 /84
狭叶龙胆 /236
狭叶柴胡 /222
独叶菜 /14
独角莲 /344
独蒜兰 /414
美国凌霄 /294
美洲凌霄 /294
总状土木香 /318
总状木香 /318
活血丹 /266
洋参 /220
扁竹花 /402
柔毛淫羊藿 /50
结香 /156

十画

秦艽 /234
秦岭槲蕨 /16
莎草 /352
桔梗 /296
桃 /124
格利氏蓝刺头 /330
破故纸 /146

鸭舌草 /348
鸭跖草 /348
蚊母草 /288
蚊母婆婆纳 /288
圆叶牵牛 /254
铁皮石斛 /418
铁苋菜 /172
铃铛花 /296
铃铛菜 /388
透骨消 /266
臭青蒿 /320
臭梧桐 /262
臭蒿 /320
臭椿 /196
脂麻 /292
狼毒 /158，178
狼毒大戟 /178
高良姜 /370
唐古特莨菪 /244
粉防己 /54
粉背薯蓣 /406
海白菜 /2
海州常山 /262
海带 /2
海桐 /136
海蚌含珠 /172
窄叶香蒲 /364
绣球藤 /46

十一画

黄毛草 /356
黄花乌头 /40
黄花软紫草 /256
黄花蒿 /320
黄豆 /138
黄草薢 /406
黄常山 /108
黄瑞香 /156
黄榄 /192
黄藤 /58
萆薢 /408
雪里开 /156
雪莲花 /332
常山 /108
野苎麻 /64
野鸡膀子 /12
野胡萝卜 /230
野麻 /64
野葱 /386
野辣椒 /250
野薄荷 /274
蛇不过 /78
蛇倒退 /78
甜叶菊 /312
甜瓜 /98
甜草 /150
甜菊 /312
猛子仁 /174
痒痒草 /148

旌节花 /92
旋覆花 /316
粗毛火炭母 /74
粗茎鳞毛蕨 /12
粗糠仔 /258
断肠草 /158
淮木通 /46
淡竹 /354
淡竹叶 /358
宿柱白蜡树 /278
宿柱梣 /278
密贝 /378
密花 /232
密蒙花 /232
密蒙树 /232
绵草藦 /408
绿壳砂 /374
绿壳砂仁 /374
绿豆 /142

十二画

款冬 /326
越南安息香 /104
越南槐 /132
葫芦茶 /134
韩信草 /264
朝开暮落花 /90
硬毛火炭母 /74
紫萁 /8

紫萁蕨 /8
紫蝴蝶 /402
掌叶大黄 /82
喇叭花 /90
蛛丝毛蓝耳草 /350
黑三棱 /362
黑心姜 /366
黑节草 /418
短葶山麦冬 /390
短嘴老鹳草 /212
鹅不食草 /324
番红花 /398
猴毛头 /10
阔叶山麦冬 /390
湖北木兰 /32
湖北贝母 /378

十三画

瑞香狼毒 /158
鼓槌石斛 /416
蓝心姜 /366
蓬莪术 /366
蒲草 /364
蒙花 /156
蒙花树 /232
碎米桠 /276
雷公藤 /170
路边黄 /106
蜈蚣七 /76

锡生藤 /56
鼠尾 /26
新疆肉苁蓉 /290
溪畔银莲花 /44
窟窿牙根 /38

十四画

槟榔 /340
酸橙 /207
碱地蒲公英 /338
蜡树 /280
管花肉苁蓉 /290
蜜蜜罐 /282
缩砂蜜 /374

十五画

槿树 /90
樗木 /196
橄榄 /192
瘤毛獐牙菜 /238

十六画

薄荷 /274

十七画

藏木香 /318
藏红花 /398
藏青果 /164
藏茄 /244

植物中文名正名、别名笔画索引

藁本 /224
螳螂草 /134
螺丝七 /76
蟑螂花 /396

爵梅 /122

十八画及其以上

瞿麦 /70

露水草 /350
麝香草 /272
蠡实 /400

药材名笔画索引

二画
丁公藤 /252
八角茴香 /36
八角莲 /52

三画
三叶青 /186
三棱 /362
三颗针 /48
土木香 /318
土荆皮 /18
土茯苓 /392
大叶紫珠 /260
大豆黄卷 /138
大枣 /184
大黄 /82
大腹皮 /340
小通草 /92
山芝麻 /86
山麦冬 /390
山豆根 /132
山莨菪 /244
山银花 /310
山楂 /112
山楂叶 /112
山慈菇 /414

千斤拔 /144
千里光 /328
川木香 /334
川木通 /46
川贝母 /380
川射干 /402
川楝子 /202
广防风 /268
女贞子 /280
飞扬草 /180
马勃 /4
马蔺子 /400

四画
王不留行 /68
天山雪莲 /332
天花粉 /100
天南星 /346
木槿花 /90
支柱蓼 /76
水飞蓟 /336
手参 /412
牛膝 /66
毛诃子 /162
升麻 /38
火炭母 /74

巴豆 /174
巴豆霜 /174
水蔓青 /286

五画
玉竹 /388
甘草 /150
艾叶 /322
石韦 /14
石南藤 /30
石斛 /416
石蒜 /396
石榴皮 /160
龙胆 /236
龙葵 /250
平贝母 /382
生地黄 /282
仙茅 /394
仙桃草 /288
白附子 /344
白英 /246
白屈菜 /60
白前 /240
瓜子金 /188
瓜蒌 /100
瓜蒌子 /100

瓜蒌皮 /100
冬瓜皮 /96
冬凌草 /276
半边莲 /298
台湾金线莲 /410

六画

老鹳草 /212
地枫皮 /34
地梢瓜 /242
地椒 /272
亚乎奴 /56
西红花 /398
西青果 /164
西河柳 /94
西洋参 /220
百合 /384
百部 /404
当药 /238
肉苁蓉 /290
竹茹 /354
合欢皮 /128
决明子 /130
羊耳菊 /314
羊蹄 /80
关白附 /40
安息香 /104
防己 /54
红大戟 /304
红芪 /152

七画

麦芽 /360
远志 /190
扶芳藤 /168
芫花 /154
苎麻根 /64
芦荟 /376
杠板归 /78
连钱草 /266
佛手 /210
辛夷 /32
没药 /194
诃子 /164
补骨脂 /146
鸡矢藤 /306

八画

青果 /192
青蒿 /320
玫瑰花 /120
玫瑰茄 /88
苦木 /198
苦杏仁 /126
苦楝皮 /202
茄根 /248
茅莓 /115
茅莓根 /115
松花粉 /20
刺五加 /216

郁李仁 /122
郁金 /366
虎掌草 /44
昆布 /2
岩陀 /110
委陵菜 /118
金丝草 /356
金钱草 /106
金铁锁 /72
狗脊 /10
卷柏 /6
油松节 /20

九画

珍珠露水草 /350
茜草 /308
荜茇 /26
草果 /372
胡椒 /28
南鹤虱 /230
枳壳 /207
枳实 /207
枳椇子 /182
砂仁 /374
牵牛子 /254
鸦胆子 /200
骨碎补 /16
钩藤 /300，302
香附 /352
禹州漏芦 /330

胖大海 /84
独活 /226
急性子 /214
前胡 /228

十画
秦艽 /234
秦皮 /278
珠子参 /218
莪术 /366
桔梗 /296
桃仁 /124
夏天无 /62
柴胡 /222
鸭跖草 /348
铁皮石斛 /418
铁苋菜 /172
臭梧桐叶 /262
狼毒 /178
凌霄花 /294
高良姜 /370
粉草薢 /406
浙桐皮 /205
海桐皮 /136

十一画
黄连 /42

黄藤 /58
梦花 /156
常山 /108
甜叶菊 /312
甜瓜子 /98
甜地丁 /148
麻黄 /23
麻黄根 /23
旋覆花 /316
断血流 /270
淫羊藿 /50
淡竹叶 /358
淡豆豉 /138
密蒙花 /232
绵马贯众 /12
绵萆薢 /408
绿豆 /142

十二画
款冬花 /326
葫芦茶 /134
韩信草 /264
紫草 /256
紫珠叶 /258
紫萁贯众 /8

黑芝麻 /292
黑豆 /138
鹅不食草 /324
湖北贝母 /378

十三画
瑞香狼毒 /158
蒲公英 /338
蒲黄 /364
椿皮 /196
雷公藤 /170

十四画
槟榔 /340
鲜地黄 /282

十五画
熟地黄 /282

十六画及其以上
薤白 /386
薄荷 /274
藁本 /224
瞿麦 /70